Derntl C.

Syad Massalme

Crashkurs Pathologie

Syad Massalme

Crashkurs
Pathologie

Repetitorium zum Gegenstandskatalog 3
mit Einarbeitung der wichtigsten Prüfungsfakten

1. Auflage

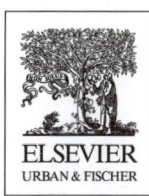

ELSEVIER
URBAN & FISCHER

URBAN & FISCHER
München · Jena

Zuschriften und Kritik an:
Elsevier GmbH, Urban & Fischer, z.Hd. Dr. Kathrin Feyl, Karlstraße 45, 80333 München

Wichtiger Hinweis für den Benutzer
Die Erkenntnisse in der Medizin unterliegen laufendem Wandel durch Forschung und klinische Erfahrungen. Herausgeber und Autoren dieses Werkes haben große Sorgfalt darauf verwendet, dass die in diesem Werk gemachten therapeutischen Angaben (insbesondere hinsichtlich Indikation, Dosierung und unerwünschten Wirkungen) dem derzeitigen Wissensstand entsprechen. Das entbindet den Nutzer dieses Werkes aber nicht von der Verpflichtung, anhand der Beipackzettel zu verschreibender Präparate zu überprüfen, ob die dort gemachten Angaben von denen in diesem Buch abweichen, und seine Verordnung in eigener Verantwortung zu treffen.
Wie allgemein üblich wurden Warenzeichen bzw. Namen (z.B. bei Pharmapräparaten) nicht besonders gekennzeichnet.

Der Verlag hat sich bemüht, sämtliche Rechteinhaber von Abbildungen zu ermitteln. Sollte dem Verlag gegenüber dennoch der Nachweis der Rechtsinhaberschaft geführt werden, wird das branchenübliche Honorar gezahlt.

Bibliografische Information Der Deutschen Bibliothek
Die Deutsche Bibliothek verzeichnet diese Publikation in der Deutschen Nationalbibliografie; detaillierte bibliografische Daten sind im Internet über http://dnb.ddb.de abrufbar.

Um den Textfluss nicht zu stören, wurde bei Patienten und Berufsbezeichnungen die grammatikalisch maskuline Form gewählt. Selbstverständlich sind in diesen Fällen immer Frauen und Männer gemeint.

Planung: Dr. Dorothea Hennessen
Lektorat: Andrea Wintermayr, Dr. Kathrin Feyl
Redaktion: Dr. Franziska Kaestner
Herstellung: Peter Sutterlitte
Satz: abc.Mediaservice GmbH, Buchloe
Druck und Bindung: LegoPrint, S.p.A., Lavis (TN)
Umschlaggestaltung: SpieszDesign, Ulm

ISBN 3-437-43380-6

Aktuelle Informationen finden Sie im Internet unter www.elsevier.de

Vorwort

Die Pathologie beschäftigt sich mit den einer Krankheit zugrunde liegenden Mechanismen und den dadurch hervorgerufenen morphologischen Veränderungen. Sie liefert die Grundlagen für alle anderen medizinischen Fächer und begründet somit ihre zentrale Stellung in der Medizin.

Dieses Buch stellt ein grundlegendes Konzentrat der für die Klinik wichtigsten Kapitel der Pathologie dar und eignet sich somit über die bloße Examensvorbereitung hinaus auch als erster Einstieg in die Pathologie. Die kaum zu bewältigende und scheinbar unüberschaubare Stoffmenge, mit der Medizinstudenten konfrontiert werden, ist in gestraffter und übersichtlicher Weise dargestellt.

Durch eine sich eng am Gegenstandskatalog orientierende Gliederung und die inhaltliche Berücksichtigung der Prüfungsfragen wird eine gezielte und effektive Vorbereitung auf die Staatsexamina ermöglicht.

An dieser Stelle möchte ich Frau Kathrin Feyl und Frau Andrea Wintermayr für ihre Hilfestellungen und Anregungen sowie dem Urban & Fischer Verlag für die Herausgabe des Buches danken. Ebenso bedanke ich mich bei Frau Janine Pöss für das Korrekturlesen des Manuskripts.

Besonderer Dank gebührt Herrn Winfried Lohel für seine Unterstützung über die letzten Jahre hinweg.

Konstruktive Kritik und Verbesserungsvorschläge sind willkommen.

Homburg, im März 2004   Dr. med. Syad Massalme

Benutzerhinweise

Die Crashkurs-Reihe ermöglicht eine knappe, prägnante Wiederholung des gesamten Prüfungswissens des Faches in verständlicher und strukturierter Form. Durch die strenge Gliederung wird das Wissen aktiviert und systematisiert. Der Stoff kann in kurzer Zeit aufgearbeitet werden und so sind Prüfungsangst und Zeitdruck kein Thema mehr.

- In blau hinterlegten **Kästen** zu Beginn jedes Abschnittes finden sich sog. **keywords**. Sie geben einerseits den Überblick über den im folgenden Abschnitt behandelten Stoff, können aber auch zur eigenen Lernkontrolle genutzt werden: Weiß man zu einem Begriff gar nichts zu sagen, empfiehlt es sich, den entsprechenden Abschnitt noch einmal durchzulesen.

- Die Begriffe der **Randspalte** dienen der Strukturierung und Orientierung innerhalb der Kapitel. Der Lernstoff soll damit in Portionen geteilt werden, die unter einem bestimmten Stichpunkt gespeichert werden können. Zudem soll die gezielte Suche nach bestimmten Begriffen eines Kapitels erleichtert werden. Freier Platz in der Randspalte lässt Raum für eigene Notizen.

- Ausrufezeichen **!** markieren Merksätze, Besonderheiten, Fallstricke des IMPP oder geben Hinweise für mündliche Prüfungen.

- Das Krankenbett ist das Symbol für klinische Hinweise.

Abbildungsverzeichnis

[1] Bühling, K.J./Lepenies, J./Witt, K.: Intensivkurs allgemeine und spezielle Pathologie.
Urban & Fischer, 2. Auflage 2000.

[2] Böcker, W./Denk, H./Heitz, P.: Pathologie.
Urban & Fischer, 2. Auflage 2001.

[3] Classen, M./Diehl, V./Kochsiek, K.: Innere Medizin.
Urban & Fischer, 5. Auflage 2003.

[4] Renz-Polster, H./Braun, J: Basislehrbuch Innere Medizin.
Urban & Fischer, 2. Auflage 2001.

[5] Rassner, G.: Dermatologie.
Urban & Fischer, 7. Auflage 2002.

[6] Feyl, K./Lehner, C./Langer, R.: Pathologie in Frage und Antwort.
Urban & Fischer, 2003.

[7] Kayser, F./Bienz, K./Eckert, J./Zinkernagel, R.: Medizinische Mikrobiologie.
Thieme, 10. Auflage 2001.

[8] Niethard, F./Pfeil, J.: Orthopädie, MLP Duale Reihe.
Hippokrates, 3. Auflage 1997.

[9] Riede, U.: Taschenatlas der allgemeinen Pathologie.
Thieme, 1998.

[10] Roche-Lexikon Medizin,
Urban & Schwarzenberg, 4. Aufl. München, 1998.

[11] mediscript-Examensbände 3/94– 8/01.
mediscript/Urban & Fischer-Verlag, München

Inhaltsverzeichnis

| TAFELTEIL | nach Seite 208 |

1 Allgemeines

1.1 Grundbegriffe

> **Allgemeine Begriffe:** Gesundheit · Krankheit · Ätiologie · formale/kausale Pathogenese · Resistenz · Disposition
> **Statistische Maßzahlen:** Morbidität · Inzidenz · Prävalenz · Mortalität · Letalität · Lebenserwartung

allgemeine Begriffe

- **Gesundheit:** „Zustand vollständigen körperlichen, geistigen und sozialen Wohlbefindens" (Definition der WHO)
- **Krankheit:** Zustand körperlicher, geistiger und/oder seelischer Störungen bzw. Veränderungen, der objektiv feststellbar ist und/oder subjektiv vom Patienten empfunden wird
- **Ätiologie:** Lehre von den inneren (endogenen) und äußeren (exogenen) Ursachen einer Krankheit
- **Pathogenese:** Entstehungsmechanismus und Entwicklung einer Krankheit:
  - **Kausale Pathogenese:** Beschreibung der Entstehungsbedingungen einer Krankheit, also das Zusammenspiel zwischen Krankheitsursache (Ätiologie), Krankheitsbereitschaft (Disposition) und Widerstandsfähigkeit (Resistenz) des Organismus
  - **Formale Pathogenese:** Beschreibung der strukturellen und funktionellen Organveränderungen im Verlauf einer Krankheit
- **Resistenz:** Widerstandsfähigkeit bzw. Abwehrbereitschaft des Organismus gegenüber krankheitsauslösenden Faktoren
- **Disposition:** Angeborene oder erworbene erhöhte Krankheitsbereitschaft des Organismus, u. a. bedingt durch verminderte Resistenz und/oder erhöhtes Alter

statistische Maßzahlen

- **Inzidenz:** Zahl der Neuerkrankungen pro 100.000 Personen und Jahr
- **Prävalenz:** Zahl der Erkrankten pro 100.000 Personen zu einem bestimmten Zeitpunkt
- **Morbidität:** Zahl der Erkrankten pro 100.000 Personen und Jahr. Sie lässt sich durch die Inzidenz und Prävalenz näher bestimmen.
- **Mortalität:** Zahl der Sterbefälle pro 100.000 Personen und Jahr
- **Letalität:** Quotient aus der Anzahl der Todesfälle zur Anzahl der Erkrankten bei einer bestimmten Krankheit
- **Lebenserwartung:** die zum Zeitpunkt der Geburt zu erwartende Lebensdauer eines Neugeborenen

1.2 Untersuchungsmethoden

Intravitale Diagnostik: Gewebeentnahme · Schnellschnittverfahren · Färbemethoden
Postmortale Diagnostik: Obduktion · Ziele · rechtliche Grundlagen

intravitale Diagnostik

Gewebeentnahme

Es stehen verschiedene Möglichkeiten der intravitalen Zell- und Gewebeentnahme zur Verfügung: **Abstrich** (Exfoliativzytologie), **Punktion**, **Nadelbiopsie**, **Probeexzision** (PE) und **intraoperative Gewebeentnahme**.

Aufarbeitung

Das Material wird unmittelbar nach Entnahme gewöhnlich in **4 %iger Formalinlösung** fixiert, dann in aufsteigenden Alkoholreihen **entwässert** und nach Entfernung des Alkohols (durch Xylol) und ggf. des Kalks (durch Chelatbildner) in **Paraffin** eingebettet.

Schnellschnittverfahren

Häufig sind **intraoperative** Schnellschnittuntersuchungen (**Gefrierschnitttechnik**) notwendig, um über das weitere operative Vorgehen zu entscheiden.
• *Vorteil:* schnelle Verfügbarkeit
• *Nachteil:* geringere diagnostische Sicherheit
→ Jede Schnellschnittdiagnose sollte durch einen Paraffinschnitt nachträglich bestätigt werden.

Färbemethoden

Die diagnostische Aussagekraft der histologischen Untersuchung lässt sich durch verschiedene Färbemethoden weiter steigern. Es stehen verschiedene Farbstoffe und Färbemethoden (z.B. histochemische und immunhistochemische Methoden) zur gezielten Anfärbung bestimmter Gewebe- und Zellstrukturen zur Verfügung (↗ Tab. 1.1).

Färbung	Ergebnis		Indikation
Hämatoxylin-Eosin (HE)	blau:	Zellkerne, Bakterien, basophiles Zytoplasma, Kalk	Übersichtsfärbung
	rot:	eosinophiles Zytoplasma, Kollagen	
Giemsa	blau:	Zellkerne, Bakterien, basophile Stoffe	Übersichtsfärbung
	rot:	eosinophiles Zytoplasma, Kollagen	
	violett:	Mastzellen	
	grün:	Melanin	
van Gieson	gelb:	Muskulatur, Zytoplasma	Bindegewebe, Muskulatur
	rot:	Bindegewebe, Hyalin, Zellkerne	
Azan	blau:	Kollagen, Hyalin, Schleim	Kollagen, Fibrin
	rot:	Fibrin, Hyalin, Zellkerne, Erythrozyten	
Perjodsäure-Schiff-Reaktion (PAS)	rot:	Kohlenhydrate, Glykogen, Muzine	Pilze, Parasiten
	blau:	Zellkerne	
Sudanrot-Hämatoxylin	rot:	Neutralfette	Fettfärbung
	blau:	Zellkerne, Zytoplasma	

Färbung	Ergebnis		Indikation
Berliner-Blau-Reaktion	rot: blau:	Zellkerne dreiwertiges Eisen	Eisennachweis
Ziehl-Neelsen	rot: blau:	säurefeste Stäbchen Zellkerne	Mykobakterien-nachweis
Kongorot	rot: blau:	Amyloid Zellkerne	Amyloidnach-weis

Tab. 1.1: Auswahl der wichtigsten Färbemethoden

postmortale Diagnostik

Obduktion

Synonyme: Autopsie, innere Leichenschau

Ziele

• Feststellung von **Todesursachen** und **Krankheitszusammenhängen**
• Überprüfung der **klinischen Diagnose** und **Behandlung**
→ wichtige **Qualitätskontrolle** der ärztlichen Behandlung

rechtliche Grundlagen

• Die **klinische Obduktion** darf nur nach **Einwilligung** des **Verstorbenen** zu Lebzeiten oder durch Einwilligung der **Angehörigen** durchgeführt werden.
• Die **gerichtliche Obduktion** ist gesetzlich vorgeschrieben, wenn der Verdacht auf eine Straftat besteht. In diesem Fall müssen 2 Ärzte (mindestens ein Gerichtsmediziner) und die Staatsanwaltschaft anwesend sein.

1.3 Sterben

Definition: Tod · klinischer Tod · Hirntod · biologischer Tod · Vita reducta
Todeszeichen: sichere · unsichere

Definition

• **Tod:** ein in Etappen verlaufender Vorgang, der zu einem irreversiblen Stillstand aller lebenserhaltenden Funktionen führt
• **Klinischer Tod:** völliger Kreislauf- und Atemstillstand, der grundsätzlich durch Reanimation **reversibel** ist
• **Hirntod:** entspricht dem Tod des Individuums („**Individualtod**") und ist durch einen **irreversiblen** Ausfall aller Hirnfunktionen gekennzeichnet. **Hirntodkriterien** sind:
  – hirnelektrische Inaktivität (= isoelektrisches EEG über 24 Stunden)
  – Stillstand des Hirnkreislaufes (zweimaliger dopplersonographischer Nachweis im Abstand von 30 Min.)
  – erloschene zerebrale Reflexe (v. a. Korneal- und Pupillenreflex)
• **Biologischer Tod:** Erlöschen aller Organ- und Zellfunktionen
• **Vita reducta (Scheintod):** Reduktion der Lebensfunktionen auf das absolute Mindestmaß

Todeszeichen

sichere

- **Totenflecke** (Livores): ca. 1 Stunde post mortem auftretende rot-violette Flecke durch Blutansammlung in den tiefstgelegenen Körperpartien
- **Totenstarre** (Rigor mortis): ca. 2 Stunden post mortem eintretende Muskelstarre durch Vernetzung der Aktin- und Myosinfilamente aufgrund von ATP-Mangel (Weichmacherfunktion des ATP)
- **Leichenfäulnis** (Autolyse): Selbstverdauung der organischen Bestandteile durch körpereigene und bakterielle Proteasen

unsichere

- Herzstillstand und Pulslosigkeit
- Atemstillstand
- Areflexie
- reduzierte Körpertemperatur
- Totenblässe

2 Zell- und Gewebereaktionen

Länger einwirkende schädliche Reize sowie veränderte mechanische oder metabolische Belastungen werden von Zellen mit **Anpassungsreaktionen (Adaptation)** beantwortet. Diese führen zu einem veränderten Struktur- und Funktionsstoffwechsel der Zellen, was sich morphologisch in einer Atrophie, Hypertrophie oder Hyperplasie ausdrückt.

2.1 Atrophie

Definition: einfache / numerische Atrophie
Ätiologie: verminderte Belastung · Minderdurchblutung · reduzierte / fehlende neuronale / endokrine Stimulation · mechanische Überbeanspruchung · Mangelernährung
Atrophieformen: physiologisch · pathologisch

Definition

Atrophie: reversible Rückbildung eines Gewebes oder Organs, entweder
- durch Reduktion des Zellvolumens bei gleich bleibender Zellzahl (**einfache Atrophie**) oder
- durch Verminderung der Zellzahl (**numerische Atrophie**)

Anmerkung: Die Atrophie ist **stets erworben** und unterscheidet sich somit von der Agenesie (fehlende Organanlage), Aplasie (ausbleibende Organausbildung bei vorhandener Organanlage) und Hypoplasie (anlagebedingte Unterentwicklung) (↗ Kap. 30.1.1).

Ätiologie

Überwiegen kataboler Stoffwechselvorgänge oder ungenügender Zellersatz durch:
- verminderte Belastung (**Inaktivitätsatrophie**)
- Minderdurchblutung
- reduzierte bzw. fehlende neuronale oder endokrine Stimulation
- mechanische Überbeanspruchung (**Druckatrophie**)
- Mangelernährung
- erhöhtes Alter

Pathogenese

- **Einfache Atrophie:** Verkleinerung bzw. Reduktion der Zellorganellen durch **erhöhten Abbau** bzw. **verminderte Neusynthese** in stabilen Geweben.
- **Numerische Atrophie:** Verminderung der Zellzahl durch **ungenügenden Zellersatz** in Proliferationsgeweben (sog. Mausergewebe mit ständiger Zellregeneration, z.B. Schleimhautepithel, Epidermis, Keimdrüsenparenchym).
- **Vakatfettwucherung:** Ersatz des atrophierten Parenchyms durch Fettgewebswucherungen (**Vakatfett**), was z.B. bei Muskelatrophie zu einer Pseudohypertrophie führen kann.

Atrophieformen
physiologische
Formen

- **Involutionsatrophie:** physiologische Rückbildung (Involution) einzelner Organe während der Embryogenese (z.B. Obliteration des Ductus arteriosus

BOTALLI), der Adoleszenz (z. B. Thymusinvolution) sowie im Erwachsenenalter (z. B. Involutio uteri = Rückbildung der Gebärmutter nach der Geburt)

- **Altersatrophie:** Rückbildung aller Organe aufgrund des herabgesetzten katabolen Stoffwechsels mit intrazellulärer Ablagerung des braunen „Alterspigments" **Lipofuszin (= braune Atrophie)**

pathologische Formen

- **Generalisierte Atrophie:**
  - Atrophie aller Organsysteme aufgrund einer **Mangelernährung** (Malnutrition), wobei zunächst das Fettgewebe und später die Eiweißreserven mobilisiert werden; Folgen: **Muskelatrophie**, **Hungerödeme** (durch Hypalbuminämie), **Anämie** und **Infektanfälligkeit** (durch Atrophie des blutbildenden Knochenmarkes)
  - **Marasmus** (*griech.* Schwachwerden): ein über Jahre hinweg ablaufender Entkräftungsprozess; **Marasmus senilis:** körperlicher und geistiger Abbau im hohen Alter
  - **Kachexie** (*griech.* schlechter Zustand): schwerste Form der generalisierten Atrophie bei Tumorerkrankungen
- **Lokalisierte Atrophie:**
  - **Ischämische Atrophie:** aufgrund einer Minderdurchblutung des Organs (z. B. Schrumpfniere bei Nierenarterienstenose)
  - **Inaktivitätsatrophie:** aufgrund einer unzureichenden Belastung (z. B. Atrophie der Skelettmuskulatur bei langer Bettlägerigkeit)
  - **Druckatrophie:** aufgrund einer langzeitigen örtlichen Druckeinwirkung (z. B. Wirbelkörperatrophie bei pulsierendem Aortenaneurysma)
  - **Neurogene Atrophie:** aufgrund einer fehlenden nervalen Stimulation eines Organs, z. B. neurogene Muskelatrophie (↗ Kap. 34.1) in Form von gruppierten, felderförmigen Muskelfaseruntergängen als Folge einer Schädigung der motorischen Vorderhornzellen des Rückenmarkes
  - **Endokrine Atrophie:** aufgrund einer fehlenden hormonellen Stimulation eines Organs (z. B. Nebennierenrindenatrophie infolge eines ACTH-Ausfalls bei hypophysären Erkrankungen)

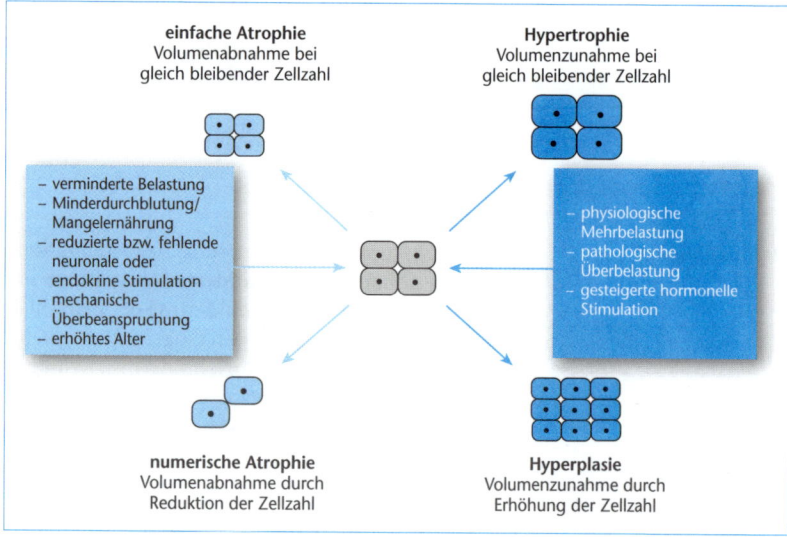

Abb. 2.1: Anpassungsreaktionen [1]

2.2 Hypertrophie

> **Definition**
> **Ätiologie:** physiologische Mehrbelastung · pathologische Überbelastung ·
> gesteigerte hormonelle Stimulation

Definition

Gewebe- oder Organvergrößerung durch Zunahme des Zellvolumens bei unveränderter Zellzahl und -struktur.

Ätiologie/Pathogenese

Sie ist Folge einer Anpassung **stabiler Gewebe**
- an eine **physiologische Mehrbelastung** (z.B. Skelettmuskelhypertrophie bei Sportlern)
- an eine **pathologische Überbelastung** (z.B. Herzmuskelhypertrophie bei pathologischer Druck- und/oder Volumenbelastung des Herzens)
- bei **gesteigerter hormoneller Stimulation** (Uterusvergrößerung in der Schwangerschaft)

2.3 Hyperplasie

> **Definition**
> **Ätiologie:** physiologische Mehrbelastung · pathologische Überbelastung ·
> gesteigerte hormonelle Stimulation

Definition

Gewebe- oder Organvergrößerung durch Zunahme der Zellzahl bei unverändertem Zellvolumen (= **numerische Hypertrophie**).

Ätiologie/Pathogenese

- Der Hyperplasie liegen die gleichen Ursachen wie der Hypertrophie zugrunde, der sie sich i.d.R. bei Überschreiten einer kritischen Zellmasse anschließt.
- Man findet sie in **Wechselgeweben** und in **endokrinen Organen**. Beispiele:
  - Knochenmarkhyperplasie bei hämolytischer Anämie.
  - Nebenschilddrüsenhyperplasie bei sekundärem Hyperparathyreoidismus im Sinne einer Anpassungshyperplasie (↗ Kap. 11.5.1)

3 Zell- und Gewebeschäden

3.1 Reversible Zellschäden und Degeneration

3.1.1 Hydropische Zellschwellung

> **Definition:** hydropische Schwellung · vakuoläre Degeneration · Zellhydrops
> **Ätiologie:** Hypoxie · toxische Schädigung · hypertone Hyperhydratation
> **Pathogenese:** erhöhte Permeabilität der Zellmembran

Definition

- **Hydropische Schwellung:** reversible Einlagerung von Wasser in die Zelle
- **Vakuoläre Degeneration:** Ausbildung flüssigkeitsgefüllter Vakuolen im Zytoplasma bei Einlagerung größerer Wassermengen
- **Zellhydrops:** ballonartige Auftreibung der Zelle bei hochgradiger Wassereinlagerung

Ätiologie/ Pathogenese

- **erhöhte Permeabilität der Zellmembran** durch:
  - **Hypoxie:** ATP-Mangel führt zum Versagen der ATP-abhängigen Na^+-K^+-Pumpe → Wassereinstrom durch erhöhte intrazelluläre Na^+-Konzentration
  - direkte **toxische Schädigung** der Zellmembran (z. B. durch Amanitin)
- **osmotisch bedingter** Wassereinstrom in die Zelle, z. B. bei hypertoner Hyperhydratation

3.1.2 Zellverfettung, fettige Degeneration

> **Definition**
> **Ätiologie:** Hypoxidosen ·Toxine · Überernährung · Mangelernährung · Diabetes mellitus · Hyperkortisolismus · Alkoholabusus
> **Morphologie:** optisch leere Vakuolen · Sudanfärbung · periportale vs. läppchenzentrale Verfettung · Tigerung des Myokards

Definition

Ablagerung von Neutralfetten (Triglyceride) in Zellen, die normalerweise keine Lipide enthalten (**fettige Degeneration**).

Ätiologie

Meist ist das fettverarbeitende Gewebe betroffen (Niere, Leber, Herz- und Skelettmuskulatur). Ursachen sind:

- **Hypoxidosen** (z. B. bei Anämie)
- **Toxine** (α-Amanitin, Diphtherie-Toxin)
- **Überernährung** (Hyperlipidämie)
- chronische **Mangelernährung** (Störungen des Lipidtransportes durch Hypolipoproteinämie)
- Diabetes mellitus, Hyperkortisolismus, Alkoholabusus

Morphologie
makroskopisch

Organvergrößerung, weiche Konsistenz, gelbliche Verfärbung

mikroskopisch

- **Optisch leere Vakuolen:** Triglyceride lagern sich im Zytoplasma in Vakuolen ab und werden bei der Fixation mit Alkohol herausgelöst.
- **Direkter Lipidnachweis:** z.B. durch Färbung eines unfixierten Gefrierschnitts mit **Sudanrot**
- **Hypoxische Zellschäden** manifestieren sich zunächst am venösen Schenkel der Kapillaren, wo der Sauerstoffpartialdruck bereits physiologisch am niedrigsten ist:
  - **läppchenzentrale** (perivenöse) **Verfettung** der Leber
  - **Tigerung des Myokards** („Tigerherz") durch herdförmige Verfettung in den Grenzzonen der Versorgungsgebiete zweier Arterien
- **Toxische Zellschädigungen** und Hyperlipidämie führen eher zu Verfettungen gut durchbluteter Bereiche (**periportale Verfettung** der Leber), da dort die Toxin- und Nährstoffkonzentration am höchsten ist.

! **Hypoxidosen:** Schäden am venösen Schenkel

! **Toxine/Hyperlipidämie:** Schäden in gut durchbluteten Bereichen

Anmerkung: Von den oben beschriebenen degenerativen, intrazellulären Fettablagerungen sind die **Lipomatosen** abzugrenzen, bei denen es sich um **interstitielle, extrazelluläre Fettablagerungen** aufgrund einer Umdifferenzierung von Bindegewebszellen zu Fettzellen handelt. Ein Beispiel ist die **Lipomatosis cordis** (die Fettgewebseinlagerung ist typischerweise subepikardial lokalisiert), eine meist belanglose Begleiterscheinung bei allgemeiner Fettsucht (Adipositas).

Ebenso ist die **resorptive Verfettung** gegenüber der degenerativen Zellverfettung abzugrenzen. In nekrotisches Gewebe wandern Makrophagen (Lipophagen) ein und phagozytieren Fette, die aufgrund ihres wabigen Zytoplasmas **Schaumzellen/Xanthomzellen** (im Bereich von Hirnerweichungen auch als **Fettkörnchenzellen** bezeichnet) genannt werden.

3.1.3 Hyalin

> **Definition**
> Vorkommen: COUNCILMAN-Körperchen · MALLORY-Körperchen · RUSSELL-Körperchen · hyaline Zylinder · hyaline Membranen · bindegewebiges Hyalin („Zuckergussmilz") · vaskuläres Hyalin

Definition

Der Begriff „Hyalin" beschreibt lichtmikroskopisch **homogene Ablagerungen** unterschiedlicher Ätiologie, die sich mit **Eosin** rot anfärben lassen und überwiegend aus Proteinen bestehen.

Vorkommen
intrazellulär

- **COUNCILMAN-Körperchen:** hyaline Ablagerungen im Zytoplasma degenerativer Leberzellen bei Virushepatitis und Gelbfieber
- **MALLORY-Körperchen:** hyaline Ablagerungen in Leberzellen bei alkoholischem Leberzellschaden
- **RUSSELL-Körperchen:** γ-Globulinansammlungen in Plasmazellen bei chronischen Entzündungen

extrazellulär

- **Hyaline Zylinder:** im Harnsediment bei Proteinurie
- **Hyaline Membrane:** in den Alveolen von hypoxisch geschädigtem Lungengewebe (Schocklunge, ARDS ➚ Kap. 9.9) durch Umwandlung von Fibrinausfällungen

- **Bindegewebiges Hyalin:** an den serösen Häuten nach chronischen Entzündungen oder bei chronischem Blutstau (bei Hyalineinlagerungen in der Milz spricht man von einer **„Zuckergussmilz"**)
- **Vaskuläres Hyalin:** lagert sich bei Hypertonie und Diabetes mellitus zwischen Intima und Media ein

3.1.4 Degeneration von Nervenzellen

↗ Kap. 17.10.2

3.2 Pathologische Verkalkungen

> **Definition**
> **Einteilung:** dystrophische Verkalkung · metastatische Verkalkung

Definition

Einlagerung von Kalksalzen in Zellen und Geweben, in denen sie normalerweise nicht vorkommen. Sie werden auch als **dystope** („am falschen Ort gelegen") **Verkalkung** bezeichnet.

Einteilung/ Morphologie

Kausalpathogenetisch lässt sich eine dystrophische und eine metastatische Form unterscheiden.

dystrophische Verkalkung

- Lokalisierte Kalziumeinlagerung in nekrotischem oder degenerativ verändertem Gewebe bei normalem Serumkalziumspiegel (**Normokalzämie**).
- **Beispiele:**
  - Verkalkung degenerativ geschädigter Herzklappen
  - spangenförmige **Mediaverkalkung vom Mönckeberg-Typ** (↗ Kap. 9.1)
  - **Psammomkörperchen:** sekundäre Verkalkung von zwiebelschalenartig angeordneten, nekrotischen Epithelhäufchen; *Vorkommen:* bei Schilddrüsen-, Ovarial- und Mammakarzinomen, Meningeomen sowie bei Verkalkungen des Plexus choroideus

metastatische Verkalkung

- Kalziumeinlagerung in *nicht* vorgeschädigtem Gewebe bei erhöhtem Serumkalziumspiegel (**Hyperkalzämie).**
- Die Kalziumsalze lagern sich vorwiegend in Geweben mit alkalischer Stoffwechsellage ab: Lunge (Pneumokalzinose, sog. **Tuffsteinlunge**), Niere (Nephrokalzinose), Magen (Gastrokalzinose) u.a.
- **Ursachen einer Hyperkalzämie:** Hyperparathyreoidismus, Vitamin-D-Intoxikation, osteolytische Knochenmetastasen, endokrine Erkrankungen (z.B. Hyperthyreose, M. Addison) u.a.

3.3 Pigmentablagerungen

> **Definition**
> **Einteilung:** exogene Pigmente · endogene Pigmente

Definition

Pigmente sind Farbstoffe, die entweder im Körper selbst produziert (**endogene** Pigmente) oder von außen zugeführt wurden (**exogene** Pigmente).

Einteilung

exogene Pigmente

Farbstoffe (z. B. bei Tätowierung), Kohlenstoff (z. B. bei Anthrakose), Mineralstoffe (z. B. Silikose), Metallstäube

endogene Pigmente

- **Melanin:** braunschwarzes Pigment, das in den Melanozyten gebildet und in den Zellen der Haut gespeichert wird. Es ist für die Hautpigmentierung verantwortlich und schützt vor UV-Strahlung.
- **Lipofuszin:** braungelbes Pigment, das sich bei lysosomalem Abbau von Lipoproteinen in mesenchymalen Geweben ablagert. Es nimmt mit dem Alter (**Alterspigment**) und bei Gewebeatrophie (**braune Atrophie**) zu, ohne dabei die Zellfunktion einzuschränken.
- **Hämoglobinabbauprodukte:**
  - **Bilirubin:** Hämoglobin wird über **Biliverdin** (grünes Pigment) zu **Bilirubin** (gelbbraunes, eisenfreies Pigment) abgebaut und mit der Galle ausgeschieden. Bei erhöhtem Serumspiegel lagert sich Bilirubin in der Haut ab und verfärbt sie gelblich (**Ikterus**).
  - **Hämosiderin:** Das braungelbe Pigment (wasserunlösliche Fe^{3+}-Verbindung) ist die Speicherform des Eisens v. a. in Leber, Milz und Knochenmark. Im Rahmen einer **Hämosiderose** (↗ Kap. 12.4) wird es im Gewebe vermehrt abgelagert.
  - **Hämatoidin:** braunrotes, eisenfreies Pigment, das im Inneren von Hämatomen durch Abbau von Hämoglobin entsteht.
  - **Hämatin:** schwarzbraunes Pigment, das nach Kontakt von Hämoglobin mit HCl (z. B. bei einer oberen gastrointestinalen Blutung) entsteht.
- **Malariapigment**: Das braungraue Pigment **Hämatozoidin** entsteht nach Plasmodienbefall (Malaria) als Fe^{2+}-haltiges Hämoglobinabbauprodukt in Erythrozyten.

3.4 Zelltod

Es lassen sich grundsätzlich zwei verschiedene morphologische Formen des Zelltodes unterscheiden: die **Apoptose** (programmierter Zelltod, Schrumpfnekrose) und die **Nekrose** (akzidenteller Zelltod).

3.4.1 Apoptose – programmierter Zelltod

Definition
Ätiologie: Tumornekrosefaktor · Killerzellen · Medikamente
Pathogenese: Endonukleasen · DNA-Spaltung
Morphologie: Zellkontaktverlust · Chromatinverklumpung · Apoptosekörperchen

Definition

Die Apoptose ist der **genetisch programmierte**, durch die Zelle selbst ausgelöste und regulierte, **disseminierte Zelluntergang.**

Ätiologie / Pathogenese

- **Physiologischer Vorgang** im Rahmen der:
  - embryonalen Entwicklung
  - Erhaltung der Homöostase von Wechselgeweben
  - Infekt- und Immunabwehr

- Sie wird durch folgende Faktoren ausgelöst: Tumornekrosefaktor (TNF), Killerzellen, Entzug von Wachstumsfaktoren, Medikamente (z.B. Glucocorticoide, Zytostatika), Strahlen u.a
- Die auslösenden Faktoren aktivieren **Endonukleasen** (sog. Caspasen), die integrale Zellbestandteile (Zytoskelett- und Membranproteine) und **DNA spalten**.

Morphologie

Die morphologischen Veränderungen (besonders gut in der Hämatoxylin-Eosin-Färbung erkennbar) verlaufen in mehreren Stadien:
- **Verlust der Zellkontakte** und Herauslösen der Zelle aus dem Zellverband
- kernmembrannahe **Chromatinverklumpung** und Kernschrumpfung (**Karyopyknose**)
- Ausstülpung multipler Zytoplasmablasen an der Zelloberfläche, die als **Apoptosekörperchen** abgestoßen werden
- **Zellschrumpfung** („Schrumpfnekrose") und Sequestrierung der Apoptosekörper durch Phagozytose ohne entzündliche Gewebereaktion

3.4.2 Nekrose – akzidenteller Zelltod

Definition
Pathogenese: lang anhaltende Zellschädigung
Morphologie: hydropische Zellschwellung · Karyopyknose · Karyorrhexis · Karyolyse · Entzündungsreaktion
Folgen: Restitutio ad integrum · Defektheilung · Pseudozysten
Formen: Koagulationsnekrose · Kolliquationsnekrose

Definition

Unter dem Begriff der Nekrose werden alle morphologischen Veränderungen nach Zelluntergang innerhalb lebenden Gewebes nach Einwirkung endogener oder exogener Noxen zusammengefasst.

Ätiologie / Pathogenese

Lang andauernde bzw. kurzzeitige schwere Zellschädigung (Hypoxie, Toxine, ionisierende Strahlung u.a.), die die Kompensationsfähigkeit der Zelle überschreitet und zu einer irreversiblen Zellschädigung führt.

Morphologie

- lichtmikroskopisch zeigt sich zunächst eine **hydropische Zellschwellung** und eosinophiles Zytoplasma
- kernmembrannahes Chromatin verklumpt → der Kern schrumpft (**Karyopyknose**), zerfällt (**Karyorrhexis**) und löst sich auf (**Karyolyse**)
- die Zellorganellen schwellen an und lösen sich auf, die Matrixproteine denaturieren
- Die Nekrose wird von einer **Entzündungsreaktion** (Demarkation) begleitet.

! **Merke:** Unterschiede zur Apoptose: Bei der Apoptose kommt es weder zu einer Entzündungsreaktion noch zu einer initialen hydropischen Zellschwellung. Die Zellorganellen bleiben lange intakt.

Folgen

- **Restitutio ad integrum:** bei geringem Ausmaß der Nekrose Herstellung der ursprünglichen Gewebestruktur durch Zellproliferation
- **Defektheilung:** Ersatz des untergegangenen Gewebes durch Narbengewebe bei größeren Nekrosen
- **Pseudozysten:** Zysten ohne epitheliale Auskleidung, die sich bei Kolliquationsnekrosen durch Abbau und Resorption des nekrotischen Materials ausbilden

Koagulationsnekrose

> **Definition**
> **Ätiologie:** Ischämie · eiweißreiche Gewebe
> **Morphologie:** lehmgelb · fest · geschwollen
> **Sonderformen:** käsig · fibrinoid · gangränös · hämorrhagisch

Definition

Denaturierung zellulärer Proteine und Dehydrierung unter Erhaltung der grobarchitektonischen Gewebestruktur (Gerinnungsnekrose).

Ätiologie

Sie tritt bei **ischämischer Schädigung eiweißreicher Gewebe** wie Milz, Herz, Leber und Niere auf.
Lytische Abbauprozesse spielen eine untergeordnete Rolle.

Morphologie

Makroskopisch ist die Nekrose als **lehmgelber, fester** und **geschwollener Bezirk** – oft mit hämorrhagischem Randsaum – zu erkennen.

Sonderformen
käsige Nekrose

- Zerfall vieler Granulozyten, weshalb das nekrotische Gewebe sehr lipidreich ist und die Proteolyse unterdrückt wird. Es bildet sich eine **gelbliche, amorphe, trocken-bröckelige Masse** aus.
- **Beispiel:** Infektion mit **Mycobacterium tuberculosis**

fibrinoide Nekrose/
Kollagennekrose

- **Aufhebung der Kollagenstruktur,** wodurch sich das färberische Verhalten des Kollagens ändert und sich wie Fibrin anfärbt (fibrinoide Nekrose)
- **Beispiele:** Rheumagranulom, allergische Gefäßentzündungen (z.B. Panarteriitis nodosa), peptisches Ulkus

gangränöse Nekrose

- Nekrose aufgrund einer **Minderdurchblutung,** meist auf dem Boden einer Arteriosklerose (bes. bei Diabetes mellitus)
- **Trockene Gangrän:** eingetrocknetes, schwarz verfärbtes Gewebe
- **Feuchte Gangrän:** sekundäre Besiedlung mit Fäulniserregern → Verflüssigung der Nekrose

hämorrhagische
Nekrose

Ursache: starker **Bluteinstrom** in das nekrotische Gewebe
- bei **venösen Abflussbehinderungen** durch Blutrückstauung (z.B. Niereninfarkt bei Nierenvenenthrombose)
- bei **arteriellen Verschlüssen** durch venösen Rückstrom
- bei **Gefäßwandschädigung** mit Einblutung in das umliegende Gewebe (z.B. akute nekrotische Pankreatitis, hämorrhagisch-nekrotische Entzündung)

Kolliquationsnekrose

> **Definition**
> **Ätiologie:** eiweißarmes, lipidreiches Gewebe · enzymatischer Gewebeabbau · Laugenverätzung
> **Morphologie:** weicher Nekroseherd · Pseudozysten
> **Sonderformen:** einfache/enzymatische Fettgewebsnekrosen

Definition

Enzymatische Auflösung/Einschmelzung (*lat.* liquare = schmelzen) des nekrotischen Gewebes mit makroskopisch sichtbarem Erweichungsherd.

13

Ätiologie	Sie tritt auf bei:
	• Schädigung von **eiweißarmem, lipidreichem Gewebe** (z.B. ZNS)
	• enzymatischem Abbau von zugrunde gegangenem Gewebe (z.B. Abszess)
	• **Laugenverätzungen**
Morphologie	Das nekrotische Gewebe ist **weich bis flüssig**. Durch die Gewebeeinschmelzung entstehen mit Flüssigkeit und Zelldetritus gefüllte **Pseudozysten**.
Sonderformen	
einfache Fettgewebsnekrose	• Ursache: **traumatische oder ischämische Schädigung** des Fettgewebes
	• Triglyceride gelangen ins Gewebe und werden durch Histiozyten (Lipophagen) phagozytiert, die dadurch zu mehrkernigen **Schaumzellen** werden.
	• die Fettgewebsnekrose wird von einem schaumzellreichen Granulationsgewebe umgeben, es entstehen **Lipogranulom**
enzymatische Fettgewebsnekrose	• Ursache: **akute Pankreatitis**
	• Freigesetzte Lipasen spalten Triglyceride in Glycerin und freie Fettsäuren. Die Fettsäuren bilden mit Kalzium Kalkseifen, die im gesamten Bauchraum als „Kalkspritzer" auftreten.

3.5 Extrazelluläre Veränderungen

3.5.1 Ödeme

> **Definition:** Ödeme · Anasarka
> **Ätiologie/Pathogenese:** intravasaler hydrostatischer Druck↑ · intravasaler onkotischer Druck↓ · Gefäßpermeabilität↑ · Störung des Lymphabflusses

Definition	**Ödeme:** schmerzlose Schwellungen aufgrund einer übermäßigen Einlagerung von Flüssigkeit ins Interstitium
	Anasarka (*griech. „über der Muskulatur"*): ausgedehnte, generalisierte Ödeme des subkutanen Gewebes
Ätiologie/ Pathogenese	Der Austausch von Flüssigkeit zwischen intravasalem und interstitiellem Raum steht normalerweise in einem dynamischen Gleichgewicht. Unter folgenden Bedingungen kann dieses Gleichgewicht gestört werden und zur **Mehreinlagerung von Wasser** im Interstitium führen:

• **Erhöhung des intravasalen hydrostatischen Drucks:**
  – Thrombosen der Venen (lokale Ödeme)
  – Links- (Lungenödem) bzw. Rechtsherzinsuffizienz (v.a. in den abhängenden Körperpartien: Knöchelödeme, prätibiales Ödem)
  – Natrium- oder Wasserretention in der Schwangerschaft, bei CUSHING-Syndrom oder Hyperaldosteronismus
• **Erniedrigung des intravasalen onkotischen Drucks:**
  – nephrotisches Syndrom
  – Lebererkrankungen (herabgesetzte Eiweißproduktion)
  – Durchfallerkrankungen (exsudative Enteropathie)
  – Hungerdystrophie (herabgesetzte Eiweißaufnahme)

- **Erhöhung der Gefäßpermeabilität:**
  - Entzündungen
  - allergische Reaktionen (QUINCKE-Ödem)
  - Hypoxie (hyopoxisches Hirnödem)
- **Störungen des Lymphabflusses (Lymphödem):**
  - Kompression (Tumoren)
  - Lymphknotenresektion

3.5.2 Ergüsse

> **Definition**
> **Einteilung:** Transsudat · Exsudat
> **Sonderform:** Aszites

Definition

Flüssigkeitsansammlung in einer präformierten Körperhöhle (i.e.S. auch **Hydrops**), wobei im klinischen Sprachgebrauch die Unterscheidung zwischen Ödem und Erguss oft nicht eingehalten wird.

Einteilung

Nach dem **spezifischen Gewicht** unterscheidet man folgende Formen:

	spezifisches Gewicht	Ursachen	Vorkommen
Transsudat	‹ 1015 g / l	hydrostatischer Druck ↑	nicht-entzündliche Prozesse
Exsudat	› 1015 g / l	Gefäßpermeabilität ↑	entzündliche Prozesse

Tab. 3.1: Einteilung der Ergüsse in Transsudat und Exsudat

Nach der **Zusammensetzung** der Flüssigkeit:
- **serös** (Serum)
- **fibrinös** (Plasma)
- **hämorrhagisch** (Erythrozyten)
- **eitrig** (neutrophile Granulozyten und untergegangenes Gewebe)
- **chylös** (milchig-trübe, fettreiche Darmlymphe)

Sonderform

Aszites („Bauchwassersucht"): seröser Bauchhöhlenerguss bei portaler und / oder kardialer Stauung

3.5.3 Veränderungen der extrazellulären Matrix

Kollagenveränderungen

> Fibrose · Kollagenosen · Skorbut

Fibrose
Definition

Eine **Fibrose** resultiert aus einer überschießenden Bildung kollagener Fasern in Organen, die zu einer Verhärtung und Verdichtung des Gewebes führt.

Anmerkung: Die Begriffe **Sklerose**, **Induration** und **Schwiele** sind inhaltlich identische Begriffe, die je nach befallenem Organ bevorzugt gebraucht werden.

Ätiologie	• **Entzündungen** (Defektheilung mit Narbenbildung)

• **Entzündungen** (Defektheilung mit Narbenbildung)
• chronische **Ödeme**/Stauungen, z.B.
  – **Lungeninduration** als Folge einer chronischen Stauung bei Linksherzinsuffizienz
  – **Cirrhose cardiaque:** Fibrosierung der Leber durch chronische Blutstauung bei Rechtsherzinsuffizienz
• **Nekrosen:** z.B. Schwielenbildung nach ischämischer Herzmuskelnekrose
• **M. ORMOND:** idiopathische retroperitoneale Fibrose mit Kompressionssymptomatik

Kollagenosen

Kollagenosen sind **generalisierte Autoimmunerkrankungen** unterschiedlicher Genese, die mit entzündlichen Veränderungen des Kollagens einhergehen.
Beispiele:
• systemischer Lupus erythematodes
• Sklerodermie
• Polymyositis und Dermatomyositis
• Periarteriitis nodosa
• primär chronische Polyarthritis
• WEGENER-Granulomatose

Skorbut

Ein **Mangel an Ascorbinsäure** („antiskorbutisches" Vitamin C) führt zu Kollagensynthesestörungen mit erhöhter Gefäßbrüchigkeit. Die Folge sind Blutungen, Zahnausfall und verzögerte Wundheilung.

Angeborene Matrixveränderungen

Osteogenesis imperfecta · EHLERS-DANLOS-Syndrom · MARFAN-Syndrom

Osteogenesis imperfecta

Erhöhte Brüchigkeit und Deformierung der Knochen (**Glasknochenkrankheit**) aufgrund einer genetisch bedingten Synthesestörung des Kollagens vom Typ I. Der physiologische Knochenumbau bleibt aus, die Kortikalis ist brüchig.

EHLERS-DANLOS-Syndrom

Gruppe erblicher Krankheitsbilder mit Kollagensynthese- und/oder Vernetzungsstörungen, die unter klinischen, biochemischen und genetischen Gesichtspunkten in bis zu zehn verschiedene Typen unterteilt werden.
Die wichtigsten **Symptome** sind (je nach Typ in unterschiedlicher Konstellation):
• **Überstreckbarkeit der Gelenke**
• **Hyperelastizität** und Zerreißbarkeit der Haut, Ekchymosen
• Aneurysma dissecans der Aorta
• Ektasien im Magen-Darm-Trakt, im Respirationstrakt und in der Blase
• verstärkte Blutungsneigung (Rhexisblutungen)
• blaue Skleren

MARFAN-Syndrom

Autosomal-dominant vererbte Bindegewebskrankheit (Fibrillindefekt) mit typischen **Symptomen:**
• Hochwuchs mit langen, schmalen Extremitäten („Spinnengliedrigkeit")
• Arachnodaktylie („Spinnenfingrigkeit")
• Überstreckbarkeit der Gelenke, weiche Haut
• Aneurysma dissecans der Aorta, Mitralklappenprolaps
• Subluxation od. Luxation der Linsen („Linsenschlottern")

3.5.4 Amyloidose

> **Definition:** Amyloid · Amyloidose
> **Einteilung:** generalisiert · primär · sekundär · lokalisiert
> **Pathogenese:** Abbaustörungen von Vorläuferproteinen · β-Fibrillen ·
> nichtfibrilläre Amyloid-P-Komponente
> **Morphologie:** Amyloidnephrose · Herzmuskel-Amyloidose · Sagomilz ·
> Schinkenmilz · Speckleber
> **Nachweis:** Rektumbiopsie · Kongorot · polarisiertes Licht · Lugol-Lösung
> **Einteilung:** generalisiert · lokalisiert

Definition

- **Amyloid:** Hyaline Substanz, die eine hohe Affinität zu Kongorot besitzt und in polarisiertem Licht grünlich doppelbrechend erscheint.

Anmerkung: Amyloid = „stärkeähnlich", da es sich nach Behandlung mit Lugol-Lösung färberisch wie Stärke verhält.

- **Amyloidose:** Gruppe von Krankheiten unterschiedlicher Ätiologie, denen die **extrazelluläre Ablagerung von Amyloid** (β-Fibrillen) gemeinsam ist.

Pathogenese

Im Rahmen der Grunderkrankung kommt es zu Abbaustörungen von **Vorläuferproteinen** (↗ Tab. 3.2), die als unlösliche Fibrillen mit β-Faltblattstruktur (**β-Fibrillen**) ausfallen und sich im extrazellulären Raum ablagern. Diese β-**Fibrillen** sind charakteristisch für die Grundkrankheit und sind namensgebend für die Amyloidose.
Neben den β-Fibrillen enthält Amyloid auch die **nichtfibrilläre Amyloid-P-Komponente** und andere Komponenten wie Glykosaminoglykane.

Morphologie

- Die betroffenen Organe sind vergrößert, konsistenzvermehrt und erscheinen **speckig glänzend** auf der Schnittfläche.
- **Nieren:** Ablagerung in den Glomerula und in den Kapillarschlingen → Niereninsuffizienz im späteren Verlauf (**Amyloidnephrose**)
- **Herzmuskel:** Ablagerung im Interstitium → eingeschränkte Herzleistung und ggf. Kardiomyopathie
- **Milz:** Ablagerung in den Follikeln (→ **Sagomilz**, wegen den glasigen Knötchen auf der Schnittfläche) oder der roten Pulpa (→ **Schinkenmilz**)
- **Leber:** perisinusoidale Ablagerung (Disse-Raum) → vergrößerte und speckig glänzende Leber (**„Speckleber"**), meist ohne klinische Konsequenzen

Nachweis

Sicherung der Diagnose durch eine **Rektumbiopsie**.
Folgende Eigenschaften sind charakteristisch:
- histochemische Affinität zu **Kongorot**
- **grüne Doppelbrechung** in polarisiertem Licht
- mit **Lugol-Lösung** anfärbbar

Einteilung

Typ	Vorläuferprotein	Grunderkrankung	häufige Organbeteiligung
Generalisierte Amyloidosen			
AL-Typ (primäre A.)	Immunglobulin-Leichtketten	Plasmozytom, Lymphome	Zunge, Skelettmuskel, Myokard
AA-Typ (sekundäre A.)	Serum-Amyloid-A	chronische Entzündungen	Milz, Leber, Niere Darm
Lokalisierte Amyloidosen			
AS-Typ (senile A.)	β-Amyloid-precursor-Protein (b-APP)	Morbus ALZHEIMER	Gehirn, Herz
AE-Typ (endokrine A.)	Peptidhormone	hormonbildende Tumoren	Neben-, Schilddrüse, Pankreas, Hypophyse
AF-Typ (familiäre A.)	Transthyretrin	erbliche Stoffwechselerkrankungen	Niere, periphere Nerven, Myokard

Tab. 3.2: Einteilung der Amyloidosen: Nach dem Ausbreitungsmuster lassen sich lokalisierte und generalisierte Amyloidosen unterscheiden. Letztere untergliedern sich wiederum in eine primäre und eine sekundäre Form.

4 Exogene Noxen

Definition | **Noxen** (*lat.* Schaden) sind schädigende, krankheitserregende Stoffe.

4.1 Chemische Noxen

> **Aufnahme:** Inhalation · Ingestion · kutane Resorption
> **Reaktionsmöglichkeiten des Organismus:** Phagozytose · Speicherung ·
> Metabolisierung · Elimination · Fremdkörperreaktion
> **Schädigungsmechanismen:** Sauerstoffradikale · Enzyminaktivierung ·
> O_2-Transportstörungen

Aufnahme

Die Aufnahme (Inkorporation) exogener Noxen kann erfolgen über:
- Atemwege → **Inhalation** (z.B. Kohlenmonoxid)
- Verdauungstrakt → **Ingestion** (z.B. Botulinustoxine)
- Haut → **kutane Resorption** (z.B. das Alkylphosphat-Insektizid Parathion = E 605)

Reaktionsmöglichkeiten des Organismus

- **Phagozytose:** Inhalierte Stäube werden in den Alveolen, wenn sie nicht durch die mukoziliäre Clearance eliminiert werden, durch Makrophagen aufgenommen und im Lungeninterstitium gespeichert.
- **Speicherung:** Herbizide und Insektizide (z.B. DDT) reichern sich aufgrund ihrer Lipophilie im Fettgewebe an, von wo aus sie der Körper nur noch schwer eliminieren kann.
- **Metabolisierung:** Gifte können über die Leber abgebaut und unschädlich gemacht werden. Verschiedene Stoffe entfalten ihre toxische Wirkung erst nach Metabolisierung in der Leber (**Giftung**). *Beispiel:* Beim Abbau halogenierter Kohlenwasserstoffe entstehen hepatotoxische Radikale.
- **Elimination:** Gifte können über die Niere oder den Darm ausgeschieden oder über die Lungen abgeatmet werden. Bei chronischer Cadmiumvergiftung lagert sich Cadmium u.a. in den Nieren ab → interstitielle Nephritis (**Cadmium-Nephropathie**).
- **Fremdkörperreaktion:** Das Gewebe reagiert auf Ablagerungen von Fremdkörpern mit einer granulomatösen Entzündungsreaktion (Fremdkörpergranulome ↗ Kap. 6.3.3). **Ölgranulome** oder Oleome entstehen nach Injektion schwer resorbierbarer öliger Substanzen.

Schädigungsmechanismen

Von der nahezu unbegrenzten Zahl an Schädigungsmöglichkeiten giftiger Substanzen sollen hier einige wichtige Mechanismen anhand von Beispielen dargestellt werden:
- **Bildung von Sauerstoffradikalen:** Stoffe wie Ozon, Paraquat oder Chlorgas wirken toxisch durch Bildung freier Sauerstoffradikale, die durch ihre starke oxidative Wirkung zu Membranschäden führen.

- **Beeinflussung von Enzymen:** Blei entfaltet u.a. seine toxische Wirkung durch Inaktivierung von Enzymen der Hämsynthese → Blutbildungsstörungen.
- **Beeinträchtigung des O_2-Transportes:** Kohlenmonoxid (CO) hat eine 300-fach höhere Affinität zu Hämoglobin als Sauerstoff und stört dadurch den **O_2-Transport**. Darüber hinaus hemmt es die Aktivität der Cytochrome und somit die Zellatmung.

Stoff	Vorkommen	Pathogenese	Klinik
organische Verbindungen			
Ethanol (C_2H_5OH)	Alkohol	Abbau in der Leber durch hepatische Alkoholdehydrogenase zu Acetaldehyd und Azetat	Leberschäden, Pankreatitis, Mangelernährung, Kardiomyopathie, ZNS-Schäden (↗ Kap. 17.5.2), Alkoholembryopathie (↗ Kap. 30.1.4)
Benzol (C_6H_6)	Autoabgase, Lösungsmittel	Anreicherung im Knochenmark aufgrund lipophiler Eigenschaften	*akut:* Atemlähmung, Herzrhythmusstörungen *chron.:* aplastische Anämie, Leukämie
Phosgen	Kampfstoff	direkte Schädigung der oberen und unteren Atemwege	*akut:* Lungenödem
anorganische Verbindungen			
Kohlenmonoxid (CO)	Abgase, Öfen, Zigaretten	O_2-Transportstörung durch Bindung an O_2 (300fach höhere Affinität zu Hämoglobin als O_2)	je nach Ausmaß der Vergiftung: Kopfschmerzen, rosige Haut, Sehstörungen, Schwindel, Euphorie, Verwirrtheit, Müdigkeit, Koma
Stickstoffoxide (NO_x), **Schwefeldioxid** (SO_2)	Autoabgase, Industriegase	direkte Schädigung der oberen und unteren Atemwege	Glottisödem, Hustenreiz, Bronchospasmus, Bronchitis, tox. Lungenödem, Schock

Tab. 4.1: Organische und anorganische Verbindungen

Stoff	Vorkommen	Pathogenese	Klinik
Lebensmittelgifte			
α-Amanitin	Knollenblätterpilz	Hemmung der RNA-Polymerase, Blockade der Proteinsynthese	gastrointestinale, hämolytische und zerebrale Störungen
Botulinustoxine	von Clostridien gebildet, die sich in unzureichend konservierten Lebensmitteln (in Konserven) vermehren	Blockade der Acetylcholin-Freisetzung an den cholinergen Synapsen	Doppeltsehen, Sprach- und Schluckstörungen, Muskelschwäche, Atemnot, Krämpfe

Stoff	Vorkommen	Pathogenese	Klinik
Metalle			
Blei	Metallindustrie, alte Wasserleitungen	orale oder inhalative Aufnahme: Hemmung der Enzyme der Hämsynthese → Blutbildungsstörungen	Anämie, Bleikoliken, Neuropathien, Bleiosteoporose, Zahnfleischveränderungen (blauer Gingivarand)
Cadmium	Batterien, Legierungen	inhalative Aufnahme und Hemmung der oxidativen Phosphorylierung, Blockade SH-haltiger Enzyme	*akut:* tox. Lungenödem *chron.:* Schnupfen, Nierenschäden, gelber Randsaum an den Zahnhälsen
Quecksilber (Hg)	Thermometer, Batterien, Amalgam-Füllungen, Desinfektionsmittel	inhalative, orale oder kutane Aufnahme und Speicherung in den Nieren und im Gehirn	*akut:* Stomatitis, Gastroenteritis, hämorrhagische Kolitis, Nephritis, *chron.:* Diarrhoe, Nephritis, Polyneuropathie, Enzephalopathie, Angst, Erregung, Muskelzucken, Persönlichkeitsveränderung

Tab. 4.2: Lebensmittelgifte und Metalle

4.1.1 Berufskrankheiten der Lunge

Definition

Pneumokoniose (Staublunge): Sammelbezeichnung für Erkrankungen (meist entschädigungspflichtige Berufskrankheiten), die durch exogene Staubablagerung in den Lungen verursacht werden. Zu ihnen zählen u. a. die Silikose, Asbestose, Anthrakose und Berylliose.

Anmerkung: Manche Autoren zählen zu den Pneumokoniosen auch die exogen-allergische Alveolitis nach Inhalation organischer Stäube (z. B. Farmerlunge, ↗ Kap. 20.3.2).

Anthrakose

Staublungenerkrankung infolge einer Ablagerung reinen **Kohlenstaubs** in den Lungenalveolen und im Lungeninterstitium. Sie führt in der Regel nur bei massiver Ablagerung zu einer **Fibrose**.

Silikose

Definition
Ätiologie/Pathogenese: quarzhaltiger Mischstaub · Phagozytose · Alveolarmakrophagen
Morphologie: Silikosegranulome · Schwielen · perifokales Narbenemphysem · Eierschalenhilus
Komplikationen: chronische Bronchitis · Lungenemphysem · Cor pulmonale · Silikotuberkulose · Narbenkarzinome · CAPLAN-Syndrom

Definition	• Chronisch fortschreitende **knötchenförmige Lungenfibrose** aufgrund einer Ablagerung von Quarzstaubteilchen mit autonomem, progredientem Verlauf auch nach Beendigung der Exposition. • **Berufserkrankung** bei Bergleuten, Sandstrahlbläsern, Arbeitern in der Putzmittelindustrie und der keramischen Industrie.
Ätiologie/ Pathogenese	• Häufig handelt es sich um Mischstaubsilikosen (**Anthrakosilikose**), wobei allein der quarzhaltige Staub ausschlaggebend ist. • Struktur und Menge des Staubes (Partikelgröße < 5 µm) und die Zeitdauer der Einwirkung sind von entscheidender Bedeutung. • Phagozytose der **Quarzpartikel** durch Alveolarmakrophagen, die den Staub nicht abbauen können und zugrunde gehen. Durch Freisetzung chemotaktischer Stoffe und fibroplastischer Faktoren wird eine **chronische, fibrosierende Entzündung** in Gang gesetzt.
Morphologie	• konzentrisch geschichtete **Silikosegranulome** mit hyalinisiertem Zentrum → Verschmelzung zu makroskopisch sichtbaren Schwielen mit **perifokalem Narbenemphysem** • Lokalisation: meist symmetrisch in den Mittelgeschossen der Lungen • Radiologisch: schalenartige Verkalkungen der hiliären Lymphknoten („**Eierschalenhilus**")
Komplikationen	• **chronische Bronchitis** (↗ Kap. 13.2.2) • Narben-**Emphysem** • pulmonale Hypertension mit **Cor pulmonale:** durch Einengung der peripheren Lungenstrombahn und hypoxische Vasokonstriktion infolge einer alveolären Minderbelüftung (↗ Kap. 9.6.2). • **Silikotuberkulose:** Silikosepatienten erkranken etwa 100-mal häufiger an einer Tuberkulose. ! **Merke:** Die Silikose ist **keine Präkanzerose**, wobei es Ausnahmen gibt: Narbenkarzinome, Uranbergbau (Strahlenbelastung).

> CAPLAN-**Syndrom:** Silikose in Kombination mit einer rheumatoiden Arthritis.

Asbestose (Silikatose)

> **Definition**
> **Ätiologie:** Asbest
> **Morphologie:** nadelförmige Asbestkörper · diffuse interstitielle Lungenfibrose
> **Komplikationen:** Pleuraplaques · Pleuramesotheliom · Bronchialkarzinom

Definition	• **Diffuse interstitielle Lungenfibrose** infolge einer Ablagerung von Asbestfasern. • Zweithäufigste **Berufserkrankung** mit voraussichtlicher Zunahme der Fälle in den nächsten Jahrzehnten aufgrund der langen Latenz.
Ätiologie/ Pathogenese	• **Asbest:** Sammelbegriff für faserige Silikate aus Siliziumoxid-Gittern mit Einlagerung anderer Elemente. • Die formale Pathogenese ist ähnlich der der Silikose.

Morphologie	• **diffuse interstitielle Lungenfibrose** (keine Schwielenbildung!), bes. ausgeprägt subpleural in den Mittel- und Unterfeldern • Nachweis nadelförmiger Asbestkörper (👁 Foto 1)
Komplikationen	• Pleuraplaques • Pleuramesotheliom • Bronchialkarzinom (unter den vielen verschiedenen Asbesttypen wirkt Krokydolith am stärksten kanzerogen)

Berylliose

Definition	Erkrankung infolge einer Inhalation von Beryllium.
Ätiologie	Beryllium: Erdalkalimetall, das im Bergbau sowie in der Elektro- (Leuchtstoffröhren) und Keramikindustrie verarbeitet wird.
Morphologie	• *akute Intoxikation:* akute Pneumonie mit typischen **epitheloidzellhaltigen Granulomen** • *chronische Intoxikation:* **Lungenfibrose**

4.1.2 Hypoxidosen

> **Definition**
> **Ätiologie/Pathogenese:** Hypoxie · Ischämie · Hypoglykämie · Enzymblockierung · Laktatazidose
> **Morphologie:** hydropische Zellschwellung · Verfettung · Nekrose

Definition	Alle Störungen der oxidativen Energiegewinnung einschließlich der daraus resultierenden morphologischen Veränderungen.
Ätiologie/ Pathogenese	• **Hypoxämische Hypoxidose:** Sauerstoffmangel, z.B. durch Ventilationsstörungen oder Anämie • **Ischämische Hypoxidose:** Durchblutungsstörungen, z.B. durch Arteriosklerose oder Thrombose • **Hypoglykämische Hypoxidose:** Substratmangel • **Histotoxische Hypoxidose:** Blockierung der Enzyme der Atmungskette, z.B. durch Cyanid Nach einer gewissen Zeit stellt die Zelle auf **anaerobe Energiegewinnung** um → **Laktatbildung → Azidose**.
Morphologie	• *zunächst:* **hydropische Zellschwellung** und **Verfettung** (↗ Kap. 3.1). • *später:* Untergang der Zelle → **Nekrose** Das Ausmaß der Gewebeschädigung hängt u.a. von der Vulnerabilität des Gewebes ab. So sind z.B. Parenchymzellen empfindlicher als Mesenchymzellen.

4.2 Physikalische Noxen

4.2.1 Hitzeschäden (Hyperthermie, Verbrennungen)

> **Pathogenese:** Eiweißdenaturierung · Koagulationsnekrose · Entzündung
> **Morphologie:** Rötung · Blasenbildung · Nekrosen · Verkohlung

Ätiologie/ Pathogenese

- Längere Erwärmung auf **40–45°** führt zu **geringen Gewebeschädigungen** infolge eines gesteigerten Zellstoffwechsels mit erhöhtem Sauerstoffbedarf.
- Temperaturen ab **65–70°** führen zu **Eiweißdenaturierung**, **Koagulationsnekrosen** und einer aseptischen **Entzündungsreaktion.**

Morphologie

Bei Hautverbrennungen lassen sich **4 Schweregrade** unterscheiden:

Grad	Veränderungen	Ausmaß der Schädigung
I	**Rötung,** Schwellung, Schmerz	oberste Epidermis, Restitutio ad integrum
II	**Blasenbildung,** Rötung, Schmerz	bis ins Corium, Restitutio ad integrum
III	**Nekrosen,** Analgesie	bis zur Subcutis, Narbenbildung
IV	**Verkohlung**	bis in tiefere Schichten, Narbenbildung

Tab. 4.3: Schweregrade von Hautverbrennungen

> **Nadelstichprobe:** ab Verbrennungen 3. Grades besteht Analgesie

4.2.2 Kälteschäden

> **Definition:** Unterkühlung · Erfrierung
> **Pathogenese:** Stoffwechseldepression · Bewusstseinsverlust · Kammerflimmern
> **Morphologie:** Rötung · Blasenbildung · Nekrosen · Vereisung

Definition

- **Unterkühlung:** Absinken der Körpertemperatur unter 35°C
- **Erfrierung:** lokaler Kälteschaden ohne Abkühlung des Körperkerns

Ätiologie/ Pathogenese

- Absinken der Körpertemperatur → Depression aller zellulären Stoffwechselvorgänge
- Körpertemperatur < **30°C** → **Bewusstseinsverlust** bis hin zum Tod durch **Kammerflimmern**

> Durch Kälte werden folgende Krankheiten induziert:
> - **RAYNAUD-Syndrom:** akrale Durchblutungsstörungen aufgrund von kälteinduzierten Gefäßspasmen
> - **Kälteurtikaria:** Quaddelbildung der Haut nach Kontakt mit kalten Gegenständen
> - **Gefäßverschlüsse:** durch Kälte-Antikörper

Morphologie   Bei Erfrierungen der Haut lassen sich 4 Schweregrade unterscheiden:

Grad	Veränderungen	Ausmaß der Schädigung
I	Rötung	nur oberflächliche Epidermis
II	Blasenbildung	gesamte Epidermis
III	Nekrosen	bis unter die Dermis → Defektheilung
IV	Vereisung	völlige Gewebezerstörung

Tab. 4.4:   Schweregrade von Erfrierungen

4.2.3 Schädigung durch Strahlen

Ionisierende Strahlung

> **Definition**
> **Ätiologie/Pathogenese:** Ionisierung · Sauerstoffradikale · zelluläre
> Strahlenempfindlichkeit

Definition   Ionisierende Strahlen: α-, β- und γ-Strahlen sowie Röntgenstrahlen

Ätiologie/
Pathogenese
- **Ionisierung:** Entfernung von Elektronen aus der Atomhülle, wodurch Energie auf das biologische Material abgegeben wird
- Bildung aggressiver **Sauerstoffradikale** durch Ionisierung intrazellulärer Wassermoleküle → Schädigungen der DNA (ggf. mit Genmutationen), der RNA und der Zellmembranen

Das Ausmaß der biologischen Schädigung ist abhängig von:
- **Art** und **Dosis** der Strahlen

  Anmerkung: Die **biologisch wirksame Strahlendosis** wird in Sievert (Sv) angegeben.

- **Wassergehalt** der Zellen
- physikalische Eigenschaften des Gewebes
- **Zellteilungsrate** des Gewebes:
  - **strahlensensibel:** Mausergewebe (z.B. blutbildendes Knochenmark, lympho-retikuläres System, Darmepithelien und epidermale Basalzellen)
  - **strahlenresistenter:** stabile Gewebe (z.B. Leber- und Nierenparenchym) und Dauergewebe (Muskel- und Ganglienzellen)

Nichtionisierende Strahlung

> **Definition**
> **Pathogenese:** Wärmeerzeugung

Definition   Nichtionisierende Strahlen: UV-, Infrarot-, Laser-Strahlen, Mikrowellen

Ätiologie/
Pathogenese
- Anregung der Atome und Moleküle zum **Schwingen** → **Wärmeerzeugung** im Gewebe → lokale Schäden (insbesondere an Augen und Hoden) nach Überschreitung einer Toleranzgrenze

> UV-Strahlen können sowohl zu gutartigen als auch zu bösartigen Veränderungen der Haut (Basaliome, Melanome) führen.

4.3 Belebte Noxen

Humanpathogene Mikroorganismen wie Bakterien, Viren, Parasiten und Pilze werden zu den belebten Noxen gezählt (Weiteres s. Mikrobiologiebücher).

5 Immunpathologie

Eine effektive Abwehr pathogener Noxen ist eine unabdingbare Voraussetzung für den Erhalt der Individualität. Dem Organismus stehen dabei angeborene (auch als **„Resistenz"** bezeichnet) und erworbene Abwehrmechanismen (Immunität im engeren Sinne) zur Verfügung.

Definitionen

- **Autoimmunerkrankungen:** Das Immunsystem reagiert gegen körpereigene Strukturen.
- **Überempfindlichkeitsreaktionen, Allergien:** Pathologisch gesteigerte Reaktion auf Noxen.
- **Immundefekte:** Das Immunsystem bietet keinen ausreichenden Schutz gegenüber Krankheitserregern.

5.1 Grundlagen der Immunpathologie

5.1.1 Grundbegriffe der Immunologie

Einteilung: spezifisch · unspezifisch · zellulär · humoral
Antigen: Epitop · in-/komplette Antigene · Haptene
Unspezifisches Immunsystem: Haut und Schleimhäute · Zytokine · Akute-Phase-Proteine · Interferone · Komplementsystem · Makrophagen · Granulozyten · NK-Zellen
Spezifisches Immunsystem:
– **T-Zell-Arm:** AG-Prozessierung · AG-Präsentation · klonale Expansion · AG-Eliminierung
– **B-Zell-Arm:** Plasmazellen · Antikörperbildung
– immunologisches Gedächtnis

Einteilung

Das Immunsystem besteht aus zwei sich ergänzenden Komponenten:
- **Angeborene Immunität:** phylogenetisch älterer Teil, antigen-unspezifisch
- **Erworbene Immunität:** antigen-spezifisch (auch **„adaptive" Immunität**)

Beide Bestandteile setzen sich aus zellulären und humoralen Abwehrmechanismen (↗ Tab. 5.1) zusammen, die in einem komplexen System miteinander interagieren.

	unspezifische Abwehr	spezifische Abwehr
zellulär	• Granulozyten • Monozyten / Makrophagen • Natural-Killer-Zellen	• T-Lymphozyten • B-Lymphozyten / Plasmazellen
humoral	• Akute-Phase-Proteine • Zytokine und Interferone • Komplementsystem (alternativer Weg)	• Antikörper • Zytokine und Interferone • Komplementsystem (klassischer Weg)

Tab. 5.1: Zelluläre und humorale Bestandteile des unspezifischen und spezifischen Immunsystems (es sind nicht die unspezifischen Resistenzfaktoren aufgeführt, die ebenfalls einen Teil der unspezifischen Abwehr darstellen).

Antigen

- **Antigen, Ag** (*griech.* anti = gegen, gen = erzeugen): Substanz, die vom Immunsystem als fremd erkannt wird und eine spezifische Immunreaktion auslösen kann
- **Epitop:** eigentliche antigene Determinante des Antigens, die von sterisch passenden Antikörpern (Paratop, ⌐ Kap. 5.1.3) spezifisch erkannt und gebunden wird
- **Komplette Antigene:** komplexe, hochmolekulare Stoffe, die in der Lage sind, allein eine Immunreaktion auszulösen
- **Inkomplette Antigene (Haptene):** niedrigmolekulare Stoffe, die erst nach Bindung an ein Trägermolekül in der Lage sind, eine Immunreaktion auszulösen

unspezifisches Immunsystem

- Das angeborene, unspezifische Immunsystem dient der **ersten Abwehr von Krankheitserregern.** Sie können Erreger sofort eliminieren, ohne zuvor mit ihnen in Kontakt getreten zu sein.
- Es stützt sich auf folgende Abwehrmechanismen:
  - **Haut und Schleimhäute:** physikalische Barriere, Bildung chemischer Abwehrfaktoren (z. B. Lysozym, Laktoferrin, Peroxidasen, Magensäure)
  - **Zytokine** (⌐ Kap. 5.1.2), **Akute-Phase-Proteine** (⌐ Kap. 6.1): humorale Faktoren mit proinflammatorischer und immunregulatorischer Wirkung
  - **Interferone:** von Granulozyten und Fibroblasten gebildet, Hemmung der viralen Replikation
  - antikörperunabhängiges, „alternatives" **Komplementsystem** (⌐ Kap. 5.1.5)
  - **Zelluläre Bestandteile** der unspezifischen Immunität: Monozyten / Makrophagen, Granulozyten und Natural-Killer-Zellen.

Anmerkung: Den Zellen der unspezifischen Immunantwort kommt eine zentrale Rolle bei der entzündlichen Gewebereaktion zu (⌐ Kap. 6).

spezifisches Immunsystem

- Die erworbene, spezifische Immunität wird von den **Lymphozyten** getragen und ist **spezifisch gegen Antigene** gerichtet, die durch zwei verschiedene Rezeptoren erkannt werden:
  - Oberflächenimmunglobuline der B-Zellen
  - Antigenrezeptoren der T-Zellen
- Eines der zentralen Prinzipien der erworbenen Immunität ist die **klonale Selektion:**
  - Aus einem riesigen Pool von Lymphozyten mit verschiedenen Rezeptoren wird nach Antigenkontakt nur diejenige Zelle zur Proliferation angeregt, die einen spezifischen Rezeptor für das Antigen trägt.
  - Auf diese Weise entsteht eine genetisch identische Zellpopulation, ein sog. **Klon** (*griech.* Zweig), der Antikörper derselben Spezifität bildet.

! **Merke:** Humorale und zelluläre Immunität ergänzen sich zwar bei der Abwehr gegenseitig, besitzen allerdings einen eigenen **Aktionsschwerpunkt:**
- **bakterielle Infekte** → humorale Abwehr
- **virale und mykobakterielle Infekte** → zelluläre Abwehr

T-Zell-Arm / zelluläre Abwehr

Der zelluläre Teil der spezifischen Immunreaktion wird von den T-Lymphozyten getragen:
- **Ag-Prozessierung:** T-Zellen können freie Antigene nicht erkennen. Diese müssen zunächst von speziellen, zur Phagozytose befähigten Zellen (Makrophagen/Monozyten, B-Lymphozyten) aufgenommen und in kleine Bruchstücke zerlegt werden.
- **Ag-Präsentation:** Diese **antigenpräsentierenden Zellen** exprimieren an ihrer Oberfläche ein spezifisches MHC-Molekül (↗ Kap. 5.1.4), an dem das vorprozessierte Antigen gebunden ist.
- **Klonale Expansion:** Das so präsentierte Antigen kann von den T-Zell-Rezeptoren erkannt werden und native T-Zellen zur Proliferation und Differenzierung stimulieren (klonale Expansion). Es entstehen T-Helferzellen, zytotoxische B-Zellen und T-Gedächtniszellen.
  Zur Aktivierung der T-Zelle kommt es allerdings nur, wenn ein weiteres **ko-stimulierendes Signal** (Bindung von Zytokinen, Zell-zu-Zell-Kontakte spezifischer Oberflächenmoleküle zwischen antigenpräsentierender Zelle und T-Zelle) vorliegt.
- **Ag-Eliminierung:**
  - **Zytotoxische T-Zellen** können infizierte Wirtszellen, die das Antigen auf ihrer Oberfläche tragen, erkennen und vernichten.
  - **Aktivierte T-Helferzellen** werden zur Zytokinproduktion angeregt, die fördernd bzw. hemmend auf die B-Zell-Funktion wirken.
  - **Natürliche Killerzellen (NK)** können bei Kontakt mit der Zielzelle durch Perforinfreisetzung direkt zytotoxisch wirken.

B-Zell-Arm / humorale Abwehr

Der humorale Teil der spezifischen Immunreaktion wird von den B-Lymphozyten getragen:
- B-Lymphozyten exprimieren membranständige Immunglobuline als Rezeptoren auf ihrer Oberfläche (B-Zell-Rezeptoren, BZR). Nach Bindung eines Antigens an den Rezeptor, der im Gegensatz zum T-Zell-Rezeptor zur Aktivierung keine antigenpräsentierenden Zellen benötigt, proliferiert und differenziert der B-Lymphozyt zu **Plasmazellen** und **B-Gedächtniszellen**.
- Die Plasmazelle bildet eine große Zahl von Immunglobulinen gleicher Spezifität, die alle gegen das Antigen gerichtet sind.

immunologisches Gedächtnis

- B- und T-Zellen bilden einen kleinen Teil von **Gedächtniszellen** nach Antigenkontakt. Nach erneutem Kontakt mit dem gleichen Antigen läuft die Immunreaktion (**sekundäre Immunantwort**) schneller und stärker ab.
- Die Ausbildung eines immunologischen Gedächtnisses ist eines der wesentlichen Merkmale der spezifischen Immunreaktion, das sich darin von der angeborenen Immunität unterscheidet.

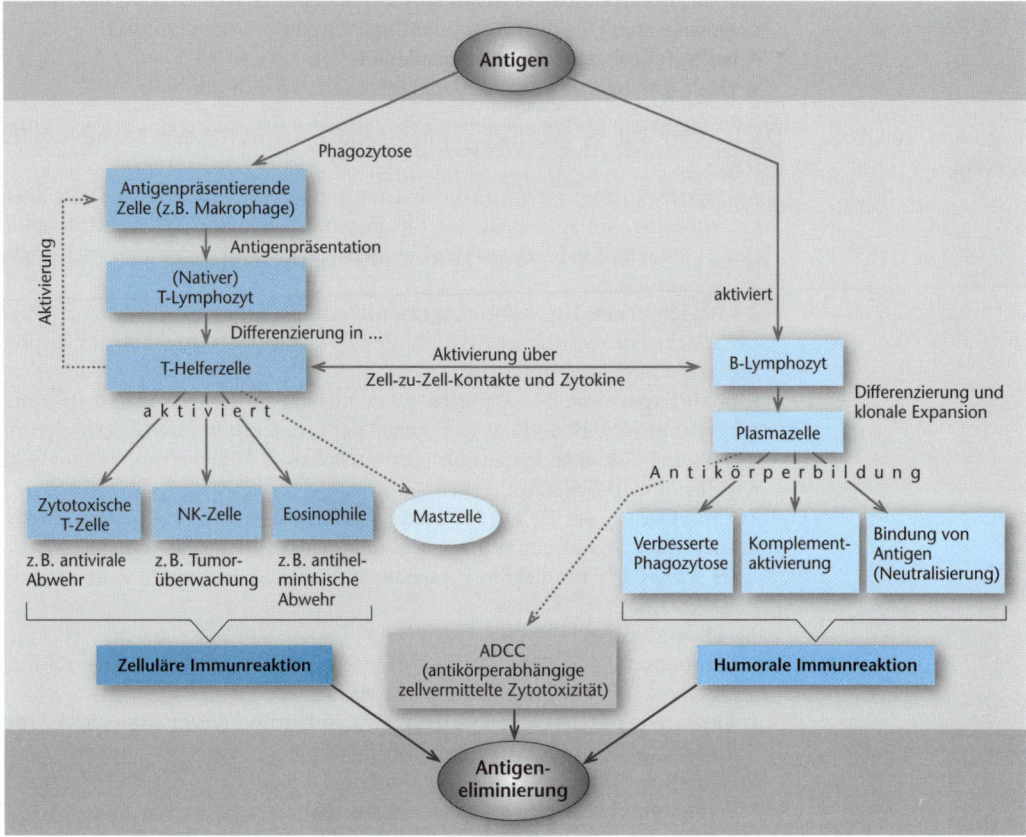

Abb. 5.1: Übersicht über den Ablauf und die Effektormechanismen der spezifischen Immunantwort [4]

5.1.2 Bestandteile des Immunsystems

Zelluläre Komponenten: pluripotente Vorläuferzelle
– **myeloische Stammzelle:** Erythrozyten · Thrombozyten · neutrophile, eosinophile und basophile Granulozyten · Monozyten/Makrophagen · Mastzellen
– **lymphatische Stammzelle:** B- und T-Lymphozyten

Lymphatische Organe:
– primäre lymphatische Organe: Thymus · Knochenmark
– sekundäre lymphatische Organe: Lymphknoten · Milz · MALT

Zytokine: Interleukine · Tumornekrosefaktor · Interferone · Koloniestimulierende Faktoren

zelluläre Komponenten

Die zellulären Blutbestandteile stammen alle von denselben **pluripotenten Vorläuferzellen** des Knochenmarkes ab (↗ Abb. 5.2), die sich weiterhin zu zwei spezialisierten Stammzellen mit eingeschränktem Potential differenzieren:
• Aus den **myeloischen Stammzellen** entwickeln sich:
  Erythrozyten, Thrombozyten sowie Granulozyten und Monozyten/Makrophagen (Zellen des unspezifischen Immunsystems). Diese Zellen werden auch

unter dem Begriff der **myeloiden** (das Knochenmark betreffende) **Zellen** zusammengefasst.

- Aus den **lymphatischen Stammzellen** entwickeln sich die B- und T-Lymphozyten.

Anmerkung: B- und T-Zellen und deren Subpopulationen sind strukturell durch **Differenzierungsantigene** (sog. **cluster of differentiation,** CD), die sie auf ihrer Oberfläche tragen, näher definiert. In Tab. 5.2 sind einige Differenzierungsantigene der B- und T-Zellpopulation aufgeführt.

Zelltyp	Differenzierungsantigen
• B-Lymphozyten • Plasmazellen	• CD19-23 • CD19-22, CD37
• zytotoxische T-Zellen • T-Helferzellen	• CD2, CD3, *CD8* • CD2, CD3, *CD4*
aktivierte B- und T-Zellen	CD25
Natürliche Killerzellen (NK)	CD16, CD56

Tab. 5.2: Charakteristische Differenzierungsantigene lymphatischer Zellen

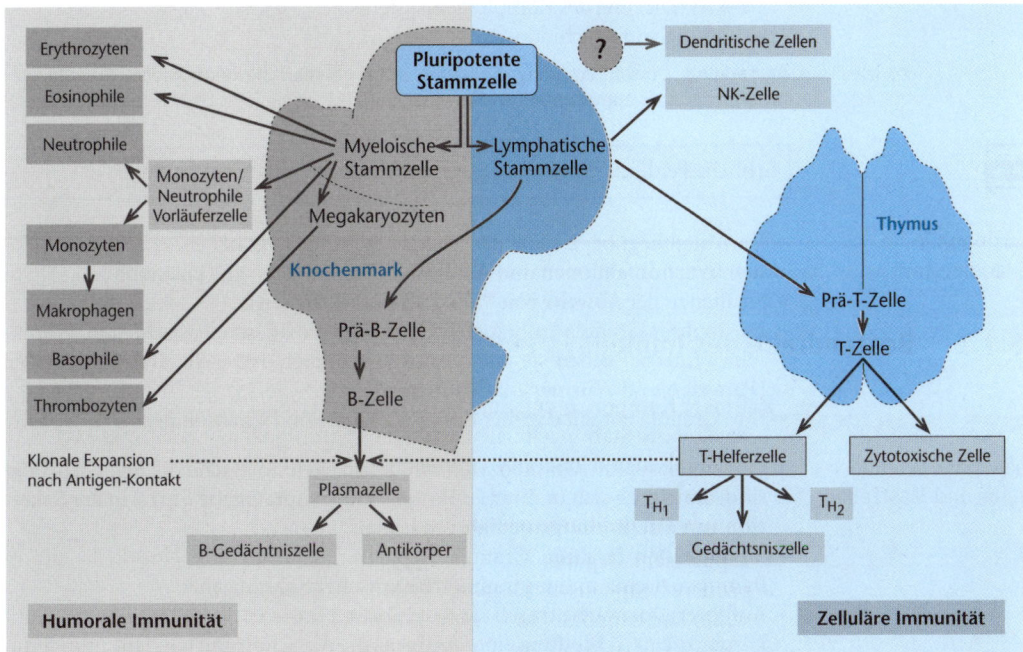

Abb. 5.2: Vereinfachtes Schema der Hämatopoese: Entwicklung der erythrozytären, leukozytären und thrombozytären Zellreihe [4]

Monozyten und Makrophagen

- **Monozyten** zirkulieren im Blut und wandern nach 2 bis 3 Tagen in das umliegende Gewebe ein, wo sie sich zu **Makrophagen** (auch Histiozyten) differenzieren.
- Beide Zelltypen bilden gemeinsam das **mononukleäre Phagozytensystem** (MPS) oder retikulohistiozytäre System (RHS).

- Sie besitzen die größte Phagozytosekapazität aller Leukozyten und bilden zytotoxische Stoffe sowie eine ganze Reihe von Zytokinen.
- Aufgrund ihrer Fähigkeit zur **Antigenpräsentation** sind sie wichtiger Bestandteil der frühen spezifischen Immunantwort.

Anmerkung: Die Monozyten bezeichnet man auch als **mononukleäre** (einfachkernige) **Zellen**, in Abgrenzung zu den gelappt- oder segmentkernigen Granulozyten.
Die Granulozyten bezeichnet man wegen ihrer gelappten bzw. segmentierten Kerne auch als **polymorphkernige Leukozyten.** Nach dem färberischen Verhalten ihrer zytoplasmatischen Granula unterteilt man sie in neutrophile, basophile und eosinophile Granulozyten.

neutrophile Granulozyten

- Die „Neutrophilen" machen ca. 50–70 % aller Leukozyten und einen Großteil der Granulozyten aus. Sie sind die umfangreichste und wichtigste zelluläre Komponente der unspezifischen Abwehr.
- Funktionen:
  - Bildung toxischer Sauerstoffradikale
    → **Abtötung von Krankheitserregern**, Enzyminaktivierung
  - **Keimbeseitigung** durch Phagozytose und lysosomale Abbau der Bakterien und Gewebetrümmer. **Eiter** besteht überwiegend aus neutrophilen Granulozyten und Zelldetritus.
  - Freisetzung von Interferonen und chemotaktischen Substanzen → Steuerung der Permeabilität und Durchblutung im Entzündungsgebiet
    → Aktivierung des Komplementsystems
  - Bildung von Arachidonsäurederivaten

Anmerkung: Obwohl zur Phagozytose befähigt, nehmen die neutrophilen Granulozyten nicht an der Antigenpräsentation teil.

| Erbliche Fehlfunktionen führen gehäuft zu bakteriellen Infektionen. |

eosinophile Granulozyten

- Ihr Anteil liegt bei 2–4 % der Leukozyten und steigt bei allergischen Reaktionen, Wurminfektionen und Autoimmunkrankheiten an (Eosinophilie).
- Sie dienen der **Abwehr von Parasiten und Würmern.**
- Die in ihrer Granula enthaltenen Enzyme (Peroxidasen, basische und kationische Proteine) geben sie zur Abtötung größerer, extrazellulärer Organismen (Parasiten und Würmer) nach außen ab.
- Ihre Granula enthält darüber hinaus Zytokine und Chemokine.

basophile Granulozyten und Mastzellen

- Obwohl basophile Granulozyten und Mastzellen unterschiedlichen Ursprungs sind, ähneln sie sich in ihrer Funktion. Ihre Hauptaufgabe dürfte in der **Sekretion von Entzündungsmediatoren** liegen.
- Sie enthalten in ihren Granula **Heparin, Histamin** und eine Reihe proinflammatorischer und immunmodulatorischer Substanzen.
- Auf ihrer Oberfläche tragen sie Rezeptoren für das Fc-Fragment der IgE-Antikörper, die nach Bindung eines Antigens die Ausschüttung von Histamin induzieren. Sie spielen somit eine zentrale Rolle bei der **Überempfindlichkeitsreaktion vom Typ I** (↗ Kap. 5.2).

lymphatische Organe
Einteilung

- **Primäre lymphatische Organe:** Die lymphatischen Vorläuferzellen entwickeln sich in den **primären lymphatischen Organen** (Knochenmark und Thymus) zu B- und T-Lymphozyten. Die Abkürzungen „B" und „T" beziehen sich auf

die Organe, in denen die Zellen reifen: **T**-Lymphozyten im **Thymus**, B-Lymphozyten im Knochenmark (**b**one marrow, bei Vögeln **B**ursa FABRICII).
- **Sekundäre lymphatische Organe:** Die Lymphozyten wandern in die **sekundären lymphatischen Organe** (Lymphknoten, Milz und mukosaassoziiertes Gewebe = MALT) aus, wo sie mit Antigenen in Kontakt treten.

Lymphknoten

- Die B-Lymphozyten sind in den **primären Follikeln** lokalisiert, die sich nach B-Zell-Aktivierung durch Ausbildung eines Keimzentrums zu **Sekundärfollikeln** entwickeln.
- Die T-Lymphozyten sind eher im **parakortikalen Bereich** verteilt.

Mediatoren des Immunsystems (Zytokine)

Im Verlauf einer Immunantwort wird eine ganze Reihe von chemischen Botenstoffen (Mediatoren, **Zytokine** ↗ Tab. 6.1) freigesetzt, die den komplexen Ablauf der Immunantwort modulieren.
Zu ihnen zählen:
- Interleukine (IL),
- Tumornekrosefaktoren (TNF)
- Interferone (IFN)
- Kolonie-stimulierende Faktoren (CSF)

Sie hemmen und fördern entzündliche Prozesse, regulieren die Immunantwort, fördern die Hämatopoese und wirken antiproliferativ.

5.1.3 B-Zell-System

> **Struktur der Immunglobuline (Ig):** schwere/leichte Ketten · Domänen · Fab-Fragment · Paratop · Fc-Fragment
> **Ig-Diversität:** V-, D- und J-Genabschnitte · Rearrangement
> **Ig-Klassen:** Isotypen · Klassenwechsel · IgM · IgG · IgA · IgE · IgD
> **Monoklonale Antikörper:** B-Zell-Hybridome

Struktur der Immunglobuline (Ig, Antikörper)

- Immunglobuline sind Glykoproteine der γ-Globulinfraktion, die alle die gleiche Grundstruktur besitzen: **2 leichte Ketten** (L-Ketten, light chains) und **2 schwere Ketten** (H-Ketten, heavy chains).
- Die Ketten bestehen aus **Domänen** (abgegrenzte Polypetidketten), die durch **Disulfidbrücken** miteinander verbunden sind.
- Das Y-förmige Immunglobulin besitzt am N-terminalen Ende zwei variable Regionen, die sich jeweils aus einer variablen Domäne einer schweren und leichten Kette zusammensetzen. An diesem sterisch komplementär zum Epitop geformten Teil (**Paratop**) des Antikörpers bindet das Antigen (**Fab-Fragment**).
- Makrophagen, Komplement und Lymphozyten binden am **Fc-Fragment** („c" = constant), das aus konstanten Domänen der schweren Ketten gebildet wird.

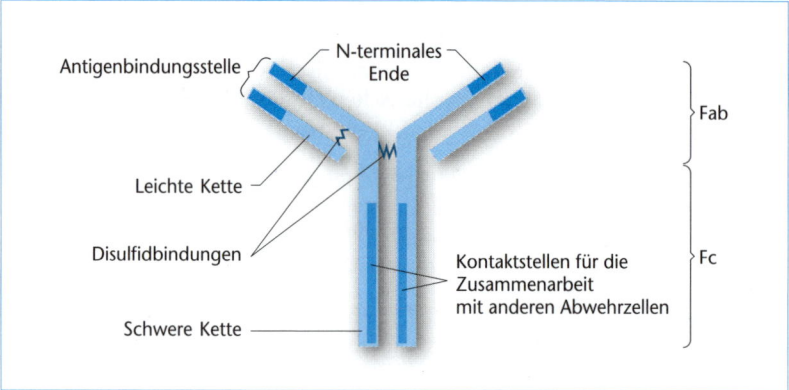

Abb. 5.3: Schematische Darstellung eines Immunglobulinmoleküls [4]

Ig-Diversität

- Das Antikörperrepertoire des Menschen besteht aus ca. 10^{11} verschiedenen Immunglobulinen. Diese beachtliche Vielfalt (**Diversität**) entsteht durch Umlagerung verschiedener Gensegmente aus einer kleinen Gruppe vererbter Gene im Verlauf der B-Zellreifung.
- Die genetische Information zur Bildung der variablen Regionen der schweren und leichten Ketten ist auf drei verschiedenen, räumlich voneinander getrennten Gensegmenten (**V-, D- und J-Abschnitte**) lokalisiert, von denen jedes in multiplen Varianten vorliegt. Durch Umlagerung der Gensegmente entsteht ein neues Gen mit Bestandteilen aller drei Genabschnitte (**Rearrangement**), das für den Antikörper kodiert.
- Die Diversität kann durch Zusammenlagerung verschiedener variabler Regionen schwerer und leichter Ketten und durch Punktmutationen in Genen der variablen Regionen weiter erhöht werden.

Ig-Klassen und ihre Funktionen

- Es gibt 5 verschiedene Ig-Varianten (**Isotypen**), die sich in der Struktur der konstanten Regionen der schweren Ketten unterscheiden (↗ Tab. 5.3).
- Stimulierte B-Zellen exprimieren zunächst IgM. Erst im Verlauf der Immunantwort werden die anderen Isotypen durch Umlagerung der gleichen variablen Region mit anderen konstanten Regionen der schweren Ketten gebildet. Dieses Umschalten bezeichnet man als **Klassenwechsel** („switch"), der durch T-Zellen (über Zytokine) reguliert wird.
- **IgM** wird als Pentamer im Rahmen der primären Immunantwort ausgeschüttet. Ein Anstieg der IgM-Serumkonzentration zeigt somit eine akute Infektion an.
- **IgG:** steigt am stärksten nach sekundärer Stimulation an und ist noch nach Jahren nachweisbar. Es kann als einziges Immunglobulin die Plazentaschranke passieren und verleiht so dem Neugeborenen einen passiven Schutz.
- **IgA** liegt in höherer Konzentration in Körpersekreten als Dimer vor und kann Infektionserregern unmittelbar an der Eintrittspforte entgegentreten.
- **IgE** lagert sich an Mastzellen und Basophile an und ist für die Abwehr von Parasiten und allergischen Reaktionen verantwortlich.

	IgM	IgG	IgA	IgD	IgE
schwere Kette	μ	γ	α	δ	ε
Gewicht [Dalton]	970.000	150.000	160.000	175.000	190.000
% des Serum-Ig	5–10 %	75–85 %	5–15 %	‹ 1 %	‹ 1 %
Halbwertszeit	10 d	21 d	6 d	3 d	2 d
Vorkommen	Serum	Serum, Muttermilch	Sekrete, Serum	B-Lymphozyten-membran	Mastzellen-, Basophilen-membran
plazentagängig	-	+	-	-	-
Komplement-Bindung	+	+	-	-	-
Funktion	primäre Immun-antwort	sekundäre Immun-antwort	immunol. Schleimhaut-barriere	antigeninduzierte B-Lymphozyten-differenzierung	Immunreaktion vom Soforttyp, Parasitenabwehr

Tab. 5.3: Immunglobulinklassen

monoklonale Antikörper

- Antikörper, die von einem Klon einer einzigen B-Zelle abstammen. Sie besitzen alle dieselbe Struktur und denselben Isotyp.
- Sie werden von einer autonom proliferierten Plasmazelle oder von gentechnisch hergestellten B-Zell-Hybridomen (durch Fusion eines gegen ein bestimmtes Antigen gerichteten B-Lymphozyten mit einer Tumorzelle) produziert.

Anmerkung: Monoklonale Antikörper eignen sich durch den Einsatz verschiedener Verfahren (Immunfluoreszenz, Immunhistochemie, Immunpräzipitation, Western Blot) zum Nachweis von Antigenen in Zellen und Geweben sowie von Gensequenzen.

5.1.4 T-Zell-System

> **HLA-System:** T-Zell-Rezeptor · MHC-Restriktion · MHC-Komplex · MHC-Klasse-I-Moleküle · MHC-Klasse-II-Moleküle · genetischer Polymorphismus · Superantigene
> **T-Zell-Reifung:** positive Selektion · negative Selektion

T-Zell-Spezifität und HLA-System

- T-Zellen tragen Rezeptoren an ihrer Oberfläche (**T-Zell-Rezeptor**, TZR), die – genau wie die B-Zell-Rezeptoren – durch Rearrangement von V-, D- und J-Segmenten entstehen.
- T-Zell-Rezeptoren sind allerdings nicht in der Lage, freie Epitope zu erkennen. Sie erkennen nur Antigene, die – an spezielle Glykoproteine (MHC-Moleküle, s. u.) gebunden – an der Oberfläche infizierter Wirtszellen präsentiert werden (**MHC-Restriktion**).
- MHC-Moleküle werden vom MHC-Genkomplex (**M**ajor **H**isto**c**ompatibility **C**omplex, auch als **H**uman **L**eucocyte **A**ntigen = **HLA** bezeichnet) kodiert, der auf dem kurzen Arm des Chromosoms 6 liegt.
- Es gibt 2 Klassen von MHC-Molekülen, deren Unterscheidungskriterium weniger die Struktur als die Herkunft der Peptidfragmente, die sie präsentieren, ist:
  - **MHC-Klasse-I-Moleküle:** Sie präsentieren Peptidfragmente intrazellulärer Proteine, die zuvor in der Zelle synthetisiert wurden (in der Regel virale Proteine). Sie werden von allen **kernhaltigen Zellen** exprimiert. Es wird von den Genloci HLA-A, -B und -C kodiert.

– **MHC-Klasse-II-Moleküle:** Sie binden Peptidfragmente von extrazellulären Krankheitserregern, die zuvor durch Phagozytose aufgenommen wurden (oder in Vesikeln der Makrophagen leben). Sie werden nur von **zur Phagozytose befähigten Zellen** (Makrophagen, Monozyten, dendritische Zellen und B-Lymphozyten) exprimiert. Es wird von dem Genlocus HLA-D mit den Untergruppen HLA-DR, -DQ, -DP kodiert.

- Darüber hinaus gibt es Proteine, die vom MHC-Genkomplex kodiert werden, allerdings keine MHC-Moleküle im eigentlichen Sinn sind: u. a. Komplementfaktoren (C2, C4) und Interleukine (IL, TNF).
- Manche Genloci sind überwiegend heterozygot und besitzen in der Bevölkerung mehr als 100 Allele, weshalb kaum ein Individuum in seinem Phänotyp einem anderen gleicht. Dieser **genetische Polymorphismus** erlaubt es dem Immunsystem, körpereigen von körperfremd zu unterscheiden.
- **Superantigene** sind bakterielle oder virale Proteine (z. B. Enterotoxine von Staph. aureus), die an konstanten Abschnitten von T-Zell-Rezeptoren binden und so in der Lage sind, sehr viele T-Helferzellen unspezifisch zur Zytokinproduktion anzuregen. Die freigesetzten Zytokine unterdrücken die gesamte Immunantwort und können gelegentlich ein Schocksyndrom auslösen.

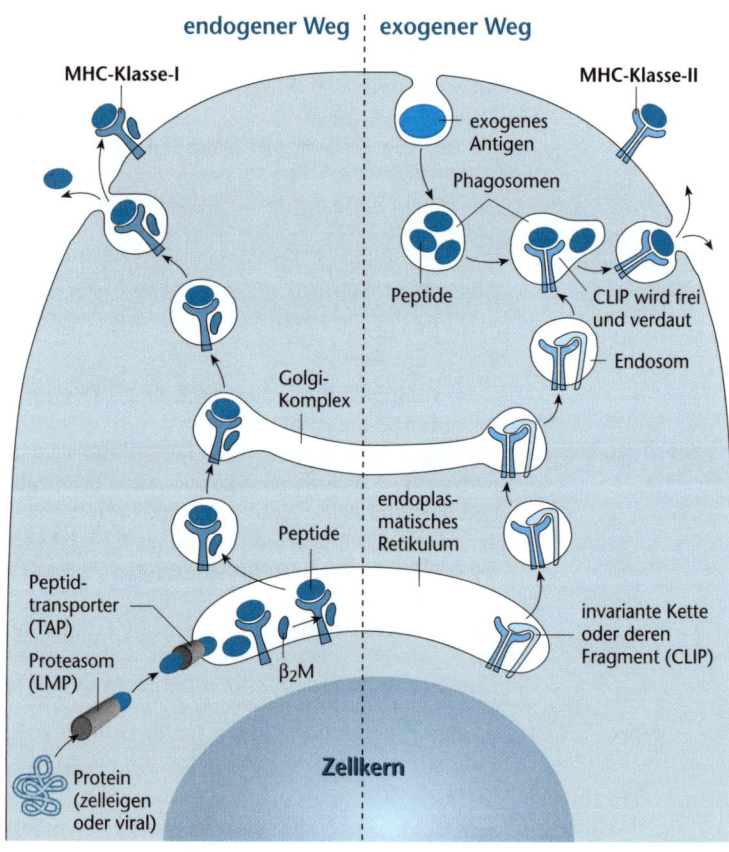

Abb. 5.4: Präsentation endogener und exogener Antigene [7]

T-Zell-Reifung

- T-Zellen müssen Fremdantigene, die an körpereigene MHC-Moleküle gebunden sind, von körpereigenen Peptiden unterscheiden können.
- Durch **positive Selektion** reifen nur die T-Zellen im Thymus heran, die mittels eines tauglichen Rezeptors an Selbst-MHC-Moleküle der Thymusepithelzellen binden können (**Selbst-MHC-Restriktion).**
- Danach werden durch **negative Selektion** die T-Lymphozyten eliminiert, die auf körpereigene Peptide reagieren.
- Es verlassen den Thymus also nur selbst-MHC-restringierte und autotolerante T-Lymphozyten.

5.1.5 Komplementsystem

> **Definition**
> **Aktivierung:** klassischer Weg · alternativer Weg
> **Funktionen:** Opsonierung · Permeabilitätssteigerung · Entzündungsreaktion · lytischer Komplex · Chemotaxis

Definition

Funktioneller Verband von plasmatischen und membranständigen Proteinen, die ein wichtiger Bestandteil sowohl der spezifischen als auch der unspezifischen Immunantwort sind.

Aktivierung

Die Komplementfaktoren (C1 bis C9) liegen im Plasma als inaktive Proenzyme vor und werden – ähnlich wie die Gerinnungsfaktoren – entlang einer enzymatischen Kaskade aktiviert (die aktivierten Fragmente erhalten jeweils den Zusatz „a" oder „b").
Diese Aktivierung kann auf 2 Wegen erfolgen (↗ Abb. 5.5):
- **Klassischer Weg:** Das Komplementsystem wird durch Antigen-Antikörper-Komplexe aktiviert (Teil der spezifischen Immunantwort).
- **Alternativer Weg:** Durch den Kontakt mit mikrobiellen Bestandteilen kann die Komplementkaskade direkt, d.h. antikörperunabhängig, aktiviert werden (Teil der unspezifischen Immunantwort).

Funktionen

- **Opsonierung**: Anlagerung des C3b an antigene Substanzen, wodurch deren Phagozytose gefördert wird.
- C3a und C5a (sog. Anaphylatoxine) induzieren die Degranulation von Basophilen und Mastzellen mit konsekutiver **Permeabilitätssteigerung** der Gefäße und Induktion einer **Entzündungsreaktion**.
- Osmotische **Zell-Lyse** durch Bildung eines **lytischen Komplexes** aus den Faktoren C5-C9, der die Zellmembran der Zielzelle durchsetzt und eine Membranpore ausbildet.
- **Chemotaktische Wirkung** (C5a) auf Granulozyten und Makrophagen.

> Die Aktivität des Komplementsystems wird durch Inhibitoren reguliert, deren wichtigster Vertreter der **C1-Esterase-Inhibitor** ist. Ein Mangel an diesem Inhibitor kann zu einem hereditären angioneurotischen Ödem (sog. QUINCKE-Ödem) führen.

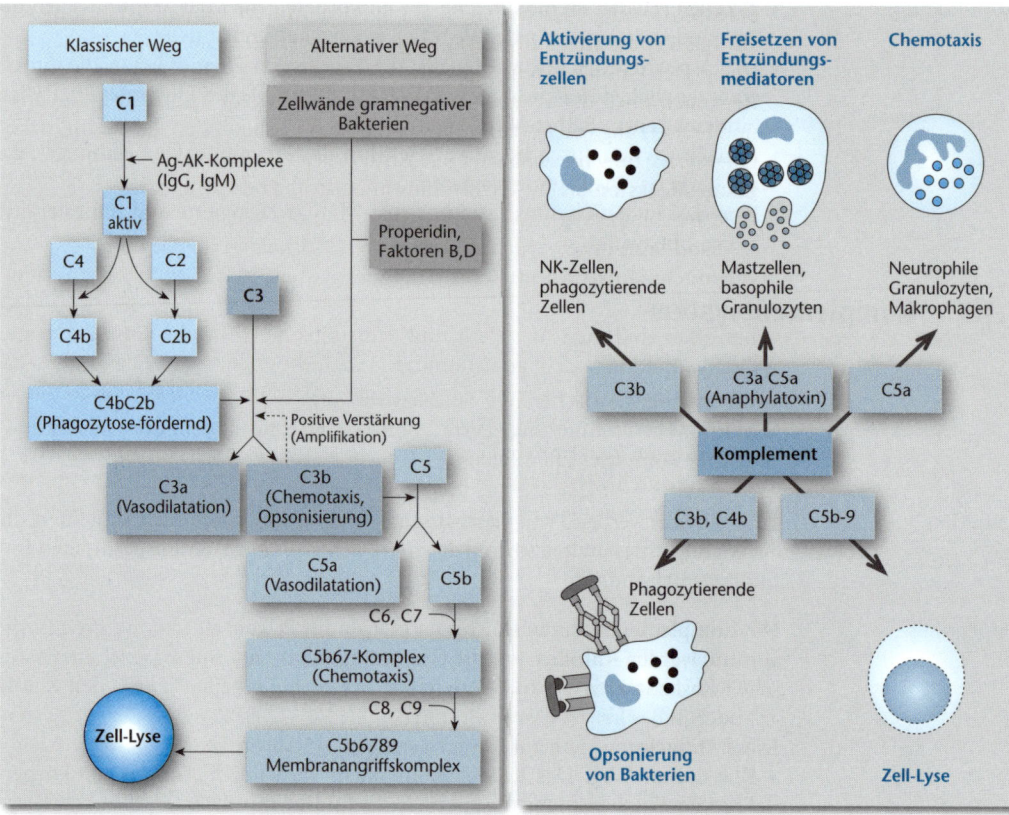

Abb. 5.5: Das Komplementsystem und seine Funktionen [4]

5.2 Überempfindlichkeitsreaktionen

> **Definition:** Allergie · Sensibilisierung
> **Einteilung:** COOMBS und GELL · Typ I–IV

Definition

- **Allergie:** Pathologisch übersteigerte Reaktion (**Hyperergie**), meist gegen exogene, nicht-infektiöse Stoffe (**Allergene**).
- **Sensibilisierung:** Die allergische Reaktion tritt stets nach vorausgegangenem Erstkontakt (= **Sensibilisierung**) des Allergens mit dem Organismus auf.

Einteilung

Nach **COOMBS und GELL** unterscheidet man 4 Formen (Typ I–IV) von Überempfindlichkeitsreaktionen, von denen sich **Typ I-III** dem B-Zell-System (**antikörpervermittelte Reaktionen**) und **Typ IV** dem T-Zell-System (**zelluläre Reaktion**) zuordnen lassen.

Typ-I-Reaktion

- **Anaphylaktischer Typ/Soforttyp,** der bereits wenige Minuten nach Allergenexposition auftritt.

- **Sensibilisierung:** Durch Erstkontakt mit dem Antigen werden B-Lymphozyten zur **IgE-Produktion** stimuliert , die sich an der Oberfläche von Mastzellen und basophilen Granulozyten anlagern.
- **Reexposition:** Jeder erneute Antigenkontakt führt zur Mastzelldegranulation und Freisetzung von Entzündungsmediatoren (insbesondere **Histamin**) durch Quervernetzung benachbarter IgE-Antikörper.
- **Lokale Reaktionen:** Die Entzündungsmediatoren bewirken u.a.:
  - Permeabilitätsteigerung
  - **Vasodilatation:** Erschlaffung der glatten Muskulatur der Gefäße
  - **Bronchokonstriktion:** Kontraktion der glatten Muskulatur der Bronchien
  - Entzündungsreaktion
- Betroffen sind meist die Haut und Schleimhäute (Juckreiz, Rötung, Ödeme, Quaddelbildung, Urtikaria, Konjunktivitis), die Atemwege (Pharyngitis, Laryngitis, Bronchokonstriktion) und der Gastrointestinaltrakt (abdominelle Koliken).
- **Systemische Reaktionen:** Der generalisierte **anaphylaktische Schock** (Hypovolämie durch Vasodilatation) ist die Maximalvariante der Typ-I-Reaktion und wird am häufigsten durch Arzneimittel, Insektengifte und Nahrungsmittelallergene ausgelöst.
- **Atopie:** Familiär gehäuft auftretende Typ-I-Überempfindlichkeit gegenüber Allergenen. Beispiele klassischer atopischer Erkrankungen:
  - **allergisches Asthma bronchiale**
  - **allergische Rhinitis**
  - **Konjunktivitis**
  - atopisches Ekzem (**Neurodermitis**)
  - **Urtikaria**

Typ-II-Reaktion

- **Zytotoxischer Typ**, der durch zellmembranständige Antigene ausgelöst wird.
- IgG- bzw. IgM-Antikörper binden die Antigene und zerstören die Zelle durch Aktivierung des Komplementsystems oder zytotoxischer T-Lymphozyten.
- Häufig ist das hämatologische System betroffen:
  - **Transfusionsreaktion** bei Blutgruppeninkompatibilität
  - Medikamenten-induzierte **hämolytische Anämie**
  - **Thrombozytopenie, Neutropenie** und **Agranulozytose**

Typ-III-Reaktion

- **Immunkomplextyp**
- Ablagerungen von zunächst frei zirkulierenden Immunkomplexen (bestehend aus freien Antigenen und Antikörpern) in Gefäßwänden und im Gewebe lösen eine entzündliche Reaktion (v.a. durch Komplementaktivierung) aus.
- Bevorzugte Lokalisation der Ablagerungen:
  - Hautgefäße → allergische **Vaskulitiden**
  - Nierengefäße → **Glomerulonephritiden**
  - Synovialis → **Arthritiden**
- Die Typ-III-Reaktion verläuft **systemisch,** wenn die Immunkomplexe im **Antigenüberschuss** entstehen:
  - Die akute Form manifestiert sich als **Serumkrankheit** (nekrotisierende Vaskulitis mit Nephritis und Arthritis durch Verabreichung artfremder Seren oder Medikamente).
  - Die chronischen Formen führen zu **Arthritiden** und **Glomerulonephritiden** (↗ Kap. 26.4.1).

- **ARTHUS-Reaktion**: Lokale Typ-III-Reaktion durch subkutane Injektion von Antigenen bei vorangegangener Sensibilisierung, die zu einer nekrotisierenden Vaskulitis führt. Die Immunkomplexe entstehen also im **Antikörperüberschuss.**
Beispiel: exogen-allergische Alveolitis (↗ Kap. 20.3.2).

Typ-IV-Reaktion

- **Zellvermittelter / verzögerter Typ,** der erst 24–72 Stunden nach Allergenexposition auftritt.
- Sie läuft grundsätzlich wie die T-Zell-Reaktion ab (↗ Kap. 5.1.4) und unterscheidet sich von der schützenden Immunreaktion lediglich durch das Ausmaß und die Konsequenzen.
- Beispiele: Kontaktdermatitis, Arzneimittelexanthem

Diagnostisch macht man sich die Typ-IV-Reaktion bei der intrakutanen **Tuberkulinprobe nach Mendel-Mantoux** zu Nutze. Bei Vorliegen einer Tuberkulose oder nach BCG-Impfung bildet sich 48 Stunden nach einer intrakutanen Tuberkulin-Injektion eine knötchenförmige Verhärtung an der Injektionsstelle.

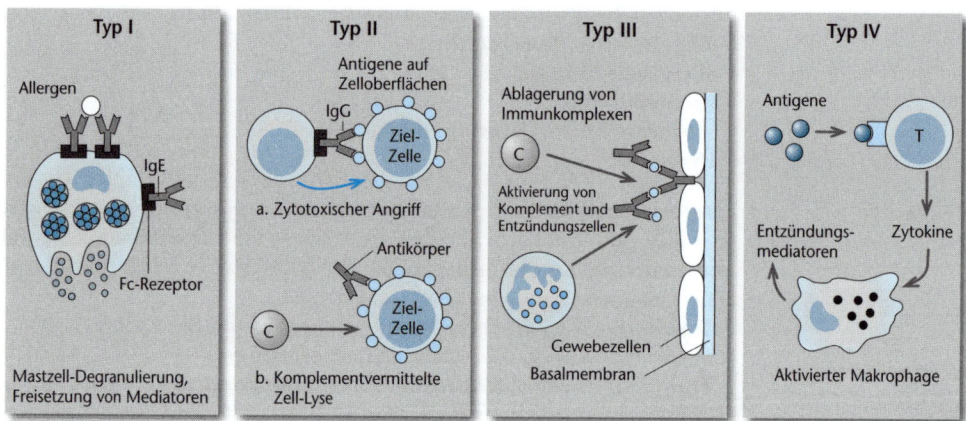

Abb. 5.6: Die 4 Typen der Überempfindlichkeitsreaktionen nach Coombs und Gell [4]

5.3 Autoimmunkrankheiten

Definition: Autotoleranz
Pathogenese: Modifikation von Selbstantigenen · molekulares Mimikry · Funktionsverlust von T-Suppressorzellen · Präsentation „okkulter" Antigene · polyklonale B-Zell-Aktivierung
Organspezifische Formen: Thyreoiditis lymphomatosa HASHIMOTO · Morbus BASEDOW · Diabetes mellitus Typ I · Myasthenia gravis · Morbus ADDISON
Generalisierte Formen: Kollagenosen · GOODPASTURE-Syndrom

Definition

Autoimmunerkrankungen: Das Immunsystem reagiert gegen körpereigene Strukturen.

Autotoleranz: Autoreaktive, gegen körpereigene Strukturen gerichtete Immunzellen werden im Thymus durch positive und negative Selektion eliminiert oder durch T-Suppressorzellen unterdrückt. Sie verhindert normalerweise eine Reaktion des Immunsystems gegen körpereigene Strukturen und ist somit Grundvoraussetzung eines funktionierenden Immunsystems.

Pathogenese

Bei Störungen der Autotoleranz kann es zu Autoimmunerkrankungen kommen. Folgende Mechanismen können dafür verantwortlich sein:

- **Modifikation von Selbstantigenen:** Durch Medikamente oder Mikroorganismen werden körpereigene Strukturen so modifiziert, dass sie T-Zellen aktivieren können.
- **Molekulares Mimikry:** Als Antwort auf einen Erreger werden **kreuzreaktive Antikörper** gebildet, die körpereigene Strukturen angreifen. Diese Kreuzreaktivität beruht auf einer ähnlichen molekularen Struktur des Fremdantigens mit der körpereigenen Eiweißstruktur.
- **Funktionsverlust von T-Suppressorzellen:** Eine gestörte Funktion der T-Suppressorzellen oder ein erhöhter T-Helfer-/T-Suppressor-Quotient führt zu einer übermäßigen B-Zell-Aktivierung mit Bildung von Autoantikörpern.
- **Präsentation „okkulter" Antigene:** Durch Entzündungen oder Verletzungen können körpereigene Strukturen freigelegt werden, die normalerweise für das Immunsystem durch anatomische Barrieren nicht zugänglich sind (z. B. Nervengewebe, Linsenproteine, Spermatozoen, Myosin). Diese körpereigenen Strukturen werden vom Immunsystem als „körperfremd" erkannt und angegriffen.
- **Polyklonale B-Zell-Aktivierung:** Durch viralen Befall (z. B. EPSTEIN-BARR-Virus) werden sehr viele B-Zellen aktiviert. Es werden auch autoreaktive B-Zellen zur Bildung autoreaktiver Antikörper stimuliert, die normalerweise durch T-Suppressorzellen unterdrückt werden.

Beispiele
organspezifische Autoimmunerkrankungen

Sie werden durch Antikörper verursacht, die gegen organspezifische Strukturen gerichtet sind:

- **Thyreoiditis lymphomatosa** HASHIMOTO: lymphozytäre Entzündung der Schilddrüse durch autoreaktive Antikörper gegen Thyreoglobulin, Mikrosomen, Kolloid, TSH-Rezeptoren, die im Endstadium zu einer Hypothyreose führt
- **Morbus** BASEDOW (Grave's disease): diffuse hyperthyreote Struma aufgrund kreuzreagierender Thyreoidea-stimulierender Immunglobuline (TSI) nach bakteriellen oder viralen Infekten
- **Diabetes mellitus Typ I:** Autoantikörper gegen die insulinproduzierenden B-Zellen des Pankreas
- **Myasthenia gravis:** Autoantikörper gegen Acetylcholinrezeptoren der Muskulatur → Muskelschwäche (Myasthenie)
- **Morbus** ADDISON: primäre Nebenniereninsuffizienz aufgrund autoreaktiver Antikörper („Autoimmunadrenalitis")

generalisierte Autoimmunkrankheiten

Es liegen meist entzündliche Veränderungen der Kapillaren zugrunde, die durch Immunkomplexablagerungen verursacht sind. Meistens werden Autoantikörper gegen ubiquitäre Strukturantigene gebildet.

Beispiele:
- systemisch-entzündliche Autoimmunerkrankungen des Bindegewebes (**Kollagenosen**): Lupus erythematodes disseminatus, systemische Sklerodermie, Periarteriitis nodosa, primär chronische Polyarthritis, WEGENER-Granulomatose u. a.
- GOODPASTURE-Syndrom (↗ Kap. 26.4.2)

5.4 Immundefekte

> **Angeborene Immundefekte:** B-Zell-Defekte · T-Zell-Defekte · kombinierte Defekte
> **Erworbene Immundefekte:** Mangelernährung · Medikamente · Stoffwechselstörungen · Traumen · Tumoren

Definition

Störungen des B-Zell-Systems und des T-Zell-Systems sowie kombinierte Störungen. Man unterscheidet primäre (angeborene) von sekundären (erworbenen) Immundefekten.

5.4.1 Angeborene (primäre) Defekte

Einteilung
B-Zell-Defekte

- **Agammaglobulinämie Typ BRUTON:** x-chromosomal-rezessives Erbleiden mit Fehlen von Immunglobulinen aufgrund einer Bildungsstörung, die schwere (meist bakterielle) Infekte zur Folge hat
- **Selektiver IgA-Mangel:** häufiger Immundefekt mit selektivem IgA-Mangel, der gehäuft zu Infektionen des Respirationstraktes führt

T-Zell-Defekte

- **DIGEORGE-Syndrom:** erbliche Thymusaplasie
- **NEZELOF-Syndrom:** erbliche Thymushypoplasie
  → Mangel an reifen T-Lymphozyten mit vermehrtem Auftreten viraler und fungaler Infektionen

Kombinierte B- und T-Zell-Defekte

Schwere Immundefekte (**SCID,** **s**evere **c**ombined **i**mmune **d**eficiency), zu denen die WHO folgende Erkrankungen zählt:
- Agammaglobulinämie vom Schweizer Typ
- LOUIS-BAR-Syndrom
- WISKOTT-ALDRICH-Syndrom

5.4.2 Erworbene (sekundäre) Defekte

Ätiologie

Die sekundären Immundefekte sind wesentlich häufiger als die primären Defekte. Ihnen können sehr unterschiedliche Ursachen zugrunde liegen:
- **Mangelernährung:** Proteinmangel
- **Medikamente:** Immunsuppressiva, Zytostatika, Glukokortikoide, Antibiotika
- **Stoffwechselstörungen:** Diabetes mellitus, Urämie, chronische Niereninsuffizienz (Proteinverlust), chronische Leberinsuffizienz (Proteinsynthesestörungen)

- **Trauma / Stress:** allgemeine Immunsuppression
- **Tumoren:** B-Zell-Tumoren (Gammopathien), M. HODGKIN
- **Virale Infekte:** HIV (siehe unten), CMV u. a.

Diese Defekte werden in der Regel durch Behandlung der Grunderkrankung therapiert.

Erworbenes Immundefekt-Syndrom (AIDS)

> **Definition:** HIV-Infektion · AIDS
> **Ätiologie:** HIV I · HIV II
> **Pathogenese:** Zerstörung von CD4-Zellen
> **Klinischer Verlauf:** 4 Stadien

Definition

- **AIDS** (**A**cquired **I**mmune **D**eficiency **S**yndrome): Viral bedingtes (HIV), erworbenes Immundefektsyndrom, das durch rezidivierende Infektionen mit opportunistischen Erregern sowie durch spezifische Malignome (KAPOSI-Sarkom) gekennzeichnet ist.
- **HIV-Infektion:** Ist nicht grundsätzlich mit AIDS gleichzusetzen. Erst nach Auftreten sog. „AIDS-definierender Erkrankungen" (siehe unten) spricht man von AIDS.

Ätiologie / Pathogenese

- **HI-Virus** (**H**uman **I**mmunodeficiency **V**irus): Ein Retrovirus mit ausgesprochen hoher Affinität zu Zellen, die den **CD4-Oberflächenmarker** (T-Helferzellen, Makrophagen und dendritische Zellen) tragen.
- Es sind 2 Typen bekannt:
  - HIV-1: häufigster Typ in Europa und Amerika
  - HIV-2: ursprünglich aus Westafrika
- Durch den Virusbefall gehen insbesondere T-Helferzellen zugrunde (T_4-/T_8-Quotient < 1,2, normal um 2), was zu einer empfindlichen **Funktionseinschränkung der T-Zell-vermittelten Immunreaktion** führt.

Infektionswege

Das hochinfektiöse Virus kann übertragen werden:
- durch Geschlechtsverkehr (v. a. homosexuelle Männer)
- auf parenteralem Weg (i.v.-Drogenmissbrauch, Therapie mit Blutprodukten, Verletzungen im medizinischen Bereich)
- vertikal von einer infizierten Mutter auf das Kind

klinischer Verlauf

Nach klinischen und immunologischen Kriterien (Zahl der CD4-Lymphozyten) teilt die CDC (Centers for Disease Control) die HIV-Infektion in 4 Stadien ein (↗ Tab. 5.4).

I	1 – 6 Wochen nach Infektion kann es zu einem **mononukleoseähnlichen Krankheitsbild** kommen, meist jedoch asymptomatisch.
II	asymptomatische **Latenzphase**, die mehr als 10 Jahre betragen kann
III	**Lymphadenopathie-Syndrom**: persistierende generalisierte Lymphknotenschwellung ohne Allgemeinsymptome
IV	A	**Aids-Related Complex**: Nachtschweiß, Fieber, Gewichtsverlust, Diarrhoe, T-Helferzellen ‹ 400 / µl
	B	**Neurologische Erkrankungen**: HIV-assoziierte Enzephalopathie, Polyneuropathie, Myelopathie
	C	**Opportunistische Infektionen**: Protozoen (Pneumozystis carinii-Pneumonie, Toxoplasmose), Pilze (Candidiasis, Kryptokokkose), atypische Mykobakteriose, Viren (CMV, HSV)
	D	**Malignome**: Kaposi-Sarkom, Non-Hodgkin-Lymphome (NHL)
	E	**Andere Erkrankungen**: wasting syndrome (Gewichtsverlust, Diarrhoe, Schwäche)

Tab. 5.4: Stadieneinteilung des HIV-Infektion nach der CDC (Gruppe IV B-E zählen zu den AIDS-definierenden Erkrankungen)

5.5 Transplantationsimmunität

> **Transplantatarten:** autolog · isolog · allogen · xenogen
> **Transplantatverträglichkeit:** ABO-System · HLA-System · immunsuppressive Therapie
> **Abstoßungsreaktion:** hyperakut · akut · chronisch · Graft-versus-host-Reaktion (GvHR)

Transplantatarten

Je nach Herkunft des Transplantats unterscheidet man folgende Transplantatarten:
- **Autolog:** Spender und Empfänger sind identisch (Bsp.: Stammzellentransplantation)
- **Isolog** (syngen): Spender und Empfänger sind eineiige Zwillinge (also genetisch identisch)
- **Allogen** (homolog): Spender und Empfänger gehören der gleichen Spezies an, sind allerdings genetisch verschieden
- **Xenogen** (heterolog): Spender und Empfänger gehören nicht der gleichen Spezies an (Bsp.: Herzklappen vom Schwein)

Verträglichkeit

Die **Transplantatverträglichkeit** hängt hauptsächlich von der Übereinstimmung des ABO- und HLA-Systems ab:
- **ABO-System:** die volle Kompatibilität ist Voraussetzung
- **HLA-System:** Aufgrund der hohen Diversität wird lediglich eine größtmögliche Kompatibilität angestrebt.

Darüber hinaus ist eine begleitende **immunsuppressive Therapie** nötig, um die Gefahr einer Transplantatabstoßung weiter zu vermindern.

Abstoßungs-reaktionen

Unter morphologischen Gesichtspunkten und nach dem zeitlichen Verlauf unterscheidet man folgende Formen der Transplantatabstoßung:

- **Hyperakute Abstoßung:** innerhalb von Minuten bis Stunden auftretende ischämische Nekrosen durch bereits vor der Transplantation vorliegende **Antikörper**, die durch vorangegangene Schwangerschaften oder Transfusionen induziert wurden. Die Antikörper sind gegen HLA-Merkmale oder Isoagglutinine gerichtet und binden meist an Endothelien.
- **Akute Abstoßung:** nach Wochen bis Monaten auftretende Abstoßung, die **zelluläre** (lymphozytäre Infiltration mit Ödembildung) **und humorale Effektormechanismen** (Immunkomplexvaskulitis mit Thrombosen) umfassen kann
- **Chronische Abstoßung:** über Monate bis Jahre verlaufende Abstoßung aufgrund einer schleichenden Vaskulitis mit Intimafibrose und Stenosierung des Gefäßlumens → Atrophie des Transplantats bis hin zum völligen Funktionsverlust
- Graft-versus-host-Reaktion (GvHR):
  - Bei einer Transplantation immunkompetenter Zellen (allogene Knochenmarktransplantation) kann es zu einer Immunreaktion der Spenderzellen gegen den Empfängerorganismus kommen.
  - Bei der **akuten GvHR** greifen **Spender-T-Lymphozyten** vor allem Zellen der Haut (Exanthem), des Gastrointestinaltraktes (Diarrhoe) und der Leber (Leberversagen) an. Die **chronische GvHR** ähnelt in ihrem klinischen Erscheinungsbild systemischen Autoimmunerkrankungen (Kollagenosen, Vaskulitiden).

6 Entzündungen

6.1 Grundlagen

> **Definition**
> **Ätiologie:** Noxen · Stoffwechselentgleisungen · Tumoren · Thromben
> **Einteilung:** zeitlicher Verlauf · morphologisches Bild · Exsudat
> **Lokale Entzündungszeichen:** Calor · Rubor · Tumor · Dolor · Functio laesa
> **Systemische Entzündungszeichen:** Fieber · Leukozytose · Akute-Phase-Proteine · BSG · Hypergammaglobulinämie · Infektanämie
> **Entzündungsmediatoren:** Histamin · Serotonin · Prostaglandine · Leukotriene · Zytokine · Kallikrein-Kinin-System · Komplementsystem

Definition

- Eine Entzündung ist eine örtlich begrenzte, komplexe **Abwehrreaktion** des Organismus auf eine lokale Gewebeschädigung.
- Ziel: **Beseitigung** der auslösenden **Noxe** und **Reparatur** des entstandenen Gewebeschadens, womit der Entzündungsreaktion eine Schutzfunktion zukommt.
- Nicht selten geht die örtlich begrenzte Entzündungsreaktion mit Reaktionen des Gesamtorganismus (z. B. Fieber) einher.

Ätiologie

- **Noxen:**
  - Bakterien, Viren, Pilze, Protozoen
  - mechanische, aktinische, thermische, chemische Reize
  - exogene und endogene Fremdkörper
- **Stoffwechselentgleisungen**
- **bösartige Tumoren**
- **Thromben**
- Gewebeeinblutungen
- traumatische Schäden

Einteilung
nach dem zeitlichen Verlauf

- **Perakut:** heftig einsetzende Entzündung mit sehr kurzem Verlauf, die meist rasch zum Tod führt, z. B. Epiglottitis acutissima
- **Akut:** heftig einsetzende, kurz anhaltende Entzündung, die zur **Restitutio ad integrum** führt, z. B. Appendizitis acuta
- **Subakut/subchronisch:** Entzündung mit fraglicher Ausheilung, die in ihrem zeitlichen Verlauf zwischen der akuten und chronischen Form steht, z. B. granulierende Entzündungen
- **Chronisch:** sich langsam entwickelnde Entzündung von langer Dauer
  - *primär chronisch:* von Beginn an chronisch progredient und meist schubweise, **keine Ausheilung**, z. B. chronische Polyarthritis
  - *sekundär chronisch:* geht aus einer akuten Entzündung hervor und heilt nur unvollständig aus (**Defektheilung**), z. B. Übergang von akuter zu chronischer Pneumonie, chronische Hepatitis B

| nach dem morphologischen Bild | Das sich parallel zum zeitlichen Ablauf entwickelnde morphologische Bild erlaubt dem Pathologen in den meisten Fällen eine histologische Differenzierung zwischen einer akuten und chronischen Entzündung: |

- **Akute** bakterielle Entzündungen: vorwiegend **neutrophile Granulozyten** im Entzündungsgebiet
- **Chronifizierung:** Einwanderung **mononukleärer** Entzündungszellen (Lymphozyten, Monozyten und Makrophagen)
- **Virale** Entzündungen: **Lymphozyten** treten bereits in der Akutphase auf

nach dem Exsudat

- Je nach vorherrschender Exsudatkomponente lassen sich folgende Formen unterscheiden: **seröse**, **fibrinöse**, **eitrige**, **hämorrhagische**, **granulierende** und **granulomatöse** Entzündungen.
- Grundsätzlich lässt sich festhalten, dass eine akute Entzündung eher mit einer exsudativen Reaktion einhergeht, während die chronische Entzündung eher zur Ausbildung von Granulomen oder Granulationsgewebe neigt.

Entzündungszeichen
lokale Entzündungszeichen

Der Entzündungsreaktion lassen sich charakteristische **„Kardinalsymptome"** zuordnen, die bereits der römische Gelehrte Celsus (ca. 25 v. Chr.–50 n. Chr.) beschrieb:

- **Rubor:** Rötung des Entzündungsgebietes durch die gesteigerte Gewebsdurchblutung
- **Calor:** Erwärmung durch die gesteigerte Gewebsdurchblutung
- **Tumor:** Schwellung durch die Transsudation von Blutflüssigkeit
- **Dolor:** Schmerzen durch die Sensibilisierung von Schmerzrezeptoren
- **Functio laesa:** gestörte bzw. eingeschränkte Funktion des betroffenen Gewebes

! **Kardinalsymptome der Entzündung:** Rubor · Calor · Tumor · Dolor · Functio laesa

systemische Entzündungszeichen

Neben den lokalen Symptomen treten typische systemische Entzündungszeichen auf:

- **Fieber:** erhöhte Körpertemperatur durch verminderte Wärmeabgabe und gesteigerte Wärmebildung
  Ursache: Erhöhung des Sollwerts im hypothalamischen Wärmeregulationszentrum durch:
  - **endogene Pyrogene** (z. B. IL-1, IL-6, TNF-α) aus Phagozyten
  - Bakterien und deren Zerfallsprodukte **(exogene Pyrogene)**
  - körpereigene Abbauprodukte (z. B. Tumorzerfallsprodukte)
- **Leukozytose:** Reaktiver Anstieg der Leukozytenzahl im peripheren Blut (> 10000/µl), wobei sich einzelnen Erregergruppen ein charakteristisches **Differentialblutbild** (↗ Abb. 31.1) zuordnen lässt:
  - akute bakterielle Infekte: typische hämatologische Veränderungen, die nach Schilling in 3 Phasen unterteilt werden:
    1. *neutrophile Kampfphase* (**Granulozytose** mit Linksverschiebung und toxischer Granulation der Neutrophilen)
    2. *monozytäre Überwindungsphase*
    3. *lymphozytär-eosinophile Heilungsphase*
  - virale Infekte: **Lymphozytose**
  - parasitäre Infektionen und allergische Reaktionen: **Eosinophile**
- **Erhöhung der Akute-Phase-Proteine** (meist in der Leber gebildete, diagnostisch bedeutsame Plasmaproteine) bei akuten Entzündungen und in der akuten Phase chronischer Entzündungen, z. B. C-reaktives Protein (CRP,

klassisches Akute-Phase-Protein), Serum-Amyloid-A-Globulin, α-Globuline, Haptoglobulin, Fibrinogen, Caeruloplasmin, Komplementfaktoren u. a.

- **Hypergammaglobulinämie:** gesteigerte Bildung polyklonaler Gammaglobuline im Verlauf einer chronischen Entzündung
- **Erhöhung der BSG** durch Aggregation und schnelleres Absinken der Erythrozyten in zitratisiertem Blut.
- **Infektanämie:** im Verlauf chronischer Entzündungen als Folge einer **Eisenverwertungsstörung** (gestörter Einbau des Eisens in das Häm-Molekül ↗ Kap. 31.1.1) und Eisenspeicherung im Monozyten-Makrophagen-System
- **Allgemeine Symptome** bei chronischen Entzündungen: LK-Schwellungen, Hautausschläge, Abgeschlagenheit / Müdigkeit (durch Anämie), Myalgien, Arthralgien und Kopfschmerzen

zelluläre Komponenten der Entzündung

Granulozyten, Makrophagen, Mastzellen, Lymphozyten, Fibroblasten, Endothelzellen (↗ Kap. 5.1.2).

Entzündungsmediatoren

Die Entzündungsreaktion wird durch eine Vielzahl von Botenstoffen (Mediatoren) gesteuert.

! **Zellvermittelte Mediatoren:**
- Speicherung in zytoplasmatischen Vakuolen und *Sekretion in aktiver Form* bei Bedarf
- Beispiele: Histamin, Serotonin, Prostaglandine, Leukotriene, Zytokine

! **Plasmamediatoren:**
- *Sekretion als inaktive Vorstufen* und Aktivierung durch Enzyme bei Bedarf
- Beispiele: Kallikrein-Kinin-System, Komplementsystem

Histamin

- **Bildung:** v. a. durch Mastzellen und basophile Granulozyten
- **Wirkung:** vasodilatatorisch, bronchokonstriktorisch und permeabilitätssteigernd, Mediator der allergischen Reaktion vom Soforttyp (↗ Kap. 5.2)

Serotonin

- **Vorkommen:** enterochromaffine Zellen der Darmschleimhaut, Thrombozyten, basophile Granulozyten, Mastzellen, ZNS
- **Wirkung:** Anregung der Peristaltik, vasodilatatorisch bzw. -konstriktorisch (dosisabhängig), bronchokonstriktorisch

Prostaglandine

- **Vorkommen:** in fast allen Organen
- **Bildung:** v. a. durch Endothelzellen, neutrophile Granulozyten und Thrombozyten
- **Wirkung:** z. T. gegensätzliche Wirkung bei der lokalen Durchblutung, Schmerzentstehung, Fieber und Entzündung; Hemmung der Thrombozytenaggregation, Förderung der Uteruskontraktion

Anmerkung: Ursprünglich ging man davon aus, dass die Prostaglandine in der Prostata gebildet werden (→ Name).

Leukotriene

- **Bildung:** vorwiegend in Leukozyten
- **Wirkung:** Mediatoren bei Entzündungsreaktionen und bei allergischen Reaktionen → broncho- und vasokonstriktorisch sowie permeabilitätssteigernd

Zytokine

- **Bildung:** Lymphozyten, Makrophagen und Endothelzellen
- **Wirkung:** wichtige Bedeutung in der Regulation der Entzündungs- und Immunreaktion (↗ Tab. 6.1)
- **Beispiele:** Interleukine, Tumornekrosefaktoren und Interferone

Kallikrein-Kinin-System	• **Bildung:** Kininogene sind Plasmaproteine, die durch **Kallikrein** (das seinerseits aus **Präkallikrein** entstanden ist) zu Kininen (z. B. **Bradykinin**) umgesetzt werden • **Wirkung:** Beeinflussung der Prostaglandinsynthese und der Entstehung von entzündlichen und allergischen Reaktionen, Blutdrucksenkung durch Vasodilatation, Erhöhung der Gefäßpermeabilität, Bronchokonstriktion, Erhöhung der Herzfrequenz, Schmerzerzeugung, Kontraktion glatter Muskulatur
Komplementsystem	Funktioneller Verband aus plasmatischen und membranständigen Proteinen, die ein wichtiger Bestandteil der Entzündungs- und Immunreaktion sind (↗ Kap. 5.1.5).

Zytokin	Herkunft	Wirkung
Interleukine (IL)		
IL-1	Makrophagen, B-Lymphozyten, Fibroblasten	B- und T-Zell-Aktivierung, Steigerung der Prostaglandinsynthese, Stimulation von NK-Zellen, Steigerung der Synthese von Akute-Phase-Proteinen, Induktion von Fieber
IL-2	T-Lymphozyten	Aktivierung von B- und T-Lymphozyten
IL-3	T-Helferzellen, Mastzellen	Wachstum und Differenzierung hämatopoetischer Vorläuferzellen
IL-4	T-Helferzellen, Mastzellen	Aktivierung neutrophiler Granulozyten, B-Lymphozyten und T-Helferzellen
IL-5	T-Helferzellen, Mastzellen	Aktivierung eosinophiler Granulozyten
IL-6	Monozyten, Lymphozyten, Fibroblasten	Induktion der Akute-Phase-Proteine, Hemmung von TNF, Aktivierung von Osteoklasten
IL-10	T-Helferzellen	Hemmung der Zytokinsynthese, Hemmung der T-Zell-Reifung
Tumornekrosefaktoren (TNF)		
TNFα TNFβ	Makrophagen, NK-Zellen T-Lymphozyten	Zytolyse von Tumorzellen, Aktivierung von Granulozyten, Makrophagen und Lymphozyten, Gerinnungsaktivierung, Schocksymptomatik
Interferone (IFN)		
IFNα IFNβ	Monozyten, NK-Zellen, Lymphozyten, Fibroblasten	antivirale Wirkung, Aktivierung zytotoxischer T-Zellen und NK-Zellen, HLA-Expression
Kolonie stimulierende Faktoren (CSF)		
CSF	Endothel, Lymphozyten, Monozyten, Fibroblasten	Stimulierung hämatopoetischer Vorläuferzellen: • G-CSF: Granulozyten stimulierender Faktor • M-CSF: Makrophagen stimulierender Faktor • GM-CSF: Granulozyten und Makrophagen s. F.

Tab. 6.1: Eine Auswahl wichtiger Zytokine und ihre Funktionen

6.2 Akute Entzündungen

> **Pathogenese:** Mikrozirkulationsstörungen · Permeabilitätsstörung ·
> Exsudation · Leukozytenmigration
> **Einteilung:** serös · serös-schleimig · fibrinös · eitrig · fibrinös-eitrig ·
> hämorrhagisch · nekrotisierend · gangräneszierend
> **Verlauf:** Exsudatauflösung · Ausbreitungswege · Bakteriämie · Sepsis

Pathogenese

- Trotz der großen Vielfalt morphologischer und klinischer Erscheinung akuter Entzündungen reagiert das geschädigte Gewebe meist in gleicher, reproduzierbarer Weise auf die auslösende Noxe.
- **Teilschritte** der Entzündungsreaktion, die sich zeitlich überlappen und durch chemische Signalstoffe (Mediatoren) reguliert werden: **Mikrozirkulationsstörung, Permeabilitätsstörung, Exsudation, Leukozytenmigration.**
- **Biologischer Sinn** der entzündlichen Gewebereaktion: Abriegelung des Entzündungsherdes, Verdünnung der schädlichen Substanz und Induktion der zellulären Abwehr
- **Entzündliche Kreislaufstörung:** Anfangs kommt es zu **Zirkulationsstörungen** der terminalen Endstrombahn (Kapillarnetz zw. den terminalen Arteriolen und den postkapillären Venolen), die in 3 Stadien abläuft:

1. Phase	kurzfristige **Vasokonstriktion** der **Arteriolen** → Abblassen des Entzündungsherdes
2. Phase nach wenigen Min.	**Vasodilatation** der Arteriolen durch Entzündungsmediatoren (v. a. Prostaglandine, Histamin, Bradykinin) → **Hyperämisierung**
3. Phase nach einigen Std.	**Vasokonstriktion** der postkapillären **Venolen** → Strömungsverlangsamung und **Erhöhung des Filtrationsdruckes** im Entzündungsgebiet → reversible Erythrozytenaggregation **(Geldrollenbildung)** und Thrombenbildung in den kleinen Gefäßen

Tab. 6.2: Die 3 Phasen der entzündlichen Kreislaufstörung

- **Permeabilitätssteigerung:** Durch (mediatorvermittelte) Endothelzellkontraktion und Endothelzellnekrose entstehen interzelluläre Endothellücken → Steigerung der Permeabilität vorwiegend im Bereich der terminalen Endstrombahn.
- Im Mittelpunkt der akuten Entzündungsreaktion steht die **Leukozytenmigration:** Auswanderung von Leukozyten aus der Blutbahn in das entzündlich veränderte Gewebe:
  - **Margination:** Verlagerung der Leukozyten vom Axialstrom in den Randstrom der Kapillaren aufgrund einer Strömungsverlangsamung infolge der entzündlichen Mikrozirkulationsstörung
  - **Adhäsion:** Bindung der Leukozyten an das Endothel durch endotheliale und leukozytäre Adhäsionsmoleküle
  - **Emigration:** amöboide Auswanderung der Leukozyten durch die interendothelialen Spalten in das umliegende Gewebe
  - **Chemotaxis:** Anlockung der Leukozyten an den Ort der Entzündung durch chemotaktische Stoffe (z. B. bakterielle Produkte, C3a und C5a, Immunkomplexe, Leukotriene, IL-8)

Einteilung	Nach **Art** und **Zusammensetzung des Exsudats** lassen sich verschiedene Formen unterscheiden, wobei die Übergänge zwischen den einzelnen Formen fließend sind:

seröse Entzündung

- **Exsudat:** fibrinfrei, eiweißreich, enthält vorwiegend Albumin und Globuline (ähnlich dem **Blutserum**)
- **Ursachen:** physikalische, chemische, virale und bakterielle Noxen, allergische Sofortreaktionen (Typ I)
- Vorkommen:
  - oft als **Übergangsstadium** zu anderen Entzündungsformen
  - als **eigenständige** Entzündungsform, z.B. an Haut (Urtikaria), an serösen Häuten (Pleura, Perikard, Peritoneum) und an Schleimhäuten des Respirations- und Gastrointestinaltraktes (Cholera)
  - als **seröse Organentzündungen**, z.B. seröse Hepatitis, seröse Alveolitis, seröse Nephritis

serös-schleimige Entzündung

Synonyme: serös-katarrhalische Entzündung, serös-schleimiger Katarrh (*griech.* katarrhein = hinunterfließen)
- **Exsudat:** seröses Exsudat mit Beimengungen von **Schleim** und **abgeschilferten Epithelien**
- **Ursachen:** physikalische, chemische, virale und bakterielle Noxen, allergische Sofortreaktionen (Typ I)
- **Vorkommen:** es sind ausschließlich die Schleimhäute des Respirationstraktes (**Schnupfen** = Rhinitis catarrhalis acuta) und des Gastrointestinaltraktes (Enteritiden) betroffen

fibrinöse Entzündung

- **Exsudat: fibrinreiches** Exsudat, das in seiner Zusammensetzung dem **Blutplasma** entspricht und außerhalb der Gefäße zu **Fibrinnetzen** polymerisiert (mechanische Barriere gegen die weitere Ausbreitung schädlicher Stoffe)
- **Ursachen:** stärkere Endothelschädigung durch physikalische, chemische, virale und bakterielle Noxen, toxische Metabolite (z.B. Urämiegifte), Autoimmunkrankheiten
- **Vorkommen:** Schleimhäute des Respirations- (**Diphtherie**) und Gastrointestinaltraktes (**pseudomembranöse Kolitis**), seröse Häute

eitrige (purulente) Entzündung

- **Exsudat:**
  - Exsudat mit zahlreichen **neutrophilen Granulozyten** und **Detritus** (Zelltrümmern)
  - **mukopurulente Entzündungen** (eitriger Katarrh): eitriges Exsudat mit Schleimbeimengung bei Befall der Schleimhäute (z.B. eitrige Rhinosinusitis, eitrige Bronchitis)
  - **fibrinös-eitrige Entzündung:** eitriges, fibrinreiches Exsudat (z.B. Lobärpneumonie, Bronchopneumonie)
- **Ursachen:** Eitererreger (pyogene Keime) wie z.B. Staphylokokken, Streptokokken, Meningokokken, Aktinomyzeten, Chlamydien
- **Vorkommen:** Nach der Art der Ausbreitung lassen sich verschiedene Formen der eitrigen Entzündung unterscheiden (➚ Tab. 6.3).

Anmerkung: Als anschauliches Modell für eine fibrinös-eitrige Entzündungskrankheit kann die stadienhaft ablaufende **Lobärpneumonie** gesehen werden (➚Kap. 20.3.1).

Form	Ätiologie / Erreger	Ausbreitung	Beispiele
Phlegmone	β-hämolysierende Streptokokken (Hyaluronidasen ermöglichen die Ausbreitung)	**diffuse, flächenhafte Ausbreitung** im interstitiellen Bindegewebe	**Erysipel** (Wundrose; flächenhafte, mit hohem Fieber einhergehende Hautinfektion), Appendizitis
Abszess	Staphylokokken (pathogenetisch liegt eine schwere Durchblutungsstörung mit konsekutiver Nekrose vor)	abgekapselte Eiteransammlung als Folge einer **lokal begrenzten Gewebeeinschmelzung**	**Furunkel** (abszedierende Entzündung entlang eines Haarbalgs)
			Karbunkel (flächenhaft konfluierende Furunkel)
			metastatischer Abszess in Lunge, Niere, Herz, Leber
Empyem	Durchbruch einer eitrigen Entzündung eines benachbarten Organs	Eiteransammlung in einer **präformierten Höhle** (z. B. Pleura, Peritoneum, Perikard)	**Pleuraempyem, Pyoarthrose** der Gelenke, **Pyozephalus**

Tab. 6.3: Formen der eitrigen Entzündungen.

hämorrhagische Entzündung	• **Exsudat** mit Erythrozyten
	• **Ursache:** schwere Gefäßwandschädigungen im Bereich der Endstrombahn durch:
	  – hochtoxische Erreger (z. B. Influenzaviren)
	  – enzymatisch (z. B. bei akuter Pankreatitis) bzw. immunologisch bedingte Gefäßschäden
	  – Endotoxinämie (Überschwemmung des gesamten Organismus mit endothelschädigenden Endotoxinen)
	• **Vorkommen:** Grippepneumonie (Influenzaviren), hämorrhagische Pankreatitis, Milzbrand, WATERHOUSE-FRIDERICHSEN-Syndrom

Sonderformen	• **Nekrotisierende Entzündung:** Gewebenekrosen aufgrund einer inadäquaten Gewebereaktion **Ursachen:** Mangel an Entzündungszellen (z. B. bei Agranulozytose), schwere Durchblutungsstörung (z. B. bei Thrombose), schwere Gewebeschädigung durch hohe Zytotoxizität der Noxe, Überempfindlichkeitsreaktionen • **Gangräneszierende Entzündung:** faulige Zersetzung einer nekrotisierenden Entzündung aufgrund einer (meist sekundären) Besiedlung mit Fäulniserregern (= feuchte Gangrän ⟋ Kap. 3.4.2) **Prädisponierende Faktoren:** allgemeine Resistenzschwäche, Diabetes mellitus, lokale Durchblutungsstörungen **Vorkommen:** Lungengangrän, FOURNIER-Gangrän (= gangränisierende Entzündung des äußeren Genitales)

Verlauf

Exsudatauflösung

- **Exsudatauflösung** bei intakter Abwehrlage und komplikationslosem Verlauf → Abtransport der löslichen Komponenten durch das lymphatische System, Phagozytose der unlöslichen Bestandteile durch Makrophagen
- **Regeneration** des geschädigten Gewebes, die je nach Schwere der Gewebeschädigung zu folgendem Ergebnis führt:
  - **Restitutio ad integrum:** Wiederherstellung der normalen Gewebestruktur
  - **Defektheilung/Reparatio:** Ausbildung von Ersatzgewebe, evtl. mit Fistelbildung
- **Komplikationen** treten dann auf, wenn es dem Organismus nicht gelingt, die Noxe auf den Ort der Schädigung zu begrenzen. Der Erregerausbreitung wirken **Fibrin** und **Koagulase** (von Streptokokken gebildetes prokoagulatorisches Enzym) entgegen. Ausbreitungsfördernd wirken hingegen bakterielle **Diffusionsfaktoren** (spreading factors) wie Hyaluronidase, Kollagenase, Plasmin/Fibrinolysin und Streptokinase.

Ausbreitungswege

Die Erreger können sich auf folgenden Wegen ausbreiten:
- **Per continuitatem:** kontinuierliche Ausbreitung diffus im Gewebe
- **Per contiguitatem:** Übergreifen der Entzündung auf Nachbarorgane
- **Kanalikulär:** Ausbreitung über vorgebildete Wege (z. B. über die Gallenwege)
- **Lymphogen:** Ausbreitung über die Lymphkapillaren mit konsekutiver **Lymphangiitis** (Lymphgefäßentzündung, im Bereich der Haut als Schwellung und streifenförmige Rötung sichtbar) und **Lymphadenitis** (entzündliche Schwellung der regionären Lymphknoten)
- **Hämatogen:**
  - **Bakteriämie:** kurzzeitiges Einschwemmen von Erregern ins Blut *ohne* allgemeine Krankheitserscheinungen
  - **Sepsis** (s. u.): Erregerausbreitung auf dem Blutweg *mit schwerer Allgemeinsymptomatik* (z. B. Fieber)

bakterielle Sepsis

Bei herabgesetzter Abwehrlage des Organismus oder bei hoher Virulenz der Erreger kann es zu einer **Sepsis** („Blutvergiftung") kommen.
- **Sepsisherd:** lokaler Entzündungsherd, von dem periodisch Erreger in die Blutbahn ausgeschwemmt werden
- **Septikopyämie:** Absiedlungen der Erreger in verschiedenen Organen mit konsekutiver eitriger Abszedierung im Rahmen einer Sepsis
- Ätiologie/Pathogenese:
  - Freisetzung bakterieller Endotoxine (**Endotoxinämie**), die das Endothel schädigen und zu einer Störung der Mikrozirkulation führen
  - **Begünstigende Faktoren:** Harnblasenkatheter (in 50 % d. F. liegt der Sepsisherd im Urogenitaltrakt), Venenverweilkatheter, Implantate, herabgesetzte Abwehrlage des Organismus (z. B. bei immunsuppressiver/zytostatischer Therapie, Diabetes mellitus, Malignomen, Leberzirrhose, Antikörpermangel)
- **Klinik:** beeinträchtigtes Allgemeinbefinden, Tachykardie, Splenomegalie (↗ Kap. 33.2), intermittierendes Fieber mit Schüttelfrost
- **Verlauf:** akut bis hochakut (z. B. WATERHOUSE-FRIDERICHSEN-Syndrom = Sepsis acutissima), aber auch subakut (z. B. als Endocarditis lenta) oder chronisch

6.3 Chronische Entzündungen

Einteilung

Formalpathogenetisch lassen sich folgende Formen unterscheiden:
- granulierende Entzündung
- chronisch-lymphozytäre Entzündung
- granulomatöse Entzündung

6.3.1 Granulierende Entzündung

> **Definition**
> **Pathogenese:** Demarkation · Organisation · Reparation · Defektheilung
> **Morphologie:** Resorptionszone · Reparationszone · Bindegewebszone

Definition

Chronische Entzündung, die durch die Ausbildung eines kapillarreichen, resorptiven Mesenchyms (= **Granulationsgewebe**) gekennzeichnet ist.

Ätiologie / Pathogenese

- Sie tritt typischerweise bei größeren Gewebedefekten (z.B. Hautwunden) auf und führt zu einer reparativen Narbenbildung mit Strukturdefekt (**Defektheilung**).
- Biologischer Sinn:
  - **Demarkation:** Abgrenzung des nekrotischen von gesundem Gewebe durch dreischichtiges Granulationsgewebe
  - **Organisation:** Resorption des nekrotischen Gewebes
  - **Reparation** des Gewebedefektes
- Sie entspricht im Prinzip der **Wundheilung** (↗ Kap. 7.1.2)

Morphologie

Charakteristischer dreischichtiger Aufbau (↗ Abb. 6.1):
- **Resorptionszone:** innere Schicht mit resorbierenden Makrophagen, die direkt an das nekrotische Entzündungszentrum grenzt
- **Reparationszone:** mittlere, kapillar- und fibroblastenreiche Schicht, die dem Gewebe durch Kapillarsprossung einen gekörnten Aspekt (→ Name) verleiht
- **Bindegewebszone:** faserreiches Bindegewebe, das dem Granulationsgewebe mechanische Stabilität verleiht

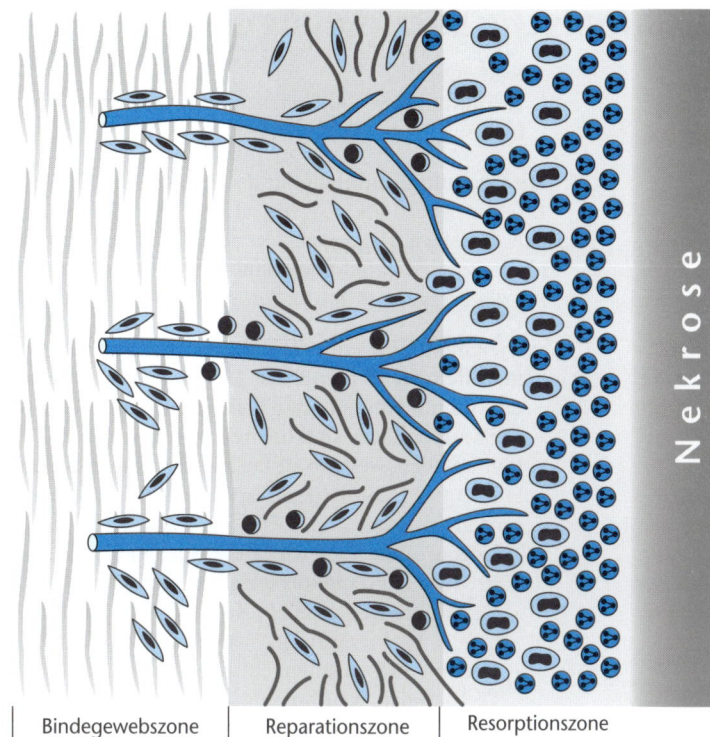

Nekrose

| Bindegewebszone | Reparationszone | Resorptionszone |

Abb. 6.1: Typische Dreischichtung des Granulationsgewebes [9]

6.3.2 Chronisch-lymphozytäre Entzündung

- **Definition:** Chronische, nichteitrige Entzündung mit vorwiegend lymphozytärer Infiltration.
- **Ätiologie:** meist autoimmunologische Genese
- **Verlauf:** zunehmende Parenchymdestruktion und Vernarbung, die im Endstadium zum Funktionsverlust der betroffenen Organe führt
- **Beispiele:** systemischer Lupus erythematodes, rheumatoide Arthritis, HASHIMOTO-Thyreoiditis (chronisch lymphozytäre Thyreoiditis)

6.3.3 Granulomatöse Entzündungen

Definition: Granulome · Granulomatose
Morphologie: peripherer Lymphozytenwall · Epitheloidzellen · un-/geordnete mehrkernige Riesenzellen · TOUTON-Riesenzellen
Beispiele: Sarkoidosegranulom · Tuberkulosegranulom · Fremdkörpergranulom · rheumatoides Granulom · rheumatisches Granulom

Definition

- **Granulome:** Typische knötchenförmige Veränderungen im Rahmen einer granulomatösen Entzündung (↑ granulierende Entzündung) als Zeichen einer spezifischen Entzündung.

55

- Die bis zu mehrere Millimeter großen Granulome sind eine Anhäufung von spezifischen Entzündungszellen, die erste Hinweise auf die Entzündungsätiologie geben.
- **Granulomatose:** Auftreten zahlreicher Granulome (z. B. WEGENER-Granulomatose).

Ätiologie / Pathogenese

Die **Granulombildung** stellt den erfolgreichen Versuch des Organismus dar, den **Infektionsherd** lokal zu **begrenzen**. Die zelluläre Zusammensetzung hängt neben der Abwehrlage auch von dem antigenen Charakter der Noxe ab. Die Morphologie der Granulome erlaubt dem Pathologen deshalb Rückschlüsse auf die Art des Erregers (↗ Tab. 6.4).

Morphologie

- Die Granulome enthalten **aktivierte Makrophagen, Lymphozyten** und **Plasmazellen.** Sie werden meist palisadenartig von einem **peripheren Lymphozytenwall** mit eingestreuten Plasmazellen umgeben. (👁 Foto 2)
- Die Makrophagen sind häufig in ihrer Morphologie verändert und erinnern an Epithelzellen, weshalb sie auch als **Epitheloidzellen** bezeichnet werden. Durch Fusion der Makrophagen bzw. Epitheloidzellen entstehen **mehrkernige Riesenzellen:**
  - **Ungeordnete** Riesenzellen: Kerne sind ungleichmäßig im Zytoplasma verstreut (z. B. Fremdkörperriesenzellen)
  - **Geordnete** Riesenzellen: Kerne liegen kranzförmig in der Peripherie (z. B. LANGHANS-Riesenzellen) (👁 Foto 3)
  - **TOUTON-Riesenzellen:** entstehen durch Fusion fettbeladener Makrophagen; *Vorkommen:* xanthomatöse Entzündungen, SCHÜLLER-CHRISTIAN-HAND-Krankheit

Beispiele

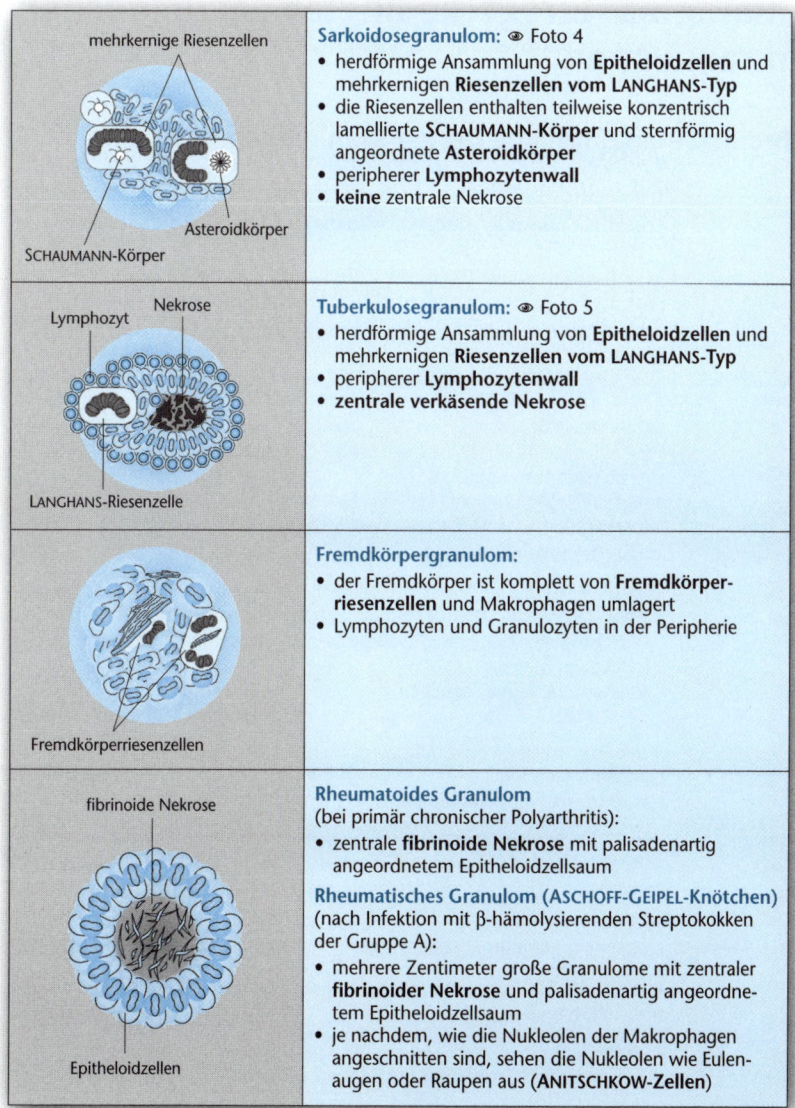

mehrkernige Riesenzellen SCHAUMANN-Körper / Asteroidkörper	**Sarkoidosegranulom:** 👁 Foto 4 • herdförmige Ansammlung von **Epitheloidzellen** und mehrkernigen **Riesenzellen vom LANGHANS-Typ** • die Riesenzellen enthalten teilweise konzentrisch lamellierte **SCHAUMANN-Körper** und sternförmig angeordnete **Asteroidkörper** • peripherer **Lymphozytenwall** • **keine** zentrale Nekrose
Lymphozyt · Nekrose LANGHANS-Riesenzelle	**Tuberkulosegranulom:** 👁 Foto 5 • herdförmige Ansammlung von **Epitheloidzellen** und mehrkernigen **Riesenzellen vom LANGHANS-Typ** • peripherer **Lymphozytenwall** • **zentrale verkäsende Nekrose**
Fremdkörperriesenzellen	**Fremdkörpergranulom:** • der Fremdkörper ist komplett von **Fremdkörper-riesenzellen** und Makrophagen umlagert • Lymphozyten und Granulozyten in der Peripherie
fibrinoide Nekrose Epitheloidzellen	**Rheumatoides Granulom** (bei primär chronischer Polyarthritis): • zentrale **fibrinoide Nekrose** mit palisadenartig angeordnetem Epitheloidzellsaum **Rheumatisches Granulom** (ASCHOFF-GEIPEL-Knötchen) (nach Infektion mit β-hämolysierenden Streptokokken der Gruppe A): • mehrere Zentimeter große Granulome mit zentraler **fibrinoider Nekrose** und palisadenartig angeordne-tem Epitheloidzellsaum • je nachdem, wie die Nukleolen der Makrophagen angeschnitten sind, sehen die Nukleolen wie Eulen-augen oder Raupen aus (**ANITSCHKOW-Zellen**)

Tab. 6.4: Histologischer Aufbau der einzelnen Granulomformen [10]

6.4 Entzündliche Reaktionen bei nicht oder nicht unmittelbar erregerbedingten entzündlichen Erkrankungen

6.4.1 Chronisch-entzündliche Darmerkrankungen

Definition

Zu den chronisch-entzündlichen Darmerkrankungen zählen der **Morbus Crohn** (Enteritis regionalis, Ileitis terminalis) und die **Colitis ulcerosa.**

Ätiologie

Die Ätiologie ist weitgehend unbekannt. Eine genetische **Disposition** ist gesichert, wobei man von einer **multifaktoriellen Genese** ausgeht. Es spielen sowohl **Umweltfaktoren** als auch **autoimmunologische Faktoren** eine Rolle.

	M. Crohn	Colitis ulcerosa
Lokalisation	**segmentaler Befall**, gesunde und entzündliche Schleimhautabschnitte wechseln sich ab (**skip lesions**); der gesamte Verdauungstrakt kann betroffen sein (80 % terminales Ileum, 50 % Kolon und terminales Ileum)	**kontinuierlicher Befall, vom Rektum ausgehend** und auf das Kolon beschränkt
Morphologie	*makroskopisch:* • scharf begrenzte, tiefe Ulzerationen (die sich radiologisch wie ein **Plastersteinrelief** darstellen) • **segmentale, kurze Stenosen** (👁 Foto 6) *mikroskopisch:* • transmuraler Befall • epitheloidzellige **Granulome**	*makroskopisch:* • unscharf begrenzte, **flache Ulzerationen** • Pseudopolypen • ödematöse Schleimhaut, Verlust der Haustren • **langes glattes Rohr** („Fahrradschlauch") *mikroskopisch:* • auf die Schleimhaut begrenzt • Kryptenabszesse
Klinik	Bauchschmerzen und Durchfälle (aber nur selten blutig), Malabsorption (Gewichtsverlust)	schleimig-blutige Durchfälle, Tenesmen
Verlauf	oft schleichender Beginn; schubweiser Verlauf mit inkompletten Remissionen	oft akuter Beginn; Verlauf in Schüben mit teilweise kompletten Remissionen
Komplikationen	**Analfisteln, Stenosen, Abszesse**, Strinkturen, Analrhagaden, Kolonkarzinom	**toxisches Megakolon**, schwere Blutungen, Kolonkarzinom, Perforation
extraintestinale Manifestationen	Arthritis, ankylosierende Spondylitis, Erythema nodosum, Pyoderma gangränosum, Uveitis	primär-sklerosierende Cholangitis, Erythema nodosum, Pyoderma gangränosum, Uveitis

Tab. 6.5: Übersicht über die chronisch-entzündlichen Darmerkrankungen

6.4.2 Sarkoidose

Synonyme: M. Besnier-Boeck-Schaumann, Lymphogranulomatosis benigna

> **Definition**
> **Ätiologie/Pathogenese:** unbekannt · gestörte zelluläre Immunität · gesteigerte humorale Immunität
> **Morphologie:** Granulome vom Sarkoidosetyp · Lymphadenopathie · Erythema nodosum · Lupus pernio
> **Klinik:** Reizhusten · Belastungsdyspnoe · Leistungsminderung · Löfgren-Syndrom
> **Diagnose:** bronchioloalveoläre Lavage · Biopsie · ACE
> **Therapie:** Glukokortikoide

Definition

Chronische **granulomatöse Systemerkrankung**, die bevorzugt Lymphknoten, Lunge, Leber, Haut und Knochenmark befällt.

Epidemiologie

- Manifestationsalter: 15–40 Jahre
- Inzidenz (BRD): 10–40/100 000 Einwohner

Ätiologie/Pathogenese

Die Ätiologie ist unbekannt, man vermutet **atypische Mykoplasmen** als Erreger. Es liegt eine gestörte T-Zell-Funktion (zelluläre Immunität) bei gleichzeitig gesteigerter B-Zell-Aktivität (humorale Immunität) vor.

Anmerkung: Auf eine **immunologische Genese** deutet folgende typische Befundkonstellation bei Sarkoidose hin: Der Quotient aus T-Helferzellen zu T-Suppressorzellen beträgt im peripheren Blut 0,8/1 (normal = 2/1) und in der bronchioloalveolären Lavage 10/1.

Morphologie

- Mikroskopisch: **nicht-verkäsende epitheloidzellige Granulome** vom Sarkoidosetyp (↗ Tab. 6.4)
- Lokalisation: in über 90 % in den Hiluslymphknoten (**bihiläre Lymphadenopathie**) mit einer Hilusverbreiterung im Röntgenbild
- Extrathorakale Manifestationen: **Erythema nodosum**, Hautsarkoidose (**Lupus pernio**), Uveitis u. a.

Klinik

- **Symptomatik:** anfangs häufig asymptomatisch, später Reizhusten, Belastungsdyspnoe, Leistungsminderung
- **Löfgren-Syndrom:** akute Verlaufsform der Sarkoidose mit der typischen Trias: bihiläre Lymphadenopathie, Erythema nodosum, Sprunggelenksarthritis; häufig bei jungen Frauen

Diagnose

Wird radiologisch und/oder durch eine **bronchioloalveoläre Lavage** (T-Helferzellen stark erhöht) gestellt; kann durch den **histologischen Nachweis** der Granulome gesichert werden; **ACE** (Angiotensin Converting Enzyme) ist bei der akuten Sarkoidose erhöht (unspezifisch, aber spiegelt die Prozessaktivität wider).

Therapie

Glukokortikoide, zurückhaltende Indikation wegen hoher Spontanheilungsrate (> 95 % bei akuter, > 70 % bei der chronischen Form)

6.4.3 WEGENER-Granulomatose

> **Definition**
> **Morphologie:** Granulome · zentrale Nekrosen
> **Klinik:** Nasenbluten · Pneumonie · Glomerulonephritis
> **Diagnose:** ANCA
> **Therapie:** Cyclophosphamid

Definition

Generalisierte nekrotisierende **granulomatöse Gefäßentzündung** vorwiegend der oberen Luftwege und der Lungen, aber auch anderer Organe.

Ätiologie/ Pathogenese

Die Ätiologie ist unbekannt. Diskutiert wird eine allergisch-hyperergische Genese.

Morphologie

Histologisch zeigen sich nahe den betroffenen Gefäßen unscharf begrenzte Granulome mit zentralen Nekrosen, die dem **Tuberkulosegranulom** sehr ähnlich sind (↗ Tab. 6.4). Die Niere kann mitbeteiligt sein (**Immunkomplex-Glomerulonephritis**).

Klinik

chronisch rezidivierendes **Nasenbluten** (chronische Sinusitis, Nasenschleimhautulzerationen), persistierende bilaterale **Pneumonie** mit Kavernenbildung, **Symptome der Glomerulonephritis:** Hämaturie, Proteinurie und Urämie

Diagnose

Nachweis von Antikörpern gegen die Proteinase neutrophiler Granulozyten (**c-ANCA**, anti-neutrophil cytoplasmic antibodies)

Therapie

Cyclophosphamid-Gabe. Die Prognose hängt von der Nierenbeteiligung ab, unbehandelt ist die Letalität hoch.

6.5 Entzündliche und degenerative Erkrankungen mit rheumatischer Symptomatik

Unter rheumatischen Erkrankungen wird eine Vielzahl verschiedener Erkrankungen des Bewegungsapparats unterschiedlicher Ätiologie zusammengefasst, die durch ihren fließenden Schmerzcharakter (*griech.* rheuma = Fließen, Strömen) gekennzeichnet sind.

6.5.1 Akutes rheumatisches Fieber

> **Definition**
> **Ätiologie/Pathogenese:** β-hämolysierende Streptokokken · HLA-DR 4 · molekulares Mimikry
> **Klinik:** akute rheumatische Arthritis · Fieber · Endomyokarditis · Erythema anulare · subkutane Knötchen · Chorea minor
> **Diagnose:** JONES-Kriterien · Antistreptolysin-Titer
> **Therapie:** Penicillin G · Acetylsalicylsäure · Kortikosteroide

Definition	Entzündliche Systemerkrankung, die sich als Zweiterkrankung nach einer meist pharyngealen Streptokokkeninfektion manifestiert. Betroffen sind meist junge Frauen.
Ätiologie/ Pathogenese	• Infektion mit β-**hämolysierende Streptokokken** der Gruppe A • Assoziation mit **HLA-DR 4** • Nach der Infektion Bildung autoreaktiver Antikörper gegen das myokardiale Sarkolemm und gegen Bindegewebsproteoglykane (**molekulares Mimikry**)
Klinik	• **Akute rheumatische Arthritis:** Geschwollene Gelenke mit deutlichen Entzündungszeichen (Rötung, Schwellung, Druckschmerzen). Zunächst sind die großen Gelenke betroffen, dann springt die Entzündung auf die kleineren über (migratorische Arthritis). • Fieber • **Endomyokarditis:** Nachweis von Immunkomplexen im Myokard im Bereich der Aschoff-Knötchen (↗ Tab. 6.4) und auf entzündlich veränderten Herzklappen (Endokarditis verrucosa) • **Hautbeteiligung:** Erythema anulare (rosafarbene Ringe und Girlanden) und subkutane Knötchen • **Chorea minor** (↗ Kap. 17.6.1): Befall der Stammganglien (Nucleus caudatus und subthalamicus) als rheumatische Spätmanifestation
Diagnose	• **Jones-Kriterien** (siehe Lehrbücher der inneren Medizin) • **Antistreptolysin-Titer** (ASL-Titer)
Therapie	Penicillin G, Acetylsalicylsäure und Kortikosteroide
Prognose	Keine degenerativen Spätschäden. Prognostisch ist der Verlauf der Myokarditis entscheidend.

! **Merke:** „Das rheumatische Fieber beleckt die Gelenke und beißt das Herz."

6.5.2 Primär chronische Polyarthritis (PCP)

Synonym: rheumatoide Arthritis

> **Definition**
> **Ätiologie/Pathogenese:** Autoaggressionskrankheit · HLA-DR 4 · Rheumafaktoren · aggressive Synovialitis · Pannus-Bildung
> **Klinik:** Arthralgie · Morgensteifigkeit · Myalgien · Abgeschlagenheit · Rheumaknoten
> **Diagnose:** Röntgenzeichen
> **Therapie:** konservativ · operativ

Definition	Chronisch-entzündliche Systemerkrankung, die vorwiegend am Bewegungsapparat angreift und schubweise bis zur völligen Gelenkdestruktion fortschreitet.
Ätiologie/ Pathogenese	• **Autoaggressionskrankheit** unklarer Ätiologie, die zu einer aggressiven **Synovialitis** führt • Assoziation zum HLA-System, **HLA-DR 4** in 70–80 % d.F. nachweisbar • **Pannus-Bildung:** Umwandlung von Synoviozyten in aggressiv wachsendes Mesenchym, das in die Gelenkhöhle einwächst und zur vollständigen Gelenkdestruktion führt (= proliferative Entzündungsreaktion)

- autoreaktive Antikörper (meist IgM) gegen körpereigenes IgG (**Rheumafaktoren**) in 70–80 % d. F. nachweisbar

Klinik

- Leitsymptome: **Arthralgien**, **Morgensteifigkeit**, Inappetenz, Abgeschlagenheit und Myalgien
- **Arthralgie:** symmetrischer polyartikulärer Befall bevorzugt der kleinen Gelenke (Hand- und Fingergelenke)
- Ausbildung von **Rheumaknoten** im subkutanen Bindegewebe, v. a. im Bereich der Streckseiten der betroffenen Gelenke (histologischer Aufbau ↗ Tab. 6.4)
- **Extraartikuläre Organmanifestationen:** Perikarditis, Pleuritis, Lungenfibrose, Polyneuropathie, Hepatitis.

Diagnose

Röntgen: gelenknahe Osteoporosen, randständige Usuren, Gelenkspaltverschmälerung, Deformationen und Ankylosen

Therapie

- im Frühstadium **NSAR**, später **Kortikosteroide** (Behandlung der Synovialitis)
- Langzeittherapie mit **Basistherapeutika:** Chloroquin, Goldpräparate, D-Penicillamin, Immunsuppressiva (MTX, Azathioprin, Cyclosporin)
- **Operative Therapie:** Synovialektomie/Synovektomie, Synoviorthese (intraartikuläre Injektion eines radioaktiven oder chemischen Pharmakons), Arthrodese (operative Gelenkversteifung), Gelenkersatz

6.5.3 Metabolische Arthropathien (Kristallarthropathien)

Arthritis urica (Gicht)

> **Definition**
> **Ätiologie/Pathogenese:** primäre/sekundäre Hyperurikämie · Kristallisation · Granulome · Tophi
> **Klinik:** Rötung · Schwellung · Schmerz · Podagra
> **Therapie:** NSAR · Kolchizin · Diät · Allopurinol

Definition

Gicht ist eine durch Ablagerung von Uratkristallen in Binde- und Stützgewebe bedingte Gelenkerkrankung.

Ätiologie/ Pathogenese

- **Ursache:** erhöhter Harnsäurespiegel (**Hyperurikämie:** $\male > 8$ mg/dl, $\female > 6$ mg/dl), wobei die Löslichkeitsgrenze der Harnsäure überschritten wird und diese in den Geweben auskristallisiert
- Folge: schmerzhafte sekundäre Synovialitis mit Ausbildung von Fremdkörpergranulomen (**Gichtknoten, Gichttophi**)
- **Primäre Gicht:** hereditäre Störung der renalen Harnsäuresekretion oder in extrem seltenen Fällen ein erblicher Mangel an Hypoxanthin-Guanin-phosphoribosyltransferase (LESCH-NYHAN-Syndrom)
- **Sekundäre Gicht:** vermehrter Anfall von Harnsäure durch vermehrte Zufuhr fleischreicher Nahrung oder gesteigerten Zelluntergang, (z. B. bei zytostatischer Therapie oder Leukämie) oder verminderte Ausscheidung (z. B. bei Niereninsuffizienz)

Klinik

- Rötung, Schwellung und Druckschmerzhaftigkeit des befallenen Gelenkes
- charakteristische Manifestation am **Großzehengrundgelenk** (Podagra = Zipperlein, Gichtanfall am Großzehengrundgelenk) und an den Fingern (Chiragra)
- **Weichteiltophi**, z. B. an Mastoid, Ferse, Olekranon, Ohrmuschel

Therapie
- Therapie des akuten Anfalls: NSAR und Kolchizin (Mitosehemmer)
- im Intervall: Diät, Allopurinol (Xanthinoxidasehemmer), Benzobromaron, Probenizid (Urikosurika)

Chondrokalzinose (Pseudogicht, Pyrophosphatgicht)

> **Definition**
> **Ätiologie:** Diabetes mellitus · Hämochromatose
> **Klinik:** Arthralgie der großen Gelenke
> **Diagnose:** Röntgen · Gelenkpunktat

Definition
Eine durch **Ablagerung von Kalziumpyrophosphatkristallen** ausgelöste, akute Gelenkentzündung, die im klinischen Verlauf der Gicht ähnelt.

Ätiologie
häufig sekundär bei **metabolischen Erkrankungen** (Diabetes mellitus, Hämochromatose)

Klinik
Ähnlicher klinischer Verlauf wie bei der Gicht (**Pseudogicht**), allerdings werden vorwiegend die **großen Gelenke** befallen.

Diagnose
Röntgen mit typischen Kalkinkrustationen des Knorpels, Nachweis der Kristalle im Gelenkpunktat

6.5.4 Arthrose

Synonym: Arthrosis deformans, degenerative Arthropathie

> **Definition**
> **Ätiologie/Pathogenese:** primäre/sekundäre Arthrose
> **Morphologie:** fibrilläre Degeneration · Demaskierung · Zysten · Osteophyten
> **Klinik:** Belastungsschmerz · Anlaufschmerz
> **Diagnose:** Röntgenzeichen
> **Therapie:** konservativ · operativ

Definition
Arthrosen sind degenerative Gelenkerkrankungen, die auf einer primären oder sekundären Veränderung der Knorpelgrundsubstanz beruhen.

Ätiologie/Pathogenese
Grundsätzlich besteht ein **Missverhältnis zwischen Belastung und Belastungsfähigkeit** des Gelenks.
- **Primäre Arthrosen:** biologische Minderwertigkeit des Knorpelgewebes unklarer Ursache
- **Sekundäre Arthrosen:** durch
  - mechanische Überlastung (Achsenfehler, Instabilitäten, Gelenkdysplasien)
  - Traumen (Gelenkflächenfrakturen, Luxationen)
  - Entzündungen (bakterielle Arthritiden, chronische Polyarthritis)
  - metabolische Erkrankungen (Gicht, Chondrokalzinose)

Durch den vermehrten Anfall von Knorpelabriebprodukten kommt es zu einer reaktiven Entzündung der Synovialis (**aktivierte Arthrose**).

Morphologie
Die Arthrose stellt ein einheitliches morphologisches Reaktionsmuster auf eine Knorpelschädigung dar:
- **Fibrilläre Degeneration** des Gelenkknorpels.

- **Demaskierung:** die Kollagenfasern werden gegenüber der Grundsubstanz durch Entquellung (Wasserverlust) sichtbar
- **Zysten:** durch Knochenrückbildung unter maximaler Belastung
- **Osteophyten:** das randständige Knochengewebe reagiert mit der Bildung von Randwülsten

Klinik

- **Gelenkschwellung**
- Verspannungen der gelenkstabilisierenden Muskulatur (zur Schonung des überlasteten Gelenks)
- **Belastungsschmerz**, der nach einer gewissen Belastung abnehmen kann (Einlauf- oder Anlaufschmerz)
- im weiteren Verlauf: **Bewegungseinschränkung** und zunehmende **Deformität**, Gelenkinstabilität („Schlottergelenk"), Achsenfehlstellungen, Muskelatrophien
- Endzustand: **Ankylose** (völlige Einsteifung des Gelenks)

Diagnose

Diagnostisch richtungweisend sind die **radiologischen Veränderungen:** Gelenkspaltverschmälerung, Gelenkflächeninkongruenz, subchondrale Sklerosierungen, Zysten, Osteophyten

Therapie

- **Konservativ:** medikamentöse Schmerztherapie, Vermeidung von Belastungsfaktoren (Nässe, Kälte, Übergewicht, Bewegungsarmut), Bewegungsübungen, Wärmeanwendung, orthetische Versorgung zur Ruhigstellung der Gelenke
- **Operativ:** Synovektomie, Pridie-Bohrung (Eröffnung des subchondralen Markraums), Korrekturosteotomie, Gelenkersatz, Arthrodese

7 Zellersatz

7.1 Regeneration

Definition

Wiederherstellung bzw. Ersatz zugrunde gegangener Zellen und Gewebe

Ätiologie / Pathogenese

- **Physiologische Regeneration:** Gewebeersatz im Rahmen eines natürlichen Verschleißes
- **Pathologische Regeneration:** Gewebeersatz nach Verlust durch Verletzung oder sonstige Schädigung
- **Regulation**: Proliferationsinhibitoren, -stimulatoren, Differenzierungsfaktoren, Zellkontaktmechanismen
- Folgen der pathologischen Regeneration:
  - **Restitutio ad integrum:** vollständige Wiederherstellung der normalen Histoarchitektur
  - **Defektheilung / Vernarbung:** Ersatz des Gewebedefekts durch Narbengewebe

7.1.1 Regeneration verschiedener Gewebetypen

Gewebetypen: labile Gewebe · stabile Gewebe · permanente Gewebe

Nicht alle Gewebe sind in gleichem Maß zur Regeneration befähigt. Die Regenerationsfähigkeit nimmt mit fortschreitender Gewebedifferenzierung ab. Anhand ihrer regenerativen Potenz lassen sich folgende Gewebetypen unterscheiden:

labile Gewebe

- Synonym: Erneuerungsgewebe, Wechselgewebe, Mausergewebe
- **Eigenschaften:** *hohe regenerative Potenz*, wobei die Zellneubildung nur von dem Stammzellkompartiment ausgeht (die Zellen aus dem Proliferations-, Differenzierungs- und Funktionskompartiment haben ihre Teilungsfähigkeit verloren)
- **Vorkommen:** Zellen des hämatopoetischen und lymphatischen Systems, Epithelien der Haut, Schleimhäute und Drüsen, Zellen der Gonaden

stabile Gewebe

- Synonym: Expansionsgewebe
- **Eigenschaften:** Alle Zellen dieses Gewebetyps sind *potentiell teilungsfähig*, wobei es unter physiologischen Bedingungen nur zu geringen Zellverlusten mit entsprechend geringer Zellerneuerung kommt. Auf leichte Schäden reagieren sie mit Hypertrophie und Hyperplasie, schwere Schäden führen zu Zellteilung.
- **Vorkommen:** Leberparenchym, Nierentubulusepithelien (Glomerula sind nicht regenerationsfähig!), Zellen der endokrinen und exokrinen Drüsen, Endothelien, Binde- und Stützgewebe, glatte Muskulatur

permanente Gewebe
- Synonym: Ruhegewebe, Dauergewebe
- **Eigenschaften:** Zellen dieses Gewebetyps haben die **Fähigkeit zur Zellteilung verloren**, auf Schädigungen können sie nur mit Hypertrophie reagieren.
- **Vorkommen:** Nerven- und Herzmuskelgewebe, Skelettmuskulatur

7.1.2 Wundheilung

Formen der Wundheilung: primäre / sekundäre Wundheilung
Phasen: exsudativ · resorptiv · proliferativ · reparativ
Komplikationen: Wundheilungsstörungen · Wunddehiszenz · Wundruptur · Caro luxurians · Keloidbildung

Formen der Wund-
heilung
- **Primäre Wundheilung** (Sanatio per primam intentionem): minimale Bindegewebsneubildung bei glatten, gut adaptierten Wundrändern **ohne Narbenbildung**
- **Sekundäre Wundheilung** (Sanatio per secundam intentionem): bei größeren oder infizierten Wunden, unter Ausbildung von Granulationsgewebe und Defektheilung **mit Narbenbildung**

Phasen
1. **Exsudative Phase:** Exsudation von Blutbestandteilen und provisorischer Verschluss des Gewebedefekts durch Fibrinbildung sowie Auslösung einer exsudativen Entzündungsreaktion
2. **Resorptive Phase:** Einwanderung von Makrophagen und Resorption des nekrotischen Gewebes
3. **Proliferative Phase:** Ausbildung von Granulationsgewebe am Ende der Entzündungsreaktion (nach ca. 3 Tagen) durch Kapillareinsprossung und Fibroblastenproliferation
4. **Reparative Phase:** Bildung eines kollagenfaserreichen Bindegewebes und Ersatz des Granulationsgewebes durch Narbengewebe zur mechanischen Stabilisierung

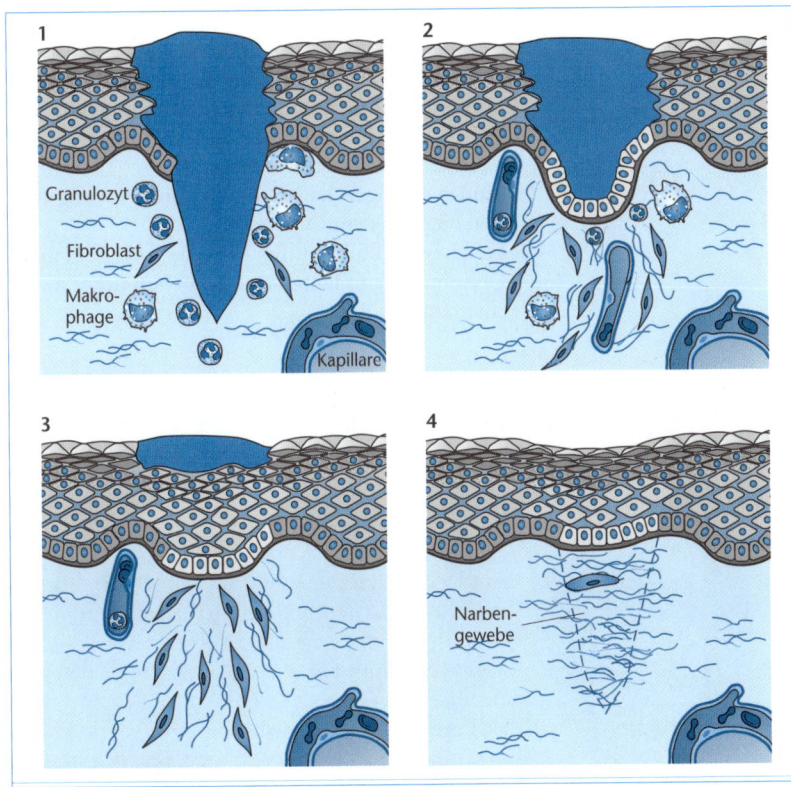

Granulozyt

Fibroblast

Makro-
phage

Kapillare

Narben-
gewebe

Abb. 7.1: Wundheilung am Beispiel einer Hautwunde [2]

Komplikationen

- **Wundheilungsstörungen** bei:
  - Wundinfektion
  - Minderdurchblutung
  - Diabetes mellitus
  - Verunreinigung der Wunde durch Fremdkörper
  - Spannung der Wundränder, mangelnde Ruhigstellung
  - Vitamin-C-Mangel (gestörte Kollagenbiosynthese)
  - Proteinmangel (verzögerte Zellneubildung)
  - Leukopenie, Glukokortikoide, Immunsuppressiva, Radiatio
- **Wunddehiszenz:** Auseinanderweichen der Wundränder nach der Naht
- **Wundruptur:** z. B. bei Infektionen
- **Caro luxurians:** „wildes Fleisch", überschießend wucherndes Granulationsge-
  webe
- **Keloidbildung:** überschießende Narbenbildung

7.1.3 Frakturheilung

Einteilung: primäre / sekundäre Frakturheilung
Pathogenese: Kontaktheilung · Frakturhämatom · Kallusbildung
Komplikationen: Wundinfektion · Osteomyelitis · Pseudoarthrosen

Einteilung/
Pathogenese

- **Primäre Frakturheilung:** organtypische Regeneration bei *direktem* Kontakt der Frakturenden. Der Frakturspalt wird durch Osteonenbildung ohne vorherige Kallusbildung überbrückt (**Kontaktheilung**).
- **Sekundäre Frakturheilung:** Bei *dislozierten* oder *instabilen* Frakturen läuft die Frakturheilung über folgende Stadien ab:
  - Ausbildung eines **Frakturhämatoms**
  - **bindegewebiger Kallus** durch Einsprossung kapillarreichen Mesenchyms und Fibroblastenproliferation
  - **knöcherner Kallus** durch Umwandlung der Fibroblasten zu Osteoblasten
  - Umwandlung in **lamellären Knochen** unter mechanischer Belastung (Knochenremodeling)

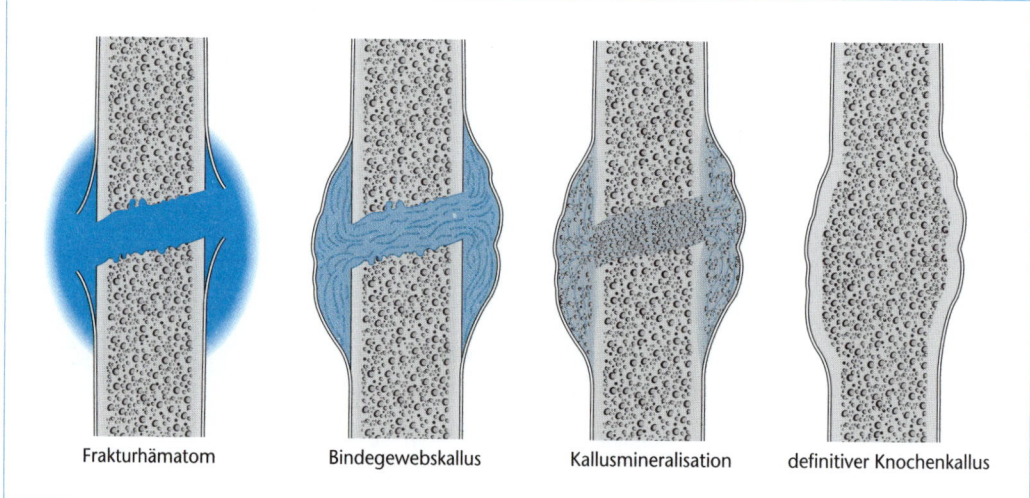

| Frakturhämatom | Bindegewebskallus | Kallusmineralisation | definitiver Knochenkallus |

Abb. 7.2: Sekundäre Frakturheilung [8]

Komplikationen

- **Verzögerte Frakturheilung:** Wundinfektion, Osteomyelitis, mangelnde Ruhigstellung, Interposition von Weichteilen, Dislokation
- **überschießende Kallusbildung**
- **Pseudoarthrosenbildung** (Scheingelenk = fehlende Frakturheilung für mehr als 6 Monate)

7.2 Metaplasie

> **Definition**
> **Ätiologie:** chronischer Reizzustand
> **Morphologie:** Plattenepithelmetaplasie der Bronchien, der Cervix und des Urothels · intestinale Metaplasie · BARRETT-Schleimhaut

Definition

Reversible Umwandlung eines ausdifferenzierten Gewebes in ein anderes ausdifferenziertes Gewebe. Das metaplastische Gewebe ist gegenüber dem Ursprungsgewebe meist minderwertig.

Ätiologie	Regeneration infolge eines chronischen Reizzustandes (**Irritation**) durch entzündliche, chemische oder mechanische Faktoren

Morphologie	• **Plattenepithelmetaplasie:** Umwandlung von Zylinderepithel in mehrschichtiges Plattenepithel
	  – in der **Bronchialschleimhaut**, z. B. bei Rauchern
	  – in der **Zervixschleimhaut** an der Epithelgrenze (↗ Kap. 29.3.2)
	• **Intestinale Metaplasie:** Ersatz der Magenschleimhaut durch Darmepithelien (z. B. bei chronisch-atrophischer Gastritis)
	• Barrett-**Schleimhaut:** Ersatz des Plattenepithels des distalen Ösophagus durch spezialisiertes Zylinderepithel (**Zylinderepithelmetaplasie**) auf dem Boden einer Refluxösophagitis.
	• **Myositis ossificans:** umschriebene Metaplasie des Skelettmuskelgewebes mit Knochenneubildung nach wiederholter traumatischer Schädigung

7.3 Dysplasie

> **Definition**
> **Pathogenese:** kontrollierte Zellproliferation · Präkanzerose
> **Morphologie:** Kernpleomorphie · erhöhte Mitoserate · Polaritätsverlust · Schweregrade

Definition	Reversible Fehlgestaltung eines Epithelgewebes in Verbindung mit unterschiedlich schweren Zellatypien.
Pathogenese	• Tritt meist im Rahmen einer **chronischen Reizung** oder **Entzündung** auf und bildet sich nach Entzug des Stimulus spontan zurück. • Obwohl die Dysplasie auf einer **kontrollierten Zellproliferation** beruht, handelt es sich um eine schwerwiegende Veränderung und ist als **Präkanzerose** zu sehen.
Morphologie	• signifikante Kerngrößenvariabilität (**Pleomorphie**) • hohe mitotische Aktivität • **Polaritätsverlust:** Verlust der funktionellen Ausrichtung des Gewebes
Schweregrade	• **Grad I (leichte Dysplasie):** Leichte Veränderung der Polarität und der basoapikalen Zellschichtung. Atypien reichen bis in das *untere Drittel* des metaplastischen Epithels. • **Grad II (mittelschwere Dysplasie):** Atypien reichen bis *in die Hälfte* des metaplastischen Epithels. • **Grad III (schwere Dysplasie):** Die Epithelschichtung ist weitgehend aufgehoben. Atypien reichen bis *in das obere Drittel* des metaplastischen Epithels. Fließender Übergang zum Carcinoma in situ. • **Carcinoma in situ:** Das Epithel zeigt die zellulären Merkmale eines Karzinoms, hat allerdings noch nicht die Basalmembran durchbrochen.

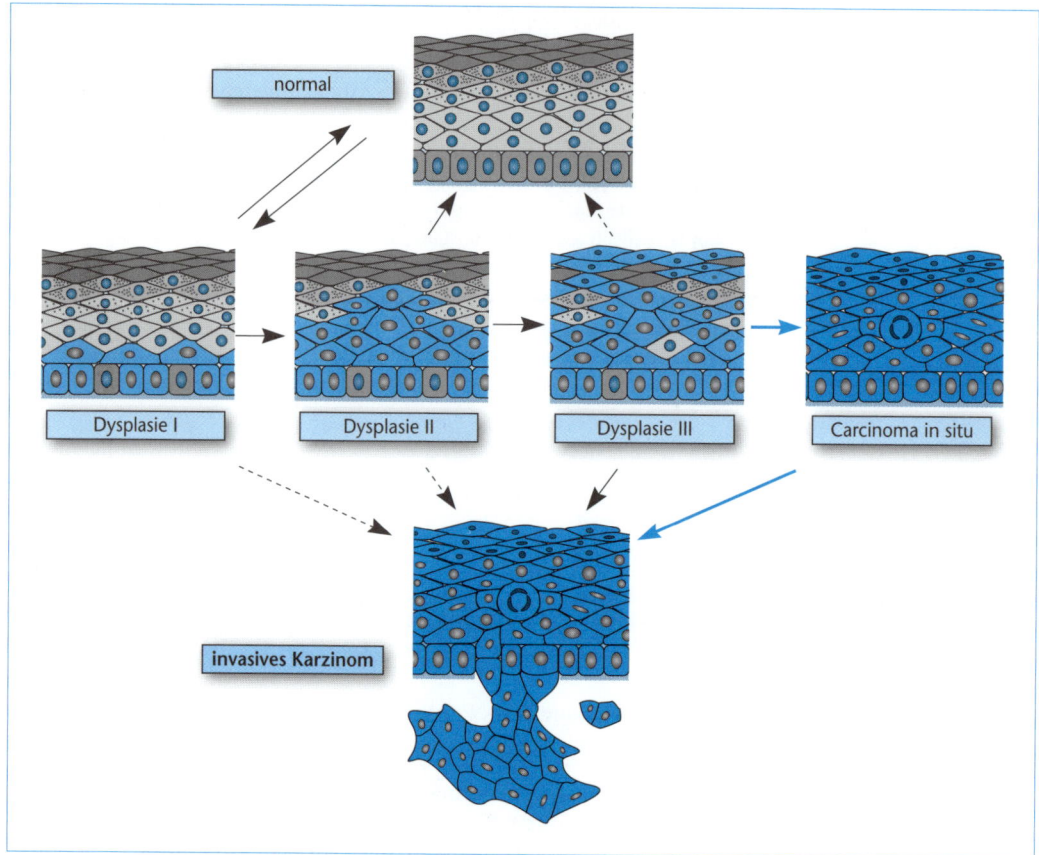

Abb. 7.3: Dysplasie-Karzinom-Sequenz: Die Dysplasie ist als Präkanzerose anzusehen. Mit zunehmender Schwere steigt das Risiko für den Übergang in ein invasives Karzinom [10]

7.4 Präkanzerosen

Definition: Präkanzerose · präkanzeröse Kondition · fakultative Präkanzerose · obligate Präkanzerose · Beispiele

Definition

- **Präkanzerose:** Histologisch definierte Gewebeschädigung, die mit einem erhöhten **Entartungsrisiko** verbunden ist.
- **Präkanzeröse Kondition:** Eine Erkrankung oder Veranlagung, die zu einer solchen Gewebeschädigung führen kann. Sie können *angeboren* (Xeroderma pigmentosum) oder *erworben* sein (Leukoplakie ↗ Kap. 19.10.2).

fakultative Präkanzerosen

geringes Entartungsrisiko, gehen erst nach längerer Zeit in einen malignen Tumor über

Beispiele:
- Colitis ulcerosa
- chronisch atrophische Gastritis

- solitäres Kolonadenom
- Neurofibromatose VON RECKLINGHAUSEN
- adenomatöse Hyperplasie des Endometriums
- Leberzirrhose
- Morbus PAGET des Knochens

obligate Präkan-
zerosen

hohes Entartungsrisiko, gehen nach relativ kurzer Zeit in einen malignen Tumor über

Beispiele:
- familiäre adenomatöse Polyposis (FAP) des Colons
- Carcinoma in situ der Mamma bzw. der Zervix
- Morbus BOWEN (↗ Kap. 19.10.2)
- Lentigo maligna (↗ Kap. 19.10.5)

8 Tumoren

8.1 Grundlagen

> **Definition:** Tumor · Neoplasie
> **Epidemiologie:** Inzidenz · Mortalität · Geschlechterunterschiede

Definition

- **Tumor im weitesten Sinne:** Jede umschriebene, abnorme Volumenzunahme eines Gewebes.
- **Tumor im engeren Sinne:** Neubildung (= **Neoplasie**) körpereigenen Gewebes aufgrund einer überschießenden Proliferation, die auf dem Verlust der Wachstumsregulation beruht (autonomes Wachstum).

Anmerkung: Der Begriff „carcinoma" (*lat.* cancer, *griech.* karkínos = Krebs) geht auf den griechischen Arzt HIPPOKRATES (um 460–370 v. Chr.) zurück, der die gestauten Brustvenen beim Brustkrebs als „krebsfußartige" Hautzeichnungen beschrieb.

Epidemiologie

- **Tumorinzidenz** (Zahl der Neuerkrankungen pro 100.000 Personen und Jahr) 1997 in der BRD: 557 bei Männern, 505 bei Frauen.
- **Tumormortalität** (Zahl der Sterbefälle pro 100.000 Personen und Jahr) 1997 in der BRD: 305 bei Männern, 258 bei Frauen
  → etwa ¼ der Bundesbürger sterben an Tumorerkrankungen (zweithäufigste Todesursache hinter kardiovaskulären Erkrankungen)
- Sowohl Inzidenz als auch Mortalität nehmen ab der 4. Lebensdekade zu und erreichen im höheren Lebensalter ihr Maximum.
- Die Inzidenzen einzelner Tumoren zeigen zum Teil erhebliche **geschlechtsgebundene Unterschiede**. Beachte auch die **Unterschiede zwischen Inzidenz und Mortalität** einzelner Karzinome, die auf die unterschiedlichen therapeutischen Möglichkeiten zurückzuführen sind:

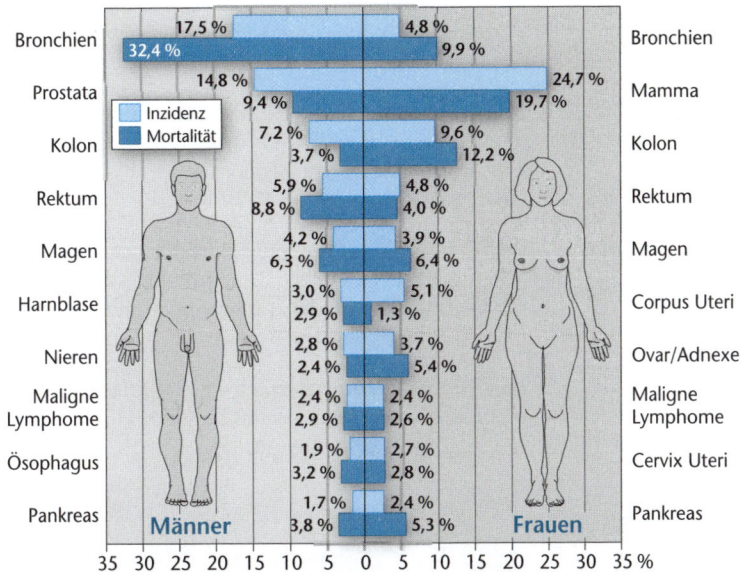

Bronchien	17,5 %		4,8 %		Bronchien
	32,4 %		9,9 %		
Prostata	14,8 %		24,7 %	Mamma
	9,4 %		19,7 %	
Kolon	7,2 %		9,6 %	Kolon
	3,7 %		12,2 %	
Rektum	5,9 %		4,8 %	Rektum
	8,8 %		4,0 %	
Magen	4,2 %		3,9 %	Magen
	6,3 %		6,4 %	
Harnblase	3,0 %		5,1 %	Corpus Uteri
	2,9 %		1,3 %	
Nieren	2,8 %		3,7 %	Ovar/Adnexe
	2,4 %		5,4 %	
Maligne Lymphome	2,4 %		2,4 %	Maligne Lymphome
	2,9 %		2,6 %	
Ösophagus	1,9 %		2,7 %	Cervix Uteri
	3,2 %		2,8 %	
Pankreas	1,7 %		2,4 %	Pankreas
	3,8 %		5,3 %	

Inzidenz · Mortalität

Männer — Frauen

35 30 25 20 15 10 5 0 5 10 15 20 25 30 35 %

Abb. 8.1: Relative Tumorinzidenz und -mortalität bei Mann und Frau (angegeben als Teil der Gesamtinzidenz bzw. -mortalität in Prozent) (Datenquelle: Saarländisches Krebsregister 1997)

8.2 Wachstumsverhalten

> **Einteilung:** Dignität · benigne · maligne
> **Unterscheidungskriterien:** Differenzierungsgrad · Wachstumsverhalten · Metastasierungsverhalten
> **Sonderformen:** semimaligne Tumoren · Borderline-Tumoren · Carcinoma in situ · Magenfrühkarzinom · Mikrokarzinom der Zervix

Einteilung

Je nach biologischer Wertigkeit (**Dignität**, *lat.* dignitas = Würde) und Wachstumsverhalten unterscheidet man gutartige (**benigne**) und bösartige (**maligne**) Tumoren, wobei es auch Grenzfälle gibt.

Unterscheidungs-kriterien

Die wichtigsten Unterscheidungskriterien sind:
• Differenzierungsgrad
• Wachstumsverhalten
• Metastasierungsverhalten
Tab. 8.1 gibt eine Übersicht über die verschiedenen Merkmale gutartiger und bösartiger Tumoren.

Sonderformen

Da eine genaue Beurteilung der Dignität nicht immer möglich ist, unterscheidet man weiterhin **Grenzfälle und Übergangsformen:**

semimaligne Tumoren

Sonderform, die zwar ein destruktives und lokal **invasives Wachstum** zeigt, jedoch **nicht metastasiert**. Beispiel: Basaliom der Haut

Borderline-Tumoren	Tumoren unklarer Dignität, bei denen zwar **Zell-** und **Gewebeatypien** vorliegen, allerdings **kein invasives Wachstum** nachgewiesen werden kann. Beispiel: einige Ovarialkarzinome
Carcinoma in situ	**Präinvasives Karzinom**, das alle histologischen Merkmale eines malignen Tumors zeigt, die Basalmambran allerdings noch nicht durchbrochen hat und deshalb noch **nicht metastasieren** kann. Nach einer gewissen Latenz erfolgt der Übergang in ein invasives Karzinom.
Magenfrühkarzinom	Bleibt zunächst auf die Mukosa und Submukosa beschränkt. Trotz geringer Ausbreitung hat es bereits die **Basalmembran durchbrochen** und kann deshalb auch schon in diesem Stadium **lymphogen metastasieren**. Bei früher Diagnosestellung ist die Prognose gut.
Mikrokarzinom	Das **Mikrokarzinom der Zervix** ist ein nur wenige Millimeter unter der Basalmembran hervorgewachsenes Karzinom im Portiobereich. Bei früher Diagnosestellung ist die Prognose gut.

	beniger Tumor	maligner Tumor
Differenzierung	• gut differenziert • Gewebestruktur ähnlich der des Ursprungsgewebes	• schlechte oder fehlende Differenzierung • atypische Gewebestruktur
Wachstumsform	expansiv, verdrängend	invasiv, destruktiv
Wachstumsrate	• langsames Wachstum • geringe Mitoserate	• schnelles Wachstum • erhöhte Mitoserate
Tumorgrenzen	• gut abgrenzbar • gekapselt • verschieblich gegenüber dem umliegenden Gewebe	• schlecht abgrenzbar • diffus • fixiert gegenüber dem umliegenden Gewebe
Zellkern	• monomorphe, euploide Kerne • normale Kern-Plasma-Relation	• polymorphe, polyploide Kerne • Kern-Plasma-Relation zugunsten des Kerns verschoben • viele, vergrößerte Nukleolen
makroskopischer Aspekt	homogene Schnittfläche	häufig regressive Veränderungen (Nekrosen, Blutungen, Verkalkungen, Narben) auf der Schnittfläche
Metastasierung	keine	häufig; die Wahrscheinlichkeit nimmt mit steigender Tumormasse und abnehmender Differenzierung zu

Tab. 8.1: Kriterien zur Unterscheidung benigner und maligner Tumoren

8.3 Karzinogenese (Tumorentstehung)

> **Definition:** Karzinogenese · Karzinogene · Promotoren · Kokarzinogene · Synkarzinogene
> **Risikofaktoren:** chemische/physikalische/virale Karzinogene · familiäre Disposition · Hormone
> **Stadien:** Initiation · Latenzzeit · Promotion · Progression
> **Zytogenetik:** Onkogene · Tumorsuppressorgene · DNA-Reparaturmechanismen
> **Tumormarker:** onkofetale Antigene · Hormone · Enzyme · Proteine · Intermediärfilamente

Die **Karzinogenese** (*Syn.* Kanzerogenese, Onkogenese) beschreibt die Entstehung von Tumoren, die über Jahre bis Jahrzehnte verlaufen kann. Die maligne Entartung (die sog. maligne Transformation) erfolgt u. a. unter dem Einfluss chemischer, physikalischer und viraler Noxen, den sog. Karzinogenen.

8.3.1 Risikofaktoren

Karzinogene

Definitionen

- **Karzinogene** (= Kanzerogene): krebserzeugende Noxen
- **Kokarzinogene** verstärken Karzinogene in ihrer Wirkung, ohne selbst karzinogen zu sein. Kokarzinogene, die die Transformation initiierter Zellen beschleunigen, bezeichnet man auch als **Promotoren.**
  Beispiele: Cholelithiasis/Harnblasenbilharziose als Promotor bei der Entstehung eines Gallenblasenkarzinoms/Harnblasenkarzinoms
- **Synkarzinogene:** mehrere karzinogene Noxen, die zusammen die Entstehung eines Karzinoms bewirken
- **Prokarzinogene:** kanzerogene Noxen, die erst nach metabolischer Umwandlung ihre karzinogene Wirkung entfalten können

chemische Karzinogene

Sie interagieren mit zellulären Bestandteilen (hauptsächlich mit DNA) und verursachen so zelluläre Funktions- und Wachstumsstörungen.

Stoff	Vorkommen	Krebs
aromatische Kohlenwasserstoffe (z. B. Benzpyren, Benzol)	Teer, Abgase, Tabakrauch	Hautkarzinom, Hodenkrebs, Leukämien
N-Nitrosoverbindungen (z. B. Nitrosamin)	Tabakrauch, Pökelsalz	Bronchialkarzinom
chlorierte Kohlenwasserstoffe (z. B. Vinylchlorid)	Lösungsmittel, Kunststoffe	Hämangiosarkom der Leber
aromatische Amine (z. B. Anilin, b-Naphthylamin)	Farbstoffe	Blasenkarzinom
Mykotoxine (z. B. Aflatoxin)	Schimmelpilze	Leberzellkarzinom
Metalle (z. B. Arsen, Nickel, Cadmium, Beryllium)	Legierungen, Farben, Batterien	Hauttumoren, Lungentumoren, Prostatatumoren
Mineralfasern (z. B. Asbest)	Isoliermaterial, Asbestzement	Bronchialkrebs, Mesotheliom

Tab. 8.2: Übersicht über einige wichtige chemische Karzinogene

physikalische Karzinogene	• **Ionisierende Strahlen** verursachen hauptsächlich **Leukämien**, aber auch **Schilddrüsenkarzinome** (nach Inkorporation radiaktiver Jodverbindungen) und **Angiosarkome** der Leber (z. B. Thorotrast® = thoriumhaltiges Kontrastmittel). • **Ultraviolette Strahlung** (v. a. UV-B) wirkt direkt mutagen durch Ausbildung von Thymin-Dimeren.
virale Karzinogene	Einige Viren können durch Integration ihres Genoms in das Zellgenom onkogen wirken. Wenn das Virus die Zelle nicht tötet und die Zelle teilungsfähig bleibt, kann das Virusgen als **v-Onkogen** wirken (↗ Kap. 8.3.3). Beispiele: Portiokarzinom (HPV 16, 18); Leukämie, Lymphom (HTLV-1); Burkitt-Lymphom, nasopharyngeale Karzinome (EBV), Leberzellkarzinom (HBV)

familiäre Disposition	• Die Entstehung von Tumoren kann auch genetisch bedingt sein (häufig mit **autosomal-dominantem Erbgang**). Meist sind erbliche **Mutationen** von Tumorsuppressorgenen oder Differenzierungsantigenen verantwortlich.
	• Solche Mutationen wirken prädisponierend für die Entstehung unterschiedlicher Tumorformen in verschiedenen Organen:
	  – **Hereditäres Brustkrebssyndrom (HBC):** Mutation im BRCA1-Gen → gehäuftes Auftreten mit einem **Ovarial-Karzinom**
	  – Lynch-**Syndrom** (hereditary non-polyposis colorectal carcinoma, HNPCC): autosomal-dominant vererbt, Mutation von DNA-Reparaturgenen → gehäuftes Auftreten von **Karzinomen** im **Kolon**, Gastrointestinaltrakt, Endometrium, hepatobiliären System und Urogenitaltrakt
	• Daneben gibt es auch familiäre Vorerkrankungen, die mit einem hohen Tumorentartungsrisiko einhergehen. Ein Beispiel ist die **familiäre adenomatöse Polyposis (FAP),** die als obligate präkanzeröse Läsion des Kolorektalkarzinoms anzusehen ist.
	• Bei genetisch bedingten (und erworbenen) **Immundefektsyndromen** mit unzureichender immunologischer Tumorüberwachung treten ebenfalls gehäuft bösartige Tumoren auf.
	
	Anmerkung: Die Rolle des Immunsystems bei der Tumorkontrolle wird bei der immunsuppressiven Therapie deutlich, bei der überdurchschnittlich häufig Tumoren des lymphopoetischen Systems auftreten.

hormonelle Einflüsse	• Lang anhaltende Einwirkung von Hormonen aufgrund von Störungen der hormonellen Regelkreise kann zur Entstehung autonomer Adenome führen.
	Pathogenese: Eine Dauerstimulation des endokrinen Gewebes führt zunächst zu einer kontrollierten Anpassungshyperplasie, aus der sich bei anhaltender Stimulation **hyperplasiogene Tumoren** entwickeln.
	Beispiel: Nebenschilddrüsenadenom bei gestörtem Kalziumstoffwechsel im Rahmen einer chronischen Niereninsuffizienz
	• **Geschlechtshormone** spielen z. T. eine wichtige Rolle bei der Entstehung bzw. beim Wachstum verschiedener Tumoren:
	  – **Östrogen** übt eine wachstumsfördernde Wirkung auf **Mamma**- und **Uteruskarzinome** aus. Therapeutisch kommen Östrogenrezeptorantagonisten und Gestagene (z. B. Tamoxifen) zum Einsatz.
	  – **Androgene:** Das Wachstum von **Prostatakarzinomen** ist androgenabhängig und lässt sich durch Antiandrogene, Östrogene und Kastration behandeln.

weiter prädisponierende Faktoren	• **steigendes Lebensalter** (für nahezu jeden Tumor lässt sich ein Altersgipfel angeben, in dem er bevorzugt auftritt)

- **fettreiche, ballaststoffarme Nahrung** (z.B. bei Karzinomen des Kolons und Rektums, wahrscheinlich aufgrund einer längeren Verweildauer schädlicher Substanzen im Dickdarm)
- **Alkohol-** und **Nikotinabusus**

8.3.2 Stadien der Karzinogenese

Die maligne Transformation von Tumorzellen verläuft in vier Stadien (**Mehrstufenhypothese**):

- **Initiation:** Genomschädigung durch ein Karzinogen, die zwar durch Reparaturenzyme behoben werden kann, allerdings nur, solange sie nicht auf Tochterzellen übertragen wird.
- **Latenzzeit:** Intervall zwischen der Ersteinwirkung der karzinogenen Noxe und der klinischen Manifestation des Tumors.
- **Promotion** (*lat.* promotus = befördern): Etablierung des Genomschadens durch Proliferation initiierter Zellen und konsekutive Übertragung des Genschadens auf Tochterzellen.
- **Progression:** Weitere Proliferation des entarteten Zellklons zu einem makroskopisch fassbaren Tumorknoten (klonale Expansion).

8.3.3 Tumorzytogenetik

Dem unkontrollierten Wachstum von Tumorzellen liegen Mutationen von Genen zugrunde, die die physiologische Proliferation und Differenzierung von Körperzellen regulieren. Eine entscheidende Rolle kommt dabei den Onkogenen und Tumorsuppressorgenen sowie defekten DNA-Reparaturmechanismen zu.

Protoonkogene

Physiologische Regulatoren der Zellproliferation und -differenzierung. Sie kodieren für so unterschiedliche Proteine wie Wachstumsfaktoren und deren Rezeptoren, Proteine der intrazellulären Signaltransduktion (z.B. G-Proteine, Tyrosinkinasen) und Transkriptionsfaktoren.

c-Onkogene

Aus Protoonkogenen entstehen unter dem Einfluss von Karzinogenen krebserzeugende Gene, sog. **zelluläre Onkogene** (c-Onkogene), die durch ihre Genprodukte (Onkoproteine) unkontrolliertes Wachstum auslösen.

c-Onkogene können aktiviert werden durch:

- **Punktmutation:** Mutationen in Genen der **ras-Familie** (kodieren für GTP-bindende Proteine) wurden bei Karzinomen des Pankreas, der Lunge, der Schilddrüse und des Kolons nachgewiesen.
- **Chromosomale Translokation:** Verlagerung eines Protoonkogens auf ein anderes Chromosom kann zur Folge haben:
  - Überexpression von strukturell nicht veränderten Genprodukten, z.B. BURKITT-Lymphom bei Translokation 8, 14
  - Bildung von Onkoproteinen, z.B. chronisch-myeloische Leukämie bei Translokation 9, 22 = **Philadelphia-Chromosom**
- **Gen-Amplifikation:** Überexpression durch eine selektive Vervielfachung des Protoonkogens (z.B. des c-neu-Gens beim Mammakarzinom).

v-Onkogene

Virale Onkogene (v-Onkogene) sind retrovirale Gensequenzen, die nach Transkription und Integration in das Wirtsgenom onkogene Potenz besitzen.

Tumorsuppressorgene

Zelluläre Gene, deren Genprodukte **wachstumsinhibierend** wirken und somit ein Gegengewicht zu den proliferationsfördernden Protoonkogenen darstellen.

Veränderungen oder Verlust beider Allele des Gens führen zu einem deregulierten Zellwachstum.

- Das **Retinoblastomgen** (Rb1-Gen) liegt auf dem langen Arm des Chromosoms 13 und kodiert für ein Protein, das den Zellzyklus kontrolliert. Durch Mutation beider Allele des Rb1-Gens entsteht das Retinoblastom.
- **p53-Gen:** Sein Genprodukt, der nukleäre Transkriptionsfaktor p53, spielt eine wichtige Rolle bei der Behebung von Zellschäden:
  - Arretierung des Zellzyklus in der G_1-Phase bei Zellschäden
  - Aktivierung von DNA-Reparaturmechanismen
  - Einleitung des programmierten Zelltodes (Apoptose) bei nicht zu behebenden DNA-Schäden

  → Mutationen des p53-Gens, die mit einem Funktionsverlust des Gens einhergehen, wurden bei zahlreichen Tumoren gefunden, u. a. bei Mamma-, Bronchial- und Kolonkarzinomen sowie Osteosarkomen.
- **WILMS-Tumor-Gen** (WT1, 11p13): Entstehung von Nierentumoren bei Kindern (Nephroblastom, WILMS-Tumor)
- **Breast-Cancer-1-Gen** (BRCA1, 17q21): Entstehung von Karzinomen der Brust, der Ovarien und der Prostata

! **Merke:**
- **Onkogene:** Regulation der Zellproliferation und -differenzierung
- **Tumorsuppressorgene:** Hemmung der Zellproliferation und -differenzierung

→ Krebsentstehung durch Aktivierung von Onkogenen und/oder Inaktivierung von Tumorsuppressorgenen

DNA-Reparaturmechanismen

Während der Zellteilung kommt es unter dem Einfluss chemischer oder physikalischer Noxen häufig zu Basenfehlpaarungen, die in der Regel durch zelluläre Reparaturmechanismen korrigiert werden. Mutationen in Genabschnitten, die für die Reparaturenzyme kodieren, prädisponieren für die Entstehung maligner Tumoren:

- **Xeroderma pigmentosum:** Prädisposition für Hautkarzinome durch einen autosomal-rezessiv vererbten Defekt eines Reparaturenzyms. Die Folge ist eine Anhäufung UV-induzierter DNS-Schäden (Ausbildung von Thymindimeren) in Hautzellen und ein deutlich erhöhtes Risiko für die Entstehung von Hauttumoren (z. B. Basaliom, Melanom).
- **LYNCH-Syndrom (HNPCC):** autosomal-dominante Erbkrankheit mit gehäuftem Auftreten kolorektaler Karzinome aufgrund von Mutationen verschiedener Reparaturgene

8.3.4 Tumorrückbildung und Rezidive

Regression

Spontane oder unter Therapie erfolgende **Rückbildung** eines Tumors.
- Im Tumorzentrum zeigen sich regressive Veränderungen wie **Nekrosen**, **Blutungen**, **Verkalkungen** und **Narben**, die das Tumorgewebe nabelförmig einziehen (**Krebsnabel**).
- Diese Veränderungen treten häufig bei **malignen** Tumoren auf, da der Ausbau des Gefäßnetzes mit dem Tumorwachstum nicht mehr Schritt halten kann und das neoplastische Gewebe unterversorgt ist.

Remission	Tumorrückbildung
	• **komplette Remission:** Rückgang des Tumorgewebes unter Therapie, bis es mit den üblichen diagnostischen Methoden nicht mehr nachweisbar ist
	• **partielle Remission:** Besserung der klinischen Befunde ohne vollständigen Rückgang
Rezidiv	Wiederauftreten des gleichen Tumors an gleicher Stelle nach dessen scheinbar erfolgreicher Behandlung

8.3.5 Tumormarker

Tumormarker sind Stoffe, die von Tumorzellen stammen und deren Konzentrationsbestimmung im Serum (humorale Tumormarker) oder im Gewebe (zelluläre Tumormarker) wichtige Informationen über das Vorliegen, den Verlauf und/oder die Prognose eines Tumors liefern kann.

> Die klinische Bedeutung der Tumormarker liegt eher in der postoperativen **Verlaufsbeurteilung** und der **Rezidivkontrolle**. Zur Tumorerkennung in Screening-Untersuchungen sind sie nicht geeignet.

Tumormarker	Tumor
onkofetale Antigene • α-Fetoprotein (AFP) • karzinoembryonales Antigen (CEA)	 • Leberzellkarzinom, Keimzellkarzinome • Kolon-, Lungen-, Pankreaskarzinom
Hormone • Kalzitonin • Katecholamine • humanes Choriongonadotropin (β-HCG)	 • medulläres Schilddrüsenkarzinom • Phäochromozytom • Hodentumoren, Blasenmole
Enzyme • saure Phosphatase • neuronenspezifische Enolase (NSE)	 • Prostatakarzinom • kleinzelliges Lungenkarzinom
sonstige spezifische Proteine • CA 19-9 • CA125 • PSA • Thyreoglobulin	 • Kolon-, Pankreaskarzinom • Ovarialkarzinome • Prostatakarzinom • Schilddrüsenkarzinom
Intermediärfilamente • Vimentin • Desmin • Zytokeratin • Neurofilamente	 • Sarkome • Tumoren des Muskelgewebes • Karzinome • neurale Tumoren

Tab. 8.3:   Auswahl wichtiger Tumormarker

8.4 Metastasierung

> **Definition**
> **Metastasierungswege:** hämatogen · lymphogen · kavitär · kanalikulär
> **Pathogenese:** Invasion · Intravasation · Disseminierung · Extravasation · Implantation

Definition

Hierbei handelt es sich um die Verschleppung maligne entarteter Zellen eines Primärtumors in andere Organe mit Ausbildung von Tochtergeschwülsten (**Metastasen**). Sie gelten als ein sicheres Malignitätkriterium von Tumoren.

Metastasierungswege

Die Tumorzellen können sich dabei auf folgenden Wegen ausbreiten:

hämatogene Metastasierung

Tumorausbreitung über die **Blutbahn**
- In Abhängigkeit von der Lokalisation des Primärtumors lassen sich 4 Grundtypen der hämatogenen Metastasierung unterscheiden (↗ Abb. 8.2).
- **Knochenmetastasen** treten bevorzugt bei Mamma-, Bronchial-, Schilddrüsen- und Nierenzellkarzinom sowie Prostatakarzinom (auch als Metastasierung vom **vertebral-venösen Typ** bezeichnet) auf.
- **Sarkome**, aber auch das follikuläre Schilddrüsenkarzinom und das Nierenzellkarzinom metastasieren bevorzugt hämatogen.

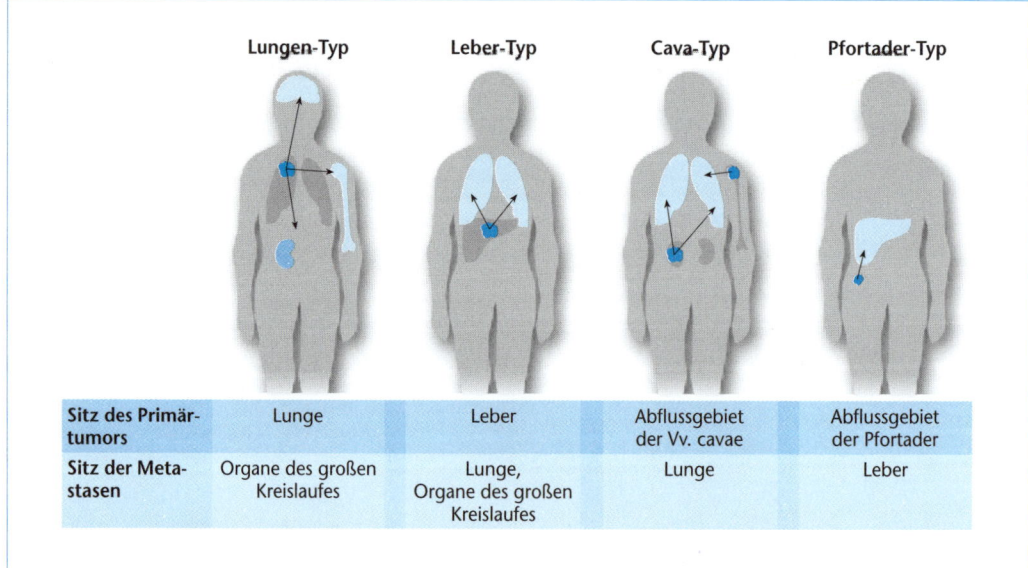

	Lungen-Typ	Leber-Typ	Cava-Typ	Pfortader-Typ
Sitz des Primärtumors	Lunge	Leber	Abflussgebiet der Vv. cavae	Abflussgebiet der Pfortader
Sitz der Metastasen	Organe des großen Kreislaufes	Lunge, Organe des großen Kreislaufes	Lunge	Leber

Abb. 8.2: Hämatogene Metastasierungswege [6]

lymphogene Metastasierung

Tumorausbreitung über die **Lymphbahnen:**
- **Lymphknotenmetastasen:** Absiedelung der Tumorzellen meist in die nächstgelegenen Lymphknoten, aber auch über größere Lymphgefäße in entfernte Lymphknoten (Fernmetastasen). Bevorzugt Absiedelung im **Randsinusbereich** der Lymphknoten, da die Lymphe zunächst diesen Bereich durchströmt.

- Seltener proliferieren die Tumorzellen bereits in den Lymphgefäßen, wachsen an ihnen entlang und verstopfen sie (**Lymphangiosis carcinomatosa bzw. sarkomatosa**). (☞ Foto 7)
- **Karzinome** metastasieren bevorzugt lymphogen. Ausnahmen: follikuläres Schilddrüsenkarzinom, Nierenzellkarzinom (↗ hämatogene Metastasierung).

kavitäre Metastasierung

Einbruch von Tumorzellen in **Körperhöhlen** (Pleura-, Peritonealhöhle, Liquorraum, Sehnenscheiden):
- **Implantationsmetastasen:** Verschleppung der Tumorzellen in die entsprechende Höhle, z. B. KRUKENBERG-**Tumor** als Ovarialmetastasierung eines Siegelringzell-Karzinoms des Magens
- **Karzinose:** Durchsetzung der Höhle mit multiplen Metastasen, meist mit hämorrhagischem Erguss, z. B. maligner Aszites bei **Peritonealkarzinose** (nicht selten Erstsymptom eines Ovarial- oder Mammakarzinoms)
- **Abtropfmetastasen:** z. B. liquogene Metastasierung eines Hirntumors in den Spinalkanal

kanalikuläre Metastasierung

Absiedelung von Tumorzellen innerhalb eines **epithelial ausgekleideten Kanalsystems** (selten), z. B. Ausbreitung eines Mammakarzinoms in den Milchgängen

Impfmetastasen

Verschleppung von Tumorzellen entlang eines **Stichkanals** oder einer **Wunde**, z. B. bei diagnostischer Punktion einer Zyste

Pathogenese

- Die Metastasierung verläuft in folgenden Schritten (**metastatische Kasakade** ↗ Abbildung 8.3):
  - **Invasion:** Loslösen einiger entarteter Zellen aus dem Zellverband des Primärtumors und aktive Bewegung
  - **Intravasation:** Eindringen in Blut-/Lymphgefäße
  - **Disseminierung:** Verschleppung der Tumorzellen mit dem Blut-/Lymphstrom
  - **Extravasation:** Adhäsion und Reinvasion
  - **Implantation:** Einwandern der Tumorzellen in das Sekundärgewebe
- Voraussetzung für die Proliferation der metastasierten Tumorzellen im Sekundärgewebe ist eine **ausreichende Vaskularisierung.** Unter dem Einfluss spezifischer Angiogenesefaktoren kommt es zur Ausbildung neuer Kapillaren (Angioneogenese).
- Metastasen bevorzugen bestimmte Zielorgane, die nicht alleine auf hämatogene Metastasierungswege zurückzuführen sind. Hier spielt auch die Interaktion von **Oberflächenrezeptoren** der Tumorzellen mit **Adhäsionsionsmolekülen** der für das Zielorgan spezifischen Organendothelien eine Rolle.
- Metastasen siedeln sich extrem selten in Herz, Milz und Skelettmuskulatur ab.

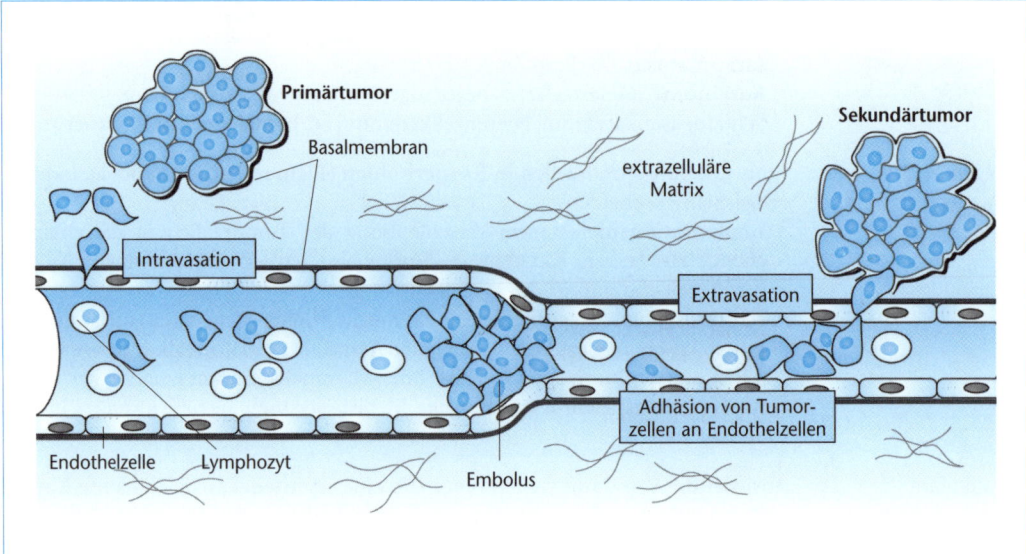

Abb. 8.3:   Metastasierungskaskade [10]

8.5   Tumorklassifikation

> **Typing:** epithelial · mesenchymal · dysontogenetisch · Keimzelltumoren
> **Staging:** cTNM · pTNM
> **Grading:** G1–4

8.5.1   Histogenetische Tumorklassifikation („Typing")

Histogenetisch, d.h. nach ihrer histologischen Herkunft, lassen sich Tumoren in folgende Hauptgruppen unterteilen:
- **epitheliale** Tumoren
- **mesenchymale** Tumoren (einschließlich der Tumoren des lymphatischen Systems als Sonderform mesenchymaler Tumoren)
- **dysontogenetische** Tumoren
- Keimzelltumoren

Ausgangsgewebe	benigne	maligne
Mesenchymale Tumoren		
Fettgewebe	Lipom	Liposarkom
Bindegewebe	Fibrom	Fibrosarkom
Knorpelgewebe	Chondrom	Chondrosarkom
Knochengewebe	Osteom	Osteosarkom
Gefäße	(Lymph-)Angiom	(Lymph-)Angiosarkom
glatte Muskulatur	Leiomyom	Leiomyosarkom
quer gestreifte Muskulatur	Rhabdomyom	Rhabdomyosarkom
hämatopoetische Zellen		myeloische Leukämie
lymphopoetische Zellen		lymphatische Leukämie
		malignes Lymphom
Epitheliale Tumoren	Papillome	Plattenepithelkarzinom
	Adenome	Adenokarzinom
		Übergangsepithelkarzinom
		Undifferenziertes Karzinom
		Karzinosarkome
Dysontogenetische Tumoren	reifes Teratom	unreifes Teratom
	Hamartom	Embryonale Tumoren
Keimzelltumoren	reifes Teratom	unreifes Teratom
Keimzellen des Ovars bzw. des		Seminom
Hodens		Dysgerminom
		Chorionkarzinom

Tab. 8.4:   Histogenetische Tumorklassifikation

epitheliale Tumoren   Sie gehen vom Platten-, Schleimhaut- und Drüsenepithel sowie vom Urothel aus.

! **Merke:** Die gutartigen Formen enden auf **„-om"**, die bösartigen Formen auf **„-karzinom"**, wobei es auch Ausnahmen gibt, z. B. das bösartige Melanom.

Sie können vorwiegend unter (**endophytisch**) oder über die Oberfläche hinaus (**exophytisch**) wachsen oder bilden Hohlräume aus (**zystisches Wachstum**).

benigne epitheliale Tumoren

- **Papillome** gehen von Plattenepithelien der Haut und Schleimhaut sowie vom Urothel aus. Sie sitzen der Oberfläche breitbasig auf und besitzen blumenkohlartige Ausstülpungen.
- **Adenome** entstehen in Drüsenepithel, Organparenchym und der Magen-Darm-Schleimhaut. Histologisch erinnern sie an das Drüsengewebe, aus dem sie hervorgegangen sind. Je nach Wachstumsmuster unterscheidet man folgende Adenomformen:
  - solide Adenome
  - adenomatöser Polyp
  - villöses Adenom
  - Zystadenom
  - Fibroadenom

maligne epitheliale Tumoren	werden je nach Ursprungsgewebe folgendermaßen unterteilt:

- **Plattenepithelkarzinome:** bösartige Tumoren mit plattenepithelialer Differenzierung, wobei verhornende hochdifferenzierte und nichtverhornende, weniger differenzierte Formen mit entsprechend schlechterer Prognose vorkommen
- **Adenokarzinome:** entstammen den Geweben endokriner und exokriner Drüsen und zeigen je nach Differenzierungsgrad ein mehr oder weniger drüsenähnliches Wachstumsmuster
- **Übergangsepithelkarzinome** (Transitionalzellkarzinome): leiten sich vom Übergangsepithel (Urothel) der ableitenden Harnwege ab
- **Undifferenzierte Karzinome** können aufgrund ihrer hochgradigen Entdifferenzierung nicht mehr ihrem Ursprungsgewebe zugeordnet werden. Sie lassen sich lediglich durch den immunhistochemischen Nachweis von Zytokeratin als Karzinome identifizieren.
  Gelegentlich werden nach dem Stroma-Parenchym-Verhältnis weiterhin 3 Typen unterschieden:
  - **Carcinoma simplex:** Das Mengenverhältnis von Stroma zu Parenchym ist ausgeglichen.
  - **Carcinoma medullare** (*lat.* medulla = Mark): Die Parenchymkomponente überwiegt, der Tumor ist von weicher Konsistenz.
  - **Carcinoma scirrhosum** (*griech.* skirrhos = hart): Die Stromakomponente überwiegt, der Tumor ist von harter Konsistenz.
- **Karzinosarkome:** setzen sich aus einer mesenchymalen und epithelialen Komponente zusammen. Typischerweise handelt es sich um Tumoren des Endometriums. Sie sind insgesamt selten.

mesenchymale Tumoren	

- Tumoren mesenchymalen Ursprungs, die im Binde- und Stützgewebe sowie in der glatten und quer gestreiften Muskulatur vorkommen.
- Auch Tumoren des hämato- und lymphopoetischen Systems und der Endothelien zählen dazu.
  Leukämien ↗ Kap. 31.2.1; Lymphome ↗ Kap. 32.2.

benigne mesenchymale Tumoren	

- **langsam wachsende** Tumoren, meist **gut begrenzt** und z. T. sehr **groß**
- Endung auf „**-om**", das Präfix kennzeichnet das entsprechende Ursprungsgewebe, z. B. Lipom = gutartiger mesenchymaler Tumor des Fettgewebes

maligne mesenchymale Tumoren	

- **Sarkome,** seltene Tumoren (1 % aller Malignome), z. B. Liposarkom = bösartiger mesenchymaler Tumor des Fettgewebes
- **Sie besitzen ein fleischiges Aussehen** auf der Schittfläche (*griech.* sarx = Fleisch) und setzen häufig **Satellitenmetastasen** in der Umgebung des Primärtumors.

dysontogenetische Tumoren	Tumoren, die aus Störungen der embryonalen und fetalen Entwicklung hervorgehen.

Teratome	Sie stammen von **omnipotenten Keimzellen** ab und können sich in die Gewebe aller drei Keimblätter differenzieren.

Vorkommen: v. a. in den Gonaden, aber auch in extragonadalen Geweben
- **Reifes Teratom** (Teratoma adultum): besteht aus voll ausdifferenzierten Geweben (Muskel, Knorpel, Zähne, Haare usw.).
  Beispiel: **Dermoidzyste:** Zystisches Teratom, das von Epidermis ausgekleidet ist und reichlich Haare und Talg sowie Zähne, Knorpel-, Knochen- und Nervengewebe enthält. Lokalisation im Ovar und im Bereich der Haut.

- **Unreifes Teratom** (Teratoma embryonale): besteht aus nicht voll ausdifferenziertem Gewebe

! **Grundsätzlich lässt sich sagen:** Je unreifer das Teratom, desto größer ist die Tendenz zur malignen Entartung. Maligne Teratome metastasieren v.a. lymphogen.

embryonale Tumoren
- Sie sind bereits bei Geburt angelegt und gehen aus noch nicht differenzierten Organanlagen hervor.
- Sie enthalten oft sowohl mesenchymale als auch epitheliale Komponenten.
- Beispiele: Retinoblastom, Nephroblastom (WILMS-Tumor), Neuroblastom, Medulloblastom

Hamartom
- **Umschriebene, tumorartige Fehlbildungen**, die während der embryonalen Entwicklung entstehen
- Sie zeigen im Gegensatz zu den embryonalen Tumoren allerdings keine Wachstumsautonomie. Eine maligne Entartung (**Hamartoblastom**) ist selten.
- Aufgrund einer atypischen Differenzierung des ortsständigen Keimmaterials kommt es zu einer fehlerhaften Gewebezusammensetzung (**Hamartie**).

Keimzelltumoren
- Keimzelltumoren (= germinale Tumoren): alle Tumoren, die von den Keimzellen des Hodens (**Hodentumoren**) und des Ovars (**Ovarialkarzinome**) ausgehen.
- Beispiele: reife/unreife Teratome, Seminome, Dysgerminome und Chorionkarzinome

8.5.2 Tumorstadieneinteilung („Staging")

Die Tumorausbreitung liefert dem Kliniker wichtige therapeutische Entscheidungsgrundlagen und erlaubt prognostische Aussagen über den weiteren Verlauf der Krankheit. Sie wird nach dem **TNM-System** der UICC (**U**nion **I**nternational **C**ontre le **C**ancer) in verschiedene Stadien eingeteilt:
- **T** 0–4: lokale Ausbreitung des Primärtumors.
- **N** 0–4: Befall regionärer Lymphknoten.
- **M** 0/1: Vorliegen hämatogener Fernmetastasen.

Der Befund kann nach klinischen Kriterien (**cTNM**) oder nach histopathologischen Kriterien am Operationspräparat durch den Pathologen gestellt werden (**pTNM**). Darüber hinaus wird angegeben, ob ein Residualtumor vorliegt oder nicht (**Rx–R2**).

pT – Primärtumor

pTis	Carcinoma in situ
pT0	keine Anzeichen für einen Primärtumor
pT1–4	Vorliegen eines Primärtumors (mit zunehmender Ausdehnung)
pTx	die Ausdehnung des Primärtumors kann histopathologisch nicht bestimmt werden

pN – regionäre Lymphknoten

pN0	keine Anzeichen für den Befall regionärer Lymphknoten
pN1–3	zunehmender Befall regionärer Lymphknoten
pN4	Befall juxtaregionärer Lymphknoten
pNx	ein Lymphknotenbefall kann nicht bestimmt werden

pM – Fernmetastasen

pM0	keine Anzeichen für Fernmetastasen
pM1	Vorliegen von Fernmetastasen
pMx	das Vorliegen von Fernmetastasen kann nicht bestimmt werden

Residualtumor

R0	keine Anzeichen für einen Residualtumor
R1	mikroskopischer Nachweis eines Residualtumors
R2	makroskopischer Nachweis eines Residualtumors
Rx	das Vorliegen eines Residualtumors kann nicht bestimmt werden

Tab. 8.5:   pTNM-Klassifikation

8.5.3   Tumorgraduierung („Grading")

Nach histologischen Kriterien werden Tumoren in **Differenzierungsgrade** eingeteilt, die mit der Prognose korrelieren. Die Einteilung reicht von **hochdifferen-
zierten (G1)** bis hin zu **undifferenzierten, anaplastischen** Tumoren (**G4**).

8.6   Tumorkomplikationen

Einteilung: lokal · systemisch
Paraneoplasien: endokrin · neuromuskulär · kutan

Einteilung

lokale Komplikationen   Durch verdrängendes und infiltrierendes Wachstum kann der Tumor Komplika-
tionen in seiner unmittelbaren Umgebung verursachen:
- **Stenosierung:** expansiv verdrängendes Wachstum → Lumeneinengung von
  Hohlorganen → prästenotische Dilatation der Gangsysteme, Rückstau von Se-
  kreten und Infektionen
- **Durchblutungsstörungen:** Verlegung des Gefäßlumens durch verdrängendes
  Wachstum → venöse Abflussstörungen, Thrombosen und Embolien. Throm-
  bosenbildung auch durch Bildung gerinnungsfördernder Substanzen.
- **Gewebenekrosen:** Durchblutungsstörungen (Gefäßkompression, Thrombose,
  Stieldrehung bei polypösen Tumoren) → Nekrosen → Perforation und Fistelbildung. In Hohlorganen kommt es häufig durch Gefäßarrosionen zu Blutungen.
- destruktives Wachstum → Untergang von Organparenchym → **Funktionsstörungen**

systemische   Im späteren Verlauf greifen die Tumorkomplikationen auf den gesamten Orga-
Komplikationen   nismus über.
- **Tumorkachexie:** allgemeiner Kräfteverfall und zunehmende Auszehrung
  durch:
  – katabole Stoffwechsellage durch Stoffwechselprodukte des Tumors
  – behinderte Nahrungsaufnahme durch lokale Kompression
  – Appetitlosigkeit

- **Tumoranämie:** durch Blutverluste (Gefäßarrosionen) und Verdrängung des blutbildenden Knochenmarks (durch Metastasen) → charakteristische **aschfahle Hautfarbe**
- Tumorfieber

paraneoplastische Syndrome

Viele Tumoren verursachen Funktionsstörungen und Krankheitszustände, die weder auf das lokale noch auf das metastatische Tumorwachstum zurückzuführen sind. Nach Tumorentfernung können sie sich wieder vollständig zurückbilden.

Syndrom	häufigste Primärtumoren
endokrine paraneoplastische Syndrome	
Cushing-Syndrom (ACTH)	Bronchial-, Pankreaskarzinom
Karzinoid-Syndrom (Serotonin)	Bronchial-, Pankreas-, Magenkarzinom
Hyponatriämie (ADH)	Bronchialkarzinom
Hyperkalzämie (Parathormon)	Bronchial-, Nieren-, Mammakarzinom
Hypoglykämie (Insulin)	Leberzell-, NNR-Karzinom, Fibrosarkom
Polyzythämie (Erythropoetin)	Leberzell-, Nierenkarzinom, zerebrales Hämangiom
neuromuskuläre Paraneoplasien	
LAMBERT-EATON-Syndrom (Myasthenie)	Bronchialkarzinom
Myasthenia gravis	Thymom
Polyneuropathie	Bronchialkarzinom
Dermatomyositis	Bronchial-, Magenkarzinom
amyotrophische Lateralsklerose (ALS)	Bronchial-, Mammakarzinom
hämatologische Paraneoplasien	
Venenthrombosen	Pankreas-, Bronchialkarzinom
aplastische Anämie	Thymom
kutane Paraneoplasien	
Akanthosis nigricans maligna	Adenokarzinom des Magens
Erythem gyratum repens	Karzinome

Tab. 8.6: Übersicht über die wichtigsten paraneoplastischen Syndrome

9 Grundlagen zur Pathologie des Kreislaufs

9.1 Arteriosklerose

> **Definition:** Arteriosklerose · Atherosklerose
> **Risikofaktoren:** Hyperlipidämie · Hypertonie · Diabetes mellitus · Nikotinabusus · Adipositas
> **Pathogenese:** Endothelläsion · Lipideinstrom · Schaumzellbildung · fatty streaks · fibröser Plaque · atheromatöser Plaque · Plaqueruptur
> **Lokalisation:** zentraler Typ · peripherer Typ

Definition

- **Arteriosklerose:** umgangssprachlich „Arterienverkalkung", chronisch fortschreitende, degenerative Erkrankung der großen und mittelgroßen Arterien, die mit Verhärtung und Elastizitätsverlust der Gefäßwand sowie mit Verengung des Gefäßlumens einhergeht
- **Atherosklerose** im engeren Sinne: die der Arteriosklerose zugrunde liegende umschriebene Lipideinlagerung in die Gefäßwand (Atherombildung)

Anmerkung: Im deutschen Sprachraum werden beide Begriffe oft synonym gebraucht.

Risikofaktoren

Neben dem **Lebensalter** und **genetischen Faktoren** konnten eine Reihe von Risikofaktoren identifiziert werden, die die Entstehung der Arteriosklerose begünstigen. Nach dem Ausmaß der Korrelation unterscheidet man Risikofaktoren 1. und 2. Ordnung:

- **Risikofaktoren 1. Ordnung:**
  - Hypercholesterinämie (LDL wirkt atherogen, HDL gefäßprotektiv)
  - arterielle Hypertonie (mechanische Endothelschädigung)
  - Diabetes mellitus (insbesondere Typ I)
  - Nikotinabusus
- **Risikofaktoren 2. Ordnung:**
  - Adipositas
  - Gicht
  - Bewegungsmangel, Stress
  - Hyperlipoproteinämie Typ IIa nach FREDRICKSON (genetisch bedingter LDL-Rezeptormangel)

Studien deuten auf einen kausalen Zusammenhang zwischen der Arteriosklerose und einer **Chlamydia-pneumoniae-Infektion** hin.

Pathogenese/ Morphologie

- **Endotheliale Läsion** (neuerdings geht man davon aus, dass bereits eine **endotheliale Dysfunktion** für die Entstehung der Arteriosklerose ausreicht) → **Einstrom von Lipiden** in die **Intima**, die von eingewanderten Makrophagen phagozytiert und in zytoplasmatischen Vakuolen gespeichert werden
- Diese fettbeladenen Makrophagen bezeichnet man als **Schaumzellen,** die sich subintimal in Streifen ablagern (**„fatty streaks"**).
- Von Makrophagen sezernierte Wachstumsfaktoren → Proliferation von Bindegewebe und Myozyten → Entstehung **fibröser Plaques**

- Fortschreitende Schaumzellansammlung → Ausfällung von **Cholesterinkristallen** → **Kalksalzeinlagerungen** → Entstehung **atheromatöser Plaques**
- **Ruptur** dieser atheromatösen Plaques → Freilegung subintimaler Strukturen, die die Thrombusbildung fördern

Lokalisation
- **Zentraler Typ:** Befall der Aorta, v.a. der Bauchaorta distal der Abgänge der Nierenarterien
- **Peripherer Typ:** Befall einzelner Organe (Herz, Gehirn, Nieren) oder der Extremitäten

Komplikationen
Einengung des Gefäßlumens bei fortschreitender Erkrankung → Thrombosen, Embolien, Aneurysmen, Myokardischämie

Sonderform
MÖNCKEBERG-**Mediasklerose:** ätiologisch unklare Verkalkung der **Media** mit Ausbildung typischer Kalkspangen, die den Arterien einen gänsegurgelartigen Aspekt („Gänsegurgelarterien") verleihen

9.2 Arteriolosklerose

Definition
Hyalineinlagerung in die **Intima von Arteriolen**.

Ätiologie
arterieller Hypertonus, schlecht eingestellter Diabetes mellitus, erhöhtes Lebensalter

Pathogenese
- Ablagerung hyaliner Substanzen in die Intima (später auch in die Media), vermutlich aufgrund einer endothelialen Dysfunktion
- Lumeneinengung → fleckförmige Nekrosen in den **Nieren** und Mikroaneurysmen im **Gehirn**

9.3 Aneurysmen

Definition
Ätiologie: erworben · angeboren
Einteilung: fusiforme · sacciforme · verum · dissecans · spurium
Klinik: Druck · Dyspnoe · schneidender Schmerz
Komplikationen: Ruptur · Embolie · Fisteln · Thrombose

Definition
Umschriebene Aussackung der Arterienwand aufgrund einer angeborenen oder erworbenen Wandschwäche.

Ätiologie
- **erworbene Wandschwäche:**
  - Atherosklerose (häufigste Form)
  - (idiopathische) zystische Medianekrose ERDHEIM-GSELL
  - Entzündlich: mykotisches (= bakterielles) Aneurysma, Lues
  - Trauma (z.B. Dezelerationstrauma)
- **angeborene Wandschwäche:**
  - EHLERS-DANLOS-Syndrom
  - MARFAN-Syndrom

Einteilung

nach der Form — A. fusiforme (spindelförmig), A. sacciforme (sackförmig)

nach der Wand-beteiligung

Aneurysma verum — echtes Aneurysma, **alle drei Wandschichten** (Intima, Media und Adventitia) sind betroffen
- häufigste **Ursachen:** Atherosklerose, Mesaortitis luica
- **Lokalisation** (in Abhängigkeit der Ätiologie):
  - **Atherosklerotisch bedingt:** meist Aorta abdominalis, zu 85 % unterhalb des Abgangs der Nierenarterien (infrarenal)
  - **Mykotisch bedingt:** eher suprarenal lokalisiert
  - **Kongenitale Aneurysmen:** meist intrakranielle Gefäße (Circulus arteriosus WILLISII)

Aneurysma dissecans — Durch einen **Riss in der Intima** wühlt sich das Blut in die Media ein und „zer-schneidet" (*lat.* dissecare = zerschneiden) die Media in Richtung des Blutstroms. Das so entstandene falsche Lumen kann weiter distal durch einen zweiten Intima-einriss wieder Anschluss an das Gefäßlumen finden.
- **Ursachen:** idiopathische Medianekrose ERDHEIM-GSELL, Atherosklerose und Mesaortitis luica, angeborene Bindegewebsschwächen (EHLERS-DANLOS-, MAR-FAN-Syndrom)
- **Lokalisation:** meist sind die Stellen betroffen, an denen große Scherkräfte des Blutstromes auf die Arterienwand wirken, also die **Aorta ascendens** und der **Aortenbogen**
  Stanford-Klassifikation:
  - **Typ A:** proximaler Einriss, betrifft die Aorta ascendens und den Aortenbogen
  - **Typ B:** distaler Einriss, betrifft die A. descendens distal des Abganges der A. subclavia sinistra

Aneurysma spurium — falsches Aneurysma, das durch ein Leck in der Arterienwand (z.B. durch eine Punktion oder Stichwunde) entsteht, wodurch sich ein **paravasales Hämatom** mit Hämatommembran ausbildet

Klinik

- sternales Druckgefühl, Dyspnoe, Verdrängung anderer Organe
- **A. dissecans:** charakteristischer **schneidender Schmerz** mit Ausstrahlung zwi-schen die Schulterblätter (thorakale A.) oder in die Wirbelsäule (abdominales A.)

Komplikationen

- **Rupturen** mit unter Umständen tödlichen Blutungen, weshalb größere Aneu-rysmen operativ versorgt werden sollten (Stent-Einlage, Prothesen-Implanta-tion)
- **Embolien, Fisteln,** arterielle **Thrombosen**
- Bei dissezierenden Aneurysmen kann es zu einer Herzbeuteltamponade, Aor-teninsuffizienz, Verlegung der Koronarien und zerebraler Ischämie (Stanford Typ A) sowie zu einem Hämatothorax und Verlegung der Nieren-/Mesenterialarterien (Stanford Typ B) kommen.

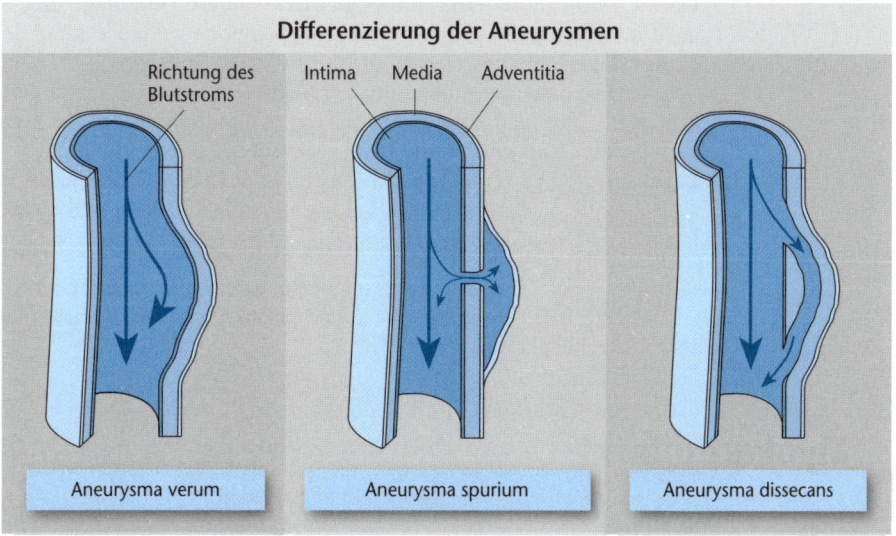

Differenzierung der Aneurysmen

Richtung des Blutstroms

Intima   Media   Adventitia

Aneurysma verum

Aneurysma spurium

Aneurysma dissecans

Abb. 9.1: Schematische Darstellung der drei Aneurysmaformen [4]

9.4 Relative Koronarinsuffizienz

> **Definition:** Koronarinsuffizienz · koronare Herzkrankheit (KHK)
> **Ätiologie:** stenosierende Atherosklerose
> **Pathogenese:** Missverhältnis zwischen O_2-Angebot und -Bedarf
> **Morphologie:** intrazelluläre Fettablagerung · „Tigerherz" · disseminierte Nekrosen · kleinherdige Narbenbildung · Lokalisation
> **Klinik:** Angina pectoris

Definition

- **Relative Koronarinsuffizienz:** die Herzkranzgefäße sind nicht mehr in der Lage, das Herz ausreichend mit O_2 zu versorgen
- **Koronare Herzkrankheit (KHK):** das aus einer Koronarinsuffizienz resultierende klinische Bild

Ätiologie/ Pathogenese

Missverhältnis zwischen O_2-**Angebot** und myokardialem O_2-**Bedarf** durch:
- Verengung der Koronarien z. B. durch eine **stenosierende Atherosklerose** (in über 90 % der Fälle Ursache der KHK)
- verminderten Perfusionsdruck der Koronarien, z. B. bei Schock
- Verkürzung der Diastole bei Tachykardie
- Zunahme der Blutviskosität, z. B. Plasmozytom, Leukämie
- Hypoxämie bei respiratorischer Insuffizienz oder Anämie
- vermehrten O_2-Bedarf des Herzens (hypertone Entgleisung, Fieber, Hyperthyreose)

Lokalisation: Die stenosierende Koronararteriensklerose entwickelt sich bevorzugt am Anfangsteil der drei Hauptstämme der Koronararterien.

Morphologie	• Leichte Hypoxidose → großtropfige **intrazelluläre Fettablagerung**, vorwiegend im Bereich der Z-Streifen → makroskopisch gelbe Fleckung des Myokards („**Tigerherz**")

Morphologie

- Leichte Hypoxidose → großtropfige **intrazelluläre Fettablagerung**, vorwiegend im Bereich der Z-Streifen → makroskopisch gelbe Fleckung des Myokards („**Tigerherz**")
- Stärkere Hypoxidose → **disseminierte Nekrosen**, die von eingewanderten Makrophagen abgebaut und durch kollagenes Bindegewebe ersetzt werden → **kleinherdige Narbenbildung** (Myokardfibrose), Schwielenbildung
- **Lokalisation:** Die Veränderungen treten zuerst in den Gebieten mit ohnehin schlechter O$_2$-Versorgung auf, also in den **Papillarmuskeln** und im **subendokardialen Myokard** des linken Ventrikels („Gebiet der letzten Wiese").

Klinik

Leitsymptom der KHK ist die **Angina pectoris:** dumpfe, drückende, einschnürende retrosternale Schmerzen, die in den linken Arm, Hals, Rücken und Oberbauch ausstrahlen können

9.5 Myokardinfarkt

> **Definition**
> **Ätiologie:** stenosierende Koronarsklerose · Vaskulitis · Embolie · Aortendissektion · Vasospasmen
> **Lokalisation:** Vorderwand · Hinterwand · Seitenwand · transmuraler Infarkt · Innenschichtinfarkt
> **Morphologie:** lehmgelber Infarktbezirk · hämorrhagischer Randsaum · Granulationsgewebe · Narbengewebe
> **Klinik:** nitro-refraktäre Angina pectoris

Definition

Ischämische Myokardnekrose im Rahmen einer **absoluten Koronarinsuffizienz** mit Verschluss einer oder mehrerer Herzkranzgefäße.

Ätiologie

- Häufigste Ursache: **stenosierende Koronarsklerose**, der sich ein thrombotischer Gefäßverschluss aufpfropft
- Seltenere Ursachen: Vaskulitis, Embolie (durch rupturierte atheromatöse Plaques), Aortendissektion oder anhaltende Vasospasmen

! **Kardiale Risikofaktoren:** Hypercholesterinämie, Hypertonie, Nikotinabusus, Diabetes mellitus, Adipositas

Lokalisation

- Das Infarktareal entspricht dem Versorgungsgebiet der stenosierten Koronararterie, wobei fast immer das linke Herz betroffen ist:
  – **Vorderwandinfarkt (50 %):** Verschluss des Ramus interventricularis anterior der linken Koronararterie
  – **Hinterwandinfarkt (25 %):** Verschluss der rechten Koronararterie
  – **Seitenwandinfarkt (15 %):** Verschluss des Ramus circumflexus der linken Koronararterie
- **Transmuraler Infarkt:** Befall aller drei Wandschichten aufgrund einer anhaltenden absoluten Ischämie
- **Innenschichtinfarkt** (nichttransmural): Befall der subendokardialen Wandschichten der linken Kammer („Gebiet der letzten Wiese") bei temporärer Ischämie

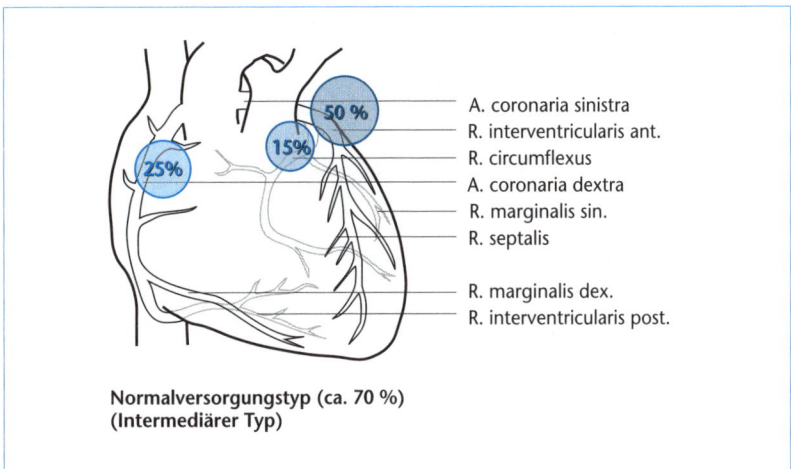

Normalversorgungstyp (ca. 70 %)
(Intermediärer Typ)

A. coronaria sinistra
R. interventricularis ant.
R. circumflexus
A. coronaria dextra
R. marginalis sin.
R. septalis

R. marginalis dex.
R. interventricularis post.

Abb. 9.2: Blutversorgung des Herzens und Prädilektionsstellen des Koronararterienverschlusses [1]

Morphologie

makroskopisch

Frühestens **nach 6 Stunden: lehmgelber Infarktbezirk,** von einem **roten Randsaum** umgeben (👁 Foto 8)

mikroskopisch

- Verlust der Zellkerne, aufgehobene Querstreifung, verstärkte Zytoplasmaeosinophilie, hämorrhagischer Randsaum
- **> 4. Tag:** beginnende Organisation durch das vom Rand her einsprossende Granulationsgewebe → nekrotisches Gewebe wird durch eingewanderte Granulozyten abgebaut
- **> 14. Tag:** Fibroblasten bilden zunehmend kollagene Fasern
- **> 6 Wochen:** Nekrosezone ist resorbiert und wird durch kollagenfaserreiches Narbengewebe ersetzt (weiße Schwiele)

Klinik

Klinisch stehen – wie bei der KHK – **pektanginöse Beschwerden** im Vordergrund. Die Schmerzen sind allerdings intensiver, halten länger an und bessern sich nicht nach Gabe von Nitropräparaten.

! Merke: In 15–20 % der Fälle läuft der Infarkt ohne begleitende Schmerzsymptomatik ab (**„stummer Infarkt"),** v. a. bei diabetischer Neuropathie.

Komplikationen

- **Akut:** Rhythmusstörungen (**Kammerflimmern**), **Asystolie** und Linksherzinsuffizienz bis hin zum **kardiogenen Schock**
- **Nach etwa 2 Tagen:** fibrinöse Perikarditis über dem Infarktareal (**Perikarditis epistenocardica**) bei ca. einem Drittel der Patienten
- **Zwischen dem 3. und 10. Tag:** Myokardschwächung (Myomalazie) im Rahmen der Infarktorganisation → Gefahr einer **Herzwandruptur** oder eines **Papillarmuskelabrisses** (mit akuter Mitralklappeninsuffizienz)
- **Parietale Endokardthrombose** (mit all ihren Komplikationen, z. B. Hirnembolie) bei Übergreifen der mit der Myokardnekrose einhergehenden Entzündungsreaktion auf das Endokard
- **Spätkomplikation:** Ausbildung von **Herzwandaneurysmen** im Bereich des funktionell minderwertigen Narbengewebes

9.6 Hypertonie

9.6.1 Hypertonie im großen Kreislauf

> **Definition:** arterielle Hypertonie · Borderline-Hypertonie
> **Ätiologie:** primär · sekundär
> **Pathogenese:** Widerstandshochdruck · Volumenhochdruck
> **Komplikationen:** Linksherzhypertrophie · Arteriosklerose (der Koronar-, Hirn-, Nierengefäße) · Fundus hypertonicus

Definition

- **arterielle Hypertonie** = Bluthochdruck: Blutdruckwerte > 140/90 mmHg
- **Borderline-Hypertonie** = hochnormaler Blutdruck: Blutdruckwerte systolisch 130–139 mmHg und diastolisch 85–89 mmHg

Ätiologie/ Pathogenese

- **Primäre = essentielle Hypertonie** (über 90 % der Fälle): unklare Ätiologie, eine multifaktorielle polygene Entstehung wird vermutet
- Sekundäre Hypertonieformen:
  - **Renale Hypertonie:** diffuse parenchymale Erkrankungen *(renoparenchymatöse Hypertonie)* oder Nierenarterienstenose *(renovaskuläre Hypertonie,* z.B. bei fibromuskulärer Dysplasie)
    - → ein-/beidseitige Beeinträchtigung der Nierendurchblutung
    - → reflektorische Reninausschüttung
    - → vermehrte Salz- und Wasserretention *(GOLDBLATT-Mechanismus)*
  - **Endokrine Hypertonie:** Steigerung des Gefäßwiderstandes oder der Wasserretention durch Hormone
    Ursachen: Phäochromozytom (Katecholamine), Morbus CUSHING (Glukokortikoide), primärer Hyperaldosteronismus (CONN-Syndrom), Östrogentherapie/orale Kontrazeptiva
  - **Kardiovaskuläre Hypertonie:** bei Erkrankungen des Herzens oder der herznahen Gefäße (z.B. Aortenstenose, Aortenisthmusstenose)
  - **Neurogene Hypertonie** (z.B. bei erhöhtem Hirndruck)
  - **Schwangerschaftshypertonie** bei Präeklampsie, Eklampsie
- Blutdruck = Produkt aus Herzzeitvolumen und Gefäßwiderstand (OHM'sches Gesetz) → Ursache einer Hypertonie kann sein:
  - erhöhter Gefäßwiderstand (Widerstandshochdruck, häufiger)
  - erhöhtes Herzzeitvolumen (Volumenhochdruck)

Morphologie/ Komplikationen

- **Linksherzhypertrophie** durch die erhöhte Druck- und Volumenbelastung
- **Arteriosklerose** einschließlich Koronararteriensklerose (wahrscheinlich verursacht die Hypertonie eine Endothelläsion, die Ausgangspunkt der Arteriosklerose ist)
- **Zerebralarteriensklerose** (häufigste Ursache zerebrovaskulärer Erkrankungen ↗ Kap. 17.3)
- **Renale Komplikationen** durch Druckschädigung der Nierengefäße, insbesondere der Arteriolen (**Arteriolosklerose**)
- **Fundus hypertonicus:** typische Veränderungen am Augenhintergrund manifestieren sich

9.6.2 Hypertonie im kleinen Kreislauf

> **Definition**
> **Ätiologie:** pulmonal · extrapulmonal
> **Morphologie:** Druckbelastung · Rechtsherzhypertrophie · Cor pulmonale

Definition

Pulmonale Hypertonie: ständige Druckerhöhung des pulmonal-arteriellen Mitteldrucks auf Werte über 20 mmHg in Ruhe und 30 mmHg unter Belastung

Ätiologie

- Pulmonale Ursachen:
  - primäre (idiopathische) pulmonale Hypertonie
  - chronisch-obstruktive und restriktive Lungenerkrankungen
  - Perfusionsstörungen (z. B. rezidivierende Lungenembolie)
- Extrapulmonale Ursachen:
  - chronische Linksherzinsuffizienz, Mitralstenose
  - kardialer Links-rechts-Shunt bei angeborenen Vitien

Morphologie

- **Rechtsherzhypertrophie** (aufgrund der chronischen Druckbelastung des rechten Herzens): bei pulmonalen Ursachen spricht man von einem **Cor pulmonale,** bei extrapulmonalen Ursachen von einer **konsekutiven Rechtsherzhypertrophie**
- Pulmonalarteriensklerose

9.7 Herzmuskelhypertrophie

> **Pathogenese:** Druckbelastung · Volumenbelastung

Pathogenese

Durch eine chronische hämodynamische Fehlbelastung wird das Herz zur Mehrarbeit gezwungen, die eine kompensatorische Hypertrophie des Myokards zur Folge hat.
Man unterscheidet zwei Grundformen der kardialen Fehlbelastung:

Druckbelastung

→ **konzentrische Hypertrophie:** Zunahme der Ventrikelwanddicke **ohne** Vergrößerung des Ventrikelvolumens
- Der Herzmuskel muss gegen einen erhöhten Widerstand arbeiten, worauf die Myozyten mit einer Neubildung von Myofibrillen reagieren.
- Ursachen einer Druckbelastung des:
  - **linken Ventrikels:** Aortenklappenstenose, chronische arterielle Hypertonie
  - **rechten Ventrikels:** Pulmonalklappenstenose, pulmonale Hypertonie (Entwicklung eines Cor pulmonale)

Volumenbelastung

→ **exzentrische Hypertrophie:** Ventrikelwanddicke und Kammervolumen nehmen proportional zueinander zu
- Der Herzmuskel muss ein größeres Volumen bewältigen (erhöhtes Pendelvolumen), worauf die Myozyten mit einer Verlängerung des kontraktilen Apparates durch Synthese neuer Sarkomere reagieren.
- **Ursachen einer Volumenbelastung des:**
  - **linken Ventrikels:** Aortenklappeninsuffizienz
  - **rechten Ventrikels:** Pulmonalklappeninsuffizienz

Durch die Massenzunahme kann das Herz allerdings nur bis zu einer **kritischen Herzmasse** von ca. 500 g (Norm: 250–350 g) eine Leistungssteigerung erzielen, danach ist die O_2-Versorgung des Myokards nicht mehr gewährleistet.

Nach Überschreiten dieses Schwellenwertes geht die Hypertrophie in eine irreversible **Überlastungshyperplasie** mit struktureller **Gefügedilatation** und Leistungsminderung über, was klinisch als Herzinsuffizienz imponiert.

9.8 Herzinsuffizienz

> **Definition**
> **Ätiologie:** Druckbelastung · Volumenbelastung · Füllungsbehinderung · myokardiale Erkrankungen · Elektrolyt-/Stoffwechselstörungen · Medikamente
> **Einteilung:** Linksherzinsuffizienz · Rechtsherzinsuffizienz

Definition

Das Herz kann den Organismus trotz ausreichenden venösen Blutangebotes nicht mehr ausreichend mit Blut versorgen.

Ätiologie / Pathogenese

- **Druckbelastung:** Lungenembolie, Hypertonie, Klappenstenose
- **Volumenbelastung:** Klappeninsuffizienz, Herzvitien mit Rechts-links-Shunt
- **Behinderung der diastolischen Ventrikelfüllung:** Perikarditis, Herzbeuteltamponade
- **Myokardiale Erkrankungen:** Myokardinfarkt (Koronarinsuffizienz), Myokarditis, Kardiomyopathie
- **Elektrolytstörungen:** z.B. Hyperkaliämie
- **Stoffwechselstörungen:** z.B. Hyperthyreose, Amyloidose
- **Medikamente:** z.B. β-Blocker

Einteilung

Linksherzinsuffizienz

- **Rückwärtsversagen** = Blutrückstau vor dem insuffizienten Herzen → Ausbildung eines **akuten Lungenödems**
  Symptome: Belastungsdyspnoe bis hin zur **Orthopnoe, Asthma cardiale** (Atemwegsobstruktion aufgrund von Ödemen der Bronchialschleimhaut), trockener **Reizhusten** (als Zeichen einer „Stauungsbronchitis") und **Hämoptysen** (Rotfärbung des Sputums durch **„Herzfehlerzellen"** = hämosiderinhaltige Alveolarmakrophagen, entstanden durch Phagozytose von Blut in den Alveolen und Umwandlung des Hämoglobins in Hämosiderin) (☞ Foto 9)
- **Vorwärtsversagen** = herabgesetzte Pumpleistung des Herzens → Organminderperfusion
  Symptome: Verwirrtheit (zerebrale Minderperfusion), Leistungsminderung, **kardiogener Schock**
- **chronisches Stadium: exzentrische Linksherzhypertrophie**, Siderose und Fibrose der Lunge (**braune Lungeninduration**)
  Symptome: neben den oben beschriebenen Symptomen **Ödeme, Nykturie** (nächtliche Rückresorption der Ödeme) und **Leistungsminderung**

Rechtsherzinsuffizienz

- **Akut:** Blut staut sich im großen Kreislauf → Leber, Milz und Nieren sind blutreich und geschwollen
- **Chronisch:** Herz ist hypertrophiert und geschwollen, bindegewebiger Umbau der gestauten Organe (**Stauungsinduration**) → Ausbildung einer:
  - **Stauungsleber** (aufgrund des makroskopischen Aspekts auch als „**Muskatnussleber**" bezeichnet) bis hin zu einer Zirrhose („**Cirrhose cardiaque**")
  - **Stauungsmilz:** mit typischen hämosiderinbeladenen Narbenarealen, den sog. GANDY-GAMNA-Knötchen
  - **Stauungsgastritis**
- **Symptome:** periphere **Ödeme** (Knöchelödeme), **Nykturie**, **Aszites**, **gestaute Halsvenen**

9.9 Schock und Schockorgane

> **Definition**
> **Ätiologie:** kardiogener Schock · Volumenmangelschock · anaphylaktischer Schock · septischer Schock · neurogener Schock
> **Pathogenese:** Hypovolämie · Kreislaufzentralisierung · Mirkozirkulationsstörung · Sludge-Phänomen · disseminierte intravasale Gerinnung · Petechien
> **Morphologie:** Schocklunge (ARDS) · Schockniere · Schockleber · Schockendokarditis · Schockenzephalopathie · Schockenteropathie

Definition

Akut einsetzendes, **generalisiertes Kreislaufversagen** infolge eines Missverhältnisses zwischen Herzzeitvolumen und Durchblutungsbedarf der Organe.

Ätiologie

Voraussetzungen für eine regelhafte Funktion des Kreislaufs:
- ausreichende Pumpleistung des Herzens
- ausreichendes Blutvolumen
- eine dem zirkulierenden Blutvolumen angepasste Gefäßkapazität

Störungen einer oder mehrerer dieser Faktoren führen zum Schock, der in folgenden Formen auftreten kann:
- **Kardiogener Schock:** akut einsetzendes Pumpversagen des Herzens z.B. bei akutem Myokardinfarkt, Lungenembolie
- **Volumenmangelschock:** akuter Blutverlust (Hypovolämie) nach Blutungen oder durch Flüssigkeitsverluste z.B. bei Verbrennung oder Cholera
- **Anaphylaktischer Schock:** massive Vasodilatation im Rahmen einer allergischen Typ-I-Reaktion mit Histaminfreisetzung
- **Septischer Schock:** Schädigung der Endstrombahn durch bakterielle Toxine oder Verbrennungstoxine mit hoher Letalität. Primär ist die Mikrozirkulation gestört, während das Herzzeitvolumen kompensatorisch erhöht ist (hyperdyname Form des Schocks).
- **Neurogener Schock:** Störung der Mikrozirkulation durch zentrale oder periphere Vasomotorenschädigung

Pathogenese

- **Hypovolämie** → vermindertes Herzzeitvolumen → katecholaminvermittelte **Kreislaufzentralisierung** → periphere Minderdurchblutung mit Gewebeazidose und Gefäßmembranschädigung (**Mirkozirkulationsstörung**) → Flüssigkeitsaustritt in den extravasalen Raum → Viskositätssteigerung des Blutes und Verstärkung der Hypovolämie (**Circulus vitiosus**)
- **erhöhte Blutviskosität** und geschädigtes Endothel → zunächst reversible Erythrozytenaggregation (**Sludge-Phänomen**) und **disseminierte intravasale Gerinnung** (Verbrauchskoagulopathie) → Ausbildung von **hyalinen Mikrothromben**
- **Verbrauch an Thrombozyten und Gerinnungsfaktoren** → vermehrte Blutungsneigung → kleinste punktförmige Kapillarblutungen (**Petechien**)

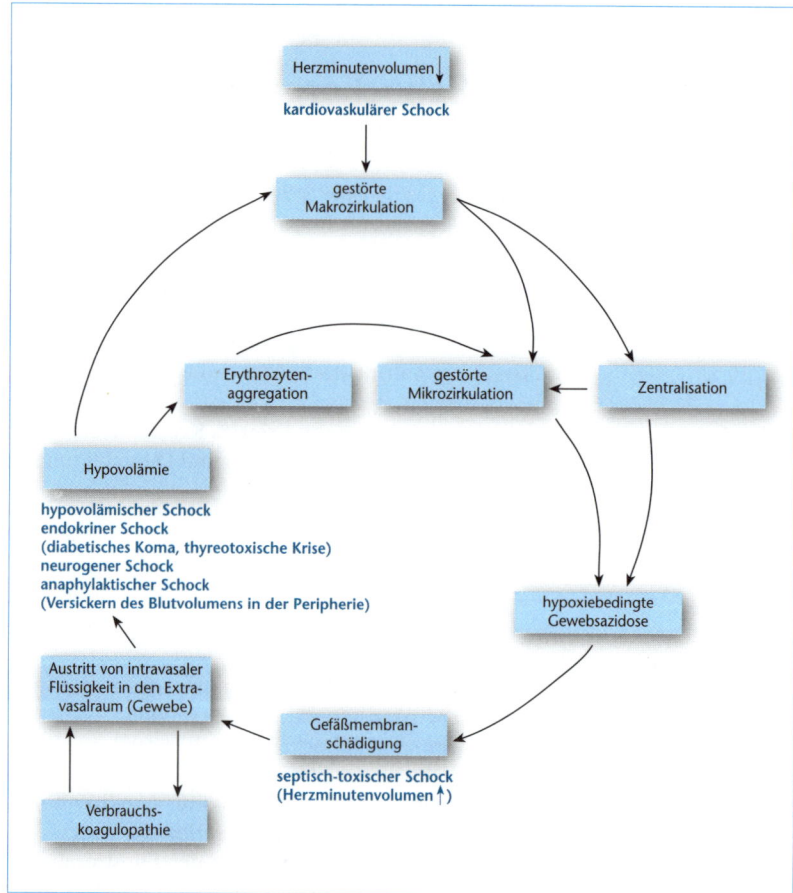

Abb. 9.3: Pathogenese des Schocks [1]

Morphologie

Durch die schockbedingte Mikrozirkulationsstörung mit konsekutiver Minderdurchblutung werden die peripheren Organe in jeweils charakteristischer Weise geschädigt (**Schockorgane**, Prozentangabe in den Klammern entspricht der Manifestationshäufigkeit):

Schocklunge (ca. 50 %)	• **Freisetzung von Mediatoren** → exsudative Alveolitis mit alveolärer Epithelschädigung → proteinreiches **intraalveoläres Lungenödem** → Ausbildung **hyaliner Membranen** (👁 Foto 10) • **Surfactantmangel** (verminderte Synthese aufgrund des vermehrten Untergangs der Pneumozyten II) → **Atelektasen** • Einwanderung von Fibroblasten (nach einigen Tagen) → interstitielle und intraalveoläre **Lungenfibrose** • **Makroskopisch:** ödematös geschwollen und konsistenzvermehrt • **Röntgen:** schmetterlingsförmiges Lungenödem • **Klinik:** akutes Atemnotsyndrom (ARDS ↗ Kap. 13.4.3)
Schockniere (ca. 20 %)	• Minderdurchblutung der Nieren → Schädigung der **proximalen Tubulusepithelien** (höchster O_2-Bedarf) → Verminderung der Rückresorption und Flüssigkeitseinstrom in das Tubulusepithel • **Histologisch:** kollabierte Glomeruli (weite BOWMAN'sche Kapsel), dilatierte Tubuli (intrazytoplasmatische Epithelödeme) und Proteinzylinder • **Klinik:** akute **Niereninsuffizienz** mit Anurie **Anmerkung:** Eine Schockniere nach schwerer Muskelquetschung bezeichnet man als **Crush-Niere.**
Schockleber (ca. 40 %)	• **Histologisch:** läppchenzentrale Nekrosen („Gebiet der letzten Wiese") • **Klinik:** Leberinsuffizienz bis hin zum Leberversagen
Schockendokarditis (ca. 35 %)	Zirkulierende Thrombozytenaggregate setzen sich wärzchenförmig an den Schließungsrändern der Mitral- und/oder Aortenklappe ab (**Endokarditis verrucosa simplex** ↗ Kap. 22.3.2)
Schockenzephalopathie (ca. 1 %)	punktförmige Mikroblutungen (Purpura cerebri), herdförmige Marknekrosen und symmetrische hämorrhagische Infarkte
Schockenteropathie (ca. 20 %)	hämorrhagische Schleimhauterosionen und Ulzerationen in den minderdurchbluteten Abschnitten

9.10 Thrombose

> **Definition:** Thrombose · Thrombus · Cruor phlogisticus
> **Pathogenese:** Virchow-Trias · Wandfaktor · Strömungsfaktor · Blutfaktor
> **Morphologie:** Abscheidungsthrombus · Gerinnungsthrombus · gemischter Thrombus · hyaliner Mikrothrombus
> **Lokalisation:** venöse · arterielle · kardiale Thromben
> **Verlauf/Komplikationen:** Organisation · Rezidive · Phlebolithen · Lyse · Thrombembolie · postthrombotisches Syndrom

Definition

• **Thrombose:** intravitale Blutgerinnselbildung, die das Gefäßlumen ganz oder teilweise verlegen kann
• **Thrombus:** intravasales Blutgerinnsel

Anmerkung: Der Thrombus ist von dem prall-elastischen, postmortal entstehenden Speckhautgerinnsel (**Cruor phlogisticus**) abzugrenzen.

Ätiologie/ Pathogenese	Die drei wesentlichen pathogenetischen Faktoren werden als VIRCHOW-**Trias** zusammengefasst:

- **Gefäßwandveränderungen**, z.B. durch Arteriosklerose, Entzündungen, Trauma
- **Verlangsamung der Blutströmung** bis hin zur Stase, z.B. bei Herzinsuffizienz, Bettlägerigkeit und variköser/aneurysmatischer Gefäßerweiterung
- **Veränderung der Blutzusammensetzung**, z.B. **Viskositätserhöhung** (bei Zellzahlerhöhung im Rahmen einer Thrombozythämie oder Polyglobulie) oder **Hyperkoagulabilität** (bei angeborenem Antithrombin-III-Mangel, angeborener APC-(aktiviertes Protein C)Resistenz u.a.)

Morphologie

In Abhängigkeit von der Ätiologie lassen sich folgende morphologische Typen unterscheiden:

Abscheidungsthrombus

- parietaler, geschichteter Thrombus
- **Vorkommen:** überwiegend in Arterien, da eine erhaltene Restströmung eine Voraussetzung für die Entstehung ist
- **Pathogenese:**
  - **Gefäßwandläsion** → Freilegung thrombogener, subendothelialer Strukturen → Anlagerung von Thrombozyten an das geschädigte Endothel und Ausbildung eines Thrombozytenaggregats (**weißer Plättchenthrombus**)
  - Thrombozyten bilden Fibrinnetze auf ihrer Oberfläche aus, in denen sich Erythrozyten und Leukozyten einlagern → Entstehung eines **schichtweise aufgebauten Thrombus** aus weißen Plättchenaggregaten und roten Fibrinnetzen (mit eingelagerten Erythrozyten), der von der Gefäßwand aus ins Lumen ragt
- Makroskopie: **grauroter Thrombus** mit **geriffelter** Oberfläche

Gerinnungsthrombus

- roter Thrombus
- **Vorkommen:** hauptsächlich in Venen
- **Pathogenese:** Unterbrechung des Blutstroms (**Stase**) → Fibrinausfällung → Gerinnung der stagnierten Blutsäule, ohne dass sich die Blutzusammensetzung ändert → Entstehung eines **roten Thrombus**, dessen Farbe der des Blutes entspricht
- **Makroskopie: unstrukturierter Thrombus**, der brüchig und nur locker mit dem Gefäßendothel verbunden ist, weshalb er sich leichter losreißt und verschleppt werden kann

Gemischter Thrombus

Wenn ein **Abscheidungsthrombus** das Gefäß vollständig verlegt hat, pfropft sich ihm ein **Gerinnungsthrombus** auf. Das Ergebnis ist ein gemischter Thrombus mit einem **Kopf** (Abscheidungsthrombus) und einem **Schwanz** (Gerinnungsthrombus).

Hyaliner Mikrothrombus

Hyaline Thromben in Kapillaren und Venolen, die aus zerfallenen Thrombozyten und Fibrin im Rahmen einer Verbrauchskoagulopathie entstanden sind.

Klinik/Lokalisation
venöse Thromben

- häufigste Form
- Thrombosen der tiefen Bein- und Beckenvenen (**Phlebothrombose**): meist durch Verlangsamung des Blutstroms (z.B. bei Rechtsherzinsuffizienz oder Bettlägerigkeit)
  Komplikation: Lösung und Verschleppung des Thrombus = Thrombembolie (↗ Kap. 9.11)

- Thrombosen der oberflächlichen Beinvenen: bei Venenentzündungen (**Thrombophlebitis**) und Venenerweiterungen (**Varikosis**), keine Thrombemboliegefahr
- **Hirnsinusthrombose:** infektiös (meist eine fortgeleitete Infektion aus dem Gesichtsbereich, z.B. Furunkel, Otitis media) oder traumatisch (z.B. Schädel-Hirn-Trauma) bedingt
  Komplikation: Gefahr eines hämorrhagischen Hirninfarktes

> **!** **Merke:**
> - **Phlebothrombose:** Venenthrombose (oft der tiefen Beinvenen) ohne wesentliche entzündliche Veränderungen
> - **Thrombophlebitis:** oberflächliche Entzündung mit einem verschließenden Thrombus (als Ursache oder als Folge)

arterielle Thromben
- relativ selten
- entstehen bevorzugt als Abscheidungsthromben über arteriosklerotischen Plaques oder in aneurysmatisch veränderten Gefäßen; häufige Lokalisationen: Koronararterien, Bauchaorta, Beckenarterien

kardiale Thromben
Thrombose in einer Herzhöhle, meist des linken Herzens
Komplikation: arterielle Thromben
- **Abscheidungsthromben:** bei Endokardläsionen (z.B. bei Endokarditis, Herzwandaneurysmen oder Myokarditis)
- **Koagulationsthromben:** eher in den Vorhöfen bei gestörter Hämodynamik (z.B. bei Rhythmusstörungen oder Mitralklappenstenose)

Verlauf /
Komplikationen
- Das Gefäß kann durch **Organisation** des Thrombus innerhalb von ca. 6 Wochen wieder **rekanalisiert** werden: Thrombus wird mit Endothelzellen überzogen ↗ Kapillarreiches Granulationsgewebe sprosst von der Gefäßwand aus ein → Makrophagen tragen das thrombotische Material ab.
  Vom ehemaligen Thrombus bleiben im Gefäß netzförmige Bindegewebsstränge zurück (**Strickleiterphänomen**), die Ausgangspunkt für **Rezidive** sind.
- Bei verzögerter Organisation kann der Thrombus unter Entstehung von **Phlebolithen** (Venensteine) verkalken.
- In seltenen Fällen kann der Thrombus durch das endogene Fibrinolysesystem aufgelöst werden (**Lyse**). Infolge einer reaktiven Gefäßwandentzündung kann es zu einer (granulozytär-proteolytischen) **puriformen Thrombusaufweichung** kommen.
- **Thrombembolien** können durch Loslösung und Verschleppung des Thrombus entstehen (↗ Kap. 9.11).
- Durch Vernarbung der Venenklappen kann es zu einer chronischen Rückflussstauung mit **Varizenbildung** und Hautatrophie bis hin zu Hautulzerationen (**Ulcus cruris** im Bereich der Wade) als Spätkomplikation einer Thrombose kommen (**postthrombotisches Syndrom**).

9.11 Embolie

> **Definition**
> **Ätiologie:** Thrombembolie · Fettembolie · Luftembolie · Fruchtwasserembolie
> **Formen:** venös · arteriell

Definition

Embolie: **akute Verlegung** eines Gefäßlumens durch hämatogen verschlepptes Material, das als **Embolus** bezeichnet wird

Ätiologie

- **Thrombembolie:** losgelöste und verschleppte Thromben, häufigste Form
- **Fettembolie:** Fetttropfen, z. B. nach Knochenbrüchen
- **Luftembolie:** Luft, z. B. bei Injektionsfehlern
- Fruchtwasserembolie
- Zellen und Zellverbände, z. B. Tumorzellen oder Bakterien
- Fremdkörper, z. B. Katheterspitzen

Formen

venöse Thrombembolie

- gehen von einer venösen **Thrombose** meist der **tiefen Bein- und Beckenvenen**, aber auch der Hals- und Armvenen aus
- **Lungenembolie:** Die Thromben werden über das rechte Herz in die Lungenstrombahn verschleppt und verursachen dort einen akuten Verschluss einer Lungenarterie.
  Das Ausmaß der Schädigung ist abhängig vom Kaliber des obliterierten Gefäßes:
  - Verlegung der zentralen Lungenarterien → **akutes Rechtsherzversagen** (akutes Cor pulmonale), meist tödlich
  - Verlegung mittelgroßer Lungenarterien → keilförmiger **hämorrhagischer Lungeninfarkt**, wegen der doppelten Lungenversorgung (Vasa privata und Vasa publica) allerdings *nur bei gleichzeitig bestehender Lungenstauung im Rahmen einer Linksherzinsuffizienz*

> **Prädisponierende Faktoren** einer Lungenembolie: Adipositas, Geschlecht ($♀ > ♂$), Operationen, mangelnde Bewegung; prädisponierende Faktoren einer Thrombose ($\nearrow$ Kap. 9.10).

arterielle Thrombembolie

gehen von arteriellen (20 %) oder linkskardialen Thromben (80 %) aus

paradoxe Embolie

- Selten kommt es vor, dass ein venöser Thrombus durch ein offenes Foramen ovale in den arteriellen Kreislauf gelangt und dort eine arterielle Thrombembolie verursacht **(paradoxe Embolie, gekreuzte Embolie)**. Voraussetzung ist, dass der Blutdruck im rechten Herzen höher ist als im linken.
- Die Thromben werden am häufigsten in die Hirnarterien, aber auch in die Arterien der unteren Extremität, Milz, Leber und Niere verschleppt.

Fettembolie

- Verschleppung von Fetttropfen in die Lungenstrombahn, von wo aus sie in den arteriellen Kreislauf gelangen können. Arterielle Fettembolien treten v. a. im Gehirn, den Nieren und dem Herzen auf.
- **Vorkommen: Knochenfrakturen** (Freisetzung von Fettmark und Knochenmark), **Fettgewebequetschungen**, **Verbrennungen** (Fettverflüssigung)

- **Komplikationen:** Große Fettmengen können zu einem akuten **Cor pulmonale** führen. Im Gehirn verursachen die Fettembolien multiple hämorrhagische Nekrosen (**Purpura cerebri**).

9.12 Arterielle Durchblutungsstörungen

> **Definition:** relative/absolute Ischämie · Infarkt
> **Ätiologie/Pathogenese:** Thrombosen · Embolien · arteriosklerotische Plaques · Gefäßkompression · Gefäßentzündungen · Gefäßspasmen · venöse Abflussstörung · Gefäßstieldrehung
> **Einteilung:** anämischer Infarkt · hämorrhagischer Infarkt · relative Ischämie

Definition

- **Ischämie:** unzureichende arterielle Durchblutung eines Gewebes aufgrund einer verminderten (**relative Ischämie**) oder vollständig unterbrochenen Blutzufuhr (**absolute Ischämie**)
- **Infarkt:** umschriebene Gewebenekrose aufgrund einer örtlich begrenzten, anhaltenden, absoluten Ischämie

Ätiologie

Häufige Ursachen einer Ischämie:
- Gefäßobstruktion durch **Thrombosen**, **Embolien** oder **arteriosklerotische Plaques**
- **Kompression** des Gefäßes von außen, z. B. durch einen Tumor
- Gefäßentzündungen
- funktioneller Gefäßverschluss durch **Gefäßspasmen,** z. B. Prinzmetal-Angina bei Koronarspasmen
- venöse Abflussstörung
- **Drehung des Gefäßstiels** beweglicher Organe, z. B. Hodentorsion

Pathogenese

Ein entscheidender Faktor ist die Geschwindigkeit des Gefäßverschlusses: Langsam entstehende Verschlüsse werden sehr viel besser toleriert als akute Verschlüsse, da genügend Zeit bleibt, um **Kollateralen** auszubilden. Das Ausmaß des Infarktes hängt von der Größe des Versorgungsgebietes der betroffenen Arterie sowie dem Grad der Kollateralisierung ab.

Darüber hinaus ist die **Vulnerabilität des Gewebes** gegenüber einer Ischämie von Bedeutung: Die Neuronen des zentralen Nervensystems sind am empfindlichsten, gefolgt von den Epithelien der proximalen Nierentubuli und den Myokardiozyten. Demgegenüber sind mesenchymale Gewebe verhältnismäßig resistent.

Einteilung
anämischer Infarkt

- manifestiert sich nach einem vollständigen Verschluss einer anatomischen oder funktionellen Endarterie
- **Makroskopisch:** grauweißer oder lehm-/hellgelber Bezirk, der von einem hämorrhagischen Randsaum umgeben ist (👁 Foto 11)
- **Vorkommen:** Herz, Leber, Nieren, Milz

hämorrhagischer Infarkt

- manifestiert sich:
  - in Organen mit einer **doppelten Gefäßversorgung** (z. B. Lungeninfarkt)
  - bei einer **ausgeprägten Kollateralisierung**
  - bei einer **venösen Abflussstörung** und erhaltenem arteriellen Zufluss (in diesem Fall spricht man auch von einer **hämorrhagischen Infarzierung**)

- **Makroskopisch:** Blut strömt in das Infarktareal ein, wodurch der Infarkt dunkelrot erscheint.
- **Beispiele:** hämorrhagischer Lungeninfarkt (↗ Kap. 9.11), hämorrhagischer Darminfarkt (Einblutung aus randständigen Kollateralen)

relative Ischämie

Bei einer **temporär akuten, relativen Ischämie** reicht die Durchblutung in Ruhe bzw. bei geringer Belastung gerade aus.

Unter stärkerer Belastung entsteht ein relatives O_2-Defizit, das sich je nach betroffenem Organ in charakteristischer Weise manifestiert:

- Stabile **Angina pectoris** (↗ Kap. 9.4) durch körperliche Aktivität bei Koronarsklerose
- **Claudicatio intermittens** (Schaufensterkrankheit): durch hypoxisch bedingte Muskelschmerzen erzwungen, intermittierende Gehpausen (*lat.* claudicatio = „Hinken") bei Femoralsklerose
- **Angina abdominalis:** teils starke Schmerzen bei Mesenterialsklerose nach der Nahrungsaufnahme

Bei einer **chronischen, relativen Ischämie** reicht die Durchblutung selbst in Ruhe nicht mehr aus. Anfangs sind gegenüber einer Ischämie vulnerablere Parenchymzellen betroffen, was zur Ausbildung elektiver Parenchymnekrosen (**Subinfarkte**) führen kann.

10 | Blutungen

10.1 Blutungstypen

> **Definition**
> **Einteilung:** Rhexisblutung · Diapedeseblutung

Definition

Blutung (Hämorrhagie): Austritt von Blut aus der Gefäßstrombahn in das umliegende Gewebe oder in eine Körperhöhle (**innere Blutung**) bzw. zur Körperoberfläche hin (**äußere Blutung**).

Einteilung

Rhexisblutungen

Folge einer Gefäßverletzung.
Ursachen:
• Wandschwäche bei:
  – Entzündungen, z. B. Mesaortitis luica
  – Sklerosen, z. B. Arteriosklerose
  – Nekrosen, z. B. zystische Nekrosen der Aorta
• Gefäßarrosionen, z. B. bei Tumoren
• Traumen

Diapedeseblutungen

Folge einer erhöhten Durchlässigkeit einer histologisch unauffälligen Gefäßwand.
Ursachen: hypoxisch, entzündlich, medikamentös oder allergisch bedingte ultrastrukturelle Schäden der Endotheldecke

Anmerkung: Im Bereich der Endstrombahn kann Blut bei verlangsamter Strömung auch ohne Endothelschaden austreten.

Lokalisation	Morphologie
Hämatom	Umschriebene Blutansammlung im Gewebe („Bluterguss").
Haut und Schleimhaut • Petechien • Vibices • Ekchymose • Sugillation • Purpura	• kleinste, punktförmige (Kapillar-)Blutungen • kleine, streifenförmige Blutungen • kleinflächige Blutung • flächenhafte, bis 3 cm große Blutung • multiple, exanthematische Blutungen (punkt- oder fleckförmig)
Magen-Darm-Trakt • Hämatemesis • Melaena • Hämatochezie	• Bluterbrechen („Kaffeesatzerbrechen") • schwarz verfärbter Stuhl („Teerstuhl") durch Beimengung hämatinisierten Blutes • hellrot verfärbter Stuhl durch Beimengung frischen Blutes

Lokalisation	Morphologie
Respirationstrakt • Hämoptoe • Hämoptyse	 • Aushusten größerer Mengen von Blut (> 50 ml) aus der Lunge oder den Atemwegen • Aushusten von blutig tingiertem Sputum (Blutmenge < 50 ml)
Hämaturie	Blut im Urin
Epistaxis	Nasenbluten
Körperhöhlen • Hämatothorax • Hämatoperikard • Hämarthrose • Hämatosalpinx	 • Blutung in den Pleuraspalt • Blutung in den Herzbeutel • Blutung in die Gelenkhöhle • Blutung im Eileiter

Tab. 10.1: Einteilung verschiedener Blutungstypen nach Form, Größe und Lokalisation

10.2 Hämorrhagische Diathese

Definition
Einteilung: Koagulopathien · Thrombozytopathien / -penien · Vaskulopathien

Definition

Hämorrhagische Diathese: erhöhte Blutungsbereitschaft aufgrund von:
• Störungen der Blutgerinnung (**Koagulopathien**)
• Störungen des thrombozytären Systems (**Thrombozytopathien, -penien**)
• Gefäßerkrankungen (**Vaskulopathien**)

Einteilung
Koagulopathien

• Störungen der plasmatischen Gerinnung
  Klinik: manifestieren sich meist als **Hämatome** (➚ Tab. 10.1)
• Ursachen:
  – **Hämophilie A** bzw. B (x-chromosomal-rezessiver Mangel an Faktor VIII bzw. IX)
  – **VON-WILLEBRAND-Syndrom** (autosomal-dominanter Mangel des VON-WILLEBRAND-Faktors)
  – **disseminierte intravasale Koagulation** (DIC, Verbrauchskoagulopathie)

Bei der Hämophilie führen bereits kleinere Traumen zu Einblutungen in Haut, Muskeln und Gelenke (Hämarthrose). Häufig ist die Kniegelenkhöhle („Blutergelenk") betroffen, was zur Zerstörung des Gelenkknorpels bis hin zur Gelenkversteifung (Ankylose) führen kann.

Thrombozytopenien, -pathien

• **Thrombozytopenie:** verminderte Thrombozytenzahl, häufigste Ursache für hämorrhagische Diathesen
  Klinik: im Gegensatz zu den Koagulopathien manifestieren sie sich meist als **petechiale Blutungen** (➚ Tab. 10.1)

- **Ursachen:**
  - **Bildungsstörung** im Knochenmark, z. B. bei Schädigung durch Medikamente oder Bestrahlung, bei Infiltration im Rahmen von Leukämien oder bei Reifungsstörungen durch Vitamin B_{12}-/Folsäure-Mangel
  - **Gesteigerter peripherer Umsatz,** z. B. bei disseminierter intravasaler Gerinnung oder heparininduzierter Thrombozytopenie
  - **Andere Ursachen:** Hypersplenismus, künstliche Herzklappen, thrombotische Mikroangiopathien
- **Thrombozytopathie:** gestörte Thrombozytenfunktion
  Ursachen:
  - **hereditär:** Thrombasthenia GLANZMANN-NAEGELI (GPR-IIb-/IIIa-Mangel), BERNHARD-SOULIER-Syndrom (GP-Ib-/IX-Komplex).
  - **erworben:** Thrombozytenaggregationshemmer (ASS, Ticlopidin), Plasmozytom, M. WALDENSTRÖM

Vaskulopathien

- Blutungen aufgrund einer angeborenen oder erworbenen Gefäßwandschwäche
  Klinik: manifestieren sich – wie die Thrombozytopathien – meist als **petechiale Blutungen**
- **Ursachen:**
  - **angeboren:** M. OSLER-RENDU-WEBER (hereditäre Teleangiektasie), EHLERS-DANLOS-Syndrom (Kollagensynthesestörung)
  - **erworben:** vaskuläre Purpura bei Cortison-Langzeitbehandlung und CUSHING-Syndrom, Vitamin-C-Mangel (Skorbut), Purpura SCHOENLEIN-HENOCH (Autoimmunvaskulitits)

Eine wichtige Blutungsfolge sind die **Anämien** ↗ Kap. 31.1.1

11 Grundlagen zur Pathologie des Endokrinums

11.1 Mechanismen von Endokrinopathien

> **Physiologie:** hypothalamische/hypophysäre Zentren · negatives/positives Feedback · Sensitivität der Zielgewebe · autonomes Nervensystem
> **Ätiologie/Pathogenese:** Über-/Unterfunktion · Störungen der Hormonachsen · autonome Störungen

Physiologie

Das endokrine System unterliegt einer ausgeprägten Regulation durch höhere **hypothalamische und hypophysäre Zentren**, die ihrerseits durch **negatives und positives Feedback** durch ihre peripheren Zielgewebe reguliert werden.

Darüber hinaus kann die Hormonwirkung durch Variation der **Sensitivität der Zielgewebe** (durch vermehrte bzw. verminderte Rezeptorexpression) sowie durch **Einflüsse des autonomen Nervensystems** (z.B. Adrenalinsekretion durch sympathische Stimulation) beeinflusst werden.

Ätiologie/Pathogenese
Über-/Unterfunktionssyndrome

Endokrinopathien treten als **Überfunktions- und Unterfunktionssyndrome** auf, wobei meist eine autonome Störung des Endorgans oder eine Störung der hormonellen Regelkreise (hypothalamisch-hypophysäre Hormonachsen) vorliegt.

- **Überfunktionen** entstehen durch:
  - autonome Störungen
  - Antikörper, die Rezeptoren im Drüsengewebe stimulieren
  - Karzinome, die Hormone oder hormonähnliche Substanzen produzieren (endokrine paraneoplastische Syndrome ⤴ Kap. 8.6)
  - Störungen der Inaktivierung, des Abbaus und der Elimination, z.B. bei Leberinsuffizienz
- **Unterfunktionen** entstehen durch:
  - entzündliche oder ischämische Destruktion des Zielorgans
  - gestörte Biosynthese oder Sekretion von Hormonen
  - Endorganresistenz bei verminderter Rezeptorsensitivität

> Beispiel einer **Endorganresistenz** ist die **testikuläre Feminisierung**, die auf einer kompletten Resistenz der Androgenrezeptoren in den Endorganen bei normaler Testosteronkonzentration im Serum beruht. Trotz **männlichen Genotyps** besitzen die Betroffenen einen **weiblichen Habitus** mit weiblichem äußeren Genital (blind endende Vagina, Fehlen von Uterus, Tuben und Ovarien) und fehlender Sekundärbehaarung („hairless women syndrome").

Störungen der Hormonachse	**Störungen der Hormonachsen** lassen sich unter pathogenetischen Gesichtspunkten in 3 Formen unterteilen: • **Primäre Störungen:** Störungen des peripheren Zielgewebes (Schilddrüse, Nebennierenrinde, Gonaden) • **Sekundäre Störungen:** Störungen auf hypophysärer Ebene (also der glandotropen – auf die Hormondrüse wirkenden – Hormone) • **Tertiäre Störungen:** Störungen auf hypothalamischer Ebene (also der die Hypophysenhormone beeinflussenden Releasing-Hormone)
autonome Störungen	resultieren aus einer verminderten bzw. fehlenden Ansprechbarkeit des Zielgewebes auf regulierende glandotrope Hormone mit konsekutiv ungehemmter Hormonsekretion (z. B. autonomes Schilddrüsenadenom)

11.2 Hypothalamus und Hypophyse

11.2.1 Adenohypophyse

Synonym: Hypophysenvorderlappen, HVL

HVL-Hormone	Kortikotropin (ACTH), Thyreotropin (TSH), Prolaktin, Wachstumshormone (STH, GH), Gonadotropine (LH, FSH)

Hyperpituitarismus

> **Definition**
> **Ätiologie/Pathogenese:** Tumoren (Adenome) · Hyperplasie
> **Klinik:** Gigantismus · Akromegalie · Morbus CUSHING · Galaktorrhoe-Amenorrhoe-Syndrom

Definition	Hyperpituitarismus = HVL-Überfunktion (*engl.* pituitary = Hypophyse)
Ätiologie/ Pathogenese	• **hormonproduzierende Hypophysentumoren** (häufigste Ursache), die überwiegend gutartig sind → **Hypophysenadenome** • **Hyperplasie** bei fehlendem negativen Feedback infolge einer Funktionsstörung der peripheren Zieldrüse **Anmerkung:** Die Hypophysenadenome produzieren meist nur ein Hormon, das nicht immer in ausreichender Menge sezerniert wird, um hormonal bedingte Symptome zu verursachen. Daneben kommen auch Adenome vor, die mehrere Hormone produzieren und sezernieren.
Morphologie	Die Adenome wachsen überwiegend expansiv-verdrängend → radiologisch sichtbare Ausweitung der Sella turcica mit zunehmender Größe.

Klinik	• STH-/GH-produzierende Adenome:
	  – vor dem Schluss der Epiphysenfugen → proportionierter Riesenwuchs (**Gigantismus**)
	  – nach Abschluss des Wachstums → selektives Wachstum der Akren (**Akromegalie**)
	• **ACTH-produzierende Adenome:** Stimulation der Kortikosteroidsekretion der Nebennieren → **Morbus CUSHING** (↗ Kap. 11.3.1)

- **Prolaktinproduzierende Adenome** (Prolaktinome):
  - bei der Frau → Galaktorrhoe und Amenorrhoe (**Galaktorrhoe-Amenor-rhoe-Syndrom**)
  - beim Mann → Hypogonadismus und verminderte Libido
- **Lokalsymptome** (verursacht durch expansiv-verdrängendes Wachstum, auch durch hormoninaktive Adenome):
  - Sehstörungen durch Druck auf das Chiasma opticum (**„Chiasmasyndrom"**, bitemporale Hemianopsie)
  - Druckschädigung des Hypothalamus

Hypopituitarismus

> **Definition**
> **Ätiologie / Pathogenese:** Ischämie · Entzündung · Tumor
> **Klinik:** Hypogonadismus · Hypothyreose · Nebennierenrindeninsuffizienz · Zwergwuchs

Definition

- Hypopituitarismus = HVL-Unterfunktion
- Panhypopituitarismus = Ausfall aller HVL-Hormone

Ätiologie / Pathogenese

- ischämische, entzündliche und tumorbedingte Parenchymschädigung (z. B. bei Kraniopharyngeom)
- Kompression / Abriss des Hypophysenstiels

Klinik

Bei einem Verlust von mehr als zwei Dritteln des Hypophysenparenchyms treten klinische Symptome (Hypopituitarismus) auf:
- Hypogonadismus mit **Eunuchoidismus** (FSH, LH)
- **Hypothyreose** (TSH)
- **Nebennierenrindeninsuffizienz** (ACTH)
- proportionierter, **hypophysärer Zwergwuchs** (GH)

> Eine der häufigsten Formen des Hypopituitarismus ist das SHEEHAN-**Syndrom** aufgrund einer postpartalen, ischämischen Nekrose des Hypophysenvorder-lappens der Mutter. Durch die physiologische Volumenzunahme der Hypo-physe während der Schwangerschaft (im Rahmen der gesteigerten Hormon-produktion) besteht ein ohnehin erhöhtes Risiko für ischämische Nekrosen im Schock.

11.2.2 Neurohypophyse

Synonyme: Hypophysenhinterlappen, HHL

HHL-Hormone

Antidiuretisches Hormon (ADH, Vasopressin), Oxytozin

Physiologie

Die Neurohypophyse steht über Nervenfasern mit dem Hypothalamus in Verbin-dung. Die HHL-Hormone werden in den Nuclei supraopticus und paraventricu-laris des Hypothalamus gebildet und durch „axoplasmatischen Fluss" an die **Neu-rohypophyse** weitergegeben, wo sie gespeichert oder an das Blut abgegeben werden.

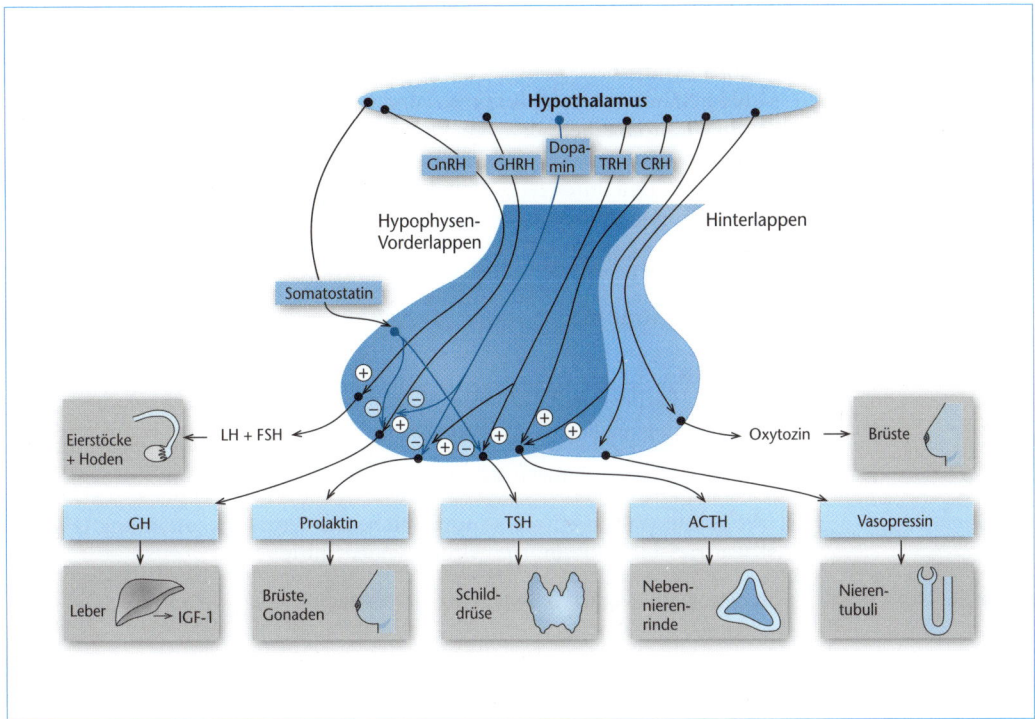

Abb. 11.1:   Sekretion und Steuerung der hypophysären Hormone [4]

Schwartz-Bartter-Syndrom
Synonym: Syndrom der inadäquaten ADH-Sekretion (SIADH)

> **Definition**
> **Ätiologie/Pathogenese:** Paraneoplasien · Raumforderung · Enzephalitiden · Lungenerkrankungen
> **Pathogenese:** hypotone Hyperhydratation · Hyponatriämie

Definition   Vermehrte Sekretion von ADH.

Ätiologie
- Häufigste Ursache: **ektope Bildung** von ADH oder ADH-ähnlichen Substanzen im Rahmen von endokrinen paraneoplastischen Syndromen (z.B. beim kleinzelligen Bronchialkarzinom)
- Weitere Ursachen: **Hirndrucksteigerung** (bei intrakraniellen Raumforderungen), **Enzephalitiden**, **Lungenerkrankungen** (durch Stimulation intrapulmonaler Barorezeptoren)

Pathogenese   Gesteigerte Wasserrückresorption in den distalen Tubuli und Sammelrohren (diuresehemmende Wirkung) → **hypotone Hyperhydratation** mit **Hyponatriämie** → hyperosmolarer Urin und Hypernatriurie.

Diabetes insipidus

Definition
Ätiologie: Diabetes insipidus centralis · renalis
Pathogenese: Hypo-/Asthenurie · hypoosmolarer Urin · Hyponatriurie
Klinik: Polyurie · Dehydratation · Polydipsie

Definition

Verminderte Sekretion von ADH.

Ätiologie

- **Diabetes insipidus centralis:** Unterfunktion der Neurohypophyse
  Ursachen: Tumoren, Entzündungen, ischämische und traumatische Läsionen (Abriss des Hypophysenstiels) im Bereich der Hypophyse und/oder des Hypothalamus
- **Diabetes insipidus renalis:** verminderte Ansprechbarkeit der ADH-Rezeptoren der Nierentubuli
  Ursachen: angeborener Defekt des Wassertransportkanals Aquaporin 2, erworbene Nierenerkrankungen mit tubulären Funktionsstörungen

Pathogenese

starke renale Wasserverluste → **unzureichende Harnkonzentrierung (Hypo-/Asthenurie)** → hypoosmolarer Urin, Hyponatriurie

Klinik

Polyurie, Dehydratation, Polydipsie (= Durst ↑)

11.3 Nebennieren

Morphologie

- morphologische und funktionelle Einteilung der Nebennieren in **Rinde** (NNR) und **Mark** (NNM)
- weitere Einteilung der NNR in Zona glomerulosa, Zona fasciculata und Zona reticularis

Hormone

- **NNR-Hormone:** mehr als 30 verschiedene Steroidhormone (sog. Kortikoide), die unter funktionellen Gesichtspunkten in drei Gruppen unterteilt werden: **Glukokortikoide** (z.B. Cortisol), **Mineralokortikoide** (z.B. Aldosteron) und **Sexualhormone** (Androgene)
- **NNM-Hormone:** Katecholamine (Adrenalin, Noradrenalin, Dopamin)

Einteilung

- **Hyperkortizismus** (= NNR-Überfunktion):
  - Hyperkortisolismus (CUSHING-Syndrom)
  - Hyperaldosteronismus: primärer (CONN-Syndrom), sekundärer
  - Adrenogenitales Syndrom (Androgene ↑)
- **Hypokortizismus** (= NNR-Unterfunktion)
  primärer (M. ADDISON, „Bronzekrankheit"), sekundärer („weißer ADDISON")
- **NNM-Überfunktion:**
  Phäochromozytom, Paragangliom

Anmerkung: Ein Ausfall des Nebennierenmarkes hat keine klinische Bedeutung, da er durch andere Teile des chromaffinen Gewebes kompensiert werden kann.

11.3.1 Hyperkortizismus

Hyperkortisolismus (Cushing-Syndrom)

> **Definition**
> **Ätiologie/Pathogenese:** hypothalamisch-hypophysär · adrenal ·
> paraneoplastisch · iatrogen
> **Morphologie:** Hyperplasie der Zona fasciculata und reticularis
> **Klinik:** Stammfettsucht · Muskelschwund · Steroiddiabetes · Hypertonie ·
> Pergamenthaut · Osteoporose

Definition

Durch ein Überangebot an Glukokortikoiden entsteht das klinische Bild des Cushing-Syndroms.

Ätiologie/Pathogenese

4 Mechanismen können zu einem Hyperkortisolismus führen:
- **Hypothalamisch-hypophysäre Form** (**Morbus Cushing**, 60–70 %): NNR-Hyperplasie aufgrund eines ACTH-produzierenden Adenoms des Hypophysenvorderlappens
- **Adrenale Form** (20–25 %): Autonomes Glukokortikoid-produzierendes NNR-Adenom/-Karzinom
- **Paraneoplastische Form** (10–15 %): NNR-Hyperplasie bei ektoper ACTH-Produktion (meist bei Bronchialkarzinomen)
- **Iatrogene Form:** durch ACTH- oder Kortikosteroid-Therapie

Morphologie

Hyperplasie der Nebennierenrinde v. a. im Bereich der **Zona fasciculata** und **reticularis**

Klinik

- **Hypothalamisch-hypophysäre und paraneoplastische Form**: ACTH-Spiegel ↑, Kortisolspiegel ↑
- **Adrenale Form**: ACTH-Spiegel ↓ (negative Feedbackhemmung aufgrund des erhöhten Kortisolspiegels)
- Die **Symptome** ergeben sich aus der verstärkten Kortikosteroid-Wirkung:
  - **Stammfettsucht**, „Vollmondgesicht", „Büffelhöcker" (Hemmung des lipolytischen Adrenalin-Effekts)
  - allgemeiner **Muskelschwund** (an den Extremitäten)
  - **Steroiddiabetes** (gestörte Glucosetoleranz)
  - **Hypertonie**
  - **Striae** an Abdomen und Oberschenkel, Hautatrophie („Pergamenthaut"), schlechte Wundheilung
  - **Osteoporose** (mit der Gefahr von Spontanfrakturen)
  - verminderte Libido, Impotenz

Hyperaldosteronismus

> **Definition**
> **Einteilung:** primär · sekundär
> **Ätiologie/Pathogenese:** Conn-Syndrom · Adenom · Hyperplasie ·
> nephrotisches Syndrom · Leberzirrhose · Herzinsuffizienz
> **Klinik:** Hypertonie · Hypokaliämie

Definition

Erhöhte Aldosteronsekretion.

Ätiologie / Pathogenese

- **Primärer Hyperaldosteronismus (CONN-Syndrom):** erhöhte Aldosteronsekretion bei gleichzeitig erniedrigtem Renin-Plasmaspiegel infolge eines aldosteronproduzierenden **NNR-Adenoms/-Karzinoms** (60 %) oder einer **Hyperplasie** der Zona glomerulosa (40 %)
- **Sekundärer Hyperaldosteronismus (häufiger):** erhöhte Aldosteronsekretion infolge einer Stimulation durch das Renin-Angiotensin-System bei **nephrotischem Syndrom, Leberzirrhose,** chronischer **Herzinsuffizienz** sowie **reninproduzierenden Tumoren**

Klinik

- **Hypertonie** (Volumenhochdruck)
- **Hypokaliämie** mit Muskelschwäche, Müdigkeit und Alkalose

Adrenogenitales Syndrom (AGS)

> **Definition**
> **Ätiologie/Pathogenese:** Enzymdefekt → ACTH-Sekretion → Androgensynthese
> **Morphologie:** Hyperplasie
> **Klinik:** Virilisierung · Klitorishypertrophie · Pubertas praecox

Definition

Gruppe von **autosomal-rezessiven Enzymopathien** der Kortikosteroidsynthese mit reaktiver Steigerung der Androgensynthese.

Ätiologie / Pathogenese

- **Enzymdefekt** der Steroidbiosynthese (meist besteht ein **21-Hydroxylasemangel**) → vollständiger oder teilweiser Ausfall der Glukokortikoidsynthese → kompensatorische Steigerung der **ACTH-Sekretion**, da Kortisol als einziges NNR-Hormon die hypophysäre ACTH-Ausschüttung hemmt (negatives Feedback)
- **Erhöhte ACTH-Konzentration** → **Stimulation der Androgensynthese**, da diese von dem Enyzemdefekt nicht betroffen ist

Morphologie

Hyperplasie beider Nebennierenrinden v. a. im Bereich der **Zona fasciculata** und **reticularis**

Klinik

- Mädchen: **Virilisierung** und **Klitorishypertrophie**
- Jungen: **Pubertas praecox** und **Kryptorchismus**
- manche Formen werden zusätzlich von einem Aldosteronmangel mit **Salzverlustsyndrom** (Hyponatriämie, Hyperkaliämie) begleitet

11.3.2 Hypokortizismus

> **Definition**
> **Einteilung:** primär · sekundär
> **Ätiologie/Pathogenese:** Autoimmunadrenalitis · Tbc · Metastasen · Hypophyseninsuffizienz · Glukokortikoideinnahme
> **Klinik:** Schwäche · Gewichtsverlust · Hautpigmentierung

Definition

Unterfunktion der Nebennierenrinde.

Ätiologie / Pathogenese

- Primäre Nebenniereninsuffizienz (Morbus ADDISON):

– meist autoimmunologisch bedingter Untergang von mindestens 90 % des NNR-Parenchyms (**Autoimmunadrenalitis** mit Antikörpern gegen Zytoplasmabestandteile)
– **Tuberkulose** und **Tumormetastasen**
– ACTH-Sekretion kompensatorisch gesteigert
- **Sekundäre Nebenniereninsuffizienz:**
  – **verminderte Ausschüttung von ACTH** bei Hypophyseninsuffizienz und Glukokortikoidbehandlung (negatives Feedback)
  – Die Sekretion von Aldosteron (Kontrolle über das Renin-Angiotensin-System) und Androgenen (Ausgleich durch die Gonaden) bleibt unberührt.

> Im Rahmen einer **Meningokokkensepsis** kann eine akute Nebennierenrindeninsuffizienz mit Kreislaufschock durch massive hämorrhagische Infarzierung der NNR auftreten (**WATERHOUSE-FRIDERICHSEN-Syndrom**).

Klinik

- Schwäche, Gewichtsverlust, Erbrechen (Kortisolmangel) sowie Dehydratation, Hyperkaliämie, Hyponatriämie und Hypotonie (Aldosteronmangel)
- **Primäre Form:** Verstärkte Hautpigmentierung (**„Bronzehautkrankheit"**), da die **MSH**-Konzentration (Melanozyten-stimulierendes Hormon) aufgrund der Ko-Sekretion mit ACTH erhöht ist
  Sekundäre Form: verminderte Hautpigmentierung (**„weißer Addison"**), da die MSH-Ausschüttung entsprechend erniedrigt ist

11.3.3 Phäochromozytom, Paragangliom

> **Definition**
> **Lokalisation:** 90 % Nebennierenmark · 10 % extraadrenal
> **Ätiologie/Pathogenese:** Adenome · hereditäre Syndrome
> **Diagnose:** 24-h-Sammelurin
> **Klinik:** Hypertonie

Definition

Katecholaminproduzierender Tumor, der aus dem chromaffinen Gewebe des adrenosympathischen Systems hervorgeht.

Lokalisation

- zu 90 % im Nebennierenmark
- zu 10 % als **sympathische Paragangliome** extraadrenal (ZUCKERKANDL-Organ, sympathische Paraganglien)

Ätiologie/ Pathogenese

- in über 90 % der Fälle sporadisches Auftreten als **Adenome**, selten als Karzinome
- häufige Assoziation mit **hereditären Syndromen** (multiple endokrine Neoplasien, Phakomatosen), dann meist **bilateral** lokalisiert

Klinik

- **Symptome: Hypertonie**, die oft **anfallsweise** auftritt mit Kopfschmerzen, Tremor, Schwitzen, abdominellen Schmerzen und Erbrechen
- **Diagnose:** Nachweis von Katecholaminen und deren Metaboliten (**Vanillinmandelsäure**) im 24-Stunden-Urin

11.4 Schilddrüse

- **Struma** („Kropf"): **jede Schilddrüsenvergrößerung** unabhängig von der Pathogenese oder Funktionslage; wichtiges Symptom von Schilddrüsenerkrankungen als Ausdruck einer funktionellen Störung
- **Euthyreote Struma:** bei normaler Schilddrüsengesamtfunktion
- **Hyper- und hypothyreote Struma:** bei Über-/ Unterfunktion der Schilddrüse
- **Zungengrundstruma:** seltene Ektopie von Schilddrüsengewebe an der Zungenbasis im Bereich des Foramen caecum bei Schilddrüsenaplasie oder regelrecht entwickelter Schilddrüse; sie kann die gleichen Krankheitsbilder verursachen wie die Schilddrüse selbst

11.4.1 Euthyreote Struma

> **Definition**
> **Ätiologie:** absoluter/relativer Jodmangel
> **Pathogenese:** Thyroxin $\downarrow \rightarrow$ TSH $\uparrow \rightarrow$ Hyperplasie
> **Morphologie:** Struma parenchymatosa · Struma nodosa colloides · fibrotisch-zystischer Umbau
> **Klinik:** Kompressionserscheinungen

Definition

Blande, nicht-toxische Struma bei normaler Hormonproduktion.

Epidemiologie

Sie wird als endemisch bezeichnet, wenn mehr als 10 % der Bevölkerung betroffen sind.

Ätiologie

- **absoluter Jodmangel** in Jodmangelgebieten, v. a. in Gebirgsregionen
- **relativer Jodmangel** bei Mehrbedarf in Pubertät, Gravidität und Klimakterium

Pathogenese

verminderte Thyroxinproduktion $\rightarrow$ vermehrte Ausschüttung von TSH $\rightarrow$ Anregung der Schilddrüse zur **Hyperplasie**

Morphologie

- **Struma parenchymatosa:** anfangs diffuse Hyperplasie mit kleinen Follikeln, die wenig Kolloid enthalten
- **Struma nodosa colloides:** nach Erreichen der euthyreoten Stoffwechsellage herdförmige Speicherung von Kolloid in den Follikeln; zwischen weiten, prall mit Kolloid gefüllten, hormonell inaktiven Makrofollikeln liegt atrophiertes Follikelepithel
- stark angeregtes Follikelwachstum $\rightarrow$ regressive Veränderungen (Blutungen, Verkalkungen, Vernarbungen) $\rightarrow$ **fibrotisch-zystischer Umbau**

Klinik

Die Schilddrüse kann bis zu 2000 g schwer werden und eine entsprechende Kompressionssymptomatik hervorrufen (z. B. Kompression von Trachea und Ösophagus bei retrosternaler Lage).

11.4.2 Hyperthyreose

Definition

Schilddrüsenüberfunktion mit erhöhter Sekretion von Thyroxin (T_4) und Trijodthyronin (T_3).

Ätiologie Eine vorübergehende Hyperthyreose tritt gelegentlich bei Entzündungen der Schilddrüse auf, permanente Hyperthyreosen sind meist Folge einer der drei folgenden Krankheiten.

Klinik typische Symptome ⟋ Tab. 11.1

Diffuse hyperthyreote Struma
Synonyme: Morbus BASEDOW, GRAVES' disease

> **Definition**
> **Ätiologie/Pathogenese:** autoimmun · Ak gegen Thyreozyten ·
> TSH-Rezeptor-Ak
> **Morphologie:** lymphozytenreich · Kolloidgehalt ↓
> **Klinik:** Merseburger-Trias · Ophthalmopathie · Myxödem

Definition **Autoimmune Schilddrüsenerkrankung**, die mit einer Hyperthyreose, diffuser Struma und Exophthalmus einhergeht. **Häufigste Ursache der Hyperthyreose.**

Ätiologie/ Pathogenese
- **Ursache:** vermutlich ein molekulares Mimikry nach bakteriellen oder viralen Infekten (z.B. E. coli, Yersinia) mit Bildung **kreuzreagierender Antikörper gegen die Thyreozyten**
- Die TSH-Rezeptor-Antikörper (frühere Bezeichnung: LATS-Faktor = **l**ong **a**cting **t**hyroid **s**timulator) stimulieren die Schilddrüse zur Proliferation und exzessiver Hormonproduktion
- Assoziation zum HLA-System (HLA-DR 3)

Morphologie leicht vergrößerte Schilddrüse mit lymphozytenreichen Infiltraten und einem verminderten Kolloidgehalt

Klinik
- Die Kardinalsymptome sind in der **Merseburger-Trias** zusammengefasst: **Struma, Tachykardie** und **Exophthalmus**
- Daneben können alle in Tab. 11.1 aufgeführten Symptome sowie ein **prätibiales Myxödem** auftreten.

! **Merke:** Der Exophthalmus ist Folge einer lymphozytären Infiltration des retrobulbären Gewebes (**endokrine Ophthalmopathie**) und nicht der Hyperthyreose (deshalb tritt er nur bei der BASEDOW-Struma auf).

Hyperthyreote Struma (Struma basedowifikata)
Definition Ätiologisch unklare, **knotige Struma** mit Hyperthyreose (**toxische Struma**), allerdings ohne Exophthalmus und prätibiale Ödeme.

Anmerkung: Der Begriff **„Struma basedowifikata"** ist eine historische Bezeichnung und stammt aus der Zeit, als man die beiden Formen der hyperthyreoten Struma ätiologisch noch nicht differenzieren konnte.

Morphologie diffus im Schilddrüsengewebe verteilte, hyperplastische Knoten

Toxisches Adenom
Definition **Umschriebenes, autonomes Schilddrüsenareal**, das unabhängig von übergeordneten regulierenden Zentren Schilddrüsenhormone produziert.

Klinik　Symptome: palpabler Knoten, der sich szintigraphisch als **„heißer Knoten"** (Bereich mit erhöhter Aktivität im Radiojod-Szintigramm als Zeichen einer lokal vermehrten Hormonproduktion bzw. -speicherung) darstellt

11.4.3　Hypothyreose

Definition/Ätiologie　Schilddrüsenunterfunktion, die Folge einer Störung der Schilddrüse (hypothyreote Struma, HASHIMOTO-Thyreoiditis) oder einer Störung auf hypophysärer Ebene sein kann.

Klinik　typische Symptome ↗ Tab. 11.1

Hypothyreote Struma

Definition
Ätiologie/Pathogenese: Jodfehlverwertung · $T_{3/4}$ ↓ · TSH ↑
Morphologie: kolloidarme Schilddrüsenfollikel

Definition　**Jodfehlverwertungsstruma** (= dyshormogenetische Struma) aufgrund eines hereditären Enzymdefektes der Hormonsynthese.

Ätiologie/ Pathogenese　vielfältige Hormonsynthesefehler → peripheres Schilddrüsenhormondefizit bei kompensatorisch erhöhtem TSH-Spiegel → Schilddrüsenhyperplasie mit Kropfbildung

Morphologie　kolloidarme Schilddrüsenfollikel als Ausdruck der Hormonsynthesestörung

HASHIMOTO-Thyreoiditis

Definition
Ätiologie/Pathogenese: autoreaktive Ak · genetische Prädisposition
Morphologie: Struma lymphomatosa
Klinik: Hyperthyreose · Hypothyreose

Definition　**chronisch-lymphozytäre Thyreoiditis** autoimmunologischer Genese

Epidemiologie　♀:♂ = 10:1

Ätiologie/ Pathogenese　autoreaktive Antikörper gegen Thyreoglobulin, Mikrosomen und Kolloid

Anmerkung: Für eine **genetische Prädisposition** sprechen eine familiäre Häufung, eine HLA-DR 5-Assoziation sowie ein gehäuftes Auftreten mit anderen Autoimmunerkrankungen (z.B. Morbus ADDISON, Typ-I-Diabetes).

Morphologie　diffuse lymphozytäre Infiltrate (**Struma lymphomatosa**)

Klinik
- **anfangs Hyperthyreose** mit Kropfbildung (selten ist ein Übergang in eine Thyreotoxikose = Hashitoxikose möglich)
- **später** Schilddrüsenatrophie durch zunehmende Gewebedestruktion mit **Hypothyreose** (80 % aller erworbenen Hypothyreosen)

Hypothyreose	Hyperthyreose
• Antriebsarmut, Verlangsamung • verminderte Kältetoleranz • Bradykardie, Hypotonie • Obstipation • Myxödem (trockene, spröde, teigige Haut) • evtl. Gewichtszunahme • Hypoventilation mit Hyperkapnie • evtl. Struma, Atrophie	• psychomotorische Unruhe (Tremor) • verminderte Wärmetoleranz (Schweiß- ausbrüche) • Tachykardie, Hypertonie • Diarrhoe • warme, feuchte Haut • Gewichtsverlust • Osteoporose, Myopathie • Struma
Kretinismus (kongenitale Form): • Oligophrenie • Schwerhörigkeit • Minderwuchs	Zusätzliche Symptome bei M. BASEDOW: • endokrine Ophthalmopathie • prätibiales Myxödem

Tab. 11.1: Klinisches Bild bei Hypothyreose und Hyperthyreose. Die Symptome der angeborenen, kongenitalen Hypothyreose werden unter dem „Kretinismus" zusammengefasst.

11.5 Nebenschilddrüse

Definitionen

• **Hyperparathyreoidismus** = Überfunktion
• **Hypoparathyreoidismus** = Unterfunktion

Anatomie

Die Nebenschilddrüse besteht aus vier linsengroßen Epithelkörperchen (Glandu-
lae parathyroideae), die der Schilddrüse von hinten anliegen und hauptsächlich
Parathormon sezernieren.

Physiologie

Parathormon reguliert gemeinsam mit **Kalzitonin** (aus den C-Zellen der Schilddrüse) und **Vitamin D** den Kalziumhaushalt.

11.5.1 Hyperparathyreoidismus (HPT)

> **Definition**
> **Einteilung:** primär · sekundär
> **Ätiologie/Pathogenese:** Hyperkalzämie · Hypokalzämie
> **Morphologie:** Fibroosteoklasie · braune Tumoren
> **Klinik:** Ulzera · Osteopathie · Gallen-/Nierensteine

Definition

Nebenschilddrüsenüberfunktion mit gesteigerter Parathormonsekretion.

Ätiologie/
Pathogenese

• **Primärer HPT: Adenom** der Nebenschilddrüse (90 % der Fälle, seltener eine
diffuse Hyperplasie oder ein Karzinom) → Mehrsekretion von Parathormon
→ **Hyperkalzämie**
• **Sekundärer HPT:** regulative Steigerung der Parathormonsekretion infolge einer chronischen **Hypokalzämie** bei **extraglandulären Störungen**
Ursachen der Hypokalzämie:
  – **Chronische Niereninsuffizienz** (renale Form): verminderte Hydroxylierung
  des Vitamin-D$_3$-Metaboliten 25-Hydroxycholecalciferol zu 1,25-Dihydroxy-
  cholecalciferol in den Nieren → Verstärkung des durch die Niereninsuffizi-

enz ohnehin schon bestehenden renalen Kalziumverlusts bei gleichzeitig verminderter enteraler Kalziumresorption

– **Chronische Malabsorption** (z.B. bei M. CROHN, Colitis ulzerosa): herabgesetzte Kalziumabsorption

Anmerkung: Bei Behandlung der Grunderkrankung und Normalisierung des Kalziumspiegels kann sich die Hyperplasie wieder vollständig zurückbilden. Bei lang andauerndem unbehandeltem sekundärem HPT besteht die Gefahr einer autonomen Parathormonsekretion mit Hyperkalzämie, die auch nach Behebung der Grunderkrankung fortbesteht **(tertiärer HPT)**.

Morphologie / Klinik

- Primärer HPT:
  - Gesteigerte Aktivierung der Osteoklasten mit vermehrtem Abbau der Knochensubstanz → Ausbildung von Resorptionszysten, die den Knochen auftreiben können (**Fibroosteoklasie**);
    Entstehung sog. „**brauner Tumoren**" durch Einblutungen und Hämosiderinablagerungen in die gefäßreichen Zysten
  - **Osteodystrophia fibrosa cystica generalisata** VON RECKLINGHAUSEN: das heute nur noch selten auftretende klinische Vollbild des primären HPT
  - **peptische Ulzera** aufgrund einer gesteigerten Gastrinsekretion, die auf ungeklärte Weise durch Parathormon induziert wird
  - Hyperkalzämie → **Nieren- und Gallensteine**, **neuromuskuläre Störungen** (Muskelschwäche, rasche Ermüdbarkeit), **metastatische Verkalkungen** (↗ Kap. 3.2) und **neuropsychiatrische Störungen** (Depressionen, Psychosen)
- Sekundärer HPT:
  Renale Osteopathie: Knochenveränderungen, die denen des primären HPT entsprechen. Ansonsten wird die klinische Symptomatik durch die Grundkrankheit bestimmt.

11.5.2 Hypoparathyreoidismus

Definition

Nebenschilddrüsenunterfunktion mit verminderter Ausschüttung von Parathormon.

Ätiologie / Pathogenese

- versehentliche **operative Entfernung** der Epithelkörperchen
- kongenitale Epithelkörperchenaplasie
- Bildung autoreaktiver Antikörper gegen Nebenschilddrüsenzellen oder Parathormonrezeptoren

! **Merke:** Eine periphere Resistenz (Endorganresistenz) bei intakten Epithelkörperchen und normalem Parathormonspiegel bezeichnet man als **Pseudohypoparathyreoidismus**.

11.6 Neuroendokrine Pankreastumoren

> **Definition**
> **Ätiologie/Pathogenese:** Insulinom · Gastrinom · Glukagonom · VIPom

Definition

Alle benignen und malignen Pankreastumoren, die Hormone oder biogene Amine bilden. Meist handelt es sich um solitäre, abgekapselte Tumoren, die langsam wachsen und eine gute Prognose haben.

Ätiologie/Pathogenese

Diese hormonaktiven Tumoren treten sporadisch oder hereditär auf, wobei die hereditären Formen häufig mit anderen Tumoren assoziiert sind (multiple endokrine Neoplasien ↗ Tab. 11.2).

Insulinom

- Insulin-produzierende Tumoren, die aus den B-Zellen des Pankreas hervorgehen.
- Typische **Symptome:** Heißhunger, Bewusstseinsverlust und neurologische Ausfallerscheinungen (Hypoglykämiesyndrom), die sich schlagartig nach Glucosezufuhr bessern

Gastrinom

- Gastrin-produzierende Tumoren, die in über 60 % der Fälle maligne sind und bei Diagnosestellung bereits metastasiert haben.
- Folge der Hypergastrinämie ist das ZOLLINGER-ELLISON-**Syndrom** mit Hyperazidität des Magens und rezidivierenden duodenalen Ulzera (↗ Kap. 15.2.2).

Glucagonom

- Glucagon-produzierende, überwiegend maligne Tumoren, die sich von den A-Zellen des Pankreas ableiten.
- **Symptome:** Diabetes mellitus, nekrolytische Dermatitis

VIPom

- Vasoaktives-intestinales-Peptid-(VIP-)produzierender Tumor.
- **Symptome:** VERNER-MORRISON-**Syndrom** mit wässrigen Durchfällen, Hypokaliämie, Hyperglykämie und Achlorhydrie

MEN I (WERMER-Syndrom)	MEN II
• primärer Hyperparathyreoidismus (Adenom der Nebenschilddrüse) • Hypophysentumor • endokrine Pankreastumoren	**MEN-IIa** (SIPPLE-Syndrom) • primärer Hyperparathyreoidismus • Phäochromozytom • medulläres Schilddrüsenkarzinom **MEN-IIb:** zusätzlich Ganglioneuromatose

Tab. 11.2: Multiple endokrine Neoplasie-Syndrome (MEN): Gruppe autosomal-dominant vererbter Krankheitsbilder, die durch verschiedene neuroendokrine Neoplasien in unterschiedlichen Organen gekennzeichnet sind

12 Pathologie wichtiger Stoffwechselkrankheiten

Der GK fasst in diesem Kapitel eine sehr heterogene Gruppe von Erkrankungen zusammen. Die Darstellung der Stoffwechselerkrankungen ist nicht vollständig, es sollen lediglich die wichtigsten Stoffwechselstörungen vorgestellt werden. Weitere GK-relevante Erkrankungen werden in den entsprechenden Kapiteln abgehandelt.

12.1 Störungen des Kohlenhydratstoffwechsels

12.1.1 Diabetes mellitus

> **Definition**
> **Einteilung:** primär · sekundär · juveniler Diabetes (Typ I) · Altersdiabetes (Typ II)
> **Pathogenese:** autoimmune Entzündungsreaktion · absoluter/relativer Insulinmangel · Insulinresistenz · gestörte B-Zell-Funktion · MODY
> **Morphologie:** LANGERHANS-Inseln · lymphozytäre Infiltrate · Amyloidablagerungen
> **Klinik:** Polyurie · Exsikkose · Abwehrschwäche · ketoazidotisches Koma · hyperosmolares Koma
> **Sekundärerkrankungen:** makroangiopathisch · mikroangiopathisch

Definition

Störung des Kohlenhydratstoffwechsels mit **chronischer Hyperglykämie.** Eine Hyperglykämie liegt bei einem Nüchternblutzuckerwert von > **126 mg/dl** (> 7,0 mmol/l) oder einem 2-Stunden-Wert von > **200 mg/dl** (> 11,1 mmol/l) im oralen Glukosetoleranztest vor.

Einteilung

- **Primär:**
  - **Typ I:** absoluter Insulinmangel
  - **Typ II:** relativer Insulinmangel
- **Sekundär** (< 1 %): bei genetischen Defekten der Insulinwirkung, bei fortgeschrittenen Erkrankungen des exokrinen Pankreas und bei Überproduktion von Insulinantagonisten

Diabetes mellitus Typ I
Häufigkeit: ca. 10 %

Ätiologie/ Pathogenese

- autoimmune Entzündungsreaktion (Insulitis) mit selektiver Zerstörung der insulinproduzierenden β-Zellen → **absoluter Insulinmangel**
- Nachweisbar sind **Antikörper** gegen β-Zellen und eine typische HLA-Konstellation (HLA-DR$_3$/-DR$_4$).

Morphologie

Die LANGERHANS-Inseln enthalten **lymphozytäre Infiltrate** und **keine intakten B-Zellen.**

Klinik

- Im Vordergrund stehen hyperglykämiebedingte Akutsymptome wie **Polyurie**, **Polydipsie**, **Exsikkose** und **Gewichtsverlust** (mit Muskelschwund).
- Auftreten meist vor dem 40. Lebensjahr **(juveniler Diabetes)**
- Häufige Akutkomplikation: **ketoazidotisches Koma** infolge eines absoluten Insulinmangels (in 25 % Erstmanifestation)

Diabetes mellitus Typ II
Häufigkeit: ca. 90 %

Ätiologie/ Pathogenese

- verminderte Ansprechbarkeit der peripheren Gewebe auf Insulin (**Insulinresistenz**) in Verbindung mit einer **gestörten B-Zell-Funktion** → zunächst **relativer Insulinmangel**
- Prädisponierende Faktoren:
  - exogene Faktoren wie **Adipositas** und **Bewegungsmangel**
  - **genetische Prädisposition** (gehäuftes familiäres Auftreten, Konkordanz bei eineiigen Zwillingen nahezu 100 %) bei gleichzeitig fehlender HLA-Assoziation
- **MODY** (maturity onset diabetes of the young): Sonderform, der ein genetischer Defekt der β-Zell-Funktion zugrunde liegt und die bereits im Jugendalter auftritt.

Morphologie

die LANGERHANS-Inseln enthalten **Amyloidablagerungen**, die **B-Zellen** erscheinen **intakt**

Klinik

- Häufige Symptome: rekurrierende Harnwegsinfekte, Furunkulosen und Mykosen als Zeichen einer **Abwehrschwäche**
- Beginn meist schleichend, Auftreten meist erst nach dem 40. Lebensjahr (**Altersdiabetes**)
- Häufige Akutkomplikation: **hyperosmolares Koma** infolge eines hypovolämischen Schocks im Rahmen einer hyperglykämiebedingten osmotischen Diurese

Sekundärerkrankungen des Diabetes mellitus
- **Makroangiopathische Veränderungen:** Durch Begünstigung der Cholesterinablagerung und der Entstehung einer Atherosklerose kommt es zu **diabetesunspezifischen Folgeerkrankungen:**
  - koronare Herzkrankheit (bis hin zum Myokardinfarkt)
  - periphere arterielle Verschlusskrankheit
  - zerebrovaskuläre Schäden (bis hin zum Hirninfarkt)
- **Mikroangiopathische Veränderungen:** Durch nichtenzymatische Glykosylierung mit konsekutiver Verdickung der kapillären Basalmembran kommt es zu **diabetesspezifischen Folgeerkrankungen:**
  - KIMMELSTIEL-WILSON-Glomerulosklerose (↗ Kap. 26.4.3)
  - diabetische Retinopathie (aneurysmatische Mikroangiopathie der Netzhautgefäße)
  - diabetische Polyneuropathie
  - diabetischer Fuß (Gangrän)

- **Glykogenablagerungen** können in Leber (in den Kernen der Hepatozyten mit „**Lochkernbildung**") und Nieren (intrazelluläre Ablagerungen) auftreten. Häufig entwickelt sich eine **Fettleber**.

12.1.2 Glykogenosen

Definition

Pathologische Glykogenspeicherung aufgrund einer autosomal-rezessiven Störung des Glykogenabbaus (Enzymopathie) oder einer gesteigerten Glykogensynthese.

Einteilung

Glykogenose	Enzymdefekt	Pathogenese / Klinik
Typ I (VON GIERKE) (häufigste Form)	Glucose-6-Phosphatase	Glykogenspeicherung im Zytoplasma und den Zellkernen der Hepatozyten und Nierentubuluszellen (mit Ausbildung von Lochkernen), Hypoglykämie und Hyperlipidämie
Typ II (POMPE)	α-1,4-Glucosidase	Glykogenspeicherung in Skelettmuskeln (Muskelschwäche), Leber (Hepatomegalie), Herz (Kardiomegalie), ZNS (Hyporeflexie)
Typ III (FORBES, CORI)	Amylo-1,6-Glucosidase	Glykogenspeicherung in Skelettmuskeln (Muskelschwäche), Herz (Kardiomegalie), ZNS (Krampfneigung)
Typ IV (ANDERSON)	Transglucosidase	Glykogenspeicherung in Leber und Milz (Hepatosplenomegalie, Leberzirrhose)
Typ V (MCARDLE)	Phosphofruktokinase	Glykogenspeicherung in Skelettmuskeln (Muskelschwäche) mit Rhabdomyolyse

Tab. 12.1: Übersicht über die wichtigsten Glykogenosen, die zugrunde liegenden Enzymdefekte und die Klinik

12.2 Störungen des Fettstoffwechsels

12.2.1 Hyperlipoproteinämien

Definition

Erhöhung einer oder mehrerer Lipoproteinfraktionen im Blut.

Einteilung

- **Primäre Hyperlipoproteinämien:** genetischer Defekt:

Typ	Pathogenese	Erhöhte Lipidfraktion	Klinik
I	Lipoproteinlipase-Defekt	Chylomikronen, Triglyceride	Xanthome, Hepatosplenomegalie
IIa	Membranrezeptor-defekt	LDL, Cholesterin	tendinöse Xanthome, Xanthelasmen, Arcus lipoides corneae
IIb		LDL, VLDL, Cholesterin, Triglyceride	
III	Apolipoprotein-synthesedefekt	Cholesterin, Triglyceride	tuberöse Xanthome

Typ	Pathogenese	Erhöhte Lipidfraktion	Klinik
IV	unbekannt	VLDL, Triglyceride	eruptive Xanthome
V	unbekannt	VLDL, Chylomikronen, Triglyceride	Xanthome, Hepatosplenomegalie

Tab. 12.2: Hyperlipoproteinämien (Einteilung nach Fredrickson)

- **Sekundäre Hyperlipoproteinämien** sind Folgen anderer Erkrankungen: Hypertriglyceridämie bei Diabetes mellitus, chronischem Alkoholabusus und Adipositas sowie Hypercholesterinämie bei nephrotischem Syndrom und Hypothyreose

12.2.2 Sphingolipidosen

↗ Kap. 17.5.1

12.3 Gicht

↗ Kap. 6.5.3

12.4 Eisenspeicherkrankheiten

Definition
Ätiologie/Pathogenese: Hämochromatose · sekundäre Siderosen
Komplikationen: Haut · Leber · Pankreas · Herz · Gelenke

Definition

Eine Überladung des Organismus mit Eisen führt zu einer generalisierten Eisenablagerung in Körpergeweben (**Siderose**).

Ätiologie/Pathogenese

- **Hämochromatose:** Eisenüberladung als Folge einer autosomal-rezessiven Eisenspeicherkrankheit aufgrund einer gesteigerten enteralen Eisenresorption
- **Sekundäre Siderosen:** vermehrte Eisenablagerung in Form von Hämosiderin durch chronische intravasale Hämolyse, erhöhte orale oder parenterale Eisenzufuhr sowie durch Leberparenchymschäden

Komplikationen

- **Haut:** bronzefarbene Hyperpigmentierung
- **Leber:** progrediente periportale Leberzirrhose
- **Pankreas:** progrediente Pankreasfibrose mit Ausbildung eines Diabetes mellitus („Bronzediabetes")
- **Herz:** Kardiomyopathie
- **Gelenke:** Arthropathie mit Chondrokalzinose

13 Grundlagen zur Pathologie der Atmung

13.1 Allgemeines

> **Funktion:** Ventilation · Diffusion · Perfusion
> **Störungen:** obstruktive/restriktive Ventilationsstörungen · Diffusions-/ Perfusionsstörungen · respiratorische Insuffizienz
> **Klinik:** Tachypnoe · Dyspnoe · Blässe · Zyanose

Funktion

Die Hauptaufgaben der Lunge sind der **Gasaustausch** (O_2-Aufnahme und CO_2-Abgabe) und die **Regulation** des **Säurebasenhaushaltes**.
Vorraussetzung sind eine adäquate **Ventilation** (Belüftung), **Diffusion** (Gasaustausch im engeren Sinne) und **Perfusion** (Durchblutung).

Störungen

Ventilationsstörungen

Störungen der Lungenbelüftung mit **Abfall des Atemminutenvolumens.** Sie können auf zwei verschiedenen Wegen entstehen:

	Ätiologie/Pathogenese	Parameter
obstruktive Ventilations-störung	Obstruktion der oberen u./od. unteren Luftwege → Widerstandserhöhung	• Atemwegswiderstand ↑ • Vitalkapazität ↔ (= maximales Atemvolumen)
restriktive Ventilations-störung	Compliance (= Dehnbarkeit) ↓ der Lunge und/oder des Thorax	• Atemwegswiderstand ↔ • Vitalkapazität ↓

Tab. 13.1: Ätiologie und Parameter bei obstruktiven und restriktiven Ventilationsstörungen

Erkrankungen mit restriktiven Ventilationsstörungen	Erkrankungen mit obstruktiven Ventilationsstörungen
Lungenerkrankungen: • interstitielle Lungenfibrose • Atelektasen • Pneumokoniosen • Sarkoidose • tuberkulöse Narben • Pleuraerkrankungen (Pleuraerguss, Pneumothorax)	Lungenerkrankungen: • Bronchiektasien • chronische Bronchitis • obstruktives Emphysem • Asthma bronchiale
Extrapulmonale Erkrankungen: • Poliomyelitis • Adipositas • Thoraxdeformitäten, z.B. Kyphoskoliose • Zwerchfellhochstand	Extrapulmonale Erkrankungen: • retrosternale Struma • Larynxtumor

Tab. 13.2: Auswahl von Erkrankungen mit restriktiven und obstruktiven Ventilationsstörungen

Diffusionsstörungen	• Beeinträchtigung des **alveolären Gasaustausches**, häufig gemeinsam mit Ventilationsstörungen und/oder Perfusionsstörungen.
	• Ätiologie/Pathogenese:
	  – Verlängerung der Diffusionsstrecke (z.B. bei Lungenfibrose, Lungenödem)
	  – Verkleinerung der Gasaustauschfläche (z.B. bei Lungenemphysem)
	  – verringerter Konzentrationsgradient der Atemgase (z.B. bei obstruktiven Ventilationsstörungen)

Perfusionsstörungen	• Behinderung der **Lungendurchblutung** als Folge einer Druckerhöhung im kleinen Kreislauf
	• Ätiologie/Pathogenese:
	  – akute **Verlegung der Lungenstrombahn** durch eine Lungenarterienembolie
	  – **hypoxische Vasokonstriktion** bei Ventilationsstörungen (EULER-LILJESTRAND-Mechanismus)
	  – **verminderter Lungengefäßquerschnitt,** z.B. bei Lungenemphysem (Reduktion der Lungenkapillaren)
	  – **Rückstau von Blut** in die Lungenstrombahn bei Linksherzinsuffizienz oder Mitralklappenstenose

respiratorische Insuffizienz	Unfähigkeit des respiratorischen Systems, den O_2-Bedarf des Körpers zu decken. **!** **Merke:** • **Respiratorische Partialinsuffizienz:** O_2-Aufnahme gestört ($pO_2 \downarrow$, pCO_2 normal) • **Respiratorische Globalinsuffizienz:** zusätzlich ist CO_2-Ausscheidung gestört ($pO_2 \downarrow$, $pCO_2 \uparrow$)
Klinik	Zeichen einer respiratorischen Insuffizienz sind: • **Tachypnoe:** erhöhte Atemfrequenz (> 16/min) • **Dyspnoe:** Luftnot • **Blässe** durch die begleitende Anämie • **Zyanose** („Blausucht"): bläuliche Verfärbung der Haut und Schleimhäute infolge Vermehrung des desoxygenierten Hämoglobins im Kapillarblut (> 5 g/100 ml)

13.2 Obstruktive Lungenerkrankungen

13.2.1 Bronchiektasien

> **Definition**
> **Ätiologie:** Mukoviszidose · chronische Bronchitis · Tuberkulose
> **Morphologie:** sackförmig · spindelförmig · zylinderförmig
> **Klinik:** Husten · Auswurf · Hämoptysen · Dyspnoe

Definition	Angeborene oder erworbene, **irreversible Ausweitung der Bronchien.**
Ätiologie/Pathogenese	• angeboren: seltene Fehlbildungen • erworben: bei **Mukoviszidose**, chronischer Bronchitis, Tuberkulose
Morphologie	**sackförmige, spindelförmige** und **zylinderförmige** Bronchiektasen

Klinik	**Husten** mit reichlich **Auswurf** („maulvolle Expektoration"), **Hämoptysen, Dyspnoe** (infolge einer *obstruktiven Ventilationsstörung* durch Verlegung der Atemwege aufgrund übermäßiger Schleimbildung)
Komplikationen	rezidivierende Infekte, Lungen- und Hirnabszesse, Cor pulmonale, Amyloidose

13.2.2 Chronische Bronchitis

> **Definition**
> **Ätiologie:** endogene/exogene Faktoren
> **Pathogenese:** abnorme bronchiale Entzündungsreaktion · Dyskrinie
> **Morphologie:** chronisch-katarrhalische Bronchitis · chronisch-hypertrophische Bronchitis · chronisch-destruktive Bronchitis · zentrolobuläres Emphysem
> **Klinik:** Husten · Auswurf · Dyspnoe

Definition	Atemwegserkrankung mit **Husten und Auswurf** über mindestens 3 Monate hinweg in mindestens 2 aufeinander folgenden Jahren (WHO-Definition). **Anmerkung:** Die chronische Bronchitis wird gemeinsam mit dem Lungenemphysem und dem Asthma bronchiale unter dem Begriff der **„chronisch-obstruktiven Erkrankungen"** (COLD = chronic obstructive lung disease; COPD = chronic obstructive pulmonary disease) zusammengefasst.
Ätiologie	• **Endogene Faktoren:** Mukoviszidose, IgA-Mangel • **Exogene Faktoren:** Zigarettenrauch, Industrieabgase, rezidivierende Infektionen
Pathogenese	**Abnorme bronchiale Entzündungsreaktion** → Zerstörung des Flimmerepithels der Bronchien und Ersatz durch Becherzellen → verstärkte Absonderung viskösen Schleims (**Dyskrinie**) und gestörter mukoziliärer Selbstreinigungsprozess des Bronchialsystems → Verstopfungen der Bronchien mit Schleim
Morphologie	Nach dem vorherrschenden histologischen Bild lassen sich folgende Formen unterscheiden: • **Chronisch-katarrhalische Bronchitis** (häufigste Form): vermehrte Schleimabsonderung mit einer Hyperplasie der Becherzellen und Bronchialdrüsen • **Chronisch-hypertrophische Bronchitis:** granulo- und lymphozytäre Infiltrationen mit polypoider Verdickung der Schleimhaut • **Chronisch-destruktive Bronchitis:** chronisch-rezidivierende Schleimhautentzündungen → Zerstörung der Bronchialwand → Ausbildung eines zentrolobulären Emphysems
Klinik	• Husten mit zähem, weißem Auswurf • rezidivierende bronchiale Infekte (→ gelbgrüner Auswurf) • zunehmende Belastungsdyspnoe

13.2.3 Obstruktives Emphysem

> **Definition**
> **Ätiologie:** primär · sekundär
> **Pathogenese:** Proteaseninhibitor-Mangel · Zigarettenrauch · chronische Entzündungen
> **Morphologie:** zentroazinäres Emphysem · panazinäres Emphysem

Definition

Irreversible Erweiterung des respiratorischen Anteils der Lunge distal der terminalen Bronchioli.

Ätiologie / Pathogenese

- **Primäres Emphysem:** im Alter als Folge verminderter elastischer Rückstellkräfte (Altersemphysem)
- **Sekundäres Emphysem:**
  - Abbaustörung oder Synthesestörung des alveolären Stützgerüstes aufgrund eines Ungleichgewichtes zwischen Proteasen und Proteaseninhibitoren
    Ursachen: angeborener **Proteaseninhibitor-Mangel**, Inaktivierung der Proteasen durch **Zigarettenrauch**, vermehrtes Auftreten von Proteasen bei **chronischen Entzündungen**
  - chronische Überdehnung des Lungenparenchyms
    Ursachen: geschrumpftes Lungengewebe in der Umgebung von Narben (**Narbenemphysem**) oder **chronisch-obstruktive Lungenerkrankungen** mit vermehrtem Luftgehalt in den Lungen (chronische Bronchitis, Asthma bronchiale)

Morphologie

Nach dem Verteilungsmuster lassen sich folgende Formen unterscheiden:
- **Zentroazinäres Emphysem:**
  - Erweiterung vorwiegend der Bronchioli terminales und respiratorii, also im Zentrum der Azini
  - *Vorkommen:* chronische Bronchitis, Nikotinabusus und hohe Belastung mit Industrieabgasen
- **Panazinäres Emphysem:**
  - mehr oder weniger gleichmäßige Erweiterung aller Azinusanteile
  - *Vorkommen:* angeborener Proteaseninhibitor-Mangel (α_1-Antitrypsinmangel ↗ Kap. 23.8.3).
- **Panlobuläres Emphysem:**
  entspricht einem hochgradigen panazinären Emphysem
  Bullöses Emphysem: großblasiges Lungenephysem als Extremvariante des chronischen Emphysems (☞ Foto 12)

Klinik

- Klinisch sind die weitaus häufigeren sekundären Emphyseme durch die jeweilige Grundkankheit charakterisiert.
- Fortgeschrittenes Stadium: **Husten** und **Atemnot** bis hin zur **respiratorischen Insuffizienz**
- Spätkomplikation: **Cor pulmonale**

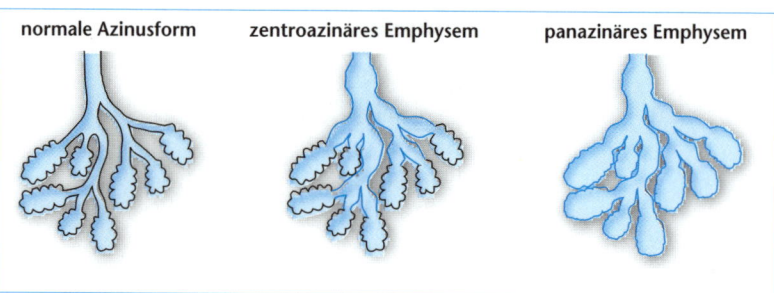

normale Azinusform   zentroazinäres Emphysem   panazinäres Emphysem

Abb. 13.1: Morphologie des zentrolobulären und des panlobulären Emphysems [1]

13.2.4 Asthma bronchiale

Definition
Ätiologie: exogen-allergisch · endogen
Pathogenese: Bronchospasmus · Schleimhautödem · Dyskrinie
Morphologie: Hypertrophie von Schleimhaut und Schleimdrüsen ·
Schleimpfröpfe · CURSCHMANN-Spiralen · CHARCOT-LEYDEN-Kristalle
Klinik: Dyspnoe · exspiratorischer Stridor

Definition

Obstruktive Atemwegserkrankung mit **anfallsweise** auftretender, **reversibler Atemnot** (*griech.* Asthma = erschwertes Atmen) auf dem Boden eines hyperreagiblen Bronchialsystems.

Epidemiologie

Etwa 5 % der Bevölkerung leiden an Asthma.

**Ätiologie/
Pathogenese**

- **Exogen-allergisches Asthma** (extrinsic asthma):
  - Überempfindlichkeitsreaktion Typ I (Sofortreaktion)
  - *Auslöser:* exogene Allergene (Pollen, Hausstaub, Tierhaare, Schimmelpilzsporen usw.)
  - meist bei **Kindern** und **Jugendlichen**, häufig in Verbindung mit Heuschnupfen, Ekzemen oder Neurodermitis (Atopiker)
- **Endogenes Asthma** (intrinsic asthma, häufigere Form):
  - *keine* IgE-vermittelte Überempfindlichkeitsreaktion
  - *Auslöser:* Infektionen, chemische oder physikalische Noxen (Kälte, Rauch, Nebel, Staub), emotionale Faktoren (Angst) und Medikamente (Aspirin und andere Prostaglandinsynthesehemmer)
  - meist erst im **Erwachsenenalter**

Mechanismen, die zu der reversiblen Atemwegsobstruktion führen:
- **Bronchospasmus**
- **Schleimhautödem**
- **Dyskrinie**

Sie sind die Folgen einer Entzündungsreaktion, die durch Mediatoren wie Histamin, Leukotriene und Prostaglandine vermittelt wird.

Morphologie

- Hypertrophie der Bronchialmuskulatur (als Zeichen des Bronchospasmus)
- Hypertrophie der Schleimdrüsen und Schleimpfröpfe in den Bronchien (als Zeichen der Dyskrinie)
- CURSCHMANN-**Spiralen:** spiralartige Streifen aus zähem Schleim und abgeschilferten Epithelien

- **CHARCOT-LEYDEN-Kristalle:** oktaedrische Kristalle als Abbauprodukte eosinophiler Leukozyten

Klinik plötzlich einsetzendes Gefühl der Brustenge mit **Atemnot** und **exspiratorischem Stridor**, Aushusten zähen Schleims

Komplikationen Bronchiektasien, Atelektasen, Lungenemphysem, Cor pulmonale, respiratorische Insuffizienz

13.3 Restriktive Lungenerkankungen

13.3.1 Interstitielle Lungenerkrankungen

↗ Kap. 20.3.2

13.3.2 Atelektasen

> **Definition**
> **Ätiologie:** primär · sekundär
> **Pathogenese:** Resorption · Kompression · Entspannung
> **Morphologie:** fibrotischer Umbau

Definition Lungenabschnitte mit **reduziertem** oder **aufgehobenem Luftgehalt** der Alveolarräume werden als Atelektasen bezeichnet.

Ätiologie/ Pathogenese
- **Primäre** (fetale) **Atelektasen:** Nichtentfaltung der Lunge z.B. durch **Surfactantmangel** („antiatelektatischer Faktor") oder durch Störungen der zentralen Atemregulation
- **Sekundäre Atelektasen:** Folge einer Obstruktion der Atemwege mit Resorption der Luft in den Alveolen (**Resorptionsatelektase**), einer Kompression eines Lungenabschnitts (**Kompressionsatelektase**) oder eines Lungenkollaps (**Entspannungsatelektase**)

Morphologie
- akute Atelektasen: reversibel
- chronische Atelektasen: **fibrotischer Umbau** des atelektatischen Lungenabschnitts (atelektatische Lungeninduration)

13.4 Zirkulatorische Läsionen

pulmonale Hypertonie, Cor pulmonale (↗ Kap. 9.6.2)
Lungenembolie (↗ Kap. 9.11)

13.4.1 Lungenödem

> **Definition**
> **Ätiologie:** kardial · nicht-kardial
> **Pathogenese:** osmotischer Druck → onkotischer Druck → toxisch

Definition	• **Interstitielles Lungenödem:** abnorme Flüssigkeitsansammlung im Lungeninterstitium • **Alveoläres Lungenödem:** abnorme Flüssigkeitsansammlung in den Alveolen
Ätiologie/ Pathogenese	• **Kardial bedingte Lungenödeme:** Linksherzinsuffizienz → akute oder chronische Stauungslunge (s. unten) • **Nicht-kardial bedingte Lungenödeme:** – **verminderter osmotischer Druck** bei Überwässerung der Lunge als Folge einer zu großen oder zu schnellen Infusion (passagere Linksherzinsuffizienz) – **verminderter onkotischer Druck** bei starken Eiweißverlusten (z.B. im Rahmen einer chronischen Nierenerkrankung) – **toxische Schädigung der alveolären Membran** durch exogene oder endogene Noxen → akutes Atemnotsyndrom (ARDS, siehe unten)

13.4.2 Lungenstauung

Definition	Behinderter Blutabfluss aus den Lungen in den linken Vorhof → akute oder chronische Blutstauung der Lungen.
Ätiologie/ Pathogenese	
akute Lungenstauung	• meist Folge eines akuten Myokardinfarktes oder einer Myokarditis • schwere und blutreiche Lungen (**kongestive Hyperämie**), dilatierte Lungenkapillaren • erhöhter Kapillardruck → **intraalveoläres Ödem** • Bei schweren Verläufen: Erythrozyten treten in den Alveolarraum über und werden dort durch Alveolarmakrophagen phagozytiert → Abbau von Hämoglobin zu Hämosiderin, das intrazellulär abgelagert wird → Entstehung von „**Herzfehlerzellen**", die z.T. ausgehustet werden → rötliches Sputum
chronische Lungen- stauung	• führt zu Blutaustritt, Vermehrung des Bindegewebes mit Ausbildung einer Stauungsfibrose und Hämosiderinablagerung (**„braune Stauungsinduration"**) • Häufigste Ursache: **Mitralklappenstenose**
Klinik	Leitsymptom ist die **Dyspnoe**, die sich meist durch Aufrichten des Oberkörpers bessert (**Orthopnoe**).

13.4.3 Adult Respiratory Distress Syndrom (ARDS)

Synonyme: Atemnotsyndrom, Schocklunge

Definition	**Akute respiratorische Insuffizienz** durch toxische bzw. hypoxische Schädigung der alveolären Membran.
Ätiologie	**Schock**, Hypoxie, Sepsis, schwere Traumen, Verbrennungen, langfristige Beatmung (chronische Beatmungslunge), Intoxikationen (Gase, Medikamente oder bei Urämie) **Anmerkung:** Eine Sonderform ist das **Atemnotsyndrom des Neugeborenen** (IRDS, infant respiratory distress syndrome) aufgrund eines Surfactant-Mangels, das überwiegend bei Frühgeborenen auftritt.

Morphologie/ Pathogenese	↗ Kap. 9.9
Klinik	Leitsymptom ist die **schwere Atemnot** mit ausgeprägter **Hypoxämie** (respiratorische Partialinsuffizienz), später auch mit **Hyperkapnie** (respiratorische Globalinsuffizienz).

13.5 Tuberkulose

> **Definition**
> **Pathogenese:** Granulombildung · Tuberkulome
> **Verlauf:** Primärtuberkulose · bronchogene/hämatogene Erregeraussaat · SIMON-Spitzenherde · Miliartuberkulose · LANDOUZY-Sepsis · postprimäre Tuberkulose
> **Klinik:** Inappetenz · Leistungsminderung · Gewichtsverlust · Nachtschweiß · chronischer Husten · Hämoptysen · Fieber
> **Diagnose:** MENDEL-MANTOUX-Test · Röntgen-Thorax · ZIEHL-NEELSON-Färbung
> **Therapie:** Tuberkulostatika (Kombinationstherapie)

Definition	Eine durch **Mycobacterium tuberculosis** (selten durch Mycobacterium bovis) verursachte, meldepflichtige Infektionskrankheit, die in über 90 % d.F. die Lunge befällt. Es handelt sich meist um eine Tröpfcheninfektion.
Pathogenese	• widerstandsfähige Tuberkelbakterien → unspezifische seröse Entzündungsreaktion → **Granulome** mit einer zentralen käsigen Nekrose (Tuberkelgranulome ↗ Kap. 6.3.3). • Zusammenschluss einzelner Granulome → mehrere Zentimeter große Rundherde, sog. **Tuberkulome**
Verlauf	Die Tuberkulose verläuft in Stadien:
Primärtuberkulose	• **Primärherd** (GOHN-Herd): tritt einige Wochen nach der Erstinfektion auf und liegt meist subpleural in den gut belüfteten Mittel- und Oberlappen • **Primärkomplex:** Primärherd + Befall eines Hiluslymphknotens • In über 90 % d.F. **heilt** die Primärtuberkulose **narbig** aus, wobei **Tuberkelbakterien** über Jahrzehnte hinweg **persistieren** und Ausgangspunkt einer postprimären Tuberkulose sein können.
bronchogene Erregeraussaat	• In weniger als 10 % d. F. entwickelt sich durch bronchogene Erregerausbreitung eine **progrediente Lungentuberkulose** unter Ausbildung einer **azinös-nodösen Bronchopneumonie** und einer **tuberkulösen Pleuritis**. • Durch Anschluss an größere Bronchien wird eingeschmolzenes Gewebe abgehustet, wodurch sich **Kavernen** ausbilden. • Dieses Stadium bezeichnet man als **„offene Tuberkulose"**, da infektiöses Material ausgehustet wird und auf andere Patienten übertragen werden kann.
hämatogene Generalisierung	Einbruch in Blutgefäße → **hämatogene Erregeraussaat**, die je nach Abwehrlage folgende Verläufe nehmen kann: • **Lokalisierte hämatogene Herdbildung:** – bei guter Abwehrlage

- Herdbildung in der **Lunge** (meist in der Lungenspitze, wobei man dann von Simon-**Spitzenherden** spricht) und **anderen Organen** (Nieren, Nebennieren, ableitende Harnwege, Gehirn, Darm, Knochen und Gelenke)
- Die Herde werden i.d.R. durch Narbengewebe abgekapselt und verkalken, können allerdings auch wieder Ausgangspunkt für eine postprimäre Tuberkulose sein.

- **Miliartuberkulose:**
  - bei schlechter Abwehrlage
  - septische Streuung und Ausbildung von hirsekorngroßen **Tuberkeln** (*lat.* milium = Hirsekorn) in allen Organen
- **Sepsis tuberculosa acutissima (Landouzy-Sepsis):**
  - schwerwiegende, oft tödlich verlaufende Komplikation bei schweren Immundefekten
  - **massive Nekrosen** in allen Organen bei fehlender Immunreaktion

postprimäre Tuberkulose / Sekundärtuberkulose

- Jede Form der Tuberkulose, die nach einer Primärinfektion entweder als **Reaktivierung** eines vernarbten Primärherdes oder (seltener) als **Reinfektion** auftritt.
- Durch bronchogene und hämatogene Streuung treten die gleichen Komplikationen wie bei der Primärtuberkulose auf.

Klinik

Die Klinik ist sehr unspezifisch: Inappetenz, Leistungsminderung, Gewichtsverlust, Nachtschweiß, chronischer Husten, Hämoptysen und Fieber.

Diagnose

Tuberkulintest nach Mendel-Mantoux (↗ Kap. 5.2), **radiologischer Befund** (Verschattungen, Verkalkungen, Pleuraerguss u./od. Rundherd), direkter **Erregernachweis** mittels der Ziehl-Neelsen-Färbung

Therapie

Nach einer Kombinationstherapie mit **Tuberkulostatika** (Isoniazid, Rifampicin, Pyrazinamid, Streptomycin und Ethambutol) wird in über 95 % der Fälle eine Heilung erreicht.

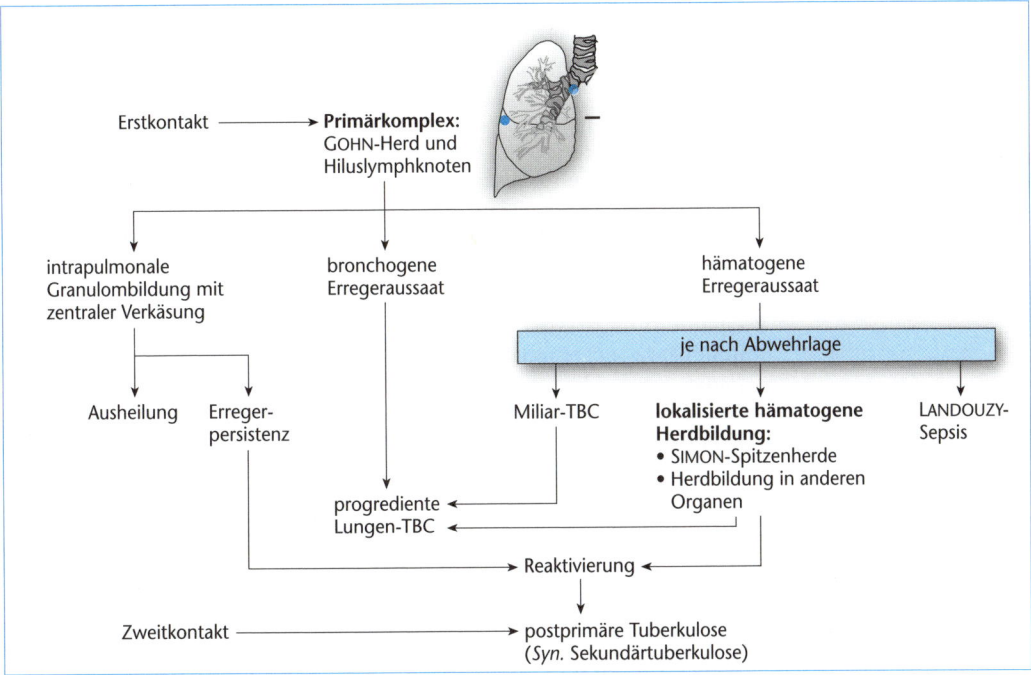

Abb. 13.2: Verlaufsmöglichkeiten der Lungentuberkulose

13.6 Lungentumoren

13.6.1 Bronchialkarzinom

> **Definition**
> **Ätiologie:** Rauchen · ionisierende Strahlung · industrielle Kanzerogene · Asbest
> **Lokalisation:** zentral/hilusnah · peripher · diffus infiltrierend
> **Morphologie:** Plattenepithelkarzinom · kleinzelliges Karzinom · Adenokarzinom · bronchioloalveoläres Karzinom · großzelliges Karzinom · Bronchuskarzinoid
> **Klinik:** Husten · Hämoptysen · rezidivierende Pneumonien · Dyspnoe · Brustschmerzen · paraneoplastische Syndrome

Definition

Bronchialkarzinome sind Lungentumoren, die von den **epithelialen** oder **neuroendokrinen** Geweben der Lunge ausgehen.

Anmerkung: Mesenchymale Lungentumoren sind extrem selten.

Epidemiologie

Beim Mann ist es der häufigste zum Tod führende Tumor. Die Inzidenz bei Frauen liegt deutlich niedriger ($\male$:$\female$ = 4:1), nimmt allerdings stetig zu.

Ätiologie

• Hauptrisikofaktor: **Zigarettenrauch**

Anmerkung: Im Zigarettenrauch sind einige tausend unterschiedliche Substanzen enthalten, unter denen mehrere karzinogene Substanzen identifiziert werden konnten.

- Weitere Risikofaktoren: **ionisierende Strahlung** (Uranbergbau), **industrielle Kanzerogene** (Nickel, Chromate, Arsen usw.), urbane Faktoren (Autoabgase usw.) und **Asbest**

Lokalisation

Die meisten Karzinome liegen in den gut belüfteten Oberlappen. Nach der Lokalisation unterscheidet man folgende Formen (↗ Abb. 13.3):
- **Zentrale, hilusnahe Tumoren (ca. 70 %):**
  - im Bereich der Segment- und Subsegmentbronchien
  - *Radiologie:* schlecht darstellbar, weshalb sie oft erst spät diagnostiziert werden
  - *Häufige Tumortypen:* kleinzellige Karzinome, Plattenepithelkarzinome
- **Periphere Tumoren (ca. 30 %):**
  - Rundherde in der Lungenperipherie
  - *Radiologie:* gut darstellbare Rundherde
  - *Häufige Tumortypen:* Adenokarzinome, großzellige Bronchialkarzinome
  - PANCOAST-**Tumor:** Sonderform mit Sitz in der **Lungenspitze**. Er infiltriert die Brustwand und verursacht Sympathikusalterationen (HORNER-**Trias:** Miosis, Ptosis, Enophthalmus).
- **Diffus infiltrierende Tumoren:**
  - ähneln dem morphologischen Bild pneumonischer Infiltrate
  - *Häufige Tumortypen:* bronchioloalveoläre Karzinome

Morphologie

Histologische Einteilung:
- **Plattenepithelkarzinome (ca. 40 %):**
  - entstehen meist auf dem Boden einer Plattenepitheldysplasie infolge einer chronischen Schleimhautreizung
  - gut differenzierte Karzinome neigen zu Verhornungen (zwiebelschalenförmige Hornperlen) und haben eine bessere Prognose als undifferenzierte, nicht-verhornende Typen
- **Kleinzellige Karzinome** („Kleinzeller", **ca. 25 %):**
  - gering differenzierte Karzinome, die von den Zellen des neuroendokrinen Systems ausgehen
  - kleine Tumorzellen mit typischem lymphozytären Aussehen und einer zugunsten des Kerns verschobenen Kern-Plasma-Relation (👁 Foto 13)
  - hochmaligne, frühe Metastasierung, häufig paraneoplastische Syndrome
  - Tumormarker: neuronenspezifische Enolase (**NSE**)
- **Adenokarzinome (15–20 %):**
  - leiten sich von den schleimbildenden Zellen der Bronchialschleimhaut ab
  - bilden azinäre und tubuläre Strukturen aus
  - bilden Schleim
  - Tumormarker: karzinoembryonales Antigen (**CEA**)
  - **Sonderform: bronchioloalveoläres Karzinom**, das die Alveolarsepten mit schleimbildendem Epithel auskleidet

Anmerkung: Die differntialdiagnostische Abgrenzung gegenüber Lungenmetastasen extrapulmonaler Adenokarzinome kann schwierig sein.

- **Großzellige Karzinome (15–20 %):**
  - bestehen aus großen, zytoplasmareichen Tumorzellen mit plumpen Nukleolen
  - Neuere Untersuchungen konnten zeigen, dass es sich bei diesen Tumoren nicht um eine eigenständige Tumorentität handelt, sondern vielmehr um Varianten von entdifferenzierten Plattenepithel- und Adenokarzinomen.

- **Bronchuskarzinoide:**
  - gehören wie die kleinzelligen Karzinome zur Familie der neuroendokrinen Tumoren
  - hochdifferenziert, deutlich niedrigeres malignes Potential als die kleinzelligen Karzinome
  - liegen in der Bronchuswandung und wachsen lichtungsverlegend gegen das Bronchuslumen
  - können endokrin aktiv sein und sezernieren in diesem Fall vorwiegend Serotonin

Metastasen

- in über 50 % d. F. in die umliegenden **Lymphknoten**
- Leber, Gehirn, Knochen und Nebennieren

Klinik

- oft **lange asymptomatisch,** macht sich nicht selten erst durch seine Metastasen klinisch bemerkbar
- Typische Symptome wie Husten, Hämoptysen, rezidivierende Pneumonien, Dyspnoe und atemabhängige Brustschmerzen treten erst relativ spät auf.
- **Paraneoplastische Syndrome** (↗ Kap. 8.6) treten bei etwa 10 % der Bronchialkarzinome (besonders beim „Kleinzeller") auf.

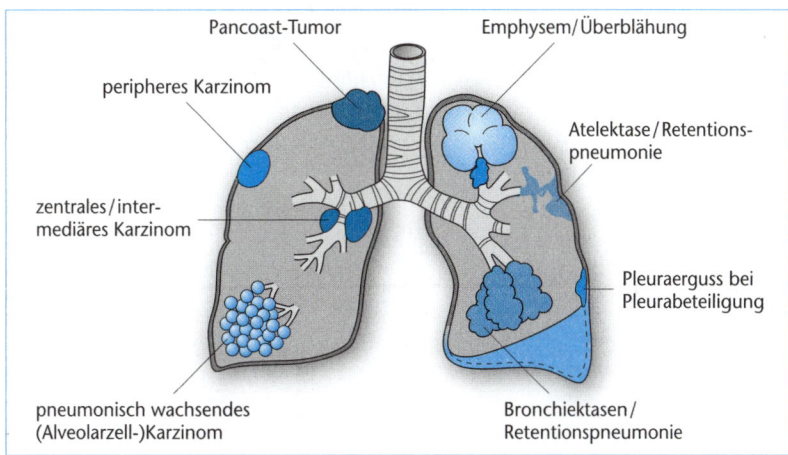

Abb. 13.3: Schematische Darstellung der Lokalisationen und Komplikationen bösartiger Lungentumoren [2]

13.6.2 Lungenmetastasen

- **Hämatogene Metastasen:** erreichen die Lungen v. a. über das Hohlvenensystem (Metastasierung vom Kavatyp ↗ Kap. 8.3). Der Primärtumor liegt meist in Nieren, Magendarmtrakt oder Mamma.
- **Lymphogene Metastasen:** breiten sich entlang der Lymphgefäße unter Bildung eines feinen Maschenwerkes aus. Dieser Zustand wird als **Lymphangiosis carcinomatosa** bezeichnet.
- **Kanalikuläre Metastasen:** entlang der Bronchien, sehr selten

Grundlagen zur Pathologie der Leber

Anatomie

Die drei Modelle zur kleinsten funktionellen Einheit der Leber (↗ Abb. 14.1):

- **Leberläppchen** (Lobulus): Das durch die GLISSON-Dreiecke begrenzte polygonale Feld mit der V. centralis im Zentrum. Die GLISSON-Dreiecke enthalten je einen Ast der A. hepatica und Vena portae sowie einen Gallengang.
- **Portalfeld:** Das durch drei Zentralvenen begrenzte Dreieck mit dem GLISSON-Dreieck im Zentrum.
- **Leberazinus:** Ovales Feld mit einem Ast der Pfortader im Zentrum, das nach RAPPAPORT in drei Zonen untergliedert wird: Zone 1 ist nährstoffreich, Zone 3 nährstoffarm. Leberzellen der Zone 3 sind empfindlicher gegenüber hypoxischen Schäden und Nährstoffmangel.

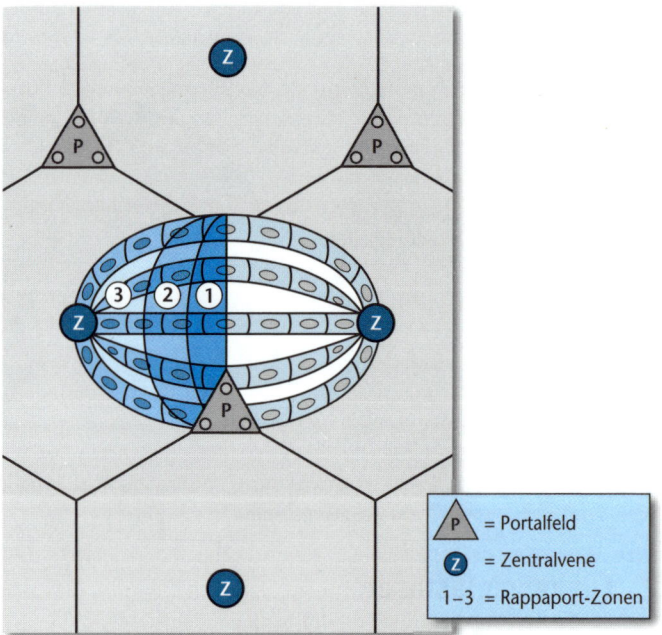

Abb. 14.1: Schematische Darstellung der drei Modelle zur kleinsten funktionellen Einheit der Leber: Leberläppchen, Portalfeld und Leberazinus [2]

14.1 Pathologische Reaktionen der Leber

14.1.1 Leberverfettung

> **Definition**
> **Ätiologie/Pathogenese:** Alkoholabusus · Diabetes mellitus · Adipositas
> **Morphologie:** teigig · gelblich · läppchenzentral · periportal · diffus

Definition
- **Leberverfettung:** Fettanteil von mehr als 5 % des Lebergewichtes.
- **Fettleber:** Fettgehalt von mehr als 50 % (**Steatosis hepatis**).
Die **Lipide** lagern sich im Sinne einer degenerativen Verfettung (↗ Kap. 3.1.2) **intrazellulär** ab.

Ätiologie
- Häufigste Ursache: **chronischer Alkoholabusus**
- Außerdem: **Diabetes mellitus**, **Adipositas**, Proteinmangelernährung (Mangel an Apoproteinen) und toxische Medikamentenwirkungen

Morphologie
makroskopisch

vergrößerte Leber von teigiger Konsistenz, die auf der Schnittfläche gelblich verfärbt ist

mikroskopisch

- **Läppchenzentrale Verfettung** (sauerstoffärmere Zone 3 nach RAPPAPORT): eher bei hypoxischen Schäden
- **Periportale Verfettung** (nährstoffreichere Zone 1 nach RAPPAPORT): eher bei Hyperlipidämie
- **Diffuse Verfettungen:** bei diabetischen, alkohol- und medikamententoxischen Schädigungen

14.1.2 Leberfibrose

> **Definition**
> **Pathogenese:** Narbenbildung · Stimulation der Kollagensynthese · ITO-Zellen
> **Morphologie:** periportal · perisinusoidal · septal · Maschendrahtfibrose

Definition

Bindegewebsvermehrung bei erhaltener Läppchenstruktur infolge einer Leberschädigung unterschiedlicher Ätiologie.

Pathogenese

Sie entsteht durch:
- **Narbenbildung:** Ersatz untergegangenen Parenchyms durch Bindegewebe
- **Stimulation der Kollagensynthese**
Die **ITO-Zellen** (Lipozyten im DISSE-Raum) können in kollagensynthetisierende Myofibrozyten umdifferenziert werden.

Morphologie

Histologisch lassen sich verschiedene morphologische Typen unterscheiden:
- **periportale Fibrosen** bei Hepatitiden
- **perisinusoidale Fibrosen** bei Stauungsleber
- **septale Fibrosen**
- **Maschendrahtfibrose** bei alkoholtoxischer Schädigung: die Kollagenfasern liegen eng um die läppchenzentralen Hepatozyten

14.1.3 Leberzirrhose

Definition
Ätiologie: Alkoholabusus · Hepatitis · medikamentös/toxisch ·
Stoffwechselstörungen
Einteilung: postnekrotisch · posthepatisch · biliär · Pigmentzirrhose
Pathogenese: Parenchymnekrose · Bindegewebssepten · Regeneratknoten ·
Leberinsuffizienz
Morphologie: klein · hart · höckerig · mikro-/makronodulär
Komplikationen: Leberinsuffizienz · portale Hypertension · Karzinom

Definition

Irreversibles Endstadium verschiedener chronischer Lebererkrankungen, das
durch einen **knotigen Umbau** des Leberparenchyms mit **Bindegewebsersatz** gekennzeichnet ist. Die Durchblutung und Funktion der Leber ist aufgrund der
aufgehobenen Läppchenstruktur gestört.

Ätiologie

- chronischer Alkoholabusus
- virale Hepatitiden
- medikamentöse und toxische Schäden (z. B. Arsen)
- Stoffwechselstörungen (z. B. Hämochromatose, α_1-Antitrypsinmangel, Glykogenosen, Mukoviszidose)

Einteilung

Unter formalpathogenetischen Gesichtspunkten unterscheidet man:
- **Postnekrotische Zirrhose:** aufgrund toxischer Parenchymnekrosen, z. B.
  durch Alkohol, Arsen oder bei Hepatitis
- **Posthepatische Zirrhose:** aufgrund einer Parenchymentzündung bei akuten
  und chronischen Hepatitiden
- **Biliäre Zirrhose:** aufgrund von Gallengangsentzündungen
  - **Primäre biliäre Zirrhose:** autoimmunologisch bedingte, destruierende
    nicht-eitrige Entzündung der kleinen, intrahepatischen Gallengänge (Chol-
    angitis), die bevorzugt bei Frauen auftritt
  - **Sekundäre biliäre Zirrhose:** Folge einer akuten eitrigen Cholangitis (↗ Kap.
    23.8.4)
- **Pigmentzirrhose:** aufgrund von Pigmenteinlagerungen, z. B. bei Hämochro-
  matose

Pathogenese

- toxisch bzw. entzündlich bedingte **Parenchymnekrosen** → Ersatz durch **Bindegewebssepten**
- Das zwischen den Bindegewebssepten liegende Parenchym proliferiert zu **knotigen, pseudolobulären Regeneraten** unter Verlust der typischen Läppchenstruktur. Die Mitoserate der Hepatozyten ist entsprechend gesteigert.
- Der Parenchymverlust und/oder die gestörte Blutzirkulation führen schließ-
  lich zu einer **Leberinsuffizienz.**

Morphologie

- Makroskopisch: **verkleinerte, konsistenzvermehrte** Leber mit regelmäßig ver-
  teilten Regeneratknoten → **höckerige Oberfläche**
- In Abhängigkeit der Größe der Regeneratknoten unterscheidet man:
  - **mikronoduläre Zirrhose** → Knoten < 5 mm
  - **makronoduläre Zirrhose** → Knoten > 5 mm

Komplikationen

portale Hypertension, Leberinsuffizienz (mit hepatischer Enzephalopathie),
Leberausfall-Koma, **Leberzellkarzinom,** hepatorenales Syndrom

14.1.4 Stauungsleber

Definition

Leberveränderungen im Rahmen eines **gestörten venösen Abflusses**.

Ätiologie

- Häufigste Ursache: **Rechtsherzinsuffizienz**
- Außerdem: Thrombosen, Kompression der Lebervenen

Morphologie

- **Akute Phase:** blaurote und vergrößerte Leber, ggf. mit läppchenzentralen, hypoxischen Nekrosen
- **Länger andauernde Stauung:** geschrumpfte und indurierte Leber, blutreiche rote neben verfetteten gelben Arealen auf der Schnittfläche (**„Muskatnussleber"**)

14.2 Virale Entzündungen der Leber

Definition

- **Virushepatitis:** eine durch hepatotrope Viren verursachte Hepatitis
- **Virusbegleithepatitis:** virale Infektion des Gesamtorganismus mit Leberbeteiligung bei Infektionen mit Herpes-simplex-, Varizella-Zoster- und EPSTEIN-BARR-Viren

**Ätiologie /
Pathogenese**

Die in Tab. 14.1 aufgeführten Viren verursachen ca. 95 % aller Virushepatitiden. Der entzündliche Leberzellschaden beruht dabei nicht direkt auf einem zytopathischen Effekt des Virus, sondern auf einer Immunreaktion gegen virale Bestandteile, die zur Leberzellschädigung führt.

	Hepatitis A	Hepatitis B	Hepatitis C	Hepatitis D	Hepatitis E
Genom	RNA-Virus	DNA-Virus	RNA-Virus	RNA-Virus	RNA-Virus
Familie	Picorna-Viren	Hepadna-Viren	Flavi-Viren	Viroid	Calici-Viren
Übertragungs-modus	fäkal-oral	parenteral	parenteral	parenteral	fäkal-oral
Inkubation	15–45 Tage	45–160 Tage	14–180 Tage	~ 100 Tage	40 Tage
Krankheits-verlauf	ca. 4 Wochen, meist unkompliziert	4–9 Wochen, meist schwer	9 Wochen, häufig protrahiert	simultan zur Hepatitis B	wie Hepatitis A
Serologie bei akuter Infektion	anti-HAV-IgM	anti-HBc-IgM HBs-AG HBV-DNA	anti-HCV HCV-RNA	anti-HDV-IgM HDV-RNA	anti-HEV-IgM
Chronische Verläufe	-	5–10 %	> 50 %	> 10 %	-
Carrierstatus	-	+	+	+	-

Tab. 14.1: Übersicht über die wichtigsten Charakteristika der häufigsten Virushepatitiden

14.2.1 Akute Hepatitis

> **Definition**
> **Morphologie:** ballonierte Hepatozyten · Councilman-Körper · lymphozytäre Infiltrate · Proliferation der Kupffer-Sternzellen · Siderin-/Zeroidpigmente
> **Verlauf:** anikterisch · cholestatisch/ikterisch · nekrotisierend · rezidivierend · protrahiert

Definition

Hepatitis, die **weniger als 6 Monate** andauert.

Morphologie

makroskopisch

vergrößert, gerötet, glatt und von weicher Konsistenz

mikroskopisch

Die **histologischen Veränderungen** sind bei den verschiedenen Virushepatitiden erstaunlich ähnlich:
- **Ballonierte Hepatozyten:** hydropische Zellschwellung
- **Councilman-Körper:** disseminierte, eosinophile Einzelzellnekrosen von Leberzellen
- periportale **lymphozytäre Infiltrate**
- **Proliferation der Kupffer-Sternzellen**, die sich zu Kupfferzellknötchen zusammenlagern. Das Zytoplasma enthält **Siderin- und Zeroidpigmente** als Überreste abgebauter Leberzellen.

Verlauf

- **Anikterischer Verlauf:** in ca. **80 %** d.F. ohne Symptome, lediglich Anstieg der Serumtransaminasen
- **Ikterischer/cholestatischer Verlauf:** gelbe Haut und Skleren, brauner Urin, grau-gelber Stuhl und Juckreiz (Pruritus)
- Hepatitiden verlaufen gelegentlich **rezidivierend**, in schlimmen Fällen auch **nekrotisierend**. Besonders die Hepatitis C verläuft häufig **protrahiert** und neigt zur Chronifizierung.

14.2.2 Chronische Hepatitis

> **Definition**
> **Morphologie:** lymphozytäre, periportale Infiltrate · „Milchglaszellen" · „Mottenfraßnekrosen" · „Brückennekrosen" · Zirrhose
> **Klinik:** Müdigkeit · Erschöpfung · Leberdruckschmerz

Definition

Hepatitis, die **länger als 6 Monate** andauert.

Ätiologie

- protrahierte Verläufe der Hepatitis B, C oder D bei schlechter Abwehrlage des Organismus
- Autoimmunhepatitiden
- Medikamente (INH, α-Methyldopa)
- Stoffwechselstörungen (z.B. α_1-Antitrypsinmangel)

Morphologie

Nach dem Ausmaß der Parenchymschädigung lassen sich 2 Verlaufsformen unterscheiden:
- Chronisch-persistierende Hepatitis:
  - milde lymphozytäre Infiltration, die auf das Portalfeld beschränkt bleibt
  - **„Milchglaszellen":** HBsAg-haltige Hepatozyten mit milchigem Zytoplasma, die für die Hepatitis B charakteristisch sind

- **Chronisch-aggressive Hepatitis:**
  - zentripetale Ausbreitung der Entzündung von den Portalfeldern auf die angrenzenden Läppchen
  - An den parenchymatösen Grenzplatten bilden sich sog. **„Mottenfraßnekrosen"** aus, in schweren Fällen auch **„Brückennekrosen"** (↗ Abb. 14.2).
  - später: **zirrhotischer Umbau** mit Verlust der Läppchenarchitektur

Klinik

- **häufige Symptome:** Müdigkeit, Erschöpfung (Fatigue-Syndrom), Leberdruckschmerz
- Weitere Symptome erklären sich aus der verminderten Synthese- und Entgiftungsleistung der Leber.

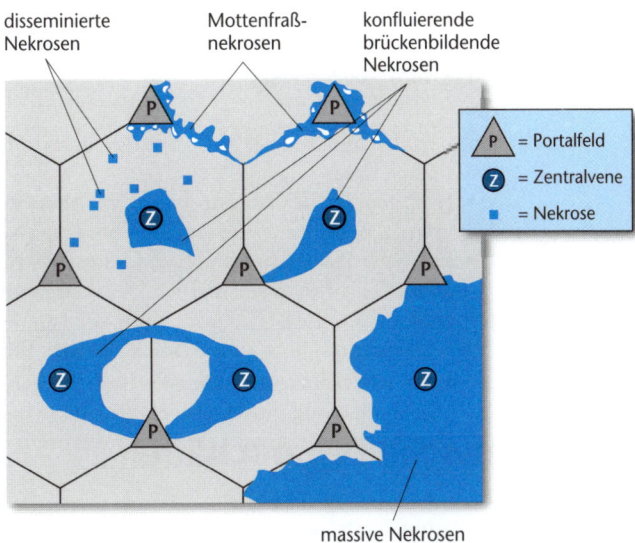

Abb. 14.2: Die verschiedenen Nekroseformen bei Hepatitis [2]

14.3 Ikterus

> **Definition:** Ikterus
> **Bilirubinstoffwechsel:** Hämoglobin · indirektes/direktes Bilirubin
> **Einteilung:** prähepatisch · intrahepatisch · posthepatisch

Definition

Gelbfärbung der Haut und Schleimhäute („Gelbsucht") sowie der inneren Organe durch Übertritt von Gallenfarbstoffen in die Gewebe infolge einer **Hyperbilirubinämie** (Gesamtbilirubin > 2 mg/dl).

Bilirubinstoffwechsel

Beim Abbau von Hämoglobin entsteht **Bilirubin** → Bindung an Albumin in Milz und retikuloendothelialem System → Transport in die **Leber** als indirektes, unkonjugiertes, wasserunlösliches Bilirubin → in der Leber Konjugation zu **direktem, wasserlöslichem Bilirubin** (Schlüsselenzym: UDP-Glukuronyltransferase) → Ausscheidung mit der Galle in den Darm

**Ätiologie/
Pathogenese**

Unter pathogenetischen Gesichtspunkten lassen sich folgende Formen des Ikterus unterscheiden:

Einteilung	Ursachen
prähepatischer Ikterus	Hämolyse (**hämolytischer Ikterus**), Resorption von Hämatomen
intrahepatischer Ikterus	Störungen der zellulären **Bilirubinaufnahme** (M. GILBERT-MEULENGRACHT) der **Bilirubinkonjugation** (CRIGLER-NAJJAR-Syndrom, M. GILBERT-MEULENGRACHT, Neugeborenenikterus) der **Bilirubinausscheidung (intrahepatische Cholestase**, DUBIN-JOHNSON-Syndrom)
posthepatischer Ikterus	Verschluss der posthepatischen Gallenwege (**posthepatische Cholestase)**

Tab. 14.2: Ikterusformen

Je nach Lokalisation des Abflusshindernisses unterscheidet man folgende Formen der Cholestase:
- **Intrahepatische Cholestase:** gestörte Ausscheidung von Galle aus den Hepatozyten, z.B. bei Hepatitis, Leberzirrhose oder Schockleber
- **Posthepatische Cholestase:** mechanisches Abflusshindernis der extrahepatischen Gallenwege, z.B. bei Pankreaskarzinomen, Gallengangsteinen, Cholangitis

Beide Formen führen zum **„cholestatischen Ikterus"**.

14.4 Alkoholische Leberschäden

Ätiologie/Pathogenese: Alkoholdehydrogenase · Cytochrom-P_{450} · läppchenzentrale Hypoxie · Leberverfettung
Morphologie: Fettleber · Hepatitis · MALLORY-Körper · Maschendrahtfibrose · Leberzirrhose
Komplikationen: Leberzellkarzinom · ZIEVE-Syndrom

**Ätiologie/
Pathogenese**

- **Niedriger Alkoholspiegel:** Abbau durch die Alkoholdehydrogenase zu Acetaldehyd, das seinerseits durch die Acetdehydrogenase zu Acetat abgebaut wird
- **Höherer Alkoholspiegel:** Abbau zunehmend über das Cytochrom-P_{450}-abhängige mikrosomale ethanoloxidierende System (MEOS) → gesteigerter O_2-Verbrauch → konsekutive **läppchenzentrale Hypoxie**.
  Durch die Störung der Oxidation stauen sich Triglyceride in den Leberzellen an → **Leberverfettung**
- Der beim Alkoholabbau entstehende Acetaldehyd wirkt **direkt hepatotoxisch**.
- Die **zirrhogene Alkoholmenge** liegt bei 60 g/d für Männer und 30 g/d für Frauen.

Morphologie

- Zunächst: Ausbildung einer **Fettleber**, wobei sich das Fett bevorzugt in den läppchenzentralen Hepatozyten (Zone 3 nach RAPPAPORT) einlagert. Die Leber ist vergrößert, gelblich verfärbt und von teigiger Konsistenz.
- Im weiteren Verlauf: **Alkoholhepatitis**, die durch granulozytäre Infiltrate, läppchenzentrale Nekrosen, Riesenmitochondrien, Siderose der KUPFFER-

Sternzellen und **Mallory-Körper** (intrazelluläres, „alkoholisches" Hyalin) gekennzeichnet ist.

- Jahrelanger Alkoholabusus: charakteristische läppchenzentrale **„Maschendrahtfibrosen"** und kleinknotige **Leberzirrhose**

Komplikationen

- **Leberzellkarzinom**
- **Zieve-Syndrom**: gleichzeitiges Vorliegen eines alkoholtoxischen Leberschadens, einer hämolytischen Anämie und einer Hyperlipidämie, v. a. bei jungen Trinkern

15 Grundlagen zur Pathologie der Verdauung

15.1 Gastritis

15.1.1 Akute Gastritis

> **Definition**
> **Ätiologie/Pathogenese:** unbekannt · Alkohol · Medikamente · Stress · Bestrahlung · opportunistische Infektionen
> **Morphologie:** gerötete/geschwollene Magenschleimhaut · Blutungen · Granulozyteninfiltration
> **Klinik:** Druckgefühl · Schmerzen · Hämatemesis

Definition

Seltene, kurz andauernde Entzündung der Magenschleimhaut.

Ätiologie/ Pathogenese

- häufig unbekannt
- Mögliche Auslöser: **Alkoholexzesse**, **Medikamente** (Salicylate, nichtsteroidale Antiphlogistika), **Stresssituationen** (z.B. nach Verbrennungen, Polytraumen), **Bestrahlung** oder Verätzungen
- Akute infektiöse Gastritiden können als opportunistische Infektionen (CMV, HSV) bei Abwehrgeschwächten auftreten.

Morphologie

- **Makroskopisch:** Die Schleimhaut ist gerötet, ödematös und geschwollen, in schweren Fällen treten Blutungen auf (Gastritis erosiva).
- **Mikroskopisch:** granulozytär infiltrierte Schleimhaut

Klinik

diffuses **Druckgefühl** und **Schmerzen** im Oberbauch, bei schwereren Schleimhautschädigungen obere gastrointestinale Blutungen (**Hämatemesis**)

15.1.2 Chronische Gastritis

Einteilung

Unter ätiologischen Gesichtspunkten lassen sich folgende Gastritisformen unterscheiden (**ABC-Klassifikation**):
- **Typ-A-Gastritis: a**utoimmunologisch (Autoantikörper gegen die Belegzellen)
- **Typ-B-Gastritis: b**akteriell (Helicobacter-pylori-Infektion)
- **Typ-C-Gastritis: c**hemisch-toxisch

Morphologie

Mikroskopisch: lymphoplasmazelluläre Infiltrate
Makroskopisch: rötliche Schwellung, erhöhte Verletzlichkeit, Erosionen und kleine Blutungen der Magenschleimhaut

Klinik

- **häufig asymptomatischer** Verlauf, gelegentlich unspezifische Oberbauchbeschwerden und dyspeptische Beschwerden
- Lang andauernde Gastritiden können zu intestinalen Metaplasien mit **erhöhtem Karzinomrisiko** führen.

Autoimmungastritis (Typ-A-Gastritis)

> **Definition**
> **Pathogenese:** Auto-Ak · Hypo-/Achlorhydrie · Hypergastrinämie · G-Zell-Proliferation
> **Morphologie:** Korpus · Lymphozyteninfiltration · Beleg-/Hauptzellen ↓

Definition

Autoimmunologisch bedingte Entzündung der Magenschleimhaut. Sie macht ca. 2–4 % der Gastritiden aus und geht in ca. 20 % d. F. mit einer perniziösen Anämie einher.

Pathogenese

Bildung zytotoxischer **Autoantikörper gegen die Belegzellen** (Parietalzellen) des Magens → stark reduzierte Säuresekretion der Parietalzellen (**Hypo- bis Achlorhydrie**) → kompensatorisch erhöhte Gastrinsekretion (Hypergastrinämie) → G-Zell-Proliferation mit gehäuftem Auftreten von **Karzinoiden**

Morphologie

- manifestiert sich primär im **Korpusbereich** (Korpusgastritis)
- lymphozytäre Infiltration, Schleimhautatrophie mit Verlust von Beleg- und Hauptzellen (**chronisch-atrophische Gastritis**)

Anmerkung: Bei länger bestehender chronisch-atrophischer Gastritis kann es zu einer Umwandlung der sekretorischen Magenschleimhaut in Dünndarmepithel (Bürstensaumenterozyten, Becherzellen und PANETH-Körnerzellen) kommen. In diesem Fall spricht man von einer **intestinalen Metaplasie**, die zur malignen Entartung neigt.

Helicobacter-assoziierte Gastritis (Typ-B-Gastritis)

> **Definition**
> **Ätiologie/Pathogenese:** Helicobacter pylori · Ureaseaktivität · Hypochlorhydrie
> **Morphologie:** Antrum · lymphoplasmazelluläre/granulozytäre Infiltrate

Definition

Durch **Helicobacter pylori** (H.p.) ausgelöste bakterielle Entzündung der Magenschleimhaut. Häufigste Form der chronischen Gastritis (ca. 85 %).

Ätiologie/ Pathogenese

Helicobacter pylori:
- gramnegatives, spiralförmiges Bakterium mit hoher **Ureaseaktivität** (Urease katalysiert die Spaltung von Harnstoff in Ammoniak und CO_2).
- durchdringt die Schleimhaut und nistet sich v. a. im Bereich der Magenfoveolen ein
- **schleimhautschädigende Wirkung** durch Bildung zytotoxischer Substanzen wie Ammoniak, Proteasen, Zytokinen und Oxidasen
- erhöhte Ureaseaktivität → Ammoniakspiegel ↑ und **Hypochlorhydrie**

Morphologie

- zu 98 % im **Antrum** lokalisiert, häufig Ausdehnung auf den Korpusbereich (aszendierende Gastritis)
- lymphoplasmazelluläre und granulozytäre Infiltrate

Komplikationen

erhöhtes Risiko für das Entstehen von gastroduodenalen Ulzera, Magenkarzinomen und MALT-Lymphomen

Chemisch-toxische Gastritis (Typ-C-Gastritis)

Definition   Eine durch chemisch-toxische Schleimhautschädigung bedingte Entzündung der Magenschleimhaut.

Ätiologie   Häufige Ursachen: **gastroduodenaler Reflux**, chronischer Alkoholkonsum oder Medikamente (NSAR, Salicylate)

Morphologie   Schleimhaut: gerötet, ödematös geschwollen und erodiert

Komplikationen   Ulzera und Blutungen

Sonderformen

- **Lymphozytäre Gastritis:** ätiologisch unklare Schädigung der Magenschleimhaut durch zytotoxische T-Lymphozyten
- **CROHN-typische Gastritis:** In 50 % der Fälle geht der Morbus CROHN mit einer Gastritis der Antrumschleimhaut einher, deren Nachweis die CROHN-Diagnose erleichtert.

15.2 Substanzdefekte

15.2.1 Erosionen

Definition   Substanzdefekte, die auf die **Mukosa** der Magenschleimhaut beschränkt sind und die Muscularis mucosae nicht überschreiten (↗ Abb. 15.1).

Ätiologie
- Durchblutungsstörungen (Schock)
- Medikamentenwirkung (NSAR, Salicylate)

Morphologie   scharfkantige Gewebedefekte, die **ohne Narbenbildung** abheilen

15.2.2 Gastroduodenales Ulkus

> **Definition**
> **Einteilung:** Stressulkus · gastroduodenale Ulkuskrankheit
> **Pathogenese:** schleimhautprotektive/schleimhautaggressive Faktoren
> **Morphologie:** runder Schleimhautdefekt · derber Randwall · vierschichtiger Aufbau des Ulkusgrunds
> **Komplikationen:** Blutungen · Perforation · Penetration · Stenosen · maligne Entartung

Definition   Das Ulkus (Geschwür) ist ein Schleimhautdefekt, der die Muscularis mucosae überschreitet und auf die **Submucosa** übergreift (↗ Abb. 15.1).

Epidemiologie   Häufigkeit: ca. 3 % der Bevölkerung, Ulcus duodeni etwa 5-mal häufiger als Ulcus ventriculi

Einteilung	Nach dem zeitlichen Verlauf:
	• **Stressulkus:** akutes Ulkus nach operativen Eingriffen, Verbrennungen, Schock u. a.
	• **Gastroduodenale Ulkuskrankheit:** chronisch-rezidivierendes Ulkus
Pathogenese	Gestörtes Gleichgewicht zwischen
	• **schleimhautprotektiven** (Muzine, Schleim, Prostaglandine) und
	• **schleimhautaggressiven Faktoren** (Salzsäure, Proteasen, Helicobacter pylori, NSAR, Salicylate)

Morphologie

makroskopisch

- **Akutes Ulkus:** runder Schleimhautdefekt mit flachem Rand
- **Chronisches Ulkus:** von einem derben Randwall und strahlenförmig auf das Ulkus zulaufenden Schleimhautfalten umgeben

mikroskopisch

Ulkusgrund mit vierschichtigem Aufbau (von außen nach innen):
- granulozytenreicher Schorf
- fibrinoide Nekrose
- kapillarreiches Granulationsgewebe
- Narbengewebe
- (↗ Abb. 15.1)

Komplikationen

- **Blutungen** (häufigste Ursache der oberen GI-Blutung)
- **Perforation** in die freie Bauchhöhle (bei gedeckter Perforation wird die Ausbreitung durch vorangegangene entzündliche Adhäsion verhindert)
- **Penetration** in Nachbarorgane
- narbige **Stenosen** („Sanduhrmagen" bei Stenosen in Magenmitte)
- maligne Entartungen

	Ulcus ventriculi	Ulcus duodeni
Lokalisation	• im **Antrum** an der kleinen Kurvatur • atypisch sitzende Ulzera sind stets malignomverdächtig	• fast ausschließlich im **Bulbus** duodeni • tiefer sitzende Ulzera beim ZOLLINGER-ELLISON-Syndrom
Ätiologie	• Helicobacter-pylori-Infektion • NSAR • akuter körperlicher Stress • Nikotinabusus	• Hypersekretion von Magensäure und Pepsinogen (entscheidender Faktor) • Helicobacter-pylori-Infektion • akuter körperlicher Stress
Klinik	• typisch ist ein nagender, dumpfer, „hungerartiger" Schmerz	
	• Sofortschmerz nach Nahrungsaufnahme	• Nüchternschmerz, Besserung nach Nahrungsaufnahme

Tab. 15.1: Vergleichende Übersicht des Ulcus ventriculi und duodeni hinsichtlich der Lokalisation, Ätiologie und Klinik

149

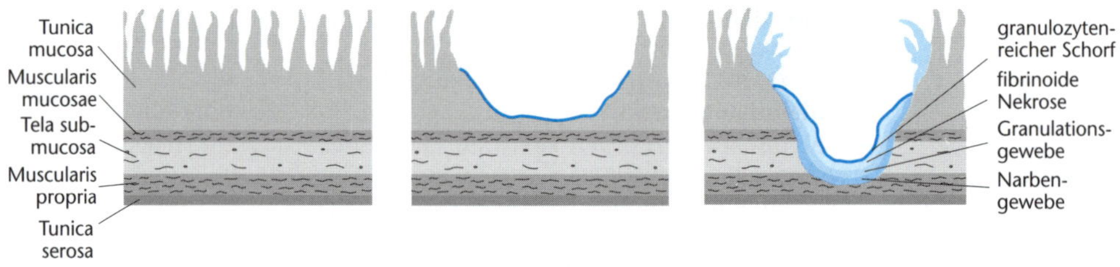

Abb. 15.1: Schematische Darstellung von Erosion (Schleimhautdefekt bis in die Mukosa bei erhaltener Muscularis mucosae) und Ulkus (Schleimhautschaden bis in die Submukosa). Beachte den typischen vierschichtigen Wandaufbau des chronischen Ulkus [6].

15.3 Magentumoren

Einteilung

- Magenkarzinome
- Andere Tumoren des Magens:
  - **Karzinoide** (neuroendokrine Tumoren): bei chronischer Typ-A-Gastritis (besonders) im Korpusbereich
  - **MALTome** (MALT = Mucous Membrane Associated Lymphoid Tissue): bei Typ-B-Gastritis aufgrund der chronischen Immunstimulation durch Helicobacter pylori (primär extranodale Non-Hodgkin-Lymphome)
  - **Mesenchymale Tumoren:** Leiomyome sind relativ häufig, alle anderen sind Raritäten

15.3.1 Magenkarzinom

> **Definition**
> **Ätiologie:** H.-p.-Gastritis · Morbus MÉNÉTRIER · adenomatöse Polypen · Z.n. Magenteilresektion · Typ-A-Gastritis · Achlorhydrie · karzinogene Stoffe · genetische Faktoren
> **Ausbreitung:** Magenfrühkarzinom · fortgeschrittenes Magenkarzinom
> **Morphologie:** BORRMANN-Klassifikation · papilläres/tubuläres/muzinöses Adenokarzinom · Siegelringzellkarzinom · LAUREN-Klassifikation
> **Metastasierung:** „VIRCHOW-Drüsen" · KRUKENBERG-Tumor
> **Klinik:** lange asymptomatisch · Gewichtsverlust · Blutungen

Definition

Maligner, epithelialer Tumor der Magenschleimhaut, der meist im Antrum und an der kleinen Kurvatur lokalisiert ist.

Epidemiologie

- nach den Kolorektalkarzinomen zweithäufigster Tumor des Gastrointestinaltraktes
- **Inzidenz** in Deutschland: 30/100.000, hat in den letzten Jahren deutlich abgenommen
- **Manifestationsalter:** 55.–65. Lebensjahr

Ätiologie

Die Entstehung des Magenkarzinoms ist auf mehrere Faktoren zurückzuführen:
- **Präkanzeröse Konditionen: H.-p.-Gastritis** (wichtigster Faktor), Morbus Mé-NÉTRIER, adenomatöse Polypen, Z.n. Magenteilresektion, chronisch-atrophische Gastritis (Typ-A-Gastritis), Achlorhydrie
- **Karzinogene Stoffe:** Nitrosamine, Aflatoxine
- **Genetische Faktoren:** familiäre Häufung, gehäuftes Auftreten bei Trägern der Blutgruppe A

Ausbreitung

Prognostisch entscheidend ist die Ausbreitung des Tumors:
- **Magenfrühkarzinom:**
  - auf Mukosa oder Submukosa beschränkt
  - Eine lymphogene Metastasierung ist zwar nicht ausgeschlossen, dennoch ist die Prognose mit einer 5-JÜR > 90 % gut.
- **Fortgeschrittenes Magenkarzinom:**
  - wächst invasiv und metastasiert bereits früh
  - deutlich schlechtere Prognose

Morphologie

makroskopisch

BORRMANN-Klassifikation: Einteilung nach der Wachstumsform
- polypös
- schüsselförmig-ulzerierend
- ulzerierend-infiltrativ
- diffus infiltrierend

mikroskopisch

- Es handelt sich vorwiegend um **Adenokarzinome**, die je nach Gewebedifferenzierung und Ausmaß der Schleimbildung folgendermaßen unterteilt werden:
  - **papilläres** und **tubuläres** Adenokarzinom
  - **muzinöses** Adenokarzinom (exzessive Schleimbildung, Gallertkarzinome)
  - **Siegelringzellkarzinom:** Das Zytoplasma der Tumorzellen ist prall mit Schleim gefüllt, die Kerne sind an den Rand gedrängt. (☞ Foto 14)
- **Lauren-Klassifikation:** klinisch bewährte Aufteilung in zwei histologische Typen:
  - **intestinaler Typ:** Ausbildung drüsiger Strukturen, Schleimproduktion, polypöses Wachstum
  - **diffuser Typ:** Ausbildung entdifferenzierten Gewebes, unscharfe Begrenzung, diffus-infiltrierendes Wachstum, schlechtere Prognose als die des intestinalen Typs

TNM-Klassifikation

- **T1:** Infiltration bis in die Submucosa
- **T2:** Infiltration bis in die Subserosa
- **T3:** Penetration der Serosa
- **T4:** Infiltration benachbarter Strukturen
- **N1:** Befall perigastrischer Lymphknoten
- **N2:** Fernmetastasen

Metastasierung

- kontinuierliche Ausbreitung auf die Nachbarorgane
- zunächst **lymphogene Metastasen** in die regionalen Lymphknoten und die linksseitigen supraklavikulären Lymphknoten („VIRCHOW-Drüsen")
- später **hämatogene Metastasen** in Leber, Lunge und Knochen (Pfortadertyp)

! **Merke:** Ausgedehnte Abtropfmetastasen eines Siegelringkarzinoms in die Eierstöcke werden als KRUKENBERG-Tumor bezeichnet.

Klinik
- häufig **lange asymptomatisch**, unspezifische Symptome wie dyspeptische Beschwerden, Leistungsknick, Appetitlosigkeit und Oberbauchschmerzen; im weiteren Verlauf Gewichtsverlust, Schwächegefühl und (selten) gastrointestinale Blutungen
- Prognose: 5-JÜR ca. 5–10 %

15.4 Malassimilation

Definition

Unter dem Begriff der Malassimilation fasst man Störungen der Verdauung (**Maldigestion**) und der Resorption (**Malabsorption**) zusammen.

Ätiologie
- **Maldigestion:**
  - verminderte Aktivität pankreatischer Enzyme: z.B. bei Pankreatitis, Mukoviszidose
  - verminderte luminale Gallensäurekonzentration: z.B. bei Cholestase, bakterieller Überwucherung
- **Malabsorption:**
  - verminderte Resorptionsfläche, z.B. bei M. Crohn
  - Schädigung der Resorptionsfläche bei Infektionen, z.B. bei M. Whipple oder glutensensitiver Enteropathie
  - Störungen der Darmdurchblutung, z.B. bei Rechtsherzinsuffizienz
  - verminderte Aktivität von Verdauungsenzymen (Laktasemangel)

Klinik
- chronische **Diarrhoe** mit **Steatorrhoe** (erhöhte Fettausscheidung mit dem Stuhl)
- **Gewichtsverlust**
- **Mangelerscheinungen:** Ödeme durch Hyponatriämie, Eisenmangelanämie, Mangel an fettlöslichen Vitaminen, Kalziummangel u.a.

15.4.1 Glutensensitive Enteropathie

> **Definition**
> **Ätiologie/Pathogenese:** autoimmunologische Entzündungsreaktion
> **Morphologie:** Verlust des Faltenreliefs · Zottenatrophie
> **Klinik:** Malassimilation

Definition

Chronische Verdauungsinsuffizienz, die auf einer Überempfindlichkeit gegenüber dem Gluten (Protein des Weizens) beruht. Im Kindesalter wird sie als **Zöliakie**, im Erwachsenenalter als **einheimische Sprue** bezeichnet.

Ätiologie/Pathogenese

Pathogenetisch liegt eine autoimmunologische Entzündungsreaktion gegen die Darmmukosa vor, deren Ätiologie unklar ist.

Morphologie
- **Makroskopisch:** Verlust des Faltenreliefs
- **Mikroskopisch: Zottenatrophie,** Kryptenhyperplasie, lymphozytäre Infiltrate im proximalen Dünndarm

Klinik

Klinisch treten die typischen Symptome der Malassimilation (s.o.) auf. Die Patienten sind bei konsequenter Eliminationstherapie (glutenfreie Kost) beschwerdefrei.

15.4.2 Morbus WHIPPLE

Synonym: Lipodystrophia intestinalis

> **Definition**
> **Ätiologie/Pathogenese:** Tropheryma whippelii · Lymphstau
> **Morphologie:** PAS-positive Makrophagen
> **Klinik:** Arthritis · Polyserositis

Definition

Fieberhafte, bakterielle Dünndarmerkrankung.

Ätiologie/ Pathogenese

Tropheryma whippelii: Sie werden von Makrophagen phagozytiert und verursachen einen Lymphstau.

Morphologie

- **Makroskopisch:** aufgequollene und atrophische Schleimhaut
- **Mikroskopisch:** charakteristische **PAS-positive Makrophagen** (sog. sick particle containing cells = **SPC-Zellen**) und dilatierte Lymphgefäße

Klinik

Die Symptome ähneln denen der Sprue, sind allerdings oft von **Arthritis**, **Polyserositis** und Polyadenopathie begleitet. Die Prognose ist nach mehrmonatiger Antibiotikagabe (Cotrimoxazol) gut.

15.5 Tumorartige Läsionen und Tumoren des Dickdarms

15.5.1 Dickdarmpolypen

Definition

Breitbasige oder gestielte, umschriebene Schleimhauterhebungen.

Einteilung

- nicht-neoplastische Polypen
- neoplastische/epitheliale Polypen = Adenome

Nicht-neoplastische Polypen

> hyperplastische Polypen · entzündliche Polypen · lymphoide Polypen · juvenile Polypen · CRONKHITE-CANADA-Syndrom · PEUTZ-JEGHERS-Syndroms

- Die häufigsten kolorektalen Polypen sind die **hyperplastischen Polypen**, die breitbasig der Schleimhaut aufsitzen und an der Oberfläche „sägezahnartig" gefaltet sind.
- Polypen können im Rahmen chronisch-entzündlicher Darmerkrankungen durch überschießende Bildung von Granulationsgewebe (**entzündliche Polypen**) sowie durch Hyperplasie des lymphatischen Gewebes (**lymphoide Polypen**) entstehen.
- Im Kindesalter treten (nicht selten multiple) **juvenile Polypen** auf, die histologisch durch dilatierte, schleimgefüllte Drüsen (**Retentionspolyp**) in kapillarreichem Stroma gekennzeichnet sind. Ihre Ätiologie ist unklar. Man vermutet, dass es sich um Hamartome handelt.
- Das **CRONKHITE-CANADA-Syndrom** ist eine familiäre adenomatöse Polypose, die mit typischen Hautveränderungen einhergeht (bräunliche Pigmentierung, Alopezie, Nagelveränderungen).

• Im Rahmen des Peutz-Jeghers-Syndroms (↗ Kap. 23.5.6) treten auch Polypen im Dickdarm auf.

Kolorektale Adenome

> **Definition**
> **Morphologie:** tubulär · villös · tubulovillös
> **Komplikationen:** Adenom-Karzinom-Sequenz

Definition

Benigne neoplastische Polypen mit unterschiedlichen Dysplasiegraden, die vom Schleimhautepithel ausgehen.

Morphologie

Unter histologischen Gesichtspunkten lassen sich drei Adenomtypen unterscheiden (↗ Abbildung 15.2):
• **Tubuläre Adenome** (60–65 %): Adenome mit verzweigten Tubuli, die der Schleimhaut (meist) gestielt aufsitzen
• **Villöse Adenome** (10–15 %): breitbasige Adenome mit finger- und zottenartigen Ausziehungen der Schleimhaut
• **Tubulovillöse Adenome** (20–25 %): Adenome mit tubulären und villösen Strukturen

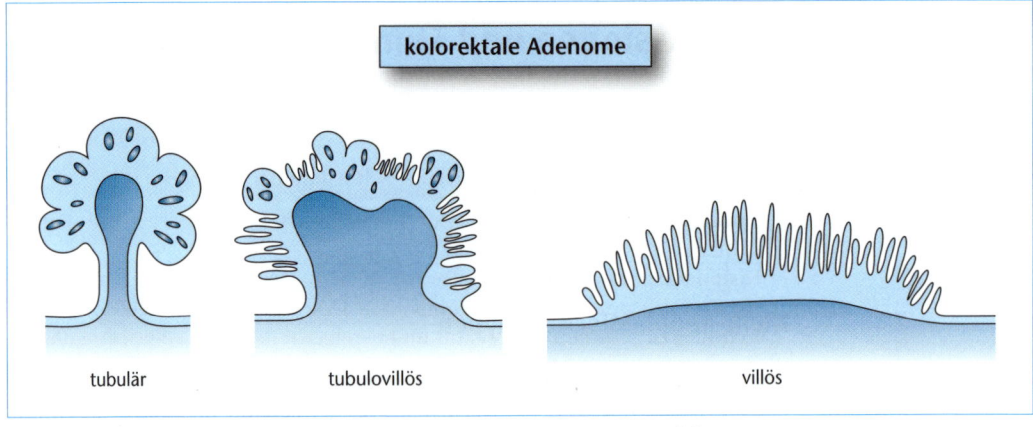

kolorektale Adenome

tubulär   tubulovillös   villös

Abb. 15.2: Schematische Darstellung der drei verschiedenen Adenomtypen [2]

Klinik

meist symptomloser Zufallsbefund, selten kommt es zu Blutungen oder Invaginationen

Komplikationen

Besondere Bedeutung erlangen die Adenome durch ihr hohes Entartungspotential (**Adenom-Karzinom-Sequenz**).
Das **Entartungsrisiko** hängt ab von:
• dem histologischen Typ (villös > tubulovillös > tubulär)
• der Wachstumsform (breitbasig > gestielt)
• der Größe, der Anzahl und dem Dysplasiegrad
Wegen der malignen Entartungstendenz sollte jeder Polyp endoskopisch entfernt und histologisch aufgearbeitet werden.

Familiäre adenomatöse Polyposis (FAP)

Definition / Ätiologie
- Beim Auftreten von **mehr als 100 kolorektalen Adenomen** spricht man von einer familiären adenomatösen Polyposis (FAP).
- Es handelt sich um eine autosomal-dominante Erkrankung (Mutation des FAP-Gens auf dem Chromosom 5), deren Entartungsrisiko 100 % beträgt (**obligate Präkanzerose**).

Komplikationen

Nach ca. 30 Jahren entwickeln nahezu alle Patienten ein kolorektales Karzinom. 1 % aller kolorektalen Karzinome entsteht auf dem Boden einer FAP.

15.5.2 Kolorektales Karzinom

> **Ätiologie / Pathogenese:** Adenom-Karzinom-Sequenz
> **Morphologie:** schüsselförmig · polypoid · diffus-infiltrierend · Adeno-Ca · Plattenepithel-Ca
> **Metastasierung:** Lunge · Leber
> **Klinik:** Blut im Stuhl

Epidemiologie
- zweithäufigste Todesursache unter allen bösartigen Neubildungen (Inzidenz: 40 / 100 000)
- Häufigkeitsgipfel: zwischen der 7. und 8. Lebensdekade

Ätiologie / Pathogenese

Vermutlich entstehen ca. 90 % der kolorektalen Karzinome auf dem Boden kolorektaler Adenome. Der Übergang vom initialen Adenom über das atypische Adenom hin zum Karzinom verläuft über mehrer Stufen (**Adenom-Karzinom-Sequenz**). Folgende Faktoren sind für die Entstehung eines kolorektalen Karzinoms mitverantwortlich:
- **Genetische Faktoren:** Familiäre adenomatöse Polyposis
- **Ernährungsfaktoren:** fettreiche und fleischreiche Kost, Übergewicht, ballaststoffarme Kost
- **Risikoerkrankungen:** Colitis ulcerosa, Morbus CROHN
- Im Rahmen des autosomal-dominanten LYNCH-Syndroms (HNPCC) treten Kolonkarzinome familiär gehäuft und bereits vor dem 45. Lebensjahr auf.

Morphologie
- **Lokalisation:** 60 % im Rektum, 20–25 % im Colon sigmoideum
- **Makroskopisch:** Man unterscheidet eine **schüsselförmige**, eine **polyploide** und eine **diffus-infiltrierende Wachstumsform**.
- **Mikroskopisch: Adenokarzinome** (95 %), Plattenepithelkarzinome

UICC 0	Tis		Carcinoma in situ
UICC 1	T1	Dukes A	Infiltration der Mucosa und Submucosa
	T2		Infiltration bis in die Muscularis propria
UICC 2	T3	Dukes B	Infiltration aller Wandschichten
	T4		Befall benachbarter Organe
UICC 3	N1 / N2	Dukes C	Infiltration lokaler Lymphknoten
UICC 4	M1	Dukes D	Fernmetastasen

Tab. 15.2: Vergleichende Übersicht der UICC-, TNM- und DUKES-Stadieneinteilung des kolorektalen Karzinoms

Metastasierung

- **Lymphogen:** in die parakolischen und paraaortalen Lymphknoten, bei tief sitzenden Rektumkarzinomen zusätzlich in die inguinalen Lymphknoten
- **Hämatogen:** tief sitzende Kolonkarzinome in **Lunge** (Kavatyp), alle übrigen in die **Leber** (Pfortadertyp)

Klinik

- **Häufige Symptome:** Änderungen der Stuhlgewohnheiten, Blut im Stuhl, Gewichtsabnahme, Leistungsabnahme und Müdigkeit (aufgrund einer Blutungsanämie)
- Die Tumormarker **CEA** (carzinoembryonales Antigen) und **CA 19-9** sind erhöht und eignen sich zur Verlaufskontrolle.
- **Komplikationen:** Blutungen, Stenosen, Perforationen, Fistelbildung

16 Grundlagen zur Pathologie der Ausscheidung

16.1 Störungen der Gallensekretion

Cholestase ↗ Kap. 14.3

16.1.1 Cholelithiasis

> **Definition**
> **Ätiologie/Pathogenese:** Löslichkeitsverhältnis der Galle · Risikofaktoren
> **Morphologie:** Cholesterinsteine · Pigmentsteine
> **Klinik:** asymptomatisch · Gallenkoliken

Definition

Das Vorliegen (meist mehrerer) Gallenkonkremente in den Gallenwegen wird als Cholelithiasis (**„Gallensteinleiden"**) bezeichnet.

Ätiologie/ Pathogenese

- **Störung des Löslichkeitsverhältnisses** der Galle durch einen zu hohen Anteil an Cholesterin und Bilirubin oder zu niedrigen Anteil an Gallensäuren und Phospholipiden → Ausfällen der wasserunlöslichen Substanzen Cholesterin und Bilirubin → Gallensteinbildung
- **verzögerte Entleerung** der Gallenblase (z.B. durch Stenosen)
- **Entzündungen**
- **Risikofaktoren:** Geschlecht (♀:♂ = 2:1), Adipositas, Alter (mit zunehmendem Alter steigt das Risiko), cholesterinreiche Ernährung, Schwangerschaft, Östrogeneinnahme

! **Merke:** Risikofaktoren der Cholelithiasis (**die 6 „F"**):
female, **f**at, **f**orty, **f**air (hellhäutig), **f**ertile (fruchtbar), **f**amily

Morphologie

- **Cholesterinsteine (80 %):** mehrere Zentimeter groß, mit gelber Eigenfarbe
- **Pigmentsteine:** enthalten unkonjugiertes, wasserunlösliches Bilirubin, sind kleiner, braun bis schwarz und im Röntgenbild nicht schattengebend

Klinik

Symptome: > 70 % sind asymptomatisch („stumme Gallensteine"), **Gallenkoliken** (krampfartige Schmerzen) durch Verlegung der abführenden Gallenwege

Komplikationen

Steinperforation (evtl. mit Gallensteinileus oder galliger Peritonitis), akute/ chronische Cholezystitis, biliäre Zirrhose, Pankreatitis, Gallenblasenkarzinom

16.1.2 Cholezystitis und Cholangitis

> **Definition**
> **Ätiologie / Pathogenese:** Gallensteine · Keimbesiedlung · ERCP
> **Morphologie:** Cholecystitis ulcerosa / phlegmonosa · Porzellangallenblase

Definition

- **Cholezystitis:** Entzündung der Gallenblase.
- **Cholangitis:** Entzündung der extrahepatischen Gallenwege

Ätiologie / Pathogenese

- **Cholezystitis:** > 90 % durch **mechanische Abflussbehinderungen** der Galle durch Gallensteine, eine sekundäre Keimbesiedlung ist möglich
- **Cholangitis:** meist durch **aszendierende Keimbesiedlung** (häufig E. coli, Enterokokken), häufige Komplikation nach ERCP mit Papillotomie

Morphologie

- **Akute Cholezystitis:** gerötete und ödematös geschwollene Gallenblasenwand. Die Schleimhaut kann ulzeriert (**Cholecystitis ulcerosa**) und evtl. granulomatös infiltriert (**Cholecystitis phlegmonosa**) sein.
- **Chronische Cholezystitis:** Gallenblasenwand ist fibrosiert, starr und verkalkt („**Porzellangallenblase**")

Klinik

Symptome der Cholangitis: **kolikartige** oder **dumpfe Schmerzen** im rechten Oberbauch, Fieber, Übelkeit und **evtl. Ikterus**

16.2 Ableitende Harnwege

16.2.1 Fehlbildungen

Definition
Harnblasenanomalien

- **Ecstrophia vesicae:** häufigste Fehlbildung der Harnblase. Großer Defekt der vorderen Bauchwand aufgrund einer Hemmungsfehlbildung. Komplikationen: Pyelonephritiden, Harnblasenkarzinome
- **Urachusfistel:** vesico-umbilikale Fistel, kann bei unvollständiger Rückbildung des Urachus auftreten, persistierende Epithelreste können Ausgangspunkt für Infektionen und Urachuskarzinome sein.
- **Kongenitale Harnblasendivertikel:** echte Divertikel mit Ausstülpung aller Wandschichten aufgrund einer angeborenen Wandschwäche; Komplikationen: Entzündungen und Steinbildung

Ureteranomalien

- **Ureter duplex:** Vorliegen von 2 Ureteren mit 2 Ureterostien und 2 Nierenbecken
- **Ureter fissus:** Uretergabelung mit Mündung der kaudalen Ureterenden in verschiedene Bereiche des Urogenitaltraktes
- **Kongenitaler Megaureter:** Ureterausweitung aufgrund einer gestörten Peristaltik im distalen Ureterdrittel

Harnröhrenanomalien

- **Hypospadie:** untere Harnröhrenspalte als Folge einer Hemmungsfehlbildung der ventralen Geschlechtsfaltenverwachsung
- **Epispadie:** dorsale Harnröhrenspalte als Folge einer Hemmungsfehlbildung der dorsalen Geschlechtsfaltenverwachsung

16.2.2 Hydronephrose

> **Definition**
> **Ätiologie/Pathogenese:** angeboren · erworben
> **Morphologie:** hydronephrotische Schrumpfniere · Balkenblase
> **Komplikationen:** Pyelonephritis · Steinbildung · Urämie

Definition

Harnstauungsniere mit Erweiterung des Nierenbeckens und der Nierenkelche infolge einer Harnabflussbehinderung.

Ätiologie/ Pathogenese

- **Angeborene Fehlbildungen:** Urethra-Atresie, Megaureter, Klappenbildung in Ureter/Urethra
- **Erworbene Störungen:** Uretersteine, Narbenstrinkturen, Ureteritis/Urethritis, Prostatitis, Prostatahyperplasie, Blasenentleerungsstörungen, Tumoren, Schwangerschaft

Lokalisation

- **Einseitige** Hydronephrose → Stenose oberhalb der Harnblase
- **Doppelseitige** Hydronephrose → Stenose unterhalb der Ureteren

Morphologie

- **„hydronephrotische Schrumpfniere":** Dilatation der prästenotischen Harnwege mit Druckatrophie des angrenzenden Nierenparenchyms (durch intraluminalen Druckanstieg)
- **Balkenblase:** Hypertrophie der Harnblasenmuskulatur, die balkenförmig in das Blasenlumen ragt (durch Obstruktionen unterhalb der Harnblase)

Klinik

Die Hydronephrose manifestiert sich über ihre Komplikationen: sekundäre Infektionen (**Pyelonephritis** mit Pyurie), **Steinbildung**, **Urämie** bis hin zur chronischen Niereninsuffizienz.

16.2.3 Nephrolithiasis, Urolithiasis

> **Definition**
> **Ätiologie/Pathogenese:** Hyperkalzurie · Oxalose · Hyperurikämie
> **Morphologie:** Kalziumoxalat-/Phosphatsteine · Magnesium-Ammonium-Phosphatsteine · Uratsteine · Zystinsteine
> **Klinik:** Nierenkoliken · Harnwegsinfekte

Definition

- **Nephrolithiasis:** Steinbildung in den Nierenbecken
- **Urolithiasis:** Steinbildung in den ableitenden Harnwegen

Epidemiologie

In Deutschland leiden ca. 5 % der Bevölkerung an Nierensteinen.

Ätiologie/ Pathogenese

Harnsteine bilden sich durch Ausfällung lithogener Substanzen im Rahmen einer
- **Hyperkalzurie,** z. B. bei Hyperparathyreoidismus
- **Oxalose,** z. B. bei intestinaler Malabsorption
- Hyperurikämie
- *Begünstigende Faktoren:*
  - Veränderungen des pH-Wertes: eine Alkalose begünstigt die Entstehung von Kalziumphosphatsteinen, eine Azidose die Entstehung von Uratsteinen
  - Mangel an Steinbildungsinhibitoren (Pyrophosphate)
  - Vorliegen von Nukleatoren als Urinsalzfänger, z. B. Bakterien, Zelldetritus

Morphologie	Steinzusammensetzung (in abnehmender Häufigkeit):

- **Kalziumoxalatsteine** bei intestinaler Malabsorption, Oxalose und **Kalzium-phosphatsteine** bei Hyperkalzurie
- **Magnesium-Ammonium-Phosphatsteine** (Struvit, korallenstockförmige Ausgusssteine bei Harnwegsinfekten)
- **Uratsteine** bei Gicht oder erniedrigtem pH-Wert
- **Zystinsteine** bei Zystinurie

Klinik	**Symptome:** Nierenkoliken, Hämaturie
Komplikationen	**rezidivierende Harnwegsinfekte** (aufgrund von Harnabflussstörungen), Hydronephrose und Urothelkarzinome

16.2.4 Harnwegsinfekte

> **Definition**
> **Ätiologie/Pathogenese:** aszendierende Infektion · Urostase · metabolisch-toxische Einflüsse · Katheterisierung · vesikoureteraler Reflux
> **Morphologie:** granulozytäre/lymphozytäre Infiltration
> **Sonderform:** granulomatöse Harnwegsinfekte · Malakoplakie

Definition

Eine Harnwegsinfektion besteht bei einer **signifikanten Bakteriämie** (Keimzahl $> 10^5$ Bakterien im Mittelstrahlurin) und gleichzeitigem Vorliegen **klinischer Symptome**.
- untere Harnwegsinfekte → Harnröhre (**Urethritis**) und Harnblase (**Zystitis**)
- obere Harnwegsinfekte → Nierenbecken (**Pyelonephritis**)

Ätiologie/ Pathogenese

- meist **aszendierende bakterielle Infektionen** (häufigste Erreger: E. coli, Proteus, Klebsiellen, Chlamydien)
  Begünstigende Faktoren:
  – **Harnstau** (Urolithiasis, Prostatahyperplasie, Fehlbildungen und Blasenentleerungsstörungen)
  – **Katheterisierung**
  – **Geschlecht** (Frauen erkranken häufiger wegen der kürzeren Urethra)
  – **allgemeine Abwehrschwäche** (Diabetes mellitus, Immunsuppressiva)
- **Refluxnephropathie:** Sonderform der Pyelonephritis (↗ Kap. 26.6.1), die Folge eines chronischen vesikoureteralen Refluxes ist. Durch den chronischen Rückstau gelangt infizierter Urin bis in die Nierenpapillen und kann so eine aszendierende Pyelonephritis verursachen.
- **Nichtinfektiöse Entzündungen** können nach Bestrahlung oder Zytostatikatherapie entstehen.

Morphologie

- *Akute Urozystitis:* gerötete, ödematös geschwollene Schleimhaut mit **granulozytärem** Infiltrat
- *Chronische Urozystitis:* **lymphozytäres** Infiltrat, gelegentlich Metaplasien
- **Granulomatöse Harnwegsinfekte:** bei Tuberkulose, Syphilis, Bilharziosis urogenitalis (können Plattenepithelkarzinome verursachen), Echinokokkose oder nach BCG-Therapie von Urothelkarzinomen

Anmerkung: Eine seltene granulomatöse Entzündung der Harnblase ist die **Malakoplakie**, die makroskopisch durch gelbliche Schleimhautplaques und mikroskopisch durch kalkhaltige Korpuskel (MICHAELIS-GUTMANN-Körper) gekennzeichnet ist.

Klinik schmerzhafter Harndrang (Dysurie), erhöhte Miktionsfrequenz, Hämaturie

16.3 Mukoviszidose

Synonym: zystische Fibrose

> **Definition**
> **Ätiologie/Pathogenese:** Gendefekt · NaCl im Schweiß ↑ · Sekreteindickung
> **Morphologie:**
> – Lunge: Bronchiektasen · Emphysem · Atelektasen
> – Pankreas: Gallengangsektasien · Retentionszysten · Fibrosen
> **Klinik:** Malnutrition · bronchopulmonale Infekte · Mekoniumileus
> **Therapie:** fettarme Diät · Enzymsubstitution · Bronchialtoilette

Definition Autosomal-rezessiv vererbte Störung der exokrinen Sekretion in Pankreas, Lunge, Leber und Dünndarm.

Epidemiologie häufigste angeborene Stoffwechselerkrankung der weißen Bevölkerung in Europa und den USA

Ätiologie/Pathogenese
- **Gendefekt:** CF-Gen auf Chromosom 7, das für CFTR (**c**ystic **f**ibrosis **t**ransmembrane **r**egulator, Regulatorprotein des Chlorid-Transports durch die Zellmembran) kodiert.
- Im Ausführungsgang nicht-schleimproduzierender Drüsen (Schweiß- und Tränendrüsen) ermöglicht der Chloridkanal den passiven Rückstrom des Chlorids. Die **NaCl-Rückresorption** ist aufgrund des defekten Chloridkanals **gestört → pathologische Erhöhung der Kochsalzkonzentration** im Endschweiß.
- An den Epithelien der schleimbildenden exokrinen Drüsen (Lunge und Pankreas) ermöglicht der Chlorid-Kanal den Ausstrom von Chlorid aus der Zelle und führt damit zur Sekretion kochsalzhaltiger Flüssigkeit. Der defekte Chloridkanal führt zu einer **Eindickung des Sekrets.**

Morphologie
- **Lunge:** Bronchiektasen, Emphyseme, Atelektasen (→ rezidivierende bronchopulmonale Infekte)
- **Pankreas:** Gallengangsektasien, Retentionszysten und Fibrosen (→ exokrine Pankreasinsuffizienz mit **Malnutrition** in 85 % d.F.)

Klinik
- **Symptome:** Malnutrition und rezidivierende bronchopulmonale Infekte stehen im Vordergrund.
- Bei **Neugeborenen** kommt es in etwa 10 % der Fälle zu einem **Mekoniumileus** mit der Gefahr einer Perforation.

Therapie fettarme Diät, Pankreasenzymsubstitution, Bronchialtoilette

17 Pathologie des Nervensystems

17.1 Fehlbildungen und Entwicklungsstörungen

17.1.1 Dysraphische Läsionen

> **Definition**
> **Formen:** Anenzephalie · Enzephalozele · Kranioschisis · Spina bifida (aperta) · Meningomyelozele · Meningozele · ARNOLD-CHIARI-Syndrom · DANDY-WALKER-Syndrom · Syringomyelie · Hydromyelie

Definition

Verschlussstörungen des Neuralrohres bei der Weiterentwicklung der Rückenmarksanlage (3. und 4. Embryonalwoche) aufgrund einer intrauterinen Schädigung. Anhand erhöhter Werte von α-**Fetoprotein** und **Acetylcholinesterase** in der Amnionflüssigkeit können sie bereits pränatal diagnostiziert werden.

Ätiologie

endogene und/oder exogene Faktoren (z.B. Folsäuremangel)

Formen

Anenzephalie

- teilweise oder vollständiges Fehlen der Großhirnhemisphären und des Schädeldaches (Akranie), relativ häufig
- breiter Gesichtsschädel und hervorstehende Augen (Froschkopf)

Enzephalozele

Vorwölbung von Großhirnanteilen durch eine angeborene Schädelspalte (**Kranioschisis**)

Spina bifida

Spaltwirbelbildung durch unvollständige Fusion der Wirbelbögen (meist im lumbalen Teil der Wirbelsäule) im Sinne einer Hemmungsfehlbildung.
- **Spina bifida occulta:** geschlossene Form; der Defekt wird von Haut überzogen, die oft abnorm behaart oder pigmentiert ist.
- **Spina bifida aperta:** offene Form, die mit einer Ausstülpung der Rückenmarkshäute einhergeht
  - mit Verlagerung des Rückenmarkes = **Meningomyelozele**
  - ohne Verlagerung des Rückenmarkes = **Meningozele**

ARNOLD-CHIARI-Syndrom

- komplexe Hemmungsfehlbildung am kraniozervikalen Übergang mit **Kaudalverlagerung** von **Kleinhirnanteilen** durch das erweiterte Foramen occipitale
- häufig in Kombination mit Hydrocephalus occlusus und Meningomyelozele

DANDY-WALKER-Syndrom

zystische Erweiterung des 4. Ventrikels mit **Hypoplasie des Kleinhirnwurms**, Obliteration der Foramina LUSCHKAE und MORGANDII und konsekutivem **Hydrocephalus internus**

Syringomyelie	• Lang gestreckte Spalt- und **Höhlenbildung** in der **grauen Substanz**, die neben dem Zentralkanal liegt und mit diesem kommunizieren kann. • **angeboren** oder **sekundär** im Rahmen von Traumen, Tumoren und Entzündungen • **Hydromyelie:** einfache Erweiterung des Zentralkanals, die mit Liquor gefüllt ist.

17.1.2 Migrationsstörungen

Definition	Die in den zentralen Matrixzonen entstehenden Nervenzellen wandern während der fetalen Entwicklung in die Peripherie aus. Bei Störungen dieses Migrationsprozesses bleiben vereinzelte Nervenzellen (**Mikrodysgenesien**) oder ganze Inseln grauer Substanz (**Heterotopie**) im Marklager liegen.
Beispiele	Zu den Migrationsstörungen zählt man die: • **Agyrie:** vollständiges Fehlen kortikaler Windungen • **Pachygyrie:** plumpe und zahlenmäßig reduzierte Windungen • **Mikropolygyrie:** zahlenmäßige Zunahme verkleinerter Hirnwindungen

17.1.3 Fehlbildungen bei Chromosomenanomalien

DOWN-Syndrom	**Trisomie 21** • gelegentlich breite und **plumpe Hirnwindungen** (Pachygyrie) und eine **verminderte synaptische Verschaltung** der Nervenzellen • Im fortgeschrittenen Alter: typische histologische Veränderungen, die denen der ALZHEIMER-Krankheit entsprechen (Neurofibrillen, senile Plaques)
PÄTAU-Syndrom	**Trisomie 13** • Holoprosenzephalie, Agyrie und Mikrozephalie • **Holoprosenzephalie:** fehlende Trennung der Großhirnhemisphären, fehlende Anlage des Riechhirns (Arhinenzephalie) und evtl. kranio-faziale Dysmorphien (z.B. mediane Lippen-Kiefer-Gaumen-Spalte)
EDWARDS-Syndrom	**Trisomie 18** Windungsfehlbildungen im Bereich des Temporallappens und des Ammonshorns sowie Fehlbildungen des Balkens

17.1.4 Perinatale Hirnschädigungen

> **Ätiologie/Pathogenese:** Infektionen · Intoxikationen · Hypoxie · Ischämie
> **Formen:** periventrikuläre Leukomalazie · Porenzephalie · Ulegyrie · Hydranenzephalie · Status marmoratus
> **Klinik:** LITTLE-Syndrom · geburtstraumatische Blutungen

Ätiologie/Pathogenese	• Das unreife Gehirn reagiert in der Pränatalperiode auf die Einwirkung exogener Noxen (Infektionen, Intoxikationen) sowie auf O$_2$- und Substratmangel in charakteristischer Weise. • Am häufigsten sind **hypoxisch-ischämische Schädigungen**, wobei im Gegensatz zu Erwachsenen vorwiegend die weiße Substanz betroffen ist.

Formen

- **Periventrikuläre Leukomalazie:** nekrotische Erweichungszonen der ventrikelnahen weißen Hirnsubstanz bei länger bestehender Hypoxie
- **Porenzephalie:** eine mit dem Liquorraum in Verbindung stehende, zystische Hohlraumbildung der Großhirnhemisphären, Residualläsion einer schweren fetalen oder peripartalen Durchblutungsstörung
- **Ulegyrie** (Narbenwindungen): gliöse Vernarbungen in den Sulci der primär regelrecht angelegten Großhirnrinde
- **Hydranenzephalie** (Blasenhirn): eine letale, nahezu vollständige **Nekrose** beider Hemisphären, wodurch das Großhirn durch mit Liquor gefüllte **Zysten** ersetzt wird
- **Status marmoratus:** fleckförmige Vernarbung im Bereich der Stammganglien aufgrund extensiver **Parenchymnekrosen**, die makroskopisch marmoriert erscheint. Häufige Ursache: Kernikterus (Bilirubinenzephalopathie) im Rahmen eines Morbus haemolyticus neonatorum (↗ Kap. 30.1.5).
- **Geburtstraumatische Blutungen:** treten häufig als subdurale Blutungen auf, während subependymale Blutungen eine charakteristische Komplikation des unreifen Neugeborenen sind.

Klinik

LITTLE-**Syndrom** (infantile Zerebralparese): spastische Lähmungen mit auffälliger Gangstörung (oft als Paraplegie oder Tetraplegie), klinisches Korrelat der oben beschriebenen intrauterin oder perinatal entstandenen Hirnschäden.

17.2 Hirnödem, Hydrozephalus und intrakranielle Drucksteigerung

17.2.1 Hirnödem

> **Definition**
> **Ätiologie:** vasogen · zytotoxisch · interstitiell · intrakranielle Drucksteigerung

Definition

Generalisierte oder lokalisierte **Flüssigkeitsansammlung im Hirngewebe**, die mit einer Volumenvermehrung und einer intrakraniellen Drucksteigerung einhergeht.

Ätiologie/ Pathogenese

- **Vasogenes Hirnödem** (häufigste Form): Ödem im Extrazellulärraum des Hirnparenchyms infolge einer Funktionsstörung der Blut-Hirn-Schranke mit pathologisch erhöhter Kapillarpermeabilität.
  Ursachen: Hirntumoren, entzündliche Prozesse, Blutungen, zerebrale Ischämien
- **Zytotoxisches Hirnödem:** Zelluläres Ödem infolge einer Störung der Na^+-K^+-ATPase mit passivem Einstrom von Natrium und Wasser. *Ursachen:* Hypoxie, Stoffwechselstörungen (Urämie), Vergiftungen (z. B. Zyanid, CO)
- **Interstitielles Hirnödem:** Liquorabflussstörung (z. B. bei Hydrocephalus internus mit Anstieg des intraventrikulären Drucks) → interstitielles Ödem (v. a. im periventrikulären Bereich) → eingeschränkte Drainage → Austritt extrazellulärer Flüssigkeit in die Ventrikel

Die Folgen eines Hirnödems sind eine **intrakranielle Drucksteigerung** (Hirndrucksteigerung, ↗ Kap. 17.2.3) mit all ihren Folgen.

17.2.2 Hydrozephalus

> **Definition:** H. internus · externus · communicans · congenitus
> **Ätiologie:** H. occlusus · hypersecretorius · aresorptivus · e vacuo
> **Morphologie:** Schädelverformung · Druckatrophie des Gehirns

Definition

Unter Hydrozephalus („Wasserkopf") versteht man eine angeborene oder erworbene Erweiterung der inneren (**Hydrocephalus internus**) oder äußeren (**Hydrocephalus externus**) Liquorräume.
- **Hydrocephalus communicans:** innerer und/oder äußerer Hydrozephalus bei ungehinderter Liquorzirkulation zwischen inneren und äußeren Liquorräumen
- **Hydrocephalus congenitus:** angeborene, bereits bei Geburt bestehende Form (z. B. beim ARNOLD-CHIARI-Syndrom oder als rezessiv-erbliche Erkrankung)

**Ätiologie/
Pathogenese**

Unter pathogenetischen Aspekten lassen sich folgende Formen unterscheiden:
- **Hydrocephalus occlusus:** Verschluss der Foramina oder des Aquäduktes durch raumfordernde Prozesse oder Verklebungen nach Entzündungen und Blutungen → Liquorzirkulationsstörung mit Ausbildung eines Hydrocephalus internus
- **Hydrocephalus communicans:**
  - infolge einer verstärkten Liquorsekretion (**Hydrocephalus hypersecretorius**)
  - infolge einer mangelnden Liquorresorption (**Hydrocephalus aresorptivus**)
- **Hydrocephalus e vacuo:** innerer und/oder äußerer Hydrozephalus aufgrund einer generalisierten Hirnatrophie oder in der Umgebung resorbierter Infarkte oder Blutungen

Morphologie

Die Drucksteigerung führt
- bei noch nicht geschlossenen Schädelnähten zu **Vergrößerung** und **Verformungen** des Schädels
- nach Nahtschluss zu **Druckatrophien des Gehirns**

17.2.3 Hirndrucksteigerung und seine Folgen

> **Ätiologie:** Raumforderung · Hirnödem · Liquorzirkulationsstörungen
> **Pathogenese:** Falxhernie · Uncushernie · Kleinhirndruckkonus

Ätiologie

- **Raumfordernde Prozesse:** Tumoren, intrakranielle Blutungen, Territorialinfarkte, Hirnabszesse
- **Hirnödeme**
- **Liquorzirkulationsstörungen:** Hydrocephalus hypersecretorius/ aresorptivus

Morphologie

abgeflachte Hirnwindungen und **verstrichene Sulci** durch Ausfüllen der Reserveräume, komprimiertes Ventrikelsystem, verwaschene Grenze zwischen grauer und weißer Substanz

Komplikationen

- **Lokalisierte, perifokale Hirnödeme:** Massenverschiebung zur Gegenseite (Mittellinienverlagerung) → Einklemmung medialer Hemisphärenanteile an der Falx cerebri (**Falxhernie**)
  Vorkommen: in der Umgebung von Tumoren, Blutungen und Abszessen

- **Massenverschiebungen nach kaudal:** axiale Einklemmungen von Hirngewebe am Tentoriumschlitz (v.a. des Uncus parahippocampalis → **Uncushernie**). In schweren Fällen kann es zu lebensbedrohlichen Einklemmungen des Hirnstamms aufgrund einer Verlagerung der Kleinhirntonsillen in den Spinalkanal kommen (**Kleinhirn-Druckkonus**).

Klinik

Kopfschmerzen, Bewusstseinsstörungen (bis hin zum Koma), Antriebsstörungen und Störungen der Pupillomotorik

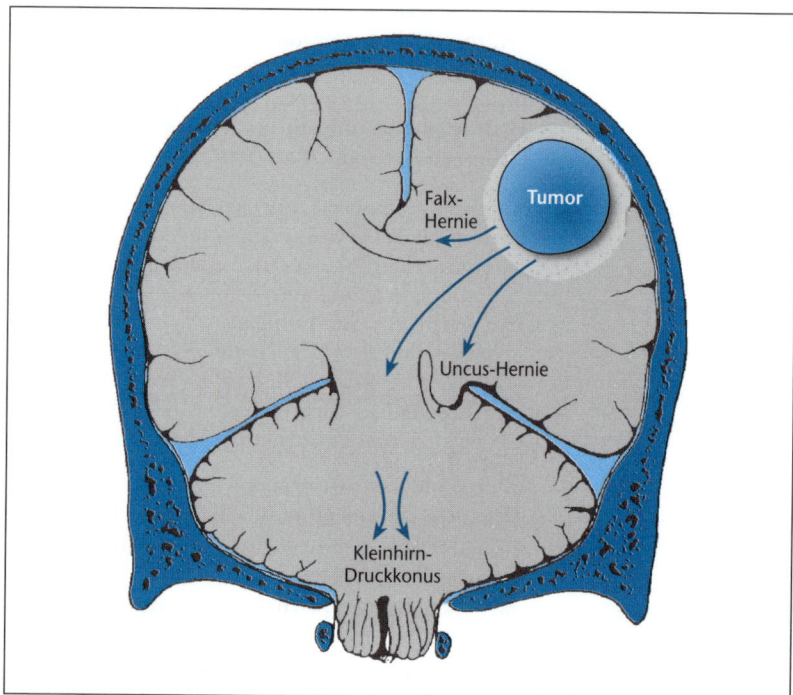

Abb. 17.1: Intrakranielle Massenverschiebungen [2]

17.3 Zerebrovaskuläre Erkrankungen

Das plötzliche Auftreten schwerer neurologischer Ausfallerscheinungen ggf. mit Bewusstseinsminderung wird klinisch als Schlaganfall (**„Apoplexie"**) bezeichnet. Der Begriff ist allerdings veraltet und erlaubt nicht die Unterscheidung zwischen einer zerebralen Ischämie und einer zerebralen Blutung als Ursache.

Zerebrovaskuläre Erkrankungen liegen hinter den kardiovaskulären und tumorösen Erkrankungen an dritter Stelle der Mortalitätsstatistik (**Inzidenz:** 200–350/100.000).

17.3.1 Zerebrale Ischämien

> **Ätiologie:** thrombembolische Hirninfarkte · Territorialinfarkt · „Grenzzoneninfarkt" · lakunärer Infarkt · Sinusvenenthrombose
> **Morphologie:** selektive Parenchymnekrose · anämischer Hirninfarkt · Kolliquationsnekrose · Enzephalomalazie · Fettkörnchenzellen · Pseudozysten · hämorrhagischer Hirninfarkt
> **Klinik:** TIA · PRIND · Hirninfarkt

Ätiologie/ Pathogenese

- **Thrombembolische Hirninfarkte:**
  Ursachen: Verschleppung kardialer Thromben (z. B. bei Vorhofflimmern), rupturierte atheromatöse Plaques (arterio-arterielle Embolien)
  Folge: **Territorialinfarkt**, der dem Vorsorgungsgebiet der obliterierten Arterie entspricht (in 80 % d. F. sind die A. carotis interna und ihre Abgänge betroffen) (↗ Abb. 17.2)
- **„Grenzzoneninfarkte":**
  Ursachen: hämodynamische Fernwirkung extrakranieller Stenosen, erhöhte Blutviskosität, plötzlicher Blutdruckabfall
  Folgen: Infarkte im Bereich der „letzten Wiese" (meist am fronto-parietalen oder parieto-okzipitalen Übergang)
- **Lakunäre Infarkte** (Status lacunaris):
  Ursache: **chronisch-arterielle Hypertonie**, bei der es zu Schädigungen der Endarterien v.a. im Bereich der Stammganglien kommt (Aa. lenticulostriatae, Abgänge der A. cerebri media)
- **Venöse Abflussstörungen:**
  Ursachen: Thrombosen im Drainagegebiet der betroffenen Vene
  Folgen: Sinusvenenthrombosen führen in typischer Lokalisation zu **hämorrhagischen Hirninfarkten** (↗ Abb. 17.2).

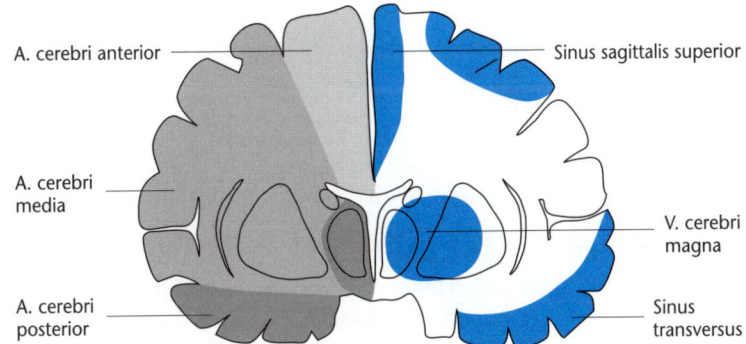

Abb. 17.2: Versorgungsgebiete der großen Hirnarterien und typische Lokalisation venöser Stauungen [1]

Morphologie

Verringerte O_2-Zufuhr → vorübergehende, reversible Funktionseinschränkung der Nervenzellen ohne morphologisch nachweisbare Ganglienzellschädigungen

selektive Parenchymnekrose

Chronische relative Ischämie → **selektive Nekrose** von Zellen des Nervensystems, die gegen O_2-Mangel besonders empfindlich sind (z. B. **Ganglienzellen** der subkortikalen Hirnkerne)

anämischer Hirn-infarkt	Absolute Ischämie → **anämischer Hirninfarkt** im Versorgungsgebiet der betroffenen Gefäße: • **Kolliquationsnekrose:** Erweichung des Hirngewebes (Enzephalomalazie) • eosinophile Degeneration der Nervenzellen mit ödematösem Randsaum • Ab dem 5. Tag wird das nekrotische Gewebe durch **Mikrogliazellen** (eingewanderte Makrophagen = HORTEGA-Zellen) resorbiert, die Fett in Form von Körnchen einlagern und sich mikroskopisch als sog. **Fettkörnchenzellen** darstellen. • Das nekrotische Gewebe wird unter Ausbildung von **Pseudozysten** durch ein **gliareiches Narbengewebe** ersetzt. (☞ Foto 15)
hämorrhagischer Hirninfarkt	Sekundärer Bluteinstrom in das Infarktareal durch Kollaterale oder aufgrund einer venösen Abflussstörung (Sinusvenenthrombosen) • Makroskopisch: dunkelrot • Mikroskopisch: neben den Fettkörnchenzellen auch Siderophagen (mit Hämosiderin beladene Makrophagen)
Klinik	• **TIA = transitorische ischämische Attacke:** Vollständig reversibles neurologisches Defizit, das einige Minuten bis max. 24 Std. andauert. Meist manifestiert sie sich als **Amaurosis fugax** (das Karotisstromgebiet ist betroffen) oder als **Sturzanfall (drop attack,** der vertebrobasiläre Kreislauf ist betroffen). • **PRIND = prolongiertes reversibles ischämisches neurologisches Defizit:** vollständig reversibles neurologisches Defizit, das Tage bis max. 3 Wochen andauert • **Hirninfarkte** setzen meist schlagartig ein („apoplektiform"), wobei eine TIA vorausgehen kann. Das klinische Bild ist vielfältig: kontralaterale Hemiparesen, Sensibilitätsstörungen, Harninkontinenz, Bewusstseinsstörungen bis hin zum Koma u. a.

17.3.2 Intrakranielle Blutungen

Ätiologie: Hypertonie · Arteriosklerose · Gefäßfehlbildungen · angeborene Aneurysmen · Traumen
Einteilung:
– **intrazerebrale Blutungen:** hypertensive Massenblutung · intrazerebrales Hämatom · Purpura cerebri
– **extrazerebrale, intrakranielle Blutungen:** Subarachnoidalblutung · sub-/epidurales Hämatom

Ätiologie	• **Hypertonie** und **Arteriosklerose** → intrazerebrale Massenblutung • **Gefäßfehlbildungen** → Subarachnoidalblutungen (insb. angeborene Aneurysmen) und intrazerebrale Hämatome • **Trauma** → sub- und epidurale Hämatome
Einteilung	• **Intrazerebrale Blutungen:** hypertensive Massenblutung und intrazerebrales Hämatom • **Extrazerebrale, intrakranielle Blutungen:** Subarachnoidalblutungen, sub- und epidurales Hämatom
intrazerebrale Blutungen	• hypertensive Massenblutungen • **Häufigste Ursache: chronische arterielle Hypertonie** (ca. 60 %) • **Lokalisation:** Bereich der **Capsula interna** (70 %),

- **Prädilektionsstellen:** Abgänge der Aa. lenticulostriatae (A. cerebri media)
- **Epidemiologie:** 15 % der Schlaganfälle sind durch hypertensive Massenblutungen (Inzidenz: 10/100 000) verursacht, die Letalität ist allerdings dreimal höher als bei einer Ischämie.
- **Klinik:**
  - Häufige Auslöser: **physische** oder **psychische Belastung** (Hypertonie)
  - Initialsymptom: plötzlich einsetzende Bewusstseinsstörung
  - Einblutung in:
    die Capsula interna → **kontralaterale Hemiparese**
    den subarachnoidalen Raum → **meningeale Symptome**
    die Brückenregion → **vegetative Störungen:** Koma, Atemdepression, Hypertonie und zentrale Hyperthermie

intrazerebrales Hämatom

- **Ursachen:**
  - meist Folge einer **Ruptur** eines intrazerebralen **Aneurysmas** oder eines **arterio-venösen Angioms**.
  - Blutgerinnungsstörungen (häufigste Todesursache bei Hämophilie A), zerebrale Amyloidangiopathie (multiple kortikale und subkortikale Hämatome)
- **Prädilektionsstellen: Stammganglien**

Purpura cerebri

- petechiale intrazerebrale Blutungen
- **Ursachen:** lokale Gefäßschädigung bei zerebraler Fett- und Luftembolie, Sepsis, Urämie, Vergiftung und Gerinnungsstörungen

extrazerebrale, intrakranielle Blutungen

Subarachnoidalblutung (SAB)

- akute Blutung in den Subarachnoidalraum (Liquorraum zwischen Arachnoidea und Pia mater)
- **Häufigste Ursache: rupturiertes Aneurysma**, seltener rupturiertes arterio-venöses Angiom

Anmerkung: Es handelt sich um **angeborene Aneurysmen der Hirnbasisarterien**, meistens ist der **Circulus arteriosus Willisii** (33 % A. communicans anterior, je 20 % A. communicans posterior und A. cerebri media) betroffen.

- **Pathogenese:** Blutaustritt in den subarachnoidalen Raum → Tamponierung der Liquorräume → intrakranieller Blutdruckanstieg und Behinderung des venösen Abflusses → Hirnödem, akuter Hydrozephalus
- **Klinik:** einschießende Vernichtungsschmerzen, Übelkeit und Erbrechen, Meningismuszeichen und Vigilanzstörungen

epidurales Hämatom

- Blutung zwischen Dura mater und Schädelknochen infolge einer Läsion der **A. meningea media** (arterielle Läsion)
- **Morphologie:** im CT bikonvexes, scharf begrenztes hyperdenses Areal
- **Klinik:** klassische Dreiphasen-Symptomatik
  - Unmittelbar nach dem Trauma kommt es zu Kopfschmerzen, Erbrechen und psychomotorischer Unruhe.
  - Nach einem bis zu mehrere Stunden andauernden symptomfreien Intervall zeigen sich Einklemmungssymptome (Atemdepression, Blutdruckabfall, Vigilanzminderung) sowie eine homolaterale Mydriasis und eine kontralaterale Herdsymptomatik.

subdurales Hämatom

- Blutung zwischen Dura mater und Arachnoidea infolge einer **Ruptur** der **Brückenvenen** (venöse Läsion).

- **Morphologie:** im CT **mondsichelförmige** Hyperdensität
- **Klinik:**
  - Akuter Verlauf: progrediente **Bewusstseinsminderung** mit homolateraler **Mydriasis** und kontralateraler **Hemiparese**
  - Chronischer Verlauf: eher **unspezifische Symptome** wie Kopfschmerzen und psychomotorische Verlangsamung

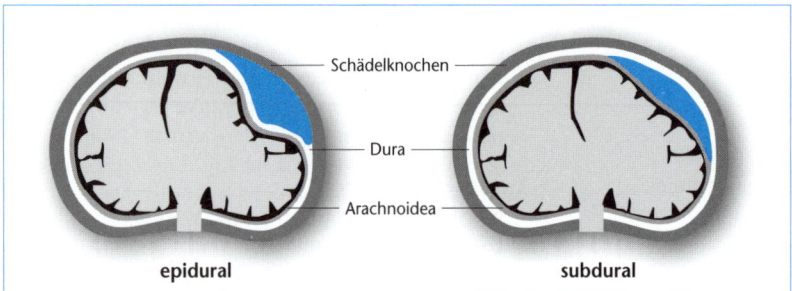

Abb. 17.3: Schematische Darstellung des sub- und epiduralen Hämatoms [1]

17.4 Schädelhirntrauma

> **Definition**
> **Ätiologie/Pathogenese:** Commotio · Contusio · Coup/Contre-Coup
> **Komplikationen:** Infektionen · Luftembolie · Hirnödem

Definition

Verletzung der Kopfschwarte, des Schädels und evtl. des Gehirns infolge direkter oder indirekter Gewalteinwirkung.
- **geschlossenes** Schädelhirntrauma = Dura mater intakt
- **offenes** Schädelhirntrauma = Dura mater zerrissen

Ätiologie/ Pathogenese

geschlossenes Schädelhirntrauma

Hinsichtlich des Schwere des klinischen Bildes unterscheidet man 2 Formen:
- **Commotio cerebri** (Gehirnerschütterung): reversible Funktionsstörung des ZNS ohne Schädigung des Hirnparenchyms mit kurzer posttraumatischer Bewusstlosigkeit
- **Contusio cerebri** (Hirnquetschung): Eine stärkere Krafteinwirkung führt zu einer länger andauernden Bewusstlosigkeit und Schädigung des Hirnparenchyms an charakteristischen Stellen: Zunächst Schädigung des Hirnparenchyms direkt an der Stelle der Krafteinwirkung (**Coup**), dann wird durch einen Unterdruck der gegenüberliegende Pol geschädigt (**Contre-Coup**).
  Folgen: intrazerebrale Blutungen, Subarachnoidalblutungen, **epidurale und subdurale Hämatome, Carotis-interna-Sinus-cavernosus-Fistel** mit pulsierendem Exophthalmus und pulssynchronem Ohrgeräusch

offenes Schädelhirntrauma

- nicht mehr intakte mechanische Barriere gegen bakterielle Infektionen (Dura mater) → **hohe Infektionsgefahr** (Meningitis, Hirnabszesse)
- **Komplikationen:** Luftembolien, Massenblutungen, Hirnödeme mit Massenverschiebung

17.5 Metabolische Läsionen und Intoxikationen

17.5.1 Leukodystrophien

> **Definition**
> **Ätiologie/Pathogenese:** Enzymdefekt · lysosomale Speicherkrankheit
> **Beispiele:** Gangliosidosen · Sphingomyelinosen

Definition

Progrediente degenerative Entmarkungskrankheiten, die auf angeborenen lysosomalen Speicherkrankheiten beruhen.

Ätiologie/ Pathogenese

Kongenitale Enzymdefekte im Lipidabbau: Lipidspeicherkrankheiten mit Anhäufung unvollständiger Lipidabbauprodukte
Die Stoffwechselstörungen manifestieren sich primär als Erkrankungen des Nervensystems, da die betroffenen Stoffe (z.B. Sphingolipide, Ganglioside) v.a. Bestandteile von Nervenzellen und Markscheiden sind.

Klinik

mentale Retardierung, Paresen, Ataxie, Sehstörungen

Beispiele

Speicherkrankheit	defektes Enzym
Metachromatische Leukodystrophie	Zerebrosidsulfatase
Globoidzell-Leukodystrophie (M. Krabbe)	Galaktozerebrosid-β-Galaktosidase
Gangliosidosen (M. Tay-Sachs, amaurotische Idiotie)	β-Hexosaminidase A
Sphingomyelinosen (Morbus Niemann-Pick)	Sphingomyelinase
Glukozerebrosidasen (Morbus Gaucher)	Glukozerebrosid-β-Glukosidase
Adrenoleukodystrophie	Peroxysomendefekt

Tab. 17.1: Auswahl lysosomaler Speicherkrankheiten

17.5.2 Alkoholtoxische Enzephalopathie

> **Pathogenese/Klinik:** Großhirnatrophie · Kleinhirnrindenatrophie · Wernicke-Korsakow-Syndrom · zentrale pontine Myelinolyse · „Tabak-Alkohol-Amblyopie" · Polyneuropathie · Marchiafava-Bibnami-Syndrom

Pathogenese/Klinik

Chronischer Alkoholabusus kann folgende charakteristische Auswirkungen auf das Nervensystem haben, die entweder auf direkte Schädigung oder auf Mangelernährung (Avitaminosen) zurückzuführen sind:

- **Atrophie:**
  - **Großhirnkortex** und **Marklager:** Hydrocephalus e vacuo → Verlust kognitiver Leistungen („Alkohol-Demenz")
  - **Kleinhirnrinde:** symmetrische Atrophie der Kleinhirnvorderlappen → zerebelläre Ataxie

- **WERNICKE-KORSAKOW-Syndrom:** Vitamin-B_{12}-Mangel → spongiöser Gewebe-zerfall, Kapillareinsprossungen und petechiale Blutungen, v.a. in den Corpora mamillaria → Augen- und Blickmuskelparesen, Nystagmus, zerebelläre Ataxie, psychische Störungen
- **Zentrale pontine Myelinolyse:** Myelinscheidenzerfall (Myelinolyse) im Be-reich der Brücke (Pons), die auch bei Elektrolytstörungen (z.B. durch zu ra-schen Ausgleich einer Hyponatriämie) und beim Morbus WILSON vorkommt
- **„Tabak-Alkohol-Amblyopie":** beidseitige Sehstörungen mit Visusverschlech-terung aufgrund einer Demyelinisierung im Verlauf der Sehbahn
- **Polyneuropathie:** Vitamin-B_1-Mangel → sensible, distal symmetrische Poly-neuropathien
- **MARCHIAFAVA-BIGNAMI-Syndrom:** Balkendegeneration und laminäre Hirnrin-densklerose → Intelligenzabbau, Wesensänderung, Sprach- und Bewegungs-störungen, epileptische Anfälle

17.5.3 Hepatische Enzephalopathie

Definition / Ätiologie

Im Rahmen einer akuten oder chronischen **Leberinsuffizienz** kann es zu einer hepatischen Enzephalopathie aufgrund einer **mangelhaften Entgiftung** neuroto-xischer Stoffwechselprodukte kommen.

Pathogenese

Von Bedeutung ist v.a. die Konzentrationserhöhung von **Ammoniak**, das sowohl eine direkte als auch eine indirekte schädigende Wirkung besitzt.

Klinik

Lethargie, Desorientiertheit, Gedächtnisstörungen, Ataxie, Flattertremor und Bewusstseinsminderung bis hin zum Coma hepaticum

17.5.4 Funikuläre Myelose

Definition

Spongiöse **Demyelinisierung** der Hinterstränge, Kleinhirnseitenstränge und Py-ramidenbahnen (v.a. im Hals- und Brustmark).

Ätiologie

Vitamin-B_{12}-Mangel, meist im Rahmen einer Mangelernährung bei Alkohol-abusus

Klinik

Parästhesien, Ataxie, spastische Paresen, megaloblastäre Anämie

17.5.5 Morbus WILSON

Definition / Ätiologie

Der Morbus WILSON (hepatolentikuläre Degeneration) ist eine **autosomal-rezes-sive** Störung der Coeruloplasminsynthese (Kupfertransportprotein) mit **Kupfer-ablagerungen** und konsekutiver Degeneration v.a. in der Leber und in den Stammganglien des Gehirns („Linsenkerndegeneration").

Klinik

Symptome: extrapyramidale Störungen, Leberzirrhose, graubraune Hautpig-mentierung, intellektueller und psychischer Verfall sowie die für die Krankheit pathognomonischen **Kayser-Fleischer-Kornealringe** (bräunlich-grünliche Horn-hautringe)

17.6 Degenerative Erkrankungen

Die ätiologisch noch weitgehend unklaren degenerativen Erkrankungen des Nervensystems führen zum **Untergang** von **Ganglienzellen**, **Axonen** und **Myelinscheiden**.

Häufig sind dabei funktionell oder anatomisch einheitliche Systeme betroffen, weshalb sie auch als **Systematrophien** bezeichnet werden. Sie gehen häufig mit extrapyramidalen Symptomen aufgrund einer Stammgangliendegeneration einher.

Bei atrophischen Prozessen der Großhirnrinde (M. ALZHEIMER, M. PICK) steht dagegen der Abbau geistiger Fähigkeiten (**Demenz**) im Vordergrund.

17.6.1 Systematrophien

Morbus PARKINSON (Paralysis agitans)

> **Definition**
> **Ätiologie/Pathogenese:** Degeneration dopaminerger Neurone der Substantia nigra · cholinerge Einflüsse ↑
> **Morphologie:** Depigmentierung der Substantia nigra · LEWY-Körperchen

Definition

Hypokinetisch-hypertones Syndrom infolge einer **Degeneration pigmentierter dopaminerger Neurone** der **Substantia nigra.**

Ätiologie

- unklar bei primärer, **idiopathischer Form**
- **Symptomatisches PARKINSON-Syndrom:** bei Drogenabhängigen (Pethidin-analoge Substanzen), hypoxischen und traumatischen Hirnschäden, Tumoren und nach Encephalitis endemica

Pathogenese

Degeneration dopaminerger Neuronen in der Substantia nigra → Ausfall der nigro-striatalen Projektion → relatives **Überwiegen cholinerger Einflüsse** auf das Striatum

Morphologie

- fortschreitende Degeneration melaninhaltiger Neuronen der Substantia nigra → (auch makroskopisch sichtbare) Abblassung und Depigmentierung der Substantia nigra
- eosinophile Einschlusskörperchen in den melaninhaltigen Neuronen (**LEWY-Körperchen**)

Klinik

Trias: Rigor, Akinese und Tremor

Chorea Huntington

> **Definition**
> **Ätiologie/Pathogenese:** Degeneration GABAerger Neurone des Nucleus caudatus · dopaminerge Einflüsse ↑
> **Morphologie:** Atrophie des Nucleus caudatus
> **Klinik:** „Veitstanz" · Demenz

Definition

Hyperkinetisch-hypotones Syndrom aufgrund einer Degeneration GABAerger Neurone des Striatums (**Nucleus caudatus** und Putamen) und des Pallidums.

Ätiologie/ Pathogenese	• **autosomal-domominantes** Erbleiden • Degeneration der inhibitorischen GABAergen Neurone des Striatums → relatives Überwiegen des dopaminergen Inputs in das Striatum
Morphologie	ausgeprägte Atrophie des Nucleus caudatus → charakteristische Erweiterung der angrenzenden Seitenventrikel (👁 Foto 16)
Klinik	choreatische Hyperkinesen („Veitstanz") und progrediente Demenz

> **!** **Merke:** Die Chorea HUNTINGTON ist zu unterscheiden von der **Chorea minor** SYDENHAM, die eine Komplikation des rheumatischen Fiebers darstellt und sich nach Monaten wieder vollständig zurückbildet (↗ Kap. 6.5.1).

Amyotrophe Lateralsklerose (ALS)

> **Definition**
> **Morphologie:** Degeneration des 1. und 2. Motoneurons · neurogene Muskelatrophie
> **Klinik:** schlaffe/spastische Lähmungen · Muskelatrophien

Definition	Ätiologisch unklare **Degeneration des 1.** (Gyrus praecentralis) und **2. Motoneurons** (α-Motoneurone der spinalen Vorderhörner).
Morphologie	• Atrophie und Demyelinisierung des Tractus corticospinalis (1. Motoneuron) • **Neurogene Muskelatrophie:** Atrophie der von den α-Motoneuronen innervierten Skelettmuskulatur → gruppierte Faseruntergänge → kompensatorischer Hypertrophie der Muskelfasern intakter motorischer Einheiten (↗ Kap. 34.1)
Klinik	• Nebeneinander von schlaffen (peripheren) Lähmungen mit Faszikulationen und spastischen (zentralen) Lähmungen • neurogene Muskelatrophien

Spastische Spinalparalyse

Definition	Spastische Lähmungen der unteren, später auch der oberen Extremitäten aufgrund einer **Degeneration des 1. Motoneurons** (Gyrus praecentralis und Tractus cortico-spinalis). Beginnt im Kindesalter und verläuft chronisch progredient über 2 bis 3 Jahrzehnte.
Ätiologie	**heterogene Erbkrankheit** mit autosomal-dominantem, autosomal-rezessivem oder x-chromosomal-rezessivem Erbgang.

FRIEDREICH-Ataxie

Definition	**Autosomal-rezessive** Erbkrankheit mit **Atrophie** sowohl des **Kleinhirns** als auch der **Hinterstänge** (**Spino-ponto-zerebelläre Atrophie**).
Klinik	Die Krankheit verläuft chronisch progredient und ist im Wesentlichen durch (spinale und zerebelläre) **Ataxien, Pyramidenbahnzeichen** und distale **Muskeldystrophien** gekennzeichnet.

17.6.2 Demenzen

Morbus ALZHEIMER

> **Definition**
> **Morphologie:** Großhirnrindenatrophie · β-Amyloid · ALZHEIMER-Fibrillen ·
> Amyloidangiopathie
> **Klinik:** Merkfähigkeitsstörungen · Depressionen · Antriebsarmut

Definition — Ätiologisch unklare, **diffuse Atrophie der Großhirnrinde** mit Verfall bereits erworbener geistiger Fähigkeiten (**Demenz**).

Epidemiologie — *Prävalenz:* bei 65–74-Jährigen: 2 %; bei über 85-Jährigen: 15 %

Morphologie

makroskopisch — diffuse Hirnatrophie, v. a. frontotemporale und parietale Anteile

mikroskopisch
- **β-Amyloid** (= β-Amyloid-precursor-protein-(β-APP-)Ablagerung, „senile Plaques", „ALZHEIMER-Plaques")
- **ALZHEIMER-Fibrillen:** helikale Neurofibrillenbündel
- **Amyloidangiopathie**

Klinik — **Merkfähigkeits-**, Wortfindungs- und Orientierungs**störungen** sowie **Depressionen**, Antriebsarmut und Verarmung von Gestik und Mimik

Morbus PICK (Lobäre Sklerose)

Definition — Demenzsyndrom unbekannter Ätiologie infolge einer **umschriebenen Atrophie der Hirnrinde**. Typischerweise sind der **Frontal**- u. / od. **Temporallappen** betroffen. (☞ Foto 17)

Klinik — Die Krankheit beginnt zwischen dem 40. und 60. Lebensjahr. Zunächst treten **Persönlichkeitsveränderungen** (Verlust des Taktgefühls, Distanzlosigkeit) auf, während Konzentration und Intelligenz relativ lange erhalten bleiben.

17.7 Entzündungen

17.7.1 Meningitiden

Definition
- **Meningitis cerebralis:** Entzündung der Hirnhäute
- **Meningitis spinalis/cerebrospinalis:** Entzündung der Rückenmarkshäute/+ Hirnhäute
- **Leptomeningitis:** Entzündung der weichen Hirnhaut
- **Pachymeningitis:** Entzündung der harten Hirnhaut
- **Meningoenzephalitis:** Übergreifen der Meningitis auf das angrenzende Hirnparenchym

Akute eitrige Meningitis

> **Definition**
> **Erreger:** Pneumokokken · Meningokokken · Haemophilus influenzae
> **Morphologie:** Transparenzverlust · Haubenmeningitis
> **Klinik:** Fieber · Kopfschmerzen · Nackensteife

Definition

Durch pyogene Erreger hervorgerufene granulozytäre Entzündung der Leptomeningen.

Erreger

Häufigste Erreger
- im Erwachsenenalter: **Pneumokokken** und **Meningokokken**
- im Kindesalter: **Haemophilus influenzae Typ B**

Morphologie

Die Leptomeningen sind eitrig infiltriert, verdickt und nicht mehr transparent. Es ist hauptsächlich der Bereich über den Großhirnhemisphären betroffen („**Haubenmeningitis**").

Klinik

Plötzlich einsetzendes, hochakutes Krankheitsbild mit hohem Fieber, stärksten Kopfschmerzen und Nackensteifigkeit (Meningismus). Bereits bei Verdacht sollte unverzüglich mit einer empirischen Antibiotikatherapie begonnen werden.

Akute lymphozytäre Meningitis

> **Definition**
> **Erreger:** Enteroviren · Herpesviren
> **Morphologie:** nicht-eitrig · klarer Liquor

Definition

Die akute lymphozytäre Meningitis wird hauptsächlich durch Viren, seltener durch andere Erreger verursacht.

Erreger

Häufige Erreger: **Enteroviren** (Polio, Coxsackie) und **Herpesviren** (Herpes-simplex-Viren, Cytomegalie-Virus, EPSTEIN-BARR-Virus)

Morphologie

- lymphozytäre, nicht-eitrige Entzündung
- klarer Liquor

Klinik

Der Verlauf ist häufig milder als der einer eitrigen Meningitis.

Tuberkulöse Meningitis

> **Definition**
> **Erreger:** Tuberkelbakterien
> **Morphologie:** Basalmeningitis · Spinnengewebsgerinnsel

Definition

Durch Tuberkelbakterien verursachte Entzündung der weichen Hirnhäute mit verkäsenden Granulomen im Subarachnoidalraum.

Morphologie

Die Entzündung spielt sich überwiegend in den Zisternen der Hirnbasis („**Basalmeningitis**") ab. Im Liquor bildet sich ein schleierartiges Fibringerinnsel aus („**Spinnengewebsgerinnsel**").

Klinik

Im Vergleich zur eitrigen Meningitis entwickeln sich die Symptome eher schleichend, der Verlauf ist langsam progredient.

Liquorbefund

	Akute lymphozytäre Meningitis	Tuberkulöse Meningitis	Akute eitrige Meningitis
Aussehen	klar		trüb
Zellbild	überwiegend lymphozytär		überwiegend granulozytär
Zellzahl pro µl	leichte Pleozytose		Pleozytose (etwa 1000 / 3 – 10 000 / 3)
	(etwa 300 / 3 – 3000 / 3)	(etwa 300 / 3 – 1000 / 3)	
Eiweiß	normal		↑
Zucker	normal		↓
Lactat	normal		↑

Tab. 17.2: Liquorbefunde der einzelnen Meningitisformen im Vergleich

17.7.2 Enzephalitiden

Definition

Meist virale, seltener bakterielle oder parasitäre Infektion der **grauen** Substanz (Polioenzephalitis), der **weißen** Substanz (Leukoenzephalitis) oder des **gesamten Hirnparenchyms** (Panenzephalitis).

Einteilung

Sie können ätiologisch oder nach ihrem Ausbreitungstyp eingeteilt werden. Lokalisation und Verteilung lassen in manchen Fällen Rückschlüsse auf die Ätiologie zu.

Klinik

psychische Veränderungen, Bewusstseinseintrübung, Fieber und neurologische Herdsymptome entsprechend der Lokalisation der Entzündung

Eitrig-metastatische Herdenzephalitis

- Eine **hämatogene Streuung** pyogener Bakterien führt zur Bildung multipler, disseminierter **Mikroabszesse** im Hirnparenchym.
- **Ursache:** embolische Erregerstreuung, die von einem extrazerebralen Entzündungsherd ausgeht. Häufig ist die Ursache eine **Sepsis lenta** im Rahmen einer subakuten Endokarditis.
- **Morphologie:** Im Hirnparenchym entstehen **perivaskuläre Abszesse**, die meist nur mikroskopisch erkennbar sind.

Hirnabszess

Definition
Ätiologie / Pathogenese: hämatogen · offenes SHT
Morphologie: kapillarreiches Granulationsgewebe · bindegewebige Kapsel
Komplikationen: Markphlegmone · Pyozephalus

Definition

Solitäre Hirnabszesse sind umschriebene, **eitrige Einschmelzungen** von Hirngewebe, die meist durch **Staphylokokken** oder **Streptokokken** verursacht werden.

Ätiologie/ Pathogenese	Es handelt sich überwiegend um **hämatogene Abszesse** bei Entzündungen im Gesichts- und Kopfhautbereich, bei Sinusiti, Otitis media, eitriger Pneumonie und Bronchiektasen. Sie können aber auch als Komplikation eines (offenen) **Schädelhirntraumas** entstehen.
Morphologie	Der Abszess wird durch ein **kapillarreiches Granulationsgewebe** demarkiert (Abszessmembran), das sich bei chronischem Verlauf zu einer festen, **bindegewebigen Kapsel** umwandelt.
Klinik	Klinisch macht sich ein Hirnabszess durch eine lokale Raumforderung und/oder ein Hirnödem bemerkbar. **Anmerkung:** Bei geschwächter Abwehrlage kann eine Tuberkulose auf das ZNS übergreifen und tuberkulöse Abszesse **(Tuberkulome)** ausbilden.
Komplikationen	Perforation des Abszesses → diffuse Infiltration des umliegenden Hirnparenchyms **(eitrige Markphlegmone)** oder Einbruch in das Ventrikelsystem mit Ausbildung eines Empyems **(Pyozephalus)**

Pyozephalus

Definition	**Eiteransammlung im Ventrikelsystem** (Empyem) mit meist letalem Ausgang.
Ätiologie	Die häufigsten Ursachen sind: Hirnabszesse (s. oben), offene Schädelhirntraumata, eitrige Entzündungen des Ventrikelependyms

Neuroborreliose (Lyme-Krankheit)

Definition	Die Borreliose ist eine durch Zecken übertragene Infektion mit Borrelia burgdorferi.
Klinik	Stadienhafter Verlauf: • **Stadium I: Erythema migrans** mit typischer ringförmiger Ausbreitung • **Stadium II:** BANNWARTH-**Syndrom** (Meningopolyradikulitis oder Meningopolyneuritis mit Beteiligung der Hirnnerven) • **Stadium III:** Progressive Enzephalomyelitis und Akrodermatitis atrophicans HERXHEIMER

Neurolues

Definition	Die Lues **(Syphilis)** ist eine in Stadien verlaufende Infektion mit Treponema pallidum, die fast ausschließlich durch Geschlechtsverkehr übertragen wird.
Klinik	Im ZNS kann sich die Lues in mehreren Stadien manifestieren: • Im sekundären Stadium: **frühluetische Meningitis** • Im tertiären Stadium: **zerebrovaskuläre Symptome** mit Ischämien, **granulomatöse Meningitis** v. a. der Hirnbasis • Im quartären Stadium (nach mehreren Jahren): parenchymatöse Neurolues mit **Tabes dorsalis** (Entzündung der Rückenmarkshinterwurzeln mit sekundärer Degeneration der Hinterstränge) oder **progressiver Paralyse** (chronische Enzephalitis des Frontal- und Temporalhirns)

Herpes-simplex-Enzephalitis

**Ätiologie/
Pathogenese**

Meist Infektion mit **Herpes-simplex-Virus Typ I**, die über Axone das Ganglion trigeminale Gasseri erreichen und dort zunächst latent bleiben. Endogene Reaktivierung → akute hämorrhagisch-nekrotisierende Enzephalitis, die sich meist auf den **basalen Temporal- und Frontallappen** beschränkt.
- 10–20 % aller Enzephalitiden sind durch HSV verursacht.
- HSV ist für 50 % aller Enzephalitis-Todesfälle verantwortlich.

Morphologie

Charakteristisch sind **Einschlusskörper (Cowdry-Körper)** in den Kernen der Nervenzellen, die mit dem HSV befallen sind.

Poliomyelitis

Definition/Ätiologie

Die Poliomyelitis („Kinderlähmung") ist eine entzündliche Erkrankung der grauen Rückenmarksubstanz durch **Polioviren** (Picorna-Viren) mit bevorzugtem Befall der α-**Motoneuronen**.

Morphologie

- **lymphohistiozytäre** Entzündungsreaktion
- **Nekrose** der α-Motoneurone der Vorderhörner → Phagozytose durch Mikroglia → *später:* **gliöse Vernarbung** und **Atrophie** der Vorderhörner mit neurogener Muskelatrophie

Postinfektiöse und paravakzinale Enzephalitiden

Definition

Als Spätkomplikationen **viraler Infektionen** (Masern, Röteln) oder nach Pockenimpfungen können Enzephalitiden auftreten, ohne dass das Gehirn mit dem Erreger infiziert wurde.

**Ätiologie/
Pathogenese**

Man vermutet eine **T-Zell-vermittelte Autoimmunreaktion** des Nervensystems.
- So kommt es z.B. Tage bis Wochen nach einer **Maserninfektion** zu einer Enzephalomyelitis, ohne dass Masernviren selbst im Gehirn nachgewiesen werden können.
- 10–15 Jahre nach der Maserninfektion kann eine **subakute sklerosierende Panenzephalitis (SSPE)** auftreten, die morphologisch durch perivaskuläre lymphozytäre Infiltrate und gliöse Proliferation gekennzeichnet ist.

17.7.3 HIV-assoziierte Hirnerkrankungen

- Häufigste zerebrale Manifestation ist die subakut verlaufende **AIDS-Enzephalopathie**, die in eine Demenz mündet.
- Im Zusammenhang mit **opportunistischen Infektionen** sind folgende Erkrankungen häufig:
  - **Zerebrale Toxoplasmose:** atypische, fieberhafte Enzephalitis v.a. des subependymalen Hirnparenchyms, Komplikation: Hydrozephalus
  - **Progressive multifokale Leukoenzephalopathie (PML):** multifokale Demyelinisierung (Entmarkung) der weißen Substanz des Groß- und Kleinhirns sowie des Hirnstamms aufgrund einer Infektion mit Papovaviren (JC-Virus)
  - **Zytomegalieenzephalitis** und **Kryptokokkenmeningoenzephalitis**
- Non-Hodgkin-**Lymphome** des ZNS treten bei AIDS-Patienten deutlich häufiger auf.

17.7.4 Multiple Sklerose (MS)

Synonyme: Enzephalomyelitis disseminata (E.d.), sclérose en plaques

> **Definition**
> **Ätiologie:** multifaktorielle Autoimmunkrankheit · in der Kindheit erworbene Virusinfektion
> **Pathogenese:** T-Zell-Reaktion gegen Myelinbestandteile
> **Morphologie:** periventrikuläre „fibröse Plaques"
> **Liquorbefund:** oligoklonale Banden · autochthone IgG-Produktion · lymphozytäre/plasmazelluläre Pleozytose

Definition

Ätiologisch unklare, schubweise verlaufende **Entmarkungskrankheit** der weißen Substanz (multifokale Leukenzephalitis).

Epidemiologie

- Prävalenz: 50:100.000 (eine der häufigsten neurologischen Erkrankungen)
- Prädilektionsalter: 20.–40. Lebensjahr ($♀ > ♂$)

Ätiologie

- Die Ätiologie ist unklar. Vermutet wird eine **multifaktorielle Autoimmunkrankheit** nach einer in der Kindheit erworbenen Virusinfektion, die nach ca. 15 Jahren klinisch in Erscheinung tritt. Das Virus konnte bislang nicht isoliert werden, allerdings liegen erhöhte **Masern-Antikörpertiter** im Liquor vor.
- Darüber hinaus besteht ein Bezug zum HLA-System (**HLA-DR2**).

Pathogenese

T-Zell-Reaktion gegen Bestandteile des Myelins → umschriebene **entzündliche Entmarkung** → *später:* gliöse Abheilung

Morphologie

- **Makroskopisch:** Entmarkungsherde → umschriebene, rötlich geschwollene, aufgelockerte Areale
- **Mikroskopisch:**
  - **disseminierte graue Herde:** durch die Gliawucherungen entstandene „fibröse Plaques"
  - v.a. in der **periventrikulären weißen Substanz**, im Hirnstamm, Kleinhirn und Rückenmark

Liquorbefund

Typische Konstellation: oligoklonale Banden, autochthone IgG-Produktion, lymphozytäre/plasmazelluläre Pleozytose.

Klinik

- Paresen, Sensibilitätsstörungen, Optikusneuritis (Retrobulbärneuritis), Augenmuskelparesen, psychische Störungen (anfangs Euphorie, später Demenz) und Koordinationsstörungen
- Verlauf: schubweise mit wechselnder Symptomatik (häufiger) oder chronisch progredient

17.8 Spongiforme Enzephalopathien

> **Definition**
> **Ätiologie:** Proteinase-resistentes Protein
> **Morphologie:** diffuse Rindenatrophie · schwammartige Gewebeauflockerung
> **Formen:** CREUTZFELDT-JAKOB-Krankheit · GERSTMANN-STRÄUSSLER-Krankheit · Kuru · Scrapie · BSE

Definition	Spongiforme Erkrankungen werden durch **Prionen** ausgelöst und führen nach einer Inkubationszeit von Monaten bis Jahrzehnten zu einer tödlich verlaufenden **Enzephalopathie**.
Ätiologie	Sie werden durch ein posttranslationell verändertes, Proteinase-resistentes Protein (PrP) ausgelöst, das physiologischerweise als PrP-c in Zellmembranen vorkommt und in seiner pathologischen Form als **Prion (proteinaceous infectious particle)** bezeichnet wird (PrP-Sc).
Morphologie	• **Makroskopisch:** diffuse Rindenatrophie und Erweiterung der Ventrikel • **Mikroskopisch:** eine durch Neuronenuntergang bedingte **schwammartige Gewebeauflockerung** der grauen Substanz ohne Entzündungs- oder Immunreaktion

Formen

CREUTZFELDT-JAKOB-Krankheit (CJD)	• seltene, erworbene Erkrankung des Menschen • Krankheitsdauer: 4–8 Monate, 90 % der Patienten versterben innerhalb eines Jahres • Symptome: rasch fortschreitende Demenz, extrapyramidale Symptome, Spastik, Kleinhirnsymptome, Ataxie
GERSTMANN-STRÄUSSLER-Krankheit	• hereditäres Erbleiden, sporadische Fälle sind selten • Symptome: spinozerebelläre Ataxie mit Demenz
Kuru	durch rituelles Verspeisen der Gehirne von an Kuru Verstorbenen übertragene Enzephalopathie der Urbevölkerung Neuguineas
Scrapie (Traberkrankheit)	• endemisch auftretende Enzephalopathie bei Schafen und Ziegen • Klinik: Pruritus, Koordinationsstörungen, Gangataxie
Bovine spongiforme Enzephalopathie (BSE)	Rinderwahnsinn

Tab. 17.3: Formen der spongiformen Enzephalopathie

17.9 Neoplastische Läsionen

Einteilung (WHO)	• neuroepitheliale Tumoren • Tumoren der Leptomeningen • Tumoren der Hirn- und Spinalnerven • ZNS-Lymphome • ZNS-Keimzelltumoren • Metastasen
nach der Wertigkeit	**Grad I** (hochdifferenziert, langsam wachsend, benigne) bis **Grad IV** (gering differenziert, schnell wachsend, hochmaligne)
Klinik	• **psychische Veränderungen** (oft Erstsymptome), Hirndruckzeichen, epileptische Anfälle, neurologische Ausfälle (Aphasie, Apraxie, Visusminderung, Ataxie) • **neurologische Herdsymptome** je nach Lokalisation des Tumors, die sowohl von der Tumorart als auch von dem Erkrankungsalter abhängt • **intrakranieller Druckanstieg** durch das Tumorwachstum (neben der Malignität des Tumors prognostisch entscheidend)

17.9.1 Tumoren

Astrozytome

> **Definition**
> **Einteilung:** pilozytisches Astrozytom · niedriggradiges Astrozytom ·
> Glioblastom

Definition

Häufig vorkommende Tumoren, die sich von den Astrozyten ableiten.

Einteilung

Nach der biologischen Wertigkeit werden mehrere Subtypen mit charakteristischem Prädilektionsalter unterschieden:
- **pilozytisches** Astrozytom: Kindesalter, *beste Prognose* aller Astrozytome
- **niedriggradiges** Astrozytom: 30.–40. Lj
- **Glioblastom:** 50.–60. Lj, *häufigster primärer Hirntumor*

Morphologie
pilozytisches
Astrozytom

- **Grad I**
- **Lokalisation:** im Bereich der Mittellinie
- **Mikroskopisch:** zellarm, längliche, bipolare Tumorzellen mit haarförmigen Zytoplasmaausläufern (*griech.* pilos = Haar), sog. ROSENTHAL-Fasern (kolbenförmige, eosinophile Fasern)

niedriggradiges
Astrozytom

- **Grad 2**
- **Makroskopisch**: unscharf begrenzt, infiltriert diffus benachbarte Strukturen
- **Mikroskopisch:**
  - **Fibrilläres Astrozytom:** geringe Zelldichte, kleine rundliche Zellen
  - **Gemistozytisches Astrozytom:** faserreiche Matrix und charakteristische großleibige Zellen (☞ Foto 18)

Glioblastom

- **Grad IV** (hochmaligne)
- **Lokalisation:** im Bereich der Großhirnhemisphären, breitet sich häufig schmetterlingsförmig über den Balken auf die kontralaterale Seite aus („Schmetterlingsgliom")
- **Makroskopisch: buntes Bild** mit regressiven Veränderungen (Nekrosen, Blutungen, Verkalkungen, Verfettungen)
- **Mikroskopisch:** zellreich, pleomorph, typische Riesenzellen, strich- und kommaförmige Nekrosen (Leopardenfellstruktur) und glomeruloide Gefäßproliferationen (☞ Foto 19)

Oligodendrogliom

> **Definition**
> **Morphologie:** Großhirnhemisphären · regressive Veränderungen · rundliche
> Zellkerne · honigwabenartige Struktur

Definition

Langsam wachsender Tumor aus Oligodendroglia, der bevorzugt zwischen dem 40. und 50. Lebensjahr auftritt.

Morphologie

- **Makroskopisch:** meist in den **Großhirnhemisphären** lokalisiert, auf der Schnittfläche regressive Veränderungen wie Blutungen, Zysten, Nekrosen und Verkalkungen

- **Mikroskopisch:** Zellen mit rundlichen Kernen, deutlich erkennbaren Zellmembranen und hellem Zytoplasmasaum (= **honigwabenartige Struktur**)

Klinik

Häufiges Erstsymptom sind **epileptische Anfälle**.

Medulloblastom

> **Definition**
> **Morphologie:** Okklusionshydrozephalus · zellreich · neuroblastische Rosetten

Definition

Hochmaligner embryonaler Tumor (WHO Grad IV) des **Kleinhirns**, der aus undifferenzierten neuroektodermalen Zellen besteht und v. a. im **Kindesalter** auftritt.

Anmerkung: Primitive neuroektodermale Tumoren (PNET) stehen den Medulloblastomen nahe und sind außerhalb des Kleinhirns lokalisiert.

Morphologie

- **Makroskopisch:** infiltrativ-expansiv wachsend → Okklusionshydrozephalus durch Verlegung der Liquorabflusswege, setzt in ca. einem Drittel der Fälle **Liquormetastasen**.
- **Mikroskopisch:** zellreich, **neuroblastische Rosetten** (HOMER-WRIGHT-Rosetten)

Meningeom

> **Definition**
> **Morphologie:** Zwiebelschalenformationen · Psammomkörperchen

Definition

Meist gutartige Tumoren, die sich von den Deckzellen der Arachnoidea ableiten.

Epidemiologie

- Sie zählen zu den häufigsten intrakraniellen Tumoren und manifestieren sich gehäuft im mittleren und höheren Lebensalter.
- Sie treten meist sporadisch auf, können aber auch im Rahmen der Neurofibromatose Typ II multipel vorkommen.

Morphologie

- **Makroskopisch:** abgekapselte Tumoren, meist im Bereich der Falx cerebri und des Keilbeinrandes, seltener im Spinalkanal lokalisiert
- **Mikroskopisch:** mehrere Varianten, typisch sind charakteristische **Zwiebelschalenformationen**, die verkalken können und dann als **Psammomkörperchen** bezeichnet werden

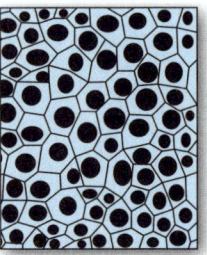 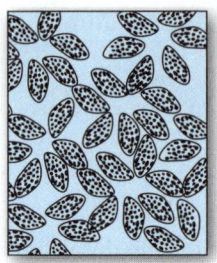 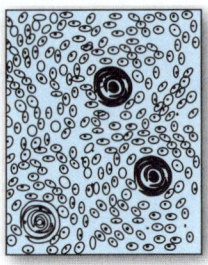

Oligodendrogliom mit typischem Honigwabenmuster (rundliche Kerne, deutlich erkennbare Zellmembranen, heller Zytoplasmasaum)

Medulloblastom mit neuroblastischen Rosetten (Homer-Wright-Rosetten)

Meningeom mit Psammomkörperchen und Zwiebelschalenformationen [1]

Abb. 17.4: Schemazeichnung zur Histologie des Oligodendroglioms, des Medulloblastoms und des Meningeoms.

Kraniopharyngeom

> **Definition**
> **Morphologie:** Hypophysenstiel · palisadenartig angeordnete Kerne
> **Klinik:** hypophysärer Minderwuchs · bitemportale Hemianopsie

Definition

Langsam wachsender, dysontogenetischer Tumor, der von epithelialen Resten des embryonalen Hypophysenganges (RATHKE-Tasche) ausgeht.

Morphologie

- **Makroskopisch:** meist im Bereich des Hypophysenstiels lokalisiert, langsam wachsend, häufig mit Zysten, neigt zu Verkalkungen
- **Mikroskopisch:** netzförmig angeordnete Tumorzellen, deren Kerne zum Stroma hin **palisadenartig** angeordnet sind

Klinik

expansives Wachstum im Bereich des Hypophysenstiels → **hypophysärer Minderwuchs** (Kompression der Hypophyse mit verminderter STH-Produktion) und **bitemporale Hemianopsie** (Kompression des Chiasma opticum)

Ependymom

> **Definition**
> **Morphologie:** Seitenventrikel/ IV. Ventrikel · perivaskuläre
> Pseudomanschetten

Definition

Ependymome leiten sich von den Ependymzellen der Ventrikel ab.

Morphologie

- **Makroskopisch:** bevorzugt in den Seitenventrikeln und (v. a. im Kindesalter) im IV. Ventrikel, wachsen exophytisch in das Ventrikellumen → Liquorabflussstörungen
- **Mikroskopisch:** perivaskuläre Pseudomanschetten

Plexuspapillom

> **Definition**
> **Morphologie:** blumenkohlartiger Aspekt

Definition

Gutartige Tumoren, die vom Plexus choroideus des Seitenventrikels und des IV. Ventrikels ausgehen.

Morphologie

Makroskopisch: blumenkohlartiger Aspekt, kann das gesamte Ventrikellumen ausfüllen

Klinik

Klinisch manifest werden die Plexuspapillome durch Hirndruckzeichen aufgrund von Liquorabflussstörungen.

17.9.2 Metastasen

Epidemiologie / Ätiologie

Metastasen sind mit einem Anteil von 25 % die häufigsten intrakraniellen Tumoren. Jedes 5. Malignom setzt Metastasen im Gehirn, wobei **Bronchialkarzinome** und **Mammakarzinome** die häufigsten Primärtumoren sind.

Morphologie

Die meist scharf begrenzten Metastasen sind bevorzugt **subkortikal** lokalisiert und werden von einem **perifokalen Ödem** umgeben.

! **Merke:** Bei diffusem Befall der Meningen und des Subarachnoidalraumes spricht man von einer **Meningeosis carcinomatosa**. Bei Leukämien sind die Meningen häufig befallen (**Meningeosis leucaemica**).

17.9.3 Hereditäre Tumorsyndrome – Phakomatosen

Definition

Phakomatosen (neurokutane Syndrome) sind autosomal-dominant vererbte **neoplastische Syndrome**, die mit gutartigen Tumoren der Haut, des zentralen Nervensystems und / oder der Retina (**„Phakome"**) einhergehen. Häufig liegt den Phakomatosen ätiologisch ein defektes Tumorsuppressorgen zugrunde.
Beispiele

Phakomatose	Klinik
Neurofibromatose Typ I (M. von Recklinghausen)	• Gendefekt auf Chromosom 17 (NF-1-Tumorsuppressorgen) • multiple Neurofibrome (v. a. der Haut), Café-au-lait-Flecken (Hauthyperpigmentierungen), Skelettdeformitäten (Kyphoskoliose), Irishamartome (Lisch-Knötchen)
Neurofibromatose Typ II	• Gendefekt auf Chromosom 22 (NF-2-Tumorsuppressorgen) • bilaterale Akustikusneurinome, spinale Neurinome, Meningeome, Café-au-lait-Flecken (selten)
Tuberöse Sklerose (M. Bourneville-Pringle)	• Gendefekt auf Chromosom 9 und 16 • kortikale, knötchenförmige Gliawucherungen (= Tubera), periventrikuläre Astrozytome, Angiofibrome im Gesicht (Adenoma sebaceum), lumbosakraler Pflastersteinnävus, Depigmentierung der Haut (white spots), Rhabdomyome in der Herzmuskulatur

Phakomatose	Klinik
VON HIPPEL-LINDAU-Syndrom	Angiomatosis (kapilläre Gefäßwucherung) der Retina, Kleinhirnangioblastom, Nierenzellkarzinom, Phäochromozytom, Zysten in Pankreas und Nieren
STURGE-WEBER-Syndrom (zerebrofaziale Angiomatose)	einseitiger Naevus flammeus im Versorgungsbereich des N. trigeminus, Angiomatosis der Leptomenix

Tab. 17.4: Übersicht über die wichtigsten Phakomatosen

17.10 Pathologie des peripheren Nervensystems

17.10.1 Neuropathien

Definition: Mono-/Polyneuropathie · Mononeuritis multiplex · Polyneuritis
Ätiologie: Diabetes mellitus · Alkohol · entzündlich · toxisch · paraneoplastisch
Pathogenese: Myelinopathie · Axonopathie · Vaskulopathie
Klinik: Schmerzen · Parästhesien · Sensibilitätsstörungen

Definition

Degenerative, toxische, metabolische und ischämische Schädigungen der peripheren Nerven werden unter dem Begriff **„Neuropathie"** zusammengefasst.
- **Mononeuropathie:** Befall einzelner Nerven
- **Polyneuropathie (PNP):** Befall mehrerer benachbarter Nerven
- **Mononeuritis multiplex:** Befall mehrerer nicht benachbarter Nerven
- **Polyneuritis:** Neuropathien entzündlicher Genese

Ätiologie

- **Häufigste Ursachen in Europa: Diabetes mellitus** und **Alkoholabusus**
- **Entzündlich:** GUILLAIN-BARRÉ-Syndrom, BANNWARTH-Syndrom (Lyme-Borrelliose)
- **Hereditär:** hereditäre motorisch-sensible Neuropathien (HMSN)
- **Toxisch:** Thallium (Rattengift), Arsen, Blei
- **Paraneoplastisch:** z.B. bei Bronchial-Ca.

Pathogenese

- **Myelinopathie:** Schädigung der Markscheiden bei zunächst erhaltenen Nervenfasern
- **Axonopathie:** Schädigung der Nervenfasern bei zunächst erhaltenen Markscheiden
- **Vaskulopathie:** ischämische Schädigung der Nerven, z.B. bei diabetischer Mikroangiopathie

Klinik

Bei Polyneuropathien bestehen meist distal betonte **Schmerzen** (Brennen der Füße, „burning feet") und **Parästhesien** (Kribbelparästhesien, „Ameisenlaufen") sowie strumpf- und handschuhförmige **Sensibilitätsstörungen**.

GUILLAIN-BARRÉ-Syndrom (GBS)

Definition
Ätiologie/Pathogenese: Demyelinisierung · Polyradikulitis
Klinik: aufsteigende Lähmung · LANDRY-Syndrom

Definition	Entzündlich-allergische Polyneuropathie mit aufsteigender Lähmung im Anschluss an einen viralen Infekt.
Ätiologie/Pathogenese	Sensibilisierte T-Lymphozyten gegen Bestandteile der Myelinscheiden führen zu einer **Demyelinisierung** der Nervenwurzeln (deshalb auch als **Polyradikulitis** bezeichnet).
Klinik	• aufsteigende Lähmung, die bei Erreichen der C$_4$-Wurzeln eine Atemlähmung zur Folge haben kann • Die Maximalvariante wird als **LANDRY-Syndrom** bezeichnet. • Prognose: gut, in ⅔ der Fälle bilden sich die Symptome zurück

17.10.2 Traumatische Läsionen

Pathogenese: WALLER-Degeneration · retrograde Degeneration · primäre Reizung der Nervenzelle · HANKEN-BÜNGNER-Bänder · Neurom

Pathogenese	• Eine Kontinuitätsunterbrechung eines peripheren Nervs führt zu einer: – absteigenden Degeneration des distalen Anteils (**WALLER-Degeneration**) – Degeneration des proximalen Anteils (**retrograde Degeneration**) – primären Reizung der betroffenen Nervenzelle (mäßiggradige Zellschwellung, Auflösen der NISSL-Schollen, Kernverlagerung in die Peripherie) • Nach der Durchtrennung bilden proliferierende SCHWANN-Zellen eine Leitschiene (**HANKEN-BÜNGNER-Bänder**), an der die zentralen Axone wieder Anschluss zum distalen Nervenstumpf suchen und bei Gelingen eine regelrechte Innervation des Zielorgans wieder aufnehmen. Wenn die aussprossenden Axone keinen Anschluss an die Leitstruktur finden, wachsen sie unter Ausbildung eines Neuroms in das umliegende Gewebe ein.

17.10.3 Neurinom

Definition
Ätiologie/Pathogenese: Akustikusneurinome · Sanduhrgeschwülste
Morphologie: fischzug-/pallisadenförmig angeordnete Kerne

Definition	Gutartige Tumoren, die von den SCHWANN-Zellen der Hirn- und Spinalnerven ausgehen (Synonym: **Schwannom**).
Ätiologie/Pathogenese	• **Lokalisation:** meist im Kleinhirnbrückenwinkel (**Akustikusneurinom**) und im Spinalkanal an den Hinterwurzeln (ggf. intra- u. extradurales Wachstum und zirkuläre Einengung durch das Zwischenwirbelloch = **Sanduhrgeschwülste**) • Sie können **sporadisch** oder im Rahmen einer **Neurofibromatose Typ II** (dann meist als bitemporale Akustikusneurinome) auftreten.
Morphologie	• **Makroskopisch:** gekapselter Tumor mit gelblicher Schnittfläche • **Mikroskopisch:** fischzug- oder palisadenförmig angeordnete Kerne (👁 Foto 20)

18 Sinnesorgane

18.1 Ohr

18.1.1 Entzündungen

Otitis externa · Otitis media

Otitis externa
- Entzündung des **äußeren Gehörgangs**, meist als:
  - **Gehörgangsfurunkel:** Entzündung des membranösen Teils
  - **Perichondritis** (diffuse Entzündung)
- Klinik: Schmerzen beim Sprechen / Kauen, Tragusdruckschmerzen

Otitis media
- akute oder chronische Entzündung des **Mittelohrs**
- **Ätiologie:** meist **Streptokokken** oder **Pneumokokken**
- **Pathogenese:** Die Erreger erreichen das Mittelohr **kanalikulär-aszendierend** über die Tuba auditiva, meist im Rahmen einer vorbestehenden nasopharyngealen Infektion.
- **Klinik:** Schleimhaut und Trommelfell sind entzündlich gerötet. Mit der Zeit bildet sich ein Empyem aus, das sich durch eine Trommelfellperforation nach außen entleeren kann.
- **Komplikationen:** fortgeleitete Entzündungen wie Mastoiditis, Hirnabszesse, Petrositis, Sinusvenenthrombose, Cholesteatom (s. unten)

Cholesteatom
- Häufige, durch Gewebeverschleppung (= *Migration*) entstandene, irreversible Komplikation einer chronischen Otitis media.
- **Pathogenese:** Durch das perforierte Trommelfell gelangt mehrschichtiges Plattenepithel des äußeren Gehörganges ins Mittelohr (Migration). Dort bildet das Epithel eine Zyste mit zwiebelschalenartig geschichteten Hornmassen („*Perlengeschwulst*") aus, die zu einer Druckatrophie des umliegenden Knochengewebes und der Gehörknöchelchen führt.

Anmerkung: Die sehr seltenen **kongenitalen Cholesteatome** entstehen durch Verschleppung von Plattenepithel während der Embryogenese.

18.1.2 Tumoren

Paragangliome · Plattenepithelkarzinome · Osteome

- **Paragangliome** gehen aus den Paraganglien des Mittelohrs (Glomus jugulare, Glomus tympanicum) hervor. Die gefäßreichen Tumoren verursachen häufig einen pulssynchronen Tinnitus und ein Druckgefühl im Mittelohr.
- **Plattenepithelkarzinome** und Knochentumoren wie **Osteome** sind extrem selten.

18.2 Auge

18.2.1 Entzündungen

Hordeolum · Chalzion · Konjunktivitis

Hordeolum

Gerstenkorn: akute Infektion (meist Staphylokokken) der Lidranddrüsen, die gehäuft bei Diabetes mellitus auftritt → schmerzhafte Schwellung
- Hordeolum externum: ZEIS-**Drüsen** oder MOLL-**Drüsen** betroffen
- Hordeolum internum: MEIBOM-**Drüsen** betroffen

Chalazion

Hagelkorn: chronische, granulomatöse Entzündung aufgrund eines chronischen **Sekretstaus** in den MEIBOM-**Drüsen** → schmerzloses, derbes Knötchen am Augenlid

Konjunktivitis

Entzündung der Bindehaut als Folge einer primär bakteriellen oder viralen **Infektion** oder im Rahmen von **Allgemeinerkrankungen** (Masern, SJÖGREN-Syndrom, REITER-Syndrom)

18.2.2 Diabetische Retinopathie

- **Definition:** Netzhautveränderungen, die im Rahmen einer diabetischen Mikroangiopathie auftreten.
- **Morphologie:** Mikroaneurysmen, intraretinale **Punktblutungen**, intraretinale Ablagerungen (harte Exsudate), **Cotton-wool-Herde** (retinale Nekrosen), Gefäßproliferationen

18.2.3 Tumoren

Retinoblastom · malignes Melanom

Retinoblastom

- **Definition:** Embryonaler Tumor der Netzhaut, der überwiegend vor dem 3. Lebensjahr auftritt (häufigster intraokulärer Tumor des Kindesalters).
- **Ätiologie:** Neumutation (sporadische Form) oder autosomal-dominant vererbte Mutation (familiär gehäuftes Auftreten) auf Chromosom 13 mit **Verlust eines Tumorsuppressorgens** (Retinoblastomgen)
- **Morphologie:**
  - endophytisches oder exophytisches Wachstum
  - sarkomähnliche Tumorzellen, die sich gelegentlich rosettenartig zusammenlagern (Pseudorosetten)
- **Klinik:** Leukokorie („weiße Pupille") und fehlender Rotlichtreflex

malignes Melanom

Das maligne Melanom ist der häufigste primäre Tumor des Auges, der meist von der **Choroidea** (Aderhaut) ausgeht. Es wächst langsam, metastasiert selten und hat eine entsprechend **gute Prognose**.

19 Haut

19.1 Anatomische Grundlagen

Anatomie

Die Haut zeigt histologisch einen **dreischichtigen Aufbau** aus Epidermis, Dermis und Subkutis.

- **Epidermis:** mehrschichtiges, verhorntes Plattenepithel, das im Wesentlichen aus Keratinozyten besteht.

  Histologisch lässt sich die Epidermis weiter in folgende Schichten unterteilen (von innen nach außen): **Stratum basale, Stratum spinosum, Stratum granulosum** und **Stratum corneum** (mit dem Stratum lucidum als unterste Zellschicht an den Handflächen und Fußsohlen).

  Die **Basalmembran** besteht aus der Lamina lucida und der Lamina densa und grenzt die Epidermis gegenüber der Dermis ab.
- **Dermis** (Corium, Lederhaut): bestehend aus **Stratum papillare** und **Stratum reticulare**, das Schweißdrüsen, Blutgefäße und Haarfollikel enthält
- **Subkutis:** besteht vorwiegend aus Fettgewebe

Definitionen

- **Akanthose:** pathologische Verbreiterung v. a. des Stratum spinosum
- **Hypergranulose:** pathologische Verbreiterung des Stratum granulosum
- **Hyperkeratose:** pathologische Verbreiterung des Stratum corneum

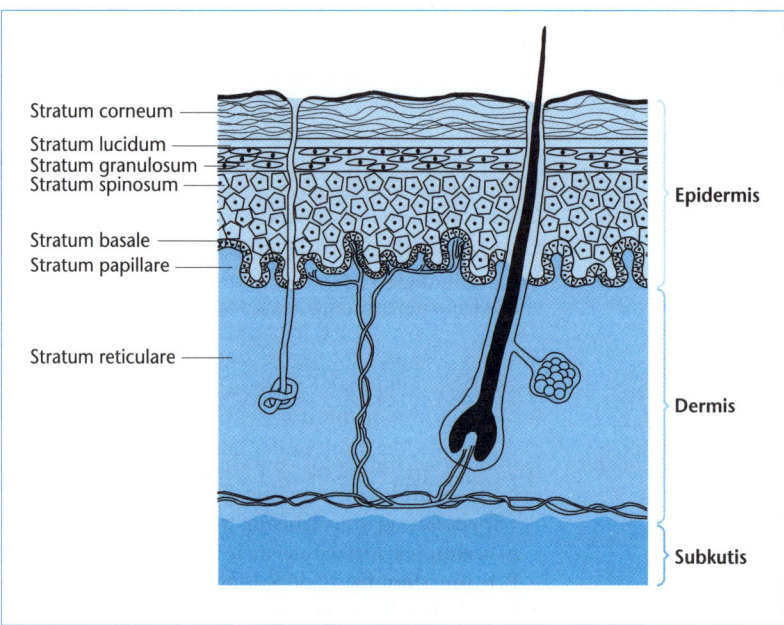

Abb. 19.1: Aufbau der Haut [1]

19.2 Effloreszenzenlehre

Definition   Die pathologischen Veränderungen der Haut werden als **Effloreszenzen** („Haut-
                  blüten") bezeichnet.

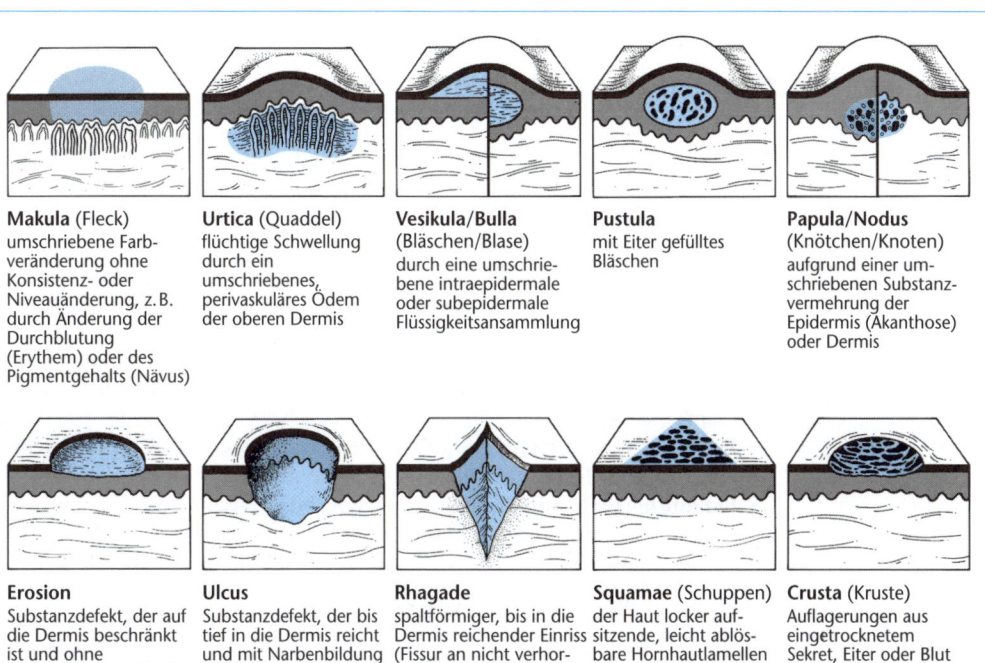

Makula (Fleck)
umschriebene Farb-
veränderung ohne
Konsistenz- oder
Niveauänderung, z. B.
durch Änderung der
Durchblutung
(Erythem) oder des
Pigmentgehalts (Nävus)

Urtica (Quaddel)
flüchtige Schwellung
durch ein
umschriebenes,
perivaskuläres Ödem
der oberen Dermis

Vesikula/Bulla
(Bläschen/Blase)
durch eine umschrie-
bene intraepidermale
oder subepidermale
Flüssigkeitsansammlung

Pustula
mit Eiter gefülltes
Bläschen

Papula/Nodus
(Knötchen/Knoten)
aufgrund einer um-
schriebenen Substanz-
vermehrung der
Epidermis (Akanthose)
oder Dermis

Erosion
Substanzdefekt, der auf
die Dermis beschränkt
ist und ohne
Narbenbildung abheilt

Ulcus
Substanzdefekt, der bis
tief in die Dermis reicht
und mit Narbenbildung
abheilt

Rhagade
spaltförmiger, bis in die
Dermis reichender Einriss
(Fissur an nicht verhor-
nenden Schleimhäuten)

Squamae (Schuppen)
der Haut locker auf-
sitzende, leicht ablös-
bare Hornhautlamellen

Crusta (Kruste)
Auflagerungen aus
eingetrocknetem
Sekret, Eiter oder Blut

Abb. 19.2: Effloreszenzen der Haut [5]

19.3 Hereditäre Erkrankungen

Ichthyosen   Gruppe erblicher **Verhornungsstörungen**, die durch diffuse, fischschuppenar-
                    tige Hautveränderungen (*griech.* Ichthys = Fisch), Schuppenbildung und tro-
                    ckene Haut gekennzeichnet sind.

Dyskeratosis   **Morbus DARIER:** autosomal-dominante, follikuläre **Verhornungsstörung** mit
follicularis   stecknadelkopfgroßen Papeln im Bereich des behaarten Kopfs, der vorderen und
                    hinteren Schweißrinne und der Genitoanalregion.

Epidermolysis bullosa Sammelbezeichnung für eine Gruppe von über 20 erblichen Hauterkrankungen
(E. b.)   mit **Blasenbildung** bei geringem mechanischem Druck. Nach der Lokalisation
                       der Spaltbildung unterscheidet man:
                       • **E. b. simplex:** intraepidermale Spaltbildung
                       • **E. b. junctionalis:** Spaltbildung innerhalb der Lamina lucida
                       • **E. b. dystrophica:** subepidermale Spaltbildung

19.4 Infektiöse Hautkrankheiten

19.4.1 Virale Erkrankungen

Herpes simplex

Erreger: HSV-1 · HSV-2
Morphologie: Bläschen · Degeneration der Epidermiszellen
Klinik: Gingivostomatitis · Vulvovaginitis · Herpes labialis/genitalis

Erreger

Herpes-simplex-Viren, Typ 1 und 2

Morphologie

- **Makroskopisch:** stecknadelkopfgroße, gruppiert stehende Bläschen auf gerötetem Grund
- **Mikroskopisch:** ballonierende Degeneration der Epidermiszellen, mehrkernige Riesenzellen und intranukleäre eosinophile Einschlusskörperchen

Klinik

- **Primärinfektion:** Erstinfektion meist im Kindesalter durch eine Schmierinfektion. HSV-1 → **Gingivostomatitis herpetica,** HSV-2 → **Vulvovaginitis herpetica**
- **Reaktivierung:** durch in Ganglien persistierende Viren. HSV-1 → **Herpes labialis,** HSV-2 → **Herpes genitalis**
- **Eczema herpeticatum:** Bei vorbestehender Neurodermitis kann es zu einer ekzematösen Generalisierung kommen.

Humane Papillomaviren (HPV)

Erreger: 70 Genotypen
Morphologie: Verrucae vulgares · Condylomata acuminata · Verrucae vulgares · Condylomata plana

Erreger

mehr als 70 verschiedene Genotypen

Morphologie

Verrucae vulgares

HPV 1, 2, 4, 7
- **Makroskopisch:** gutartige, harte, raue Papillome mit zerklüfteter Oberfläche
- **Mikroskopisch: Akanthose, Papillomatose** (Proliferation der Bindegewebspapillen mit Wellung der Epidermis), **Parakeratose** (Verhornungsstörung) und ballonierte Zellen mit basophilen Kerneinschlüssen (☞ Foto 21)

Condylomata acuminata

HPV 6, 11 (Feigwarzen)
- **Makroskopisch:** spitze, beetförmig stehende Papeln, die zu blumenkohlartigen Wucherungen heranwachsen können
- **Mikroskopisch:** Hyperkeratose mit Akanthose und Parakeratose, charakteristische **Koilozytose** (einzelne Epithelzellen mit pyknotischen, polymorphen Kernen und perinukleärer Aufhellungszone)
- **Lokalisation:** Anal- und Genitalregion, feuchte Körperspalten (an Feuchtigkeit, Mazeration und Epitheldefekte gebunden)

Condylomata plana

HPV 16, 18 (**bowenoide Papulose des Genitals**)
- **Makroskopisch:** flache, samtartige Papeln
- **Lokalisation:** Genitalbereich (Vulva, Cervix, Glans penis)

! **Merke:** Condylomata plana des Genitals sind mit dem Auftreten von **Zervix-** und **Peniskarzinomen** assoziiert.

Molluscum contagiosum

Erreger

Weit verbreitete Hauterkrankung, die durch ein **Virus der Pockengruppe** hervorgerufen wird.

Morphologie

- **Makroskopisch:** perlartige, weiche Knötchen mit zentraler Eindellung („**Dellwarzen**") an Füßen, Händen, Gesicht, Hals und Geschlechtsteilen
- **Mikroskopisch:** Epidermiszellen mit zahlreichen zytoplasmatischen Einschlusskörperchen. Diese virusbeladenen, kontagiösen **Molluscum-Körperchen** können durch seitlichen Druck exprimiert werden und führen zu weiteren Mollusken in der Umgebung (**Autoinokulation**). (👁 Foto 22)

19.4.2 Bakterielle Erkrankungen

Pyodermien

> **Definition**
> **Formen:** Impetigo contagiosa · Erysipel · Furunkel · Karbunkel · Phlegmone · LYELL-Syndrom

Definition

Infektionen der Haut und Hautanhangsgebilde durch Eitererreger (Eiterausschläge), insbesondere durch **Streptococcus pyogenes** und **Staphylococcus aureus**.

Formen

Impetigo contagiosa

- Oberflächliche Hautinfektion durch **Streptokokken** (kleinblasige Form) und **Staphylokokken** (großblasige Form).
- **Klinik: Blasen** und **Pusteln** auf **geröteter Haut**, die platzen und typische goldgelbe Krusten hinterlassen

Erysipel (Wundrose)

- Entzündung des **Koriums** mit β-hämolysierenden Streptokokken der Gruppe A (seltener durch Staphylococcus aureus), die meist von einer kleinen Hautwunde ausgeht und sich über die Lymphspalten flächenhaft ausbreitet.
- **Klinik: scharf begrenztes Erythem** (flächenhafte Hautrötung) mit zungenförmigen Ausläufern, Überwärmung, Fieber

Furunkel

Abszedierende Entzündungen der Haarfollikel mit Staphylococcus aureus.

Karbunkel

Flächenhafte Entzündung mit Abszedierung durch Zusammenschluss mehrerer Furunkel.

Phlegmone

- Schwere, abszedierende, sehr schmerzhafte Infektion tieferer Schichten durch Staphylococcus aureus.
- **Klinik: flächenhaftes, livides Erythem**

staphylogenes LYELL-Syndrom

- Lebensbedrohliche Hautinfektion mit **generalisierter Blasenbildung** und **Ablösung der Haut** durch Exfoliatin A und B bestimmter Staphylococcus-aureus-Stämme.
- **Klinik:** Die flächenhaften Hauterosionen erscheinen wie verbrühte Haut („Syndrom der verbrühten Haut").

Aktinomykose

Seltene, granulomatös-abszedierende, **bakterielle Infektion** mit Actinomyces israelii. Die Diagnose wird durch den histologischen Nachweis typischer Geflechte von Aktinomyzeten (**Drusen**) gestellt.

Borreliose

> **Erreger:** Borrelia burgdorferi
> **Morphologie:** Erythema chronicum migrans · Akrodermatitis

Erreger

Eine durch **Zecken** übertragene systemische Infektion mit Spirochäten (**Borrelia burgdorferi**).
Manifestation an Haut, Gelenken, Herz und Nervensystem.

Morphologie

- Frühe Phase: **Erythema chronicum migrans** (Erythem, das sich unter zentraler Abblassung zentrifugal ausbreitet)
- Im Spätstadium (nach Jahren bis Jahrzehnten): **Akrodermatitis chronica atrophicans** HERXHEIMER (entzündliche, streifenförmige Hautveränderungen an den Streckseiten der großen Gelenke)

Lupus vulgaris

Definition

Häufigste Manifestationsform der **Hauttuberkulose** (in den westlichen Ländern selten geworden). Es handelt sich überwiegend um endogene Infektionen im Rahmen einer Organtuberkulose.

Morphologie

- unscharf begrenzte, leicht erhabene, bräunliche Herde v. a. im Gesichtsbereich
- Im weiteren Verlauf kommt es zu Ulzerationen bis hin zu Verstümmelungen (Mutilationen).

19.4.3 Pilzinfektionen

Einteilung

Die Pilze werden in der Dermatologie in drei Klassen eingeteilt: **Dermatophyten** (Fadenpilze, Tinea), **Hefen** und **Schimmelpilze** (D-H-S-System).
Zur Beschreibung einer Pilzinfektion wird dem Namen des betroffenen Hautanteils das Suffix „-mykose" angehängt (Bsp.: Epidermomykose). Nach Erregerisolation wird der Erregergattung das Suffix „-ose" angehängt (Bsp.: Aspergillose, Candidose).
Weiteres s. Lehrbücher Mikrobiologie.

19.5 Allergische Hauterkrankungen

> Urtikaria · QUINCKE-Ödem · allergische Vaskulitis · Erythema nodosum

Formen
Urtikaria

Hauterkrankung, die durch **Quaddeln** und **Juckreiz** charakterisiert ist. Die Quaddeln sind Folge eines perivaskulären Ödems im Rahmen einer allergischen Typ-I-Reaktion (↗ Kap. 5.2).

QUINCKE-Ödem	Schmerzhafte, **subkutane Schwellung** aufgrund eines hereditären Mangels an C1-Esterase-Inhibitor (↗ Kap. 5.1.5).
allergische Vaskulitis	Leukozytoklastische Vaskulitis, die mit nicht wegdrückbaren Petechien einhergeht.
Erythema nodosum	Allergische Entzündung des **Unterhautfettgewebes** (Panniculitis) nach Infekten, Medikamenteneinnahme oder bei Systemkrankheiten (z. B. Sarkoidose). **Klinik:** bis zu 5 cm große, rote, druckschmerzhafte Knoten an den Unterschenkelstreckseiten

19.6 Autoimmunerkrankungen

diskoider Lupus erythematodes · Dermatomyositis · Sklerodermie · Pemphigus

diskoider Lupus erythematodes (DLE)	Chronisch-entzündliche Hauterkrankung **ohne systemische Beteiligung**. • **Makroskopisch:** scharf begrenzte, scheibenförmige (diskoide), schuppende, erythematöse Herde, später Übergang in eine Atrophie • **Mikroskopisch:** bandförmige lymphozytäre Infiltrate, immunfluoreszenzmikroskopisch typische bandförmige IgG- und Komplementablagerungen („Lupusband") **Anmerkung:** Der **systemische Lupus erythematodes (SLE)** ist eine Systemerkrankung mit Hautbeteiligung. Im Gesicht zeigt sich ein typisches **Schmetterlingserythem**.
Dermatomyositis	Autoimmunologische **Systemerkrankung** mit Hautbeteiligung: fliederfarbene Erytheme im Gesicht, am Rücken und am Hals. Es besteht eine **Assoziation** zu **Malignomen** des Gastrointestinaltraktes (Tumorsuche!).
Sklerodermie	Fortschreitende Sklerose, die entweder diffus die Haut mit früher Beteiligung innerer Organe (**diffuse Sklerodermie**) oder umschriebene Hautareale (**Sclerodermia circumscripta**) befällt.
Pemphigus-Krankheiten	Bildung intraepidermaler Blasen aufgrund von Autoantikörpern gegen Zell-zu-Zell-Kontakte der Keratinozyten („Pemphigus-Antikörper"). • **Makroskopisch:** subepidermale Blasen durch Abheben der intakten Epidermis von der Dermis (**Epidermolysis**) • **Mikroskopisch:** abgerundete Keratinozyten auf dem Blasengrund (Pemphiguszellen)

19.7 Nicht-infektiöse granulomatöse Krankheiten

Sarkoidose	**Morbus BOECK:** Hautmanifestation meist als **Erythema nodosum** (↗ Kap. 19.5). Bei chronisch-progressivem Verlauf treten charakteristische, tiefblaue, frostbeulenähnliche Knoten im Gesicht auf (**Lupus pernio**), die histologisch Sarkoidosegranulomen entsprechen.
Granuloma anulare	Seltene, gutartige Hauterkrankung unklarer Ätiologie, die vorwiegend **Jugendliche** befällt. An den **Akren** (meist an Hand- oder Fußrücken) treten derbe, erythematöse, ringförmig angeordnete Papeln auf, die sich zentrifugal ausbreiten

19.8 Papulosquamöse und lichenoide Dermatosen

Psoriasis / Schuppenflechte

Häufige, gutartige Hauterkrankung unbekannter Ursache.
- **Pathogenese:** überstürzte Proliferation der Kerationozyten bei gleichzeitiger Verhornungsstörung
- **Makroskopisch:** scharf begrenzte, erythematöse Papeln mit silber glänzender Schuppung
- **Mikroskopisch:** Hyperepidermopoese, Hyperparakeratose
- **Lokalisation:** Streckseiten der Extremitäten, behaarter Kopf und Iliosakralregion

Lichen ruber / Knötchenflechte

Chronisch rezidivierende exanthemische Erkrankung unbekannter Ätiologie.
- **Makroskopisch:** rötliche, polygonal begrenzte, gruppiert stehende Papeln, die zu netzförmigen Feldern konfluieren können (= weißliche, nicht abwischbare Streifung, WICKHAM-**Streifung**)
- **Lokalisation:** Extremitäten, Mund- und Genitalschleimhaut

19.9 Pigmentstörungen

Vitiligo

Erworbener Pigmentmangel (Weißfleckenkrankheit) aufgrund eines Untergangs der Melanozyten (vermutlich autoimmunologischer Genese). Es treten **scharf begrenzte, weiße Flecken** unterschiedlicher Größe auf.

Chloasma uterinum

Während der Schwangerschaft und Laktation auftretende **gelbbraune, scharf begrenzte Flecken** im Gesicht aufgrund einer gesteigerten Sekretion von Melanozyten-stimulierendem Hormon (MSH).

19.10 Tumoren

Einteilung

- **Gutartige Tumoren:** Verruca seborrhoica, Fibrom, Keloid, Keratoakanthom, Lipom, Xanthom, Hämangiom, Naevus flammeus
- **Präkanzerosen:** aktinische Keratose, Leukoplakie, Morbus BOWEN, Erythroplasia QUEYRAT
- **Semimaligne Tumoren:** Basaliom
- **Bösartige Tumoren:** Spinaliom, KAPOSI-Sarkom , Mycosis fungoides
- **Melanozytäre Tumoren:** Nävuszellnävus, blauer Nävus, Lentigo maligna, malignes Melanom

19.10.1 Gutartige Tumoren der Haut

Verruca seborrhoica

Scharf begrenzte, braunschwarze, breitbasige Akanthose mit zerklüfteter Oberfläche und zwischen den Falten liegenden Hornmassen.
Harmlose Warzen, die sich fettig anfühlen und allenfalls kosmetisch störend sind.

Fibrome

Weiche Fibrome: Bindegewebsgeschwulste, die der Haut breitbasig oder gestielt aufsitzen (Fibroma pendulans) und in der Regel keine Beschwerden machen.

Harte Fibrome: Derbe, im Hautniveau liegende Knoten, die meist aus zellreichen Fibromen (**Histiozytomen**) hervorgehen.

Keloid	Derbe Bindegewebswucherungen nach Verletzungen, die sich im Gegensatz zu hypertrophen Narben auch über die Wunde hinaus ausdehnen. Sie sind gutartig, können aber durch Kontrakturen zu Einschränkungen der Gelenkbeweglichkeit führen.
Keratoakanthom	Benigner, schnell wachsender, halbkugeliger Tumor mit **kraterförmiger Einziehung** und **zentralem Hornpfropf**, der bevorzugt im Alter an lichtexponierten Stellen auftritt. Histologisch kann die differentialdiagnostische Abgrenzung gegenüber einem hochdifferenzierten Spinaliom schwer sein. Therapie der Wahl ist die Exzision. Spontanremissionen sind möglich.
Lipom	Lipome der Haut gehen vom subkutanen Fettgewebe aus und sind von prall-elastischer Konsistenz.
Xanthom	Gelbe Hautknoten, die durch Einlagerung von Plasmalipoproteinen im Rahmen von Fettstoffwechselstörungen entstehen.
Hämangiom (Blutschwämmchen)	Benigne Gefäßneubildungen, die überwiegend im Kindesalter auftreten und sich häufig spontan zurückbilden. Die weichen, flachen oder erhabenen, rötlichblauen Knoten können bis zu mehrere Zentimeter groß werden. Das **kavernöse Hämangiom** besteht aus erweiterten und teilweise gekammert Gefäßen.
Naevus flammeus (Feuermal)	Scharf begrenzter, rötlich-blauer Fleck aufgrund von flächenhafter Gefäßerweiterungen in der oberen Dermis. Im Gegensatz zu den Hämangiomen besteht keine Rückbildungstendenz.

19.10.2 Präkanzerosen

aktinische Keratose	Verhornungsstörung der Haut (Synonyme: Keratosis senilis/Keratosis). • **Ätiologie:** starke, chronische UV-Exposition • **Makroskopisch:** Auf sonnenexponierten Hautarealen entsteht zunächst eine flache Keratose, die nach Jahren zu einem Hauthorn (**Cornu cutaneum**) anwächst und in ein Spinaliom übergehen kann. • **Mikroskopisch:** Hyperkeratosen, lymphoplasmazelluläre Infiltrate sowie Kern- und Zellatypien, die auf das epidermale Kompartiment beschränkt bleiben
Leukoplakie	Scharf begrenzte, weißliche, nicht wegwischbare Hautveränderung. • **Ätiologie:** chronischer mechanischer, physikalischer oder chemischer Reiz (z.B. Leukoplakie der Wangenschleimhaut bei Pfeifenrauchern) • **Mikroskopisch:** Epithelhyperplasie mit Parakeratosen sowie Zell- und Kerndysplasien • **Lokalisation:** Mund-/Wangenschleimhaut, Lippen, Genitalregion
Morbus BOWEN	Scharf begrenzte, schuppende, rötliche Läsion, die makroskopisch der Psoriasis ähnelt. • **Mikroskopisch:** Auf die Epidermis beschränkte Proliferation dysplastischer Zellen (**Carcinoma in situ**), die bei Penetration der Basalmembran in ein Plattenepithelkarzinom (BOWEN-**Karzinom**) übergeht.

Anmerkung: Histologisch ist der Morbus BOWEN oft nur schwer von der durch humane Papillomaviren (HPV 16 und 18) verursachten **bowenoiden Papulose** (Condylomata plana ↗ Kap. 19.4.1) zu unterschieden.

- **Sonderform: Erythroplasia** QUEYRAT, die sich vorwiegend an den Schleimhäuten manifestiert.

19.10.3 Semimaligne Tumoren

Basaliom

> **Definition**
> **Ätiologie:** UV-Exposition · Arsen · genetische Disposition
> **Morphologie:** Teleangiektasien · zentral atrophisch · palisadenartige Zellanordnung

Definition

Basalzellkarzinom, das von der basalen Zellschicht der Epidermis ausgeht und lokal infiltrierend und destruierend wächst, allerdings nicht metastasiert (**semimaligner Tumor**).

Ätiologie

- Risikofaktoren: **UV-Exposition**, **Arsen** (als Insektizid im Weinbau, früher therapeutischer Einsatz zur Behandlung der Psoriasis)
- **genetische Disposition**

Morphologie

Lokalisation

bevorzugt an lichtexponierten Stellen (80 % im Gesicht)

makroskopisch

- Mehrere Millimeter großes, hautfarbenes, derbes, halbkugelförmiges Knötchen mit Teleangiektasien.
- Größere Basaliome sind häufig zentral atrophisch und von einem **perlschnurartigen Randwall** und **Teleangiektasien** umgeben. Der zentral atrophische Bereich kann exulzerieren, wobei man das oberflächlich „nagende" **Ulcus rodens** vom in die Tiefe reichenden **Ulcus terebrans** unterscheidet.

mikroskopisch

- Tumorzellnester mit **palisadenartiger Anordnung** der äußeren Zellschicht zwischen lockerem Bindegewebe
- **fixationsbedingte Spalträume** zum Bindegewebe hin (☞ Foto 23)

19.10.4 Bösartige Tumoren der Haut

Spinaliom

Synonyme: Plattenepithelkarzinom, spinozelluläres Karzinom, Stachelzellkarzinom

> **Definition**
> **Ätiologie/Pathogenese:** UV-Exposition · Röntgenstrahlen · toxische Stoffe
> **Morphologie:** exophytisch · ulzerierend · Hornperlen

Definition

Maligner epithelialer Tumor der Haut, der von den Keratinozyten (Stachelzellen) der Epidermis ausgeht.

Ätiologie/ **Pathogenese**	• Risikofaktoren: **UV-Exposition**, Röntgenbestrahlung, industrielle Schadstoffe (Teer, Mineralöl), Arsen • Sie können außerdem aus präkanzerösen Läsionen (aktinische Keratose, Leukoplakie, Morbus BOWEN) hervorgehen.

Morphologie

Lokalisation   lichtexponierte Hautregionen (Gesicht, Handrücken)

makroskopisch
- nicht schmerzhafter, leicht verletzlicher Tumor
- derbe, hautfarbene, unscharf begrenzte Läsion
- teils **exophytisches**, teils **ulzerierendes** Wachstum

mikroskopisch
- gut differenzierte Spinaliome neigen zu Verhornungen bis hin zur Ausbildung von **Hornperlen** aus konzentrisch geschichteten Tumorzellen mit zentraler Verhornung
- mit abnehmendem Differenzierungsgrad zeigen sich zunehmend Zell- und Kernatypien

KAPOSI-Sarkom

Definition   Maligne, vaskuläre Neoplasie (**Angiosarkom**).

Morphologie
- **Makroskopisch:** derbe, livide, schmerzhafte, bis zu mehrere Zentimeter große Flecken
- **Mikroskopisch:** spindelförmige Tumorzellen, plasmazelluläre Infiltrate und Hämorrhagien mit Hämosiderinablagerungen

Klinik   Es lassen sich zwei klinische Verlaufsformen unterscheiden:
- **Klassischer Typ:** langsam progredienter Verlauf, der vorwiegend an den unteren Extremitäten lokalisiert ist
- **AIDS-assoziiertes disseminiertes KAPOSI-Sarkom:** deutlich aggressiverer Verlauf und frühzeitiger Befall innerer Organe

Mycosis fungoides

Definition   Häufigstes primäres kutanes T-Zell-Lymphom, das die Epidermis diffus durchsetzt (**Epidermotropismus**).

Anmerkung: Die Mycosis fungoides wurde früher irrtümlicherweise für eine Pilzinfektion gehalten → Name.

Morphologie
- **Makroskopisch:** Zunächst zeigt sich eine ekzematöse, psoriasisähnliche Hautveränderung (**prämykosides Stadium**), die später in flache, bräunliche Plaques (**infiltratives Stadium**) übergeht. Im weiteren Verlauf bilden sich pilzförmige, teilweise exulzerierte Tumoren (**Tumorstadium**).
- **Mikroskopisch:** Bandförmige Infiltrate atypischer Lymphozyten im oberen Korium. Pathognomonisch sind fokale Ansammlungen atypischer T-Lymphozyten in der Epidermis (PAUTRIER-Mikroabszesse).
- **Sonderform:** SÉZARY-Syndrom, mit primär leukämischem Verlauf

19.10.5 Melanozytäre Tumoren der Haut

Nävuszellnävus

Synonym: Muttermale

> **Definition**
> **Einteilung:** Junktionsnävi · Compound-Nävi · Dermale Nävi

Definition

Umschriebene, gutartige Hautfehlbildungen **(Hamartome),** die aus Nävuszellen (den Melanozyten verwandten Zellen) bestehen. Sie können bereits bei der Geburt vorhandeln sein, entwickeln sich aber meist erst in der Pubertät zu ihrer endgültigen Form und Farbe.

Morphologie

- scharf begrenzt, rundlich, schwarz bis hautfarben
- glatte bis papillomatöse Oberfläche

Einteilung

In Abhängigkeit von der Lokalisation der Nävuszellnester unterscheidet man:
- **Junktionsnävi:** oberhalb der Basalmembran an der Grenze zwischen Dermis und Epidermis (= Junktionszone)
- **Compound-Nävi:** in Epidermis und Dermis
- **Dermale Nävi:** ausschließlich in der Dermis

Blauer Nävus

- Synonym: **Naevus coeruleus**
- **Definition:** Melanozytärer Nävus, der aus einer umschriebenen Anhäufung dendritischer Melanozyten besteht.
- **Morphologie:** scharf begrenzt, blauschwarz, von derber Konsistenz und gelegentlich prominent
- **Lokalisation:** Gesicht, Handrücken, Vorderarme

Lentigo maligna

- **Definition:** unregelmäßig begrenzter, ungleichmäßig pigmentierter, langsam wachsender Pigmentfleck der sonnenexponierten Haut
- **Ätiologie:** langjährige UV-Exposition
- **Morphologie: Melanoma in situ** mit atypischen Melanozyten und intakter Basalmambran

Malignes Melanom

> **Definition**
> **Ätiologie:** erhöhte UV-Belastung · genetische Prädisposition
> **Präkanzerosen:** Nävuszellnävus · Lentigo maligna
> **Morphologie:** superfiziell spreitendes Melanom · Lentigo-maligna-Melanom · noduläres Melanom · akrolentiginöses Melanom · amelanotisches Melanom
> **Klinik:** ABCD-Regel
> **Prognose-Kriterien:** Tumorausbreitung · Tumordicke (nach BRESLOW) · Tumoreindringtiefe (nach Clark) · Lokalisation

Definition

Hochmaligner Hauttumor, der aus Melanozyten hervorgeht.
Inzidenz: 10/100.000, stetige Zunahme in den letzten Jahrzehnten

Ätiologie/ Pathogenese	• Vermutlich besteht ein Zusammenhang zwischen erhöhter **UV-Belastung** und der Melanomentstehung (bislang allerdings nur für das Lentigo-maligna-Melanom nachgewiesen), da eine erhöhte Inzidenz bei Patienten mit heller und lichtempfindlicher Haut (genetische Prädisposition) besteht. • **Präkanzerosen:** ca. 60 % der Melanome entstehen auf dem Boden eines seit Jahren bestehenden Nävuszellnävus, 10 % auf dem Boden einer Lentigo maligna und nur 20 % auf gesunder Haut.
Morphologie	Melanome treten als asymmetrische, unregelmäßig begrenzte, ungleichmäßig pigmentierte, braunschwarze Tumoren auf. Klinisch lassen sich folgende Wachstumsformen unterscheiden: • **Superfiziell spreitendes Melanom (SSM, 60 %):** – langsames Wachstum in horizontaler Richtung, relativ gute Prognose – flache, scharf begrenzte, wenig ausgeprägte noduläre Areale • **Primär noduläres Melanom (NM, 20 %):** – wächst primär in vertikaler Richtung, schlechteste Prognose – knotiger, scharf begrenzter Tumor, der zu regressiven Veränderungen (Erosionen, Ulzerationen, Blutungen) neigt • **Lentigo-maligna-Melanom (LMM, 10 %):** – entsteht auf dem Boden einer Lentigo maligna – die atypischen Zellen sind nicht mehr auf die Epidermis beschränkt, sondern haben bereits die Basalmembran durchbrochen • **Akrolentiginöses Melanom (ALM, 5 %):** ähnelt makroskopisch dem LMM und ist vorwiegend an den Akren lokalisiert. • **Amelanotisches Melanom (AMM):** Sonderform, die die Fähigkeit zur Pigmentsynthese verloren hat. **Lokalisation:** meist an Rücken, Brust und Extremitäten; Lentigo-maligna-Melanom v.a. an lichtexponierten Stellen (v.a. im Gesicht) **Metastasen:** frühzeitig lymphogen, später hämatogen (v.a. in die Lungen), „Satellitenmetastasen" in nahe gelegene Hautareale
Klinik	• Eine Verdachtsdiagnose kann nach klinischen Kriterien (**ABCD-Regel**) gestellt werden: **A**symmetrie, **B**egrenzung unregelmäßig, **C**olorit dunkel oder sehr unregelmäßig, **D**urchmesser > 5 mm • **Diagnose:** sollte durch Auflichtmikroskopie und sonographische Bestimmung der Tumordicke gesichert werden. • **Prognose:** entscheidend sind die **Tumorausbreitung** (TNM-Stadium), die **Tumordicke** (nach BRESLOW), die **Tumoreindringtiefe** (nach CLARK) und die **Lokalisation** (Prognose bei Melanomen der Extremitäten besser als bei denen des Rumpfes).

20 Respirationstrakt

20.1 Nase und Nasennebenhöhlen

20.1.1 Entzündungen

> **Formen:** akute/chronische/granulomatöse Rhinitis · Sinusitis
> **Ätiologie:** Bakterien/Viren · Allergie · Toxine · WEGENER-Granulomatose
> **Morphologie:** Schleimhauthypertrophie · Polypenbildung · Atrophie

Formen

akute Rhinitis

Serös-katarrhalische Entzündung der Nasenschleimhaut, die meist **viral** (90 %), aber auch **bakteriell** oder **allergisch** bedingt sein kann. Prädisponierend wirken Feuchtigkeit und Kälte („Erkältungskrankheit", common cold), die die lokalen Abwehrmechanismen beeinträchtigen.

chronische Rhinitis

- **Ätiologie:**
  - rezidivierende akute Rhinitiden
  - chronische Exposition der Schleimhaut gegenüber Schadstoffen
  - Belüftungsstörungen der Nasenhöhle (Septumdeviation, Adenoide)
- **Morphologie:**
  - chronisch-infektiöse oder allergische Ursachen → **chronisch-hyperplastischen Rhinitis** mit Schleimhauthypertrophie und **Polypenbildung**
  - chemische und physikalische Reize → **chronisch-atrophische Rhinitis**
  - Tuberkulose, Syphilis und Sarkoidose → destruierende **granulomatöse Rhinitis** mit Schleimhautulzerationen bis hin zu Septumperforationen
- **Sonderform:** WEGENER-**Granulomatose**, eine nekrotisierende, granulomatöse Vaskulitis der oberen Atemwege

Sinusitis

Entzündung der **Nasennebenhöhlen**, meist als fortgeleitete Entzündung bei Rhinitis, kann aber auch hämatogenen entstehen. Die morphologischen Veränderungen entsprechen denen der akuten und chronischen Rhinitis.

20.1.2 Tumoren

Papillom

Gutartiger Tumor, der exophytisch oder endophytisch (invertiertes Papillom) wachsen kann, Auftreten vorwiegend zwischen dem 50. und 60. Lj.

juveniles Nasen-Rachen-Fibrom

Ein vom Periost ausgehender mesenchymaler Tumor, der Männer zw. dem 15. und 25. Lj. bevorzugt. Er ist gut vaskularisiert und neigt zu Blutungen und Rezidiven. Gelegentlich kommt es zu Spontanremissionen.

Karzinome

- **Plattenepithelkarzinom:** häufigste bösartige Neubildung der Nasenhöhle. Ätiologie: Exposition mit Nickel, Chrom oder Arsen

- **Adenokarzinom:** selten. Ätiologie: Holzstaubexposition (besonders Buchen- und Eichenholz)
  Sonderform: adenoid-zystisches Karzinom (Zylindrom), das häufig in den Nasennebenhöhlen entsteht.
  Beide Karzinomtypen sind als **Berufskrankheit** anerkannt.

20.2 Kehlkopf

20.2.1 Larynxödem

Definition

Ödematöse Schwellung des **Kehlkopfes**, die zu einer vollständigen Verlegung der oberen Luftwege führen kann.

Ätiologie

Entzündungen, Allergien (z. B. Medikamente, Nahrung), **physikalische Irritationen** (z. B. Hitze, Intubation)

Sonderform

Angioneurotisches Ödem (**Quincke-Ödem** ↗ Kap. 5.1.6), bei dem sich ein Larynxödem mit Erstickungsgefahr entwickeln kann.

20.2.2 Laryngitis

> **Definition**
> **Ätiologie:** infektiös · chemisch · physikalisch
> **Formen:** Laryngitis subglottica · Krupp · Epiglottitis
> **Morphologie:** Schleimhautnekrosen · Pseudomembranen

Definition

Akut oder **chronisch** auftretende Entzündung des Kehlkopfes.

Ätiologie

Akute Formen: **infektiös, chemisch** (Tabakrauch) oder **physikalisch** (Hitze, Bestrahlung) bedingt. Bei weiterhin bestehendem Reiz können sie einen chronischen Verlauf nehmen.

Formen

Laryngitis subglottica

- **Pseudokrupp:** meist viral bedingte Schleimhautentzündung mit akuter subglottischer Einengung der Atemwege, meist Kinder < 5. Lj.
- **Klinik:** sich plötzlich entwickelnde Atemnot und bellender Husten

echter Krupp

- durch Infektion mit **Corynebacterium diphtheriae** verursacht (abzugrenzen von Laryngitis subglottica)
- **Morphologie:** Schleimhautnekrosen und Pseudomembranen

Epiglottitis acutissima

- durch **Haemophilus influenzae** verursachte Entzündung mit rascher Verlegung der Atemwege → **Erstickungsgefahr**
- **Klinik:** kloßige Sprache, Fieber

20.2.3 Tumoren

Larynxpapillome

Gutartige, plattenepitheliale Tumoren, die der Schleimhaut breitbasig oder gestielt aufsitzen und mit Papillomaviren assoziiert sind.
- **juvenile Papillome:** meist multipel, neigen zu Rezidiven
- **adulte Papillome:** überwiegend solitär, entarten in ca. 20 %

Kehlkopfkarzinome	Es handelt sich zu 95 % um Plattenepithelkarzinome, die häufig mit chronischer **Tabak**rauchexposition assoziiert sind. Sie bevorzugen das männliche Geschlecht (♂ : ♀ = 6:1) und besitzen in Abhängigkeit der Lokalisation eine unterschiedliche Prognose:

- **Glottiskarzinome** (Stimmbandkarzinome): frühe Diagnosestellung aufgrund der auftretenden Symptome → gute Prognose
- **Supraglottische Karzinome** und **subglottische Karzinome:** bei Diagnosestellung meist schon metastasiert → schlechte Prognose

20.3 Lunge

20.3.1 Alveoläre Pneumonie

> **Definition**
> Einteilung:
> – anatomisch-pathologisch: Lobärpneumonie · Bronchopneumonie
> – nach dem Ort der Infektion: ambulant · nosokomial
> **Ätiologie:** Pneumokokken · Haemophilus influenzae · gram-neg. Bakterien · Staph. aureus · Klebsiella pneumoniae · Aspirationspneumonie
> **Morphologie:** Lobärpneumonie · Bronchopneumonie · Stadien
> **Klinik:** „typische" Pneumonie · „atypische" Pneumonie · kalkulierte, empirische Antibiotikatherapie

Definition	Bevorzugt intraalveolär auftretende Entzündungsreaktion der Lunge.
Einteilung	• Aus **anatomisch-pathologischer** Sicht unterscheidet man:

- **Lobärpneumonie:** schlagartig einsetzende, stadienhaft verlaufende Entzündung eines oder mehrer Lungenlappen (Lobi) mit leberähnlicher Verdichtung der Lunge
- **Bronchopneumonie:** herdförmige, meist zentrolobulär beginnende alveoläre Pneumonie (Herdpneumonie, lobuläre Pneumonie)
• Klinisch bedeutsam ist die Einteilung nach dem Ort der Infektion:
- ambulante Pneumonie = häuslich erworben
- nosokomiale Pneumonie = im Krankenhaus erworben

Ätiologie primäre Pneumonien	Sie entstehen ohne prädisponierende Vorerkrankung und sind meist bakterieller Genese. Häufigste Erreger:

- **Ambulante Pneumonie:** Pneumokokken (Streptococcus pneumoniae), Haemophilus influenzae
- **Nosokomiale Pneumonie:** gram-neg. Bakterien (Pseudomonas, Klebsiellen, Proteus), Staphylococcus aureus
- **Lobärpneumonie:** v. a. Pneumokokken, aber auch Staphylokokken und Klebsiellen
- **Bronchopneumonie:** Staphylokokken, Pneumokokken, Pseudomonas aeruginosa und Klebsiella pneumoniae (**FRIEDLÄNDER-Pneumonie**)

sekundäre Pneumonien	Entstehen auf dem Boden prädisponierender Erkrankungen wie Linksherzinsuffizienz, chronisch-obstruktive Bronchitis oder Lungenembolie.

Pathogenese	**Erregerexposition** bei gleichzeitiger **Abwehrschwäche**, z. B. bei Unterkühlung oder vorbestehenden Erkrankungen. Die Infektion erfolgt hauptsächlich durch Aspiration kontaminierter oropharyngealer Sekrete.

Sonderformen
- MENDELSON-**Syndrom:** Herdpneumonie (v. a. der Unterlappen) aufgrund einer Aspiration von Magensäure
- FRIEDLÄNDER-**Pneumonie:** durch Klebsiella pneumoniae verursacht, häufig bei Abwehrschwäche, neigt zu Abszessen und Karnifizierung

Morphologie
- Lobärpneumonie: Gleichmäßiger Befall des gesamten Lungenlappens oder -segmentes. Morphologisch durchläuft sie **5 Stadien** (↗ Tab. 20.1).
- Bronchopneumonie: Multiple, diffus verteilte Entzündungsherde mit einem Durchmesser von 1–2 mm. Der Entzündungsablauf entspricht dem der Lobärpneumonie, allerdings trifft man **unterschiedliche morphologische Stadien von Herd zu Herd** an

Stadien

Stadium	Mikroskopisch	Makroskopisch
Anschoppung (1. Tag)	**seröses**, zellarmes **Exsudat** in den Alveolen, massiv dilatierte und hyperämische Kapillaren	dunkelrot, schwer und weich; trübe, graurote, schaumige Flüssigkeit an der Schnittfläche
rote Hepatisation (ca. 2.–3. Tag)	erythrozytenreiches **(hämorrhagisches) Exsudat**, Ausbildung intraalveolärer Fibrinnetze/-pfröpfe	leberfest, dunkelrot; gekörnte (durch hervorquellende Fibrinpfröpfe) und trockene Schnittfläche
graue Hepatisation (ca. 4.–6. Tag)	**fibrinöses Exsudat** mit massiver Granulozyteneinwanderung in die Alveolen, Erythrozytenzerfall	leberfest, stark vergrößert; graue, körnige, trockene Schnittfläche
gelbe Hepatisation (ca. 7.–8. Tag)	Ansammlung verfetteter und untergegangener Granulozyten **(eitriges Exsudat)**	gelbe, feuchte Schnittfläche
Lyse (ca. 9.–14. Tag)	Exsudatauflösung, lymphogener und bronchogener Abtransport	feuchte Schnittfläche mit trübem, graugelblichem Ausfluss

Tab. 20.1: Stadien der Lobärpneumonie

Klinik

Nach dem klinischen Verlauf können folgende Verlaufsformen unterschieden werden:
- **„Typische" Pneumonie:** in 50–80 % der Fälle durch **Pneumokokken** verursacht; ohne Antibiotikagabe sehr einheitlicher Verlauf: hochakuter Beginn mit Schüttelfrost, hohes Fieber, produktiver Husten (rostbraunes Sputum), Pleuraschmerzen (Begleitpleuritis), Tachypnoe, gelegentlich mit Herpes labialis.
- **„Atypische" Pneumonie:** Schleichender Beginn mit grippeähnlichen Kopf- und Gliederschmerzen, nur leichtes Fieber, trockener Reizhusten mit spärlichem oder fehlendem Auswurf.
  Typisch ist ein Missverhältnis zwischen geringem Auskultationsbefund und ausgeprägtem Röntgenbefund (**„zentrale Pneumonie"** mit freiem Lungenmantel). Dieser Verlauf ist charakteristisch für **akute interstitielle Pneumonien** (siehe unten), aber auch für die alveoläre Pneumonie durch Infektionen mit **Legionella pneumophila** (Legionärskrankheit).

Komplikationen

In der Regel löst sich nach 14 Tagen das Exsudat auf und es kommt zur Restitutio ad integrum. Eine unvollständige Auflösung des Infiltrats kann zu einer

„fleischartigen" Gewebsverdichtung (**Karnifikation**) führen. Weitere Komplikationen: Pleuraempyem, Lungenabszess, Perikarditis, Sepsis, eitrige Meningitis

Therapie

Nach dem Anlegen von Erregerkulturen (Blut, Sputum) sollte unverzüglich mit einer **kalkulierten, empirischen Antibiotikatherapie** begonnen werden. Dabei ist die Unterscheidung zwischen nosokomialer und ambulanter Pneumonie mit ihren jeweiligen typischen Erregerspektren entscheidend. Dies erklärt die große klinische Bedeutung dieser Einteilung.

20.3.2 Interstitielle Pneumonie

Definition

- **Interstitielle Pneumonie:** läuft bevorzugt im Lungeninterstitium ab
- **Pneumonitis:** interstitielle Pneumonie nach Lungenbestrahlung (Strahlenpneumonitis), im angloamerikanischen Sprachgebrauch auch synonym zur interstitiellen Pneumonie verwendet
- **Alveolitis:** nicht-infektiöse Entzündung des Alveolarraumes

Einteilung

akute und chronische interstitielle Pneumonie

Akute interstitielle Pneumonie

Ätiologie/Pathogenese: Viren · bakterielle Superinfektion
Morphologie: alveoläres Ödem · Riesenzellbildung · Eulenaugenzellen
Klinik: atypisch

**Ätiologie/
Pathogenese**

- Sie sind **überwiegend viral bedingt** und nehmen klinisch einen **„atypischen"** Verlauf (↗ Kap. 20.3.1).
- **Erreger:** Influenza-A-Viren, respiratorische Synzytialviren (RS-Virus), Mycoplasma pneumoniae, Chlamydien u.a.
- Die viralen Infektionen können durch **bakterielle Superinfektionen** kompliziert werden.

Morphologie

- **Mikroskopisch:** Kapillarschaden → alveoläres Ödem, verbreiterte Alveolarsepten mit granulozytärem, später auch lymphozytärem Infiltrat
- **Makroskopisch:** unscharf begrenzte, rote Entzündungsherde
- **Röntgenbild:** fleckig-netzartige (retikuläre) Verschattungen
- **Grippepneumonie:** perakuter Verlauf mit alveolärem, hämorrhagischem Ödem infolge eines schweren Kapillarschadens
- Infektion mit **Masernviren** oder **Adenoviren:** lymphoplasmazelluläre Infiltrate mit Riesenzellbildung
- **Zytomegalie-Pneumonie:** Bildung von Riesenzellen mit intranukleären, basophilen Einschlusskörperchen (**„Eulenaugenzellen"**)

Chronische interstitielle Pneumonie

Definition
Ätiologie/Pathogenese: Infektionen · Ischämie · Medikamente · Bestrahlung · Stäube · Systemerkrankungen · idiopathisch
Morphologie: Bindegewebsproliferation · Verbreiterung der Alveolarsepten · Wabenlunge
Klinik: Dyspnoe · Reizhusten · pulm. Hypertension · Cor pulmonale

Definition	• Ätiologisch heterogene Gruppe von chronischen Entzündungen des Lungengerüsts, die meist in eine progrediente interstitielle Lungenfibrose münden. • Die **interstitielle Lungenfibrose** ist somit als gemeinsame Endstrecke chronischer interstitieller, aber auch chronischer alveolärer Entzündungsprozesse anzusehen.
Ätiologie/ Pathogenese	• infektiös, ischämisch (Schocklunge), medikamentös (z. B. durch Bleomycin, Amiodaron), toxisch (Reizgase), Bestrahlung oder Inhalation anorganischer (Pneumokoniosen) und organischer (exogen-allergische Alveolitis) Stäube • Im Rahmen von **Systemerkrankungen:** Sarkoidose, GOODPASTURE-Syndrom, Hämosiderose, Amyloidosen und Kollagenosen (z. B. systemischer Lupus erythematodes) • Bei ca. 50 % aller Lungenfibrosen ist die Ätiologie unbekannt (**idiopathische Lungenfibrose**). Die akute, rasch progrediente Form wird als HAMMAN-RICH-Syndrom bezeichnet.
Morphologie	• **Mikroskopisch:** alveoläres Ödem und entzündliche Infiltration der Alveolarwand → Bindegewebsproliferation (Lungenfibrose) und zunehmende Verbreiterung der Alveolarsepten • **Makroskopisch:** festes, graurotes Gewebe, *später:* kleinzystische Degeneration der fibrotischen Lungenareale, die auf der Schnittfläche an Honigwaben erinnert (**„Wabenlunge"**) • Bei der **exogen-allergischen Alveolitis**, einer durch chronische Inhalation organischer Stäube hervorgerufenen allergischen Entzündung (Typ-III-Reaktion vom verzögerten Typ) der Alveolen (z. B. Farmer- oder Vogelzüchterlunge), sind die Alveolarwände zusätzlich granulomatös infiltriert.
Klinik	zunehmende Belastungsdyspnoe, Reizhusten, im Endstadium pulmonale Hypertension und Cor pulmonale

20.3.3 Pneumomykosen

Definition/Ätiologie	Durch Pilze verursachte Pneumonien, die meist als **opportunistische Infektionen** bei Immunschwäche, immunsuppressiver Therapie, Zytostatikagabe oder lang anhaltender Antibiotikatherapie auftreten. Es handelt sich überwiegend um aerogene, seltener um hämatogene Infektionen.
Beispiele	**Candidiasis** (Candida albicans), **Aspergillose** (Aspergillus fumigatus) und **Kryptokokkose** (Cryptococcus neoformans)

20.4 Pleura

20.4.1 Pathologische Veränderungen im Pleuraspalt

• **Pleuraerguss:** serös (Hydrothorax), hämorrhagisch (Hämatothorax) oder eitrig (Pleuraempyem) (↗ Kap. 3.5.2).
• **Pneumothorax:** Luft im Thoraxspalt
– Traumatisch: z. B. durch ein perforierendes Thoraxtrauma
– Spontan: z. B. durch Ruptur einer Emphysemblase

20.4.2 Pleuritis

> **Definition**
> **Ätiologie:** Pneumonien · Urämie · Lungeninfarkte · Tumoren · rheumatische Grunderkrankungen
> **Morphologie:** zottige Fibrinbeläge · Pleurafibrosen · Pleuraschwarten
> **Klinik:** atemabhängige Schmerzen · „Lederreiben"

Definition

Entzündung des Lungenfells, die meist als Begleitreaktion einer Erkrankung von Nachbarorganen auftritt.

Ätiologie / Pathogenese

- Ursachen: Pneumonien (einschließlich der Lungentuberkulose), Urämie, Lungeninfarkte, Tumoren, rheumatische Grunderkrankungen
- entzündliche Gefäßreaktion → Fibrinexsudation und Fibrinpolymerisation im Pleuraspalt

Morphologie

Den Pleurablättern sind zottige **Fibrinbeläge** aufgelagert (Pleuritis fibrinosa), die im weiteren Verlauf zur Bildung von **Pleurafibrosen** und **Pleuraschwarten** führen.

Klinik

- **Spärlicher Erguss:** Pleurablätter reiben aneinander (Pleuritis sicca) → atemabhängige Schmerzen → auskultatorisch: „Lederreiben"
- **Größerer Begleiterguss:** Pleurareiben und Schmerzen verschwinden (Pleuritis exsudativa)

20.4.3 Pleuramesotheliom

> **Definition**
> **Ätiologie:** Asbestexposition · radioaktive Bestrahlung · virale Infektionen
> **Morphologie:** lokalisiert · diffus · epithelial · mesenchymal · biphasisch
> **Klinik:** rezidivierende Pleuraergüsse · atemabhängige Brustschmerzen · Atemnot

Definition

Ein vom Mesothel ausgehender **bösartiger** Tumor der Pleura.

Ätiologie

- häufig nach **Asbestexposition** (als Berufskrankheit anerkannt)
- weitere Ursachen: radioaktive Bestrahlung, virale Infektionen

Morphologie

- **Makroskopisch:**
  - lokalisierte fibröse Pleuratumoren
  - diffus wachsende Pleuramesotheliome, die in späteren Stadien die Lunge umklammern
- **Mikroskopisch:** epitheliale, mesenchymale oder biphasische (beide Komponenten) Differenzierung

Klinik

Rezidivierende Pleuraergüsse, atemabhängige Brustschmerzen und Atemnot. Die Prognose ist schlecht: Die mittlere Überlebenszeit nach Diagnosestellung beträgt 9 Monate.

TAFELTEIL

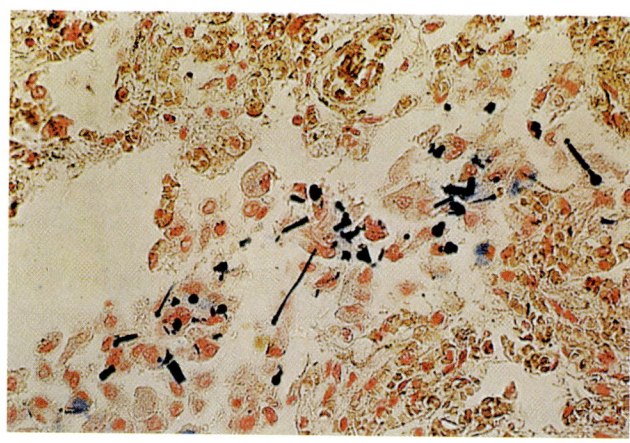

Foto 1: Asbestose.
Lungeninterstitium mit typischen
Asbestnadeln (Berliner-Blau-Färbung)
↗ Kap. 4.1.1 [11]

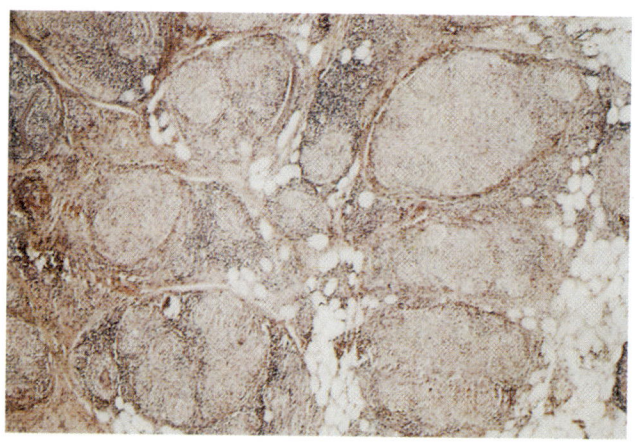

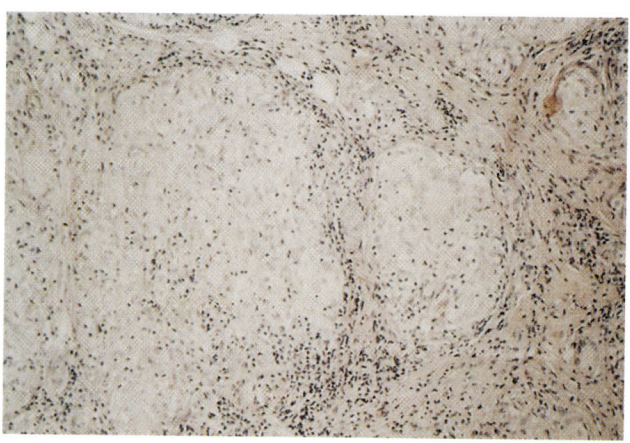

Foto 2 a/b: Epitheloidzellige Granulome.
a: Abgegrenzte, kreisrunde Knoten mit
zentral gelegenen Epitheloidzellen und
peripher gelegenen Lymphozyten
b: Ausschnittsvergrößerung
↗ Kap. 6.3.3 [11]

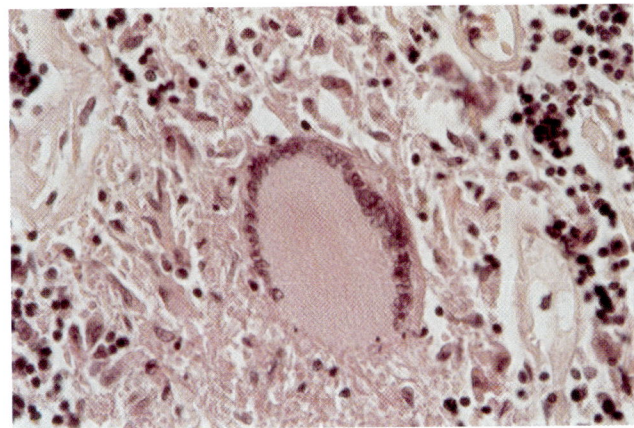

Foto 3: Riesenzellen vom Langhans-Typ
mit zahlreichen, kranzförmig in der
Peripherie angeordneten Kernen
↗ Kap. 6.3.3 [11]

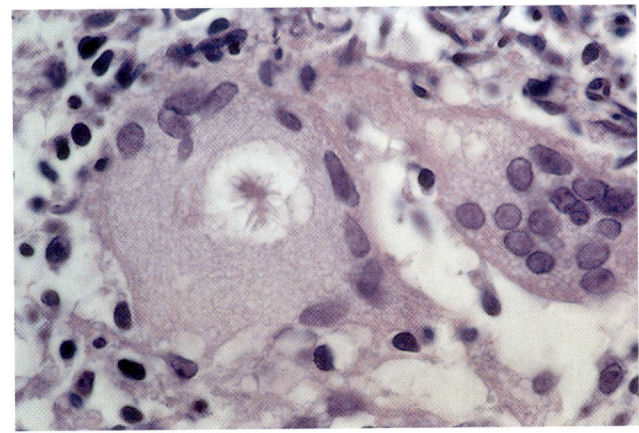

Foto 4: Sarkoidose
Riesenzelle vom Langhans-Typ mit
einem sternförmigen Asteroidkörper
↗ Kap. 6.3.3 [11]

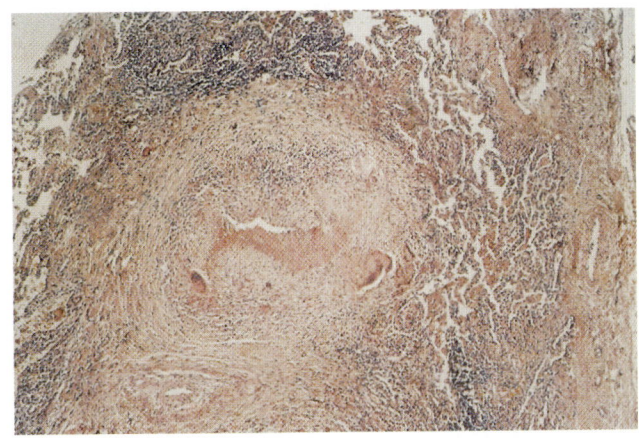

Foto 5: Tuberkulose
Granulom mit zentraler, verkäsender
Nekrose
↗ Kap. 6.3.3 [11]

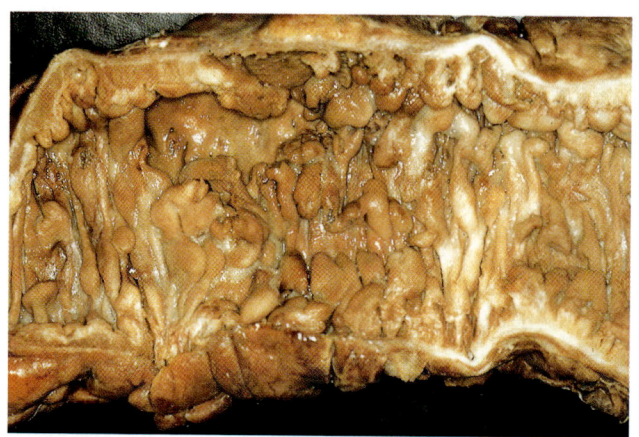

Foto 6: M. Crohn
Dünndarm mit pflastersteinartigem Relief
↗ Kap. 6.4.1 [11]

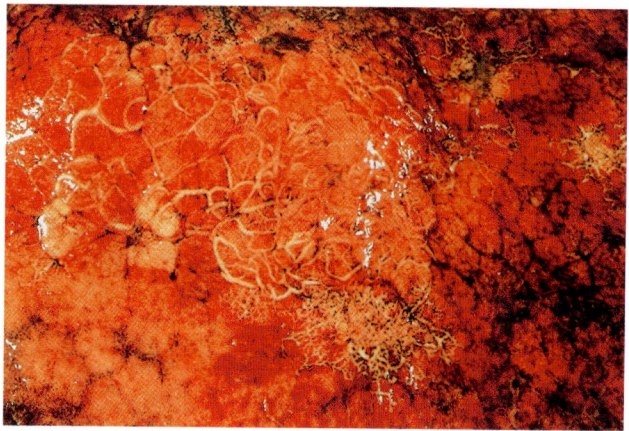

Foto 7: Lymphangiosis carcinomatosa
Netzförmig angeordnete, weißliche
Stränge, die durch die Pleura visceralis
durchschimmern
↗ Kap. 8.4 [11]

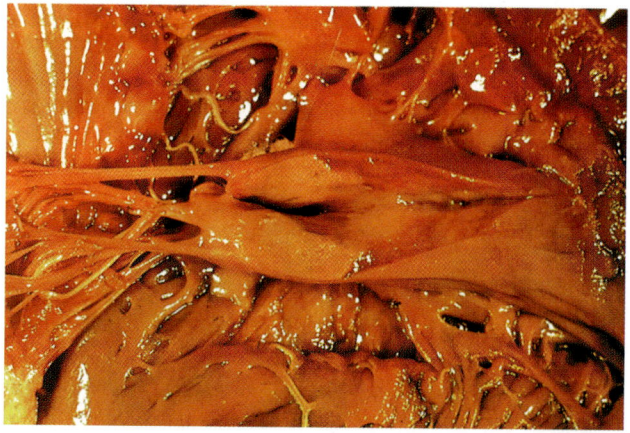

Foto 8: Frischer Myokardinfarkt
im Bereich des Papillarmuskels (längs
aufgeschnitten). Gelbe Infarktzone mit
einem roten Randsaum
↗ Kap. 9.5 [11]

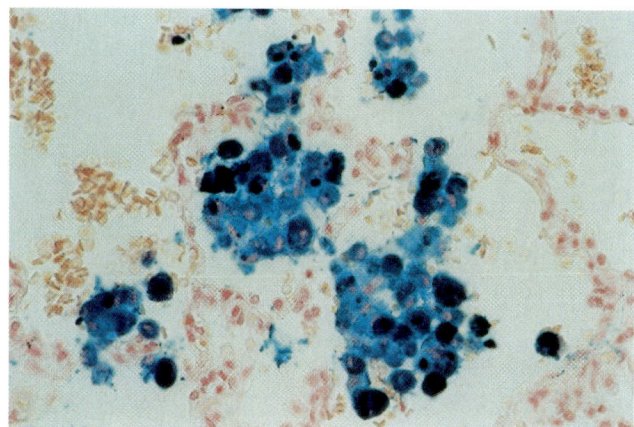

Foto 9: Herzfehlerzellen
in den Lungenalveolen
(Berliner-Blau-Färbung)
↗ Kap. 9.8 [11]

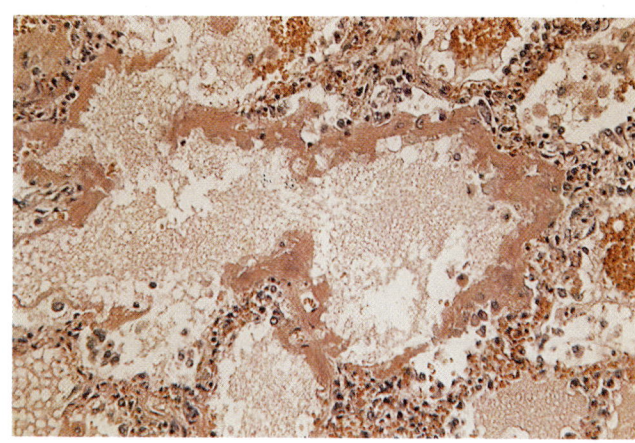

Foto 10: Hyaline Membranen
mit eosinroten Membranen
ausgekleidete Lungenalveolen bei ARDS
↗ Kap. 9.9 [11]

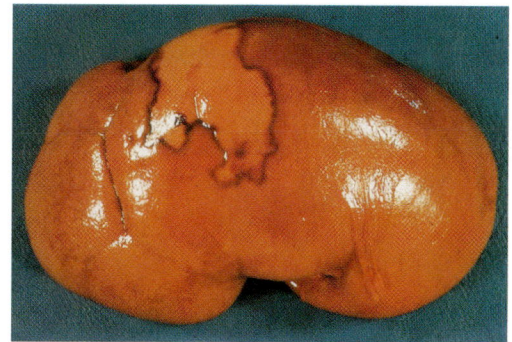

Foto 11: Frischer Niereninfarkt
Typisches Bild eines anämischen Infarktes:
hellgelber Bezirk, der von einem hämorrhagischen
Randsaum umgeben ist
↗ Kap. 9.12 [11]

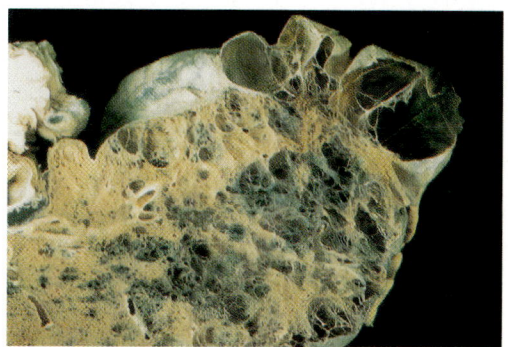

Foto 12: Bullöses Lungenemphysem [11]
↗ Kap. 13.2.3

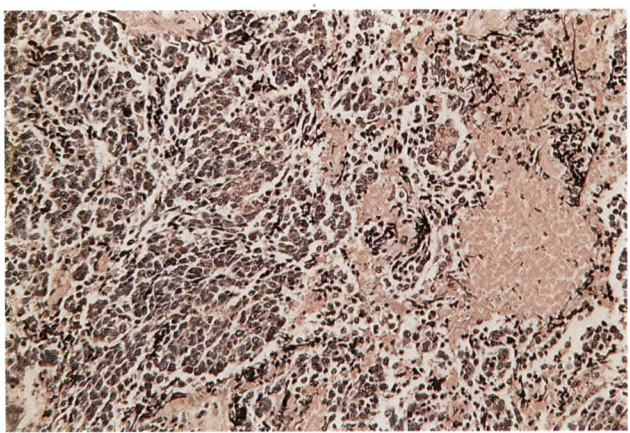

Foto 13: Kleinzelliges Bronchialkarzinom
↗ Kap. 13.6.1 [11]

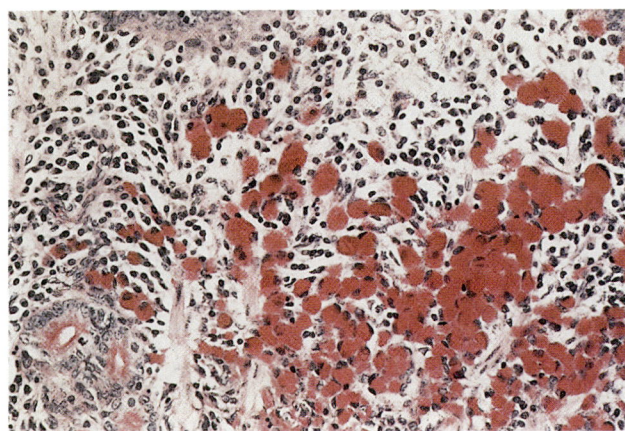

Foto 14: Siegelringkarzinom des Magens
↗ Kap. 15.3.1 [11]

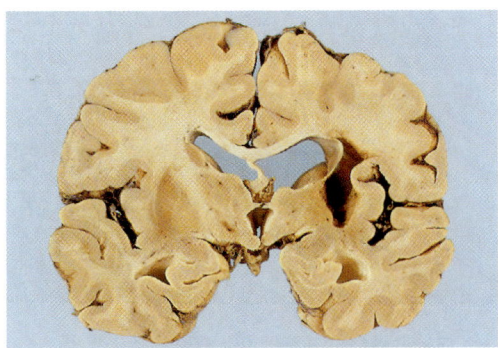

Foto 15: Anämischer Hirninfarkt im Stadium der Organisation mit Ausbildung von Pseudozysten
↗ Kap. 17.3.1 [11]

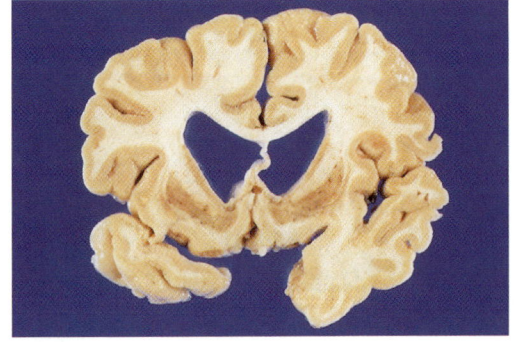

Foto 16: Chorea Huntington mit Atrophie des Nucleus caudatus und konsekutiver Erweiterung der angrenzenden Seitenventrikel ↗ Kap. 17.6.1 [11]

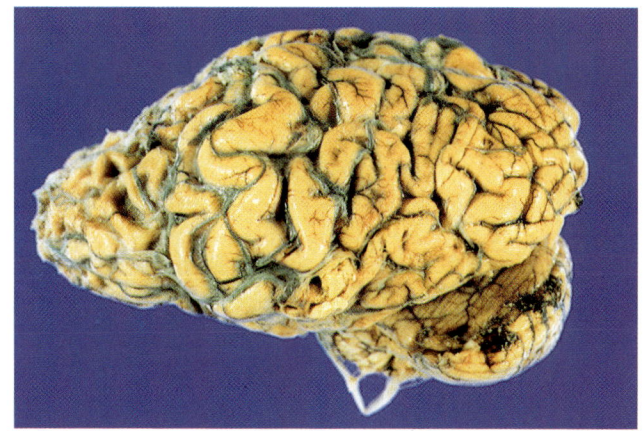

Foto 17: Morbus Pick
Atrophie der Frontal- und Temporallappen
↗ Kap. 17.6.3 [11]

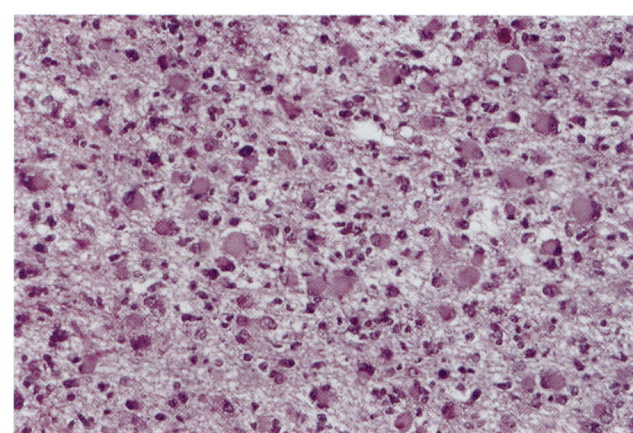

Foto 18: Gemistozytisches Astrozytom
↗ Kap. 17.9.1 [11]

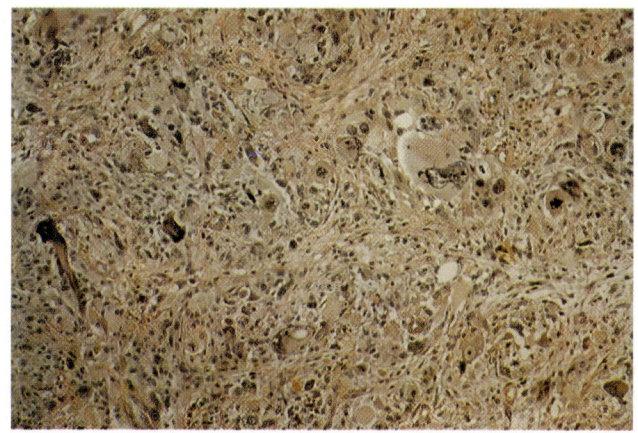

Foto 19: Glioblastom
↗ Kap. 17.9.1 [11]

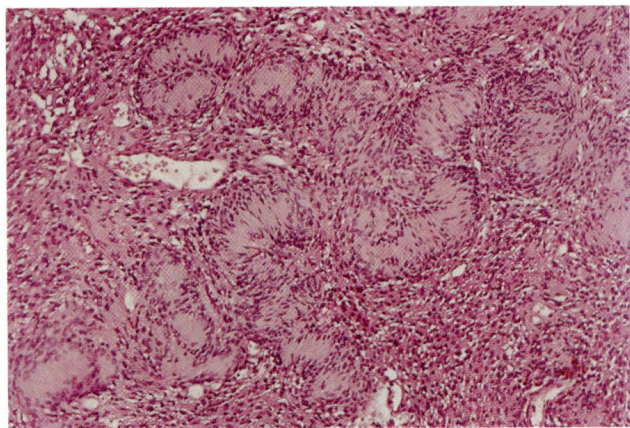

Foto 20: Neurinom
↗ Kap. 17.10.3 [11]

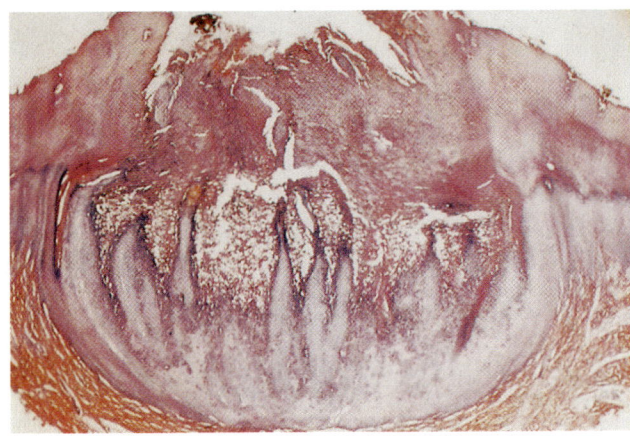

Foto 21: Verruca vulgaris
mit Papillomatose, Akanthose und
Hyperkeratose
↗ Kap. 19.4.1 [11]

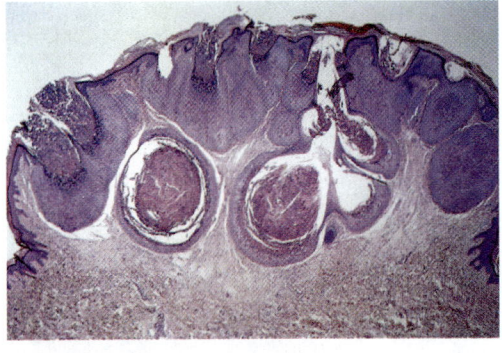

Foto 22: Molluscum contagiosum
↗ Kap. 19.4.1 [11]

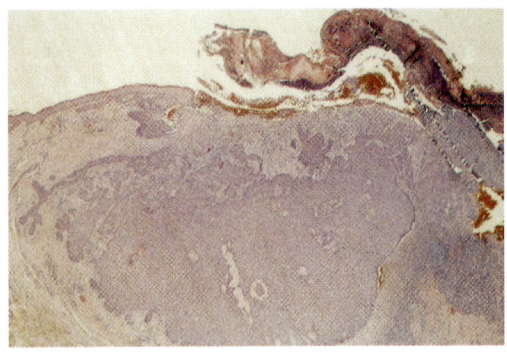

Foto 23: Basaliom
↗ Kap. 19.10.3 [11]

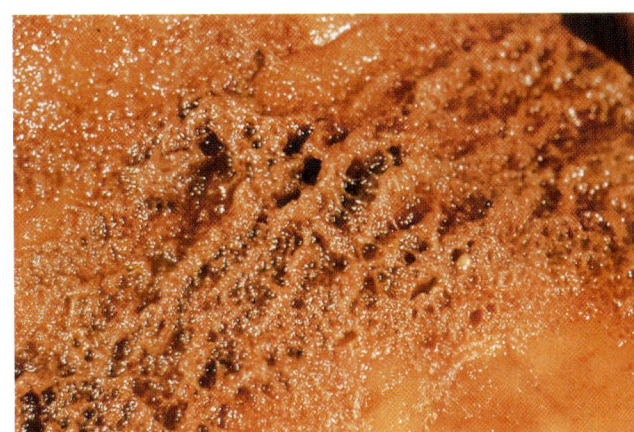

Foto 24: Fibrinöse Perikarditis
↗ Kap. 22.4.2 [11]

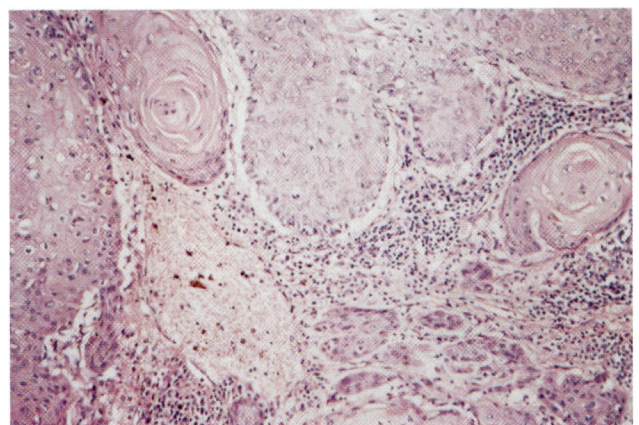

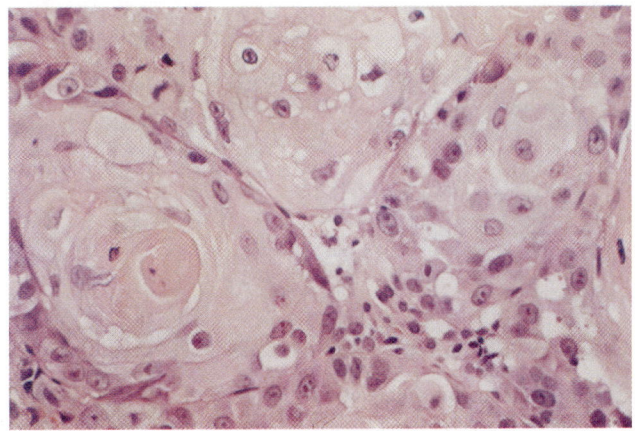

Foto 25 a/b: Ösophaguskarzinom
Hochdifferenziertes
Plattenepithelkarzinom mit typischen
zwiebelschalenartig geschichteten
Hornkugeln
↗ Kap. 23.3.5 [11]

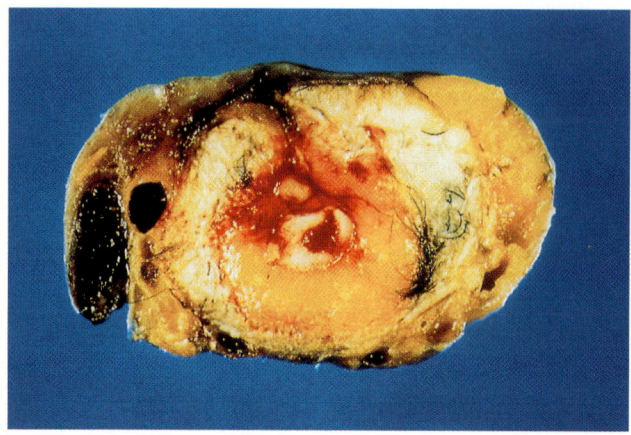

Foto 27: Reifes Teratom (Ovar)
↗ Kap. 29.1.4 [11]

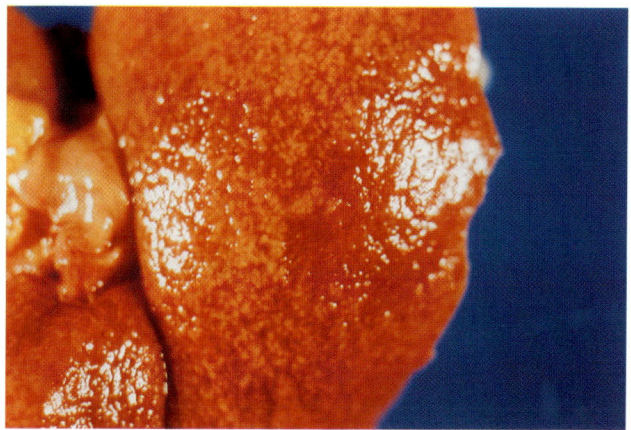

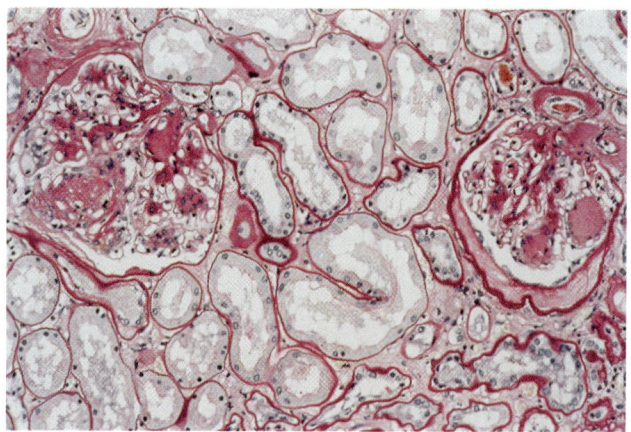

Foto 26: Glomerulosklerose Kimmelstiel-Wilson
a: feinhöckerige Nierenoberfläche
b: Glomerulusschlingen mit kugelförmigen Schlingensklerosen und hyalinen Wandverdickungen
↗ Kap. 26.4.3 [11]

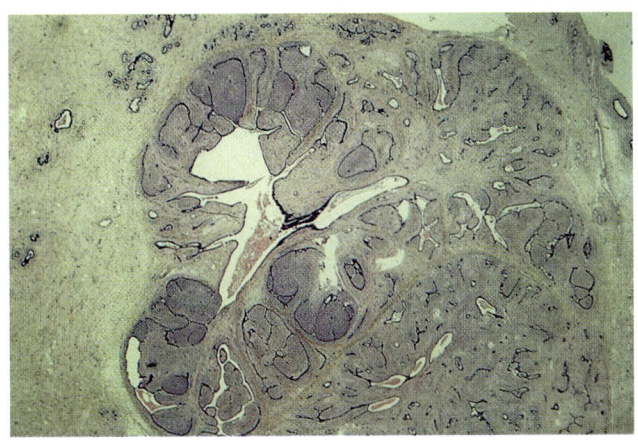

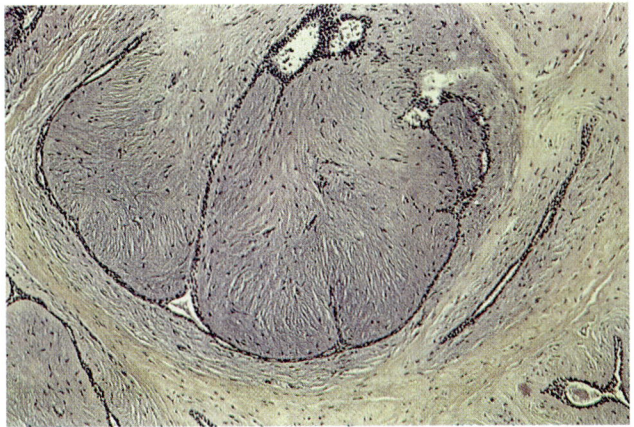

Foto 28: Fibroadenom der Mamma
↗ Kap. 29.6.4 [11]

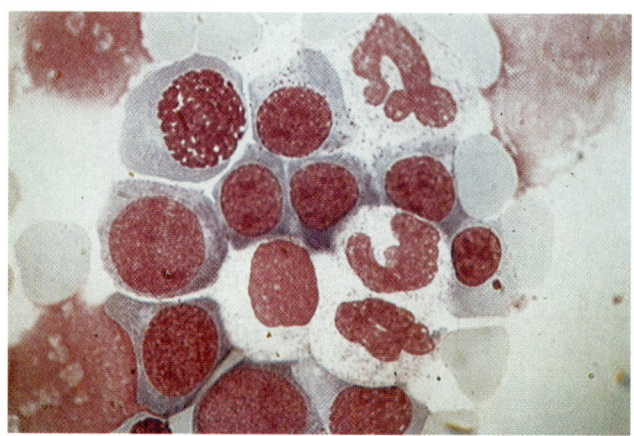

Foto 29: Megaloblastäre Anämie
↗ 31.1.1 [11]

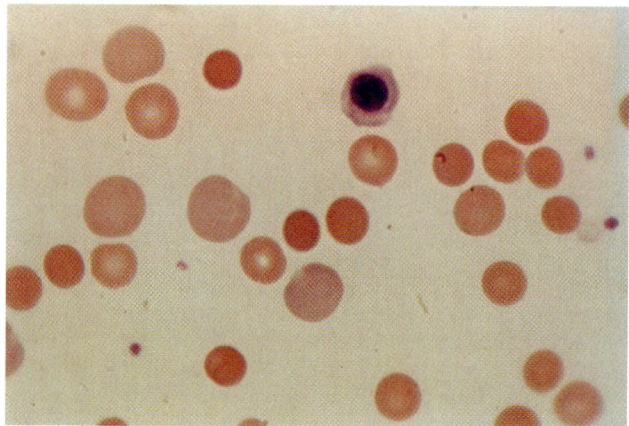

Foto 30: Targetzellen
↗ Kap. 31.1.1

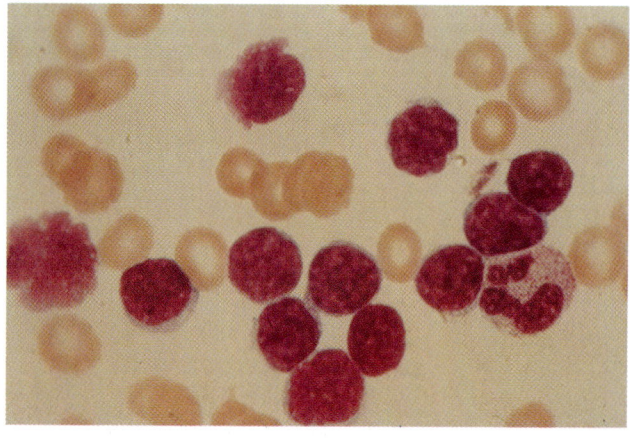

Foto 31: Chronische lymphatische
Leukämie (CLL) mit typischen
Gumprechtischen Kernschatten
↗ Kap. 31.2.1 [11]

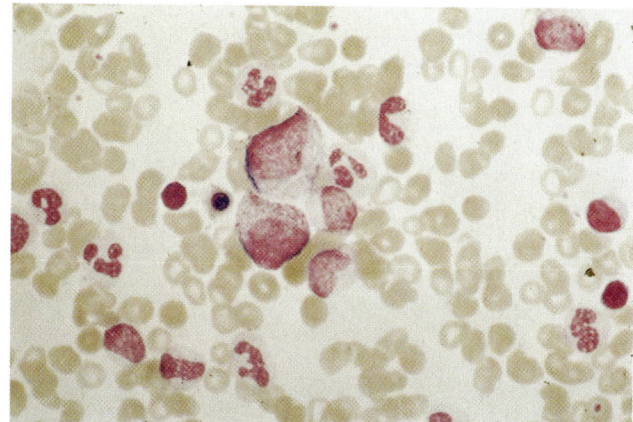

Foto 32: Chronische myeloische Leukämie
(CML) mit myelopoetischen Vorstufen und
pathologischer Linksverschiebung
↗ Kap. 31.2.2 [11]

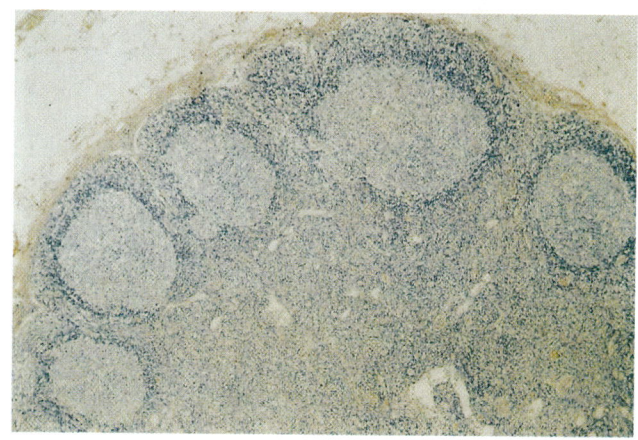

**Foto 33: Follikuläre lymphatische
Hyperplasie**
↗ Kap. 32.1.2 [11]

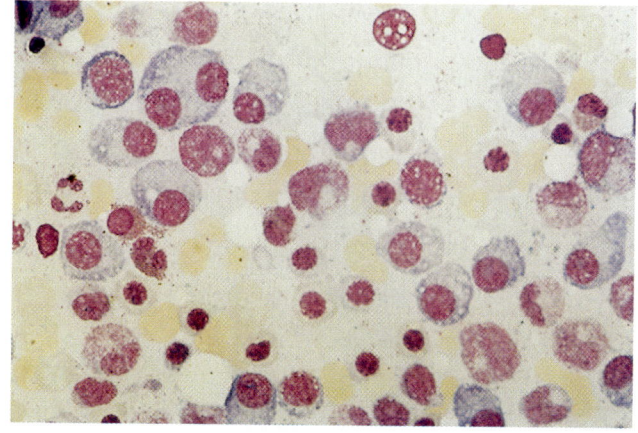

Foto 34: Plasmozytom
↗ Kap. 32.2.1 [11]

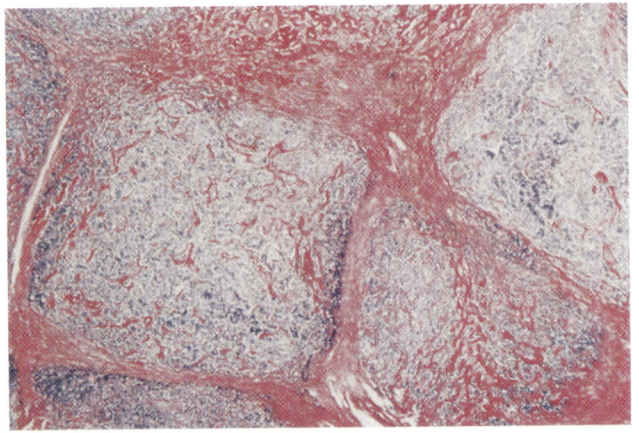

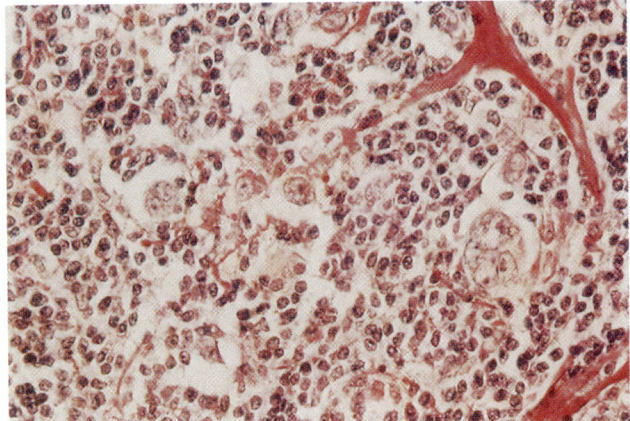

Foto 35 a/b: Morbus Hodgkin
↗ Kap. 32.2.2 [11]

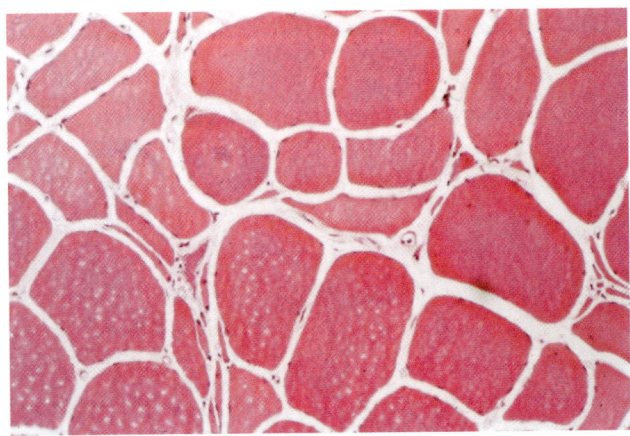

Foto 36: Neurogene Muskelschädigung
↗ Kap. 34.1 [11]

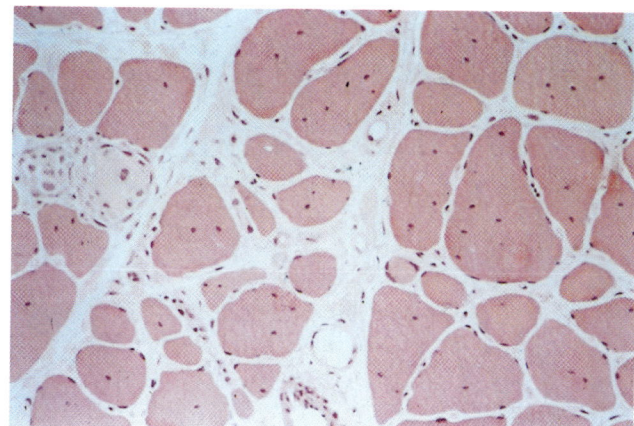

Foto 37: Myogene/progressive Muskeldystrophie
↗ Kap. 34.1 [11]

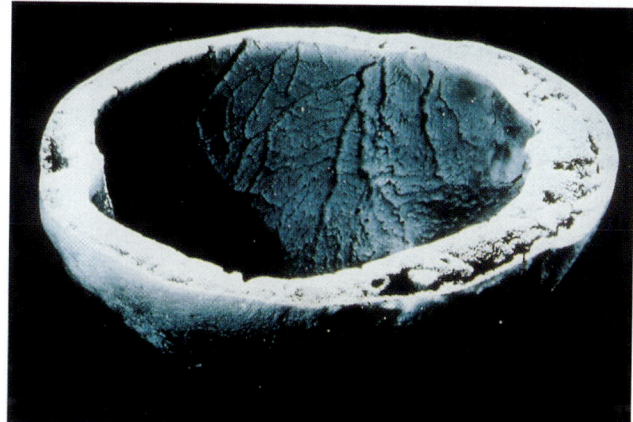

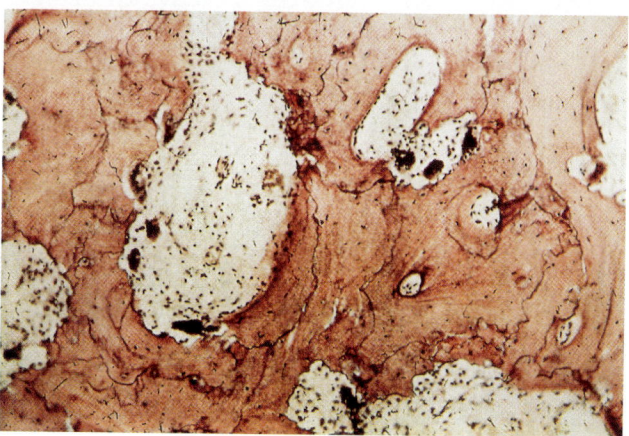

Foto 38 a/b: Morbus Paget des Knochens
a: verbreiterte Schädelkalotte
b: Histologie
↗ Kap. 35.4.2 [11]

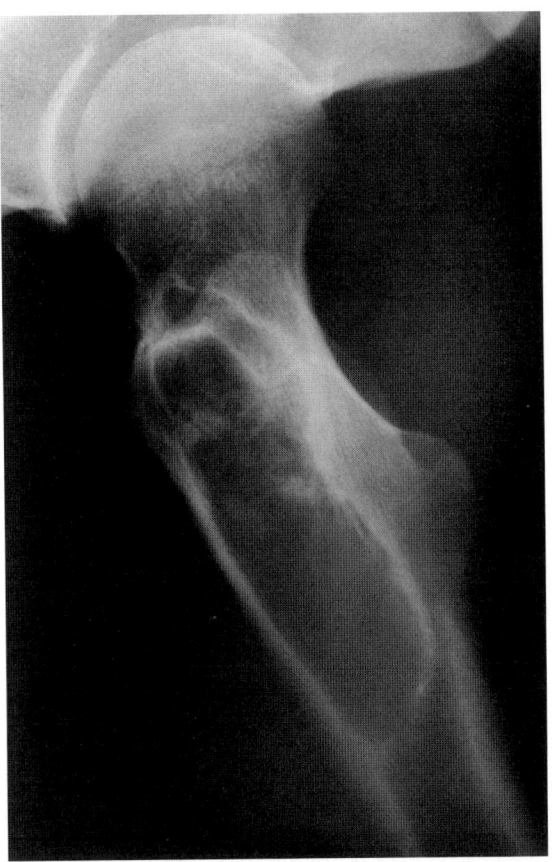

Foto 39: Fibröse Dysplasie (Morbus Jaffé-Lichtenstein)
↗ Kap. 35.5.2 [11]

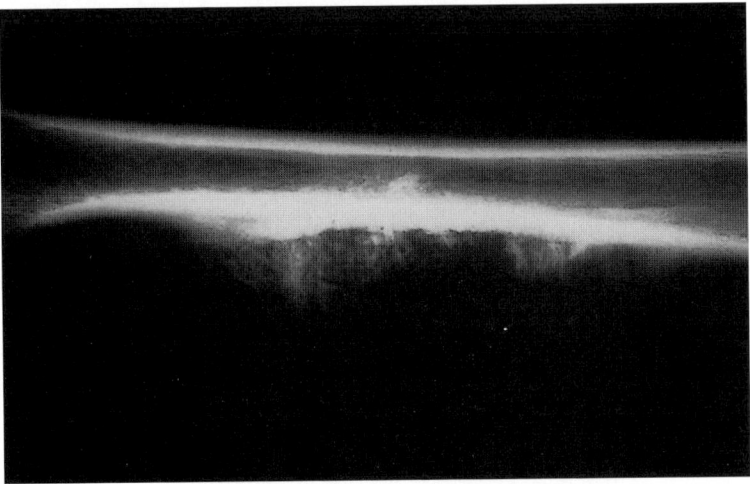

Foto 40: Osteosarkom mit den typischen radiologischen Malignitätskriterien
↗ Kap. 35.6.1 [11]

21 Mediastinum

21.1 Mediastinitis

Definition
Ätiologie: Ösophagusperforation · iatrogen · Fortleitung
Klinik: akut-eitrig · chronisch-abszedierend

Definition

Entzündung des mediastinalen Bindegewebes.

Ätiologie

- **Ösophagusperforation:** Trauma, Karzinomdurchbruch
- **iatrogen:** Mediastinoskopie, thoraxchirurgischer Eingriff
- selten durch hämatogene oder lymphogene Fortleitungen

Klinik

- **Akute, eitrige Mediastinitis:** schnelle Ausbreitung, schlechte Prognose
- **Chronisch-abszedierende Mediastinitis:** meist lokal beschränkt, bessere Prognose

21.2 Mediastinaltumoren und -zysten

Im Mediastinum treten eine ganze Reihe von Tumoren und Zysten in typischer Lokalisation auf (↗ Abb. 21.1). Lymphome manifestieren sich häufig in den mediastinalen Lymphknoten (↗ Kap. 32.2).

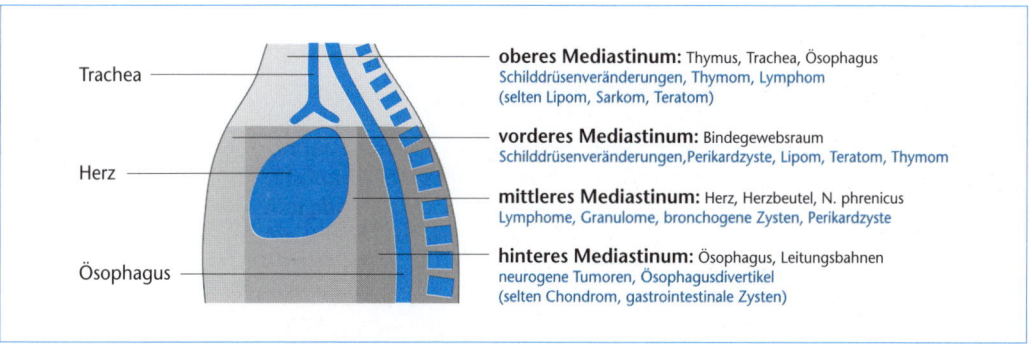

Abb. 21.1: Einteilung des Mediastinums und Lokalisation der im Mediastinum auftretenden Tumoren und Zysten [1]

21.3 Thymus

- Auf die zentrale Bedeutung des Thymus im Reifungsprozess der T-Lymphozyten wurde bereits in Kapitel 5.1.5 eingegangen. Dies erklärt die Tatsache, dass kongenitale Thymusfehlbildungen (z. B. **Agenesie** oder **Aplasie**) mit Immundefektsyndromen wie dem DiGeorge-**Syndrom** oder Nezelof-**Syndrom** (↗ Kap. 5.4) einhergehen.
- Das **Thymom** ist ein seltener, knotiger Tumor des Thymus, der häufig mit der **Myasthenia gravis** (↗ Kap. 34.3.1) assoziiert ist. Seltener tritt das Thymom gemeinsam mit endokrinen paraneoplastischen Syndromen (z. B. Schwartz-Bartter-Syndrom), einer aplastischen Anämie („pure red cell anemia"), Hypogammaglobulinämie oder Granulozytopenien auf. Ferner kann sich das Thymom durch lokale Kompressionserscheinungen (Schluckbeschwerden, Atemnot, obere Einflussstauung) manifestieren.

22 Herz und Gefäße

22.1 Herzfehlbildungen

> **Definition**
> **Ätiologie/Pathogenese:** multifaktorielles Geschehen · exogene Noxen ·
> Chromosomenanomalien · mütterliche Erkrankungen
> **Einteilung:** Links-Rechts-Shunt · Rechts-Links-Shunt · ohne Shunt
> **Morphologie:** VSD · ASD · FALLOT-Tetralogie · offener Ductus arteriosus
> BOTALLI · Aortenstenose · Aortenisthmusstenose · TGA

Definition

Eine Herzfehlbildung (**Vitium cordis**) ist ein angeborener, makroskopisch sichtbarer Strukturdefekt des Herzens.
Inzidenz: 8-10/1000 Lebendgeborene → 1 % aller Neugeborenen hat einen Herzfehler.

Ätiologie/Pathogenese

- **Multifaktorielles Geschehen**, das sowohl auf genetische als auch auf exogene/teratogene Noxen (Antikonvulsiva, Thalidomid, Alkohol) zurückzuführen ist. Häufig gehen sie mit numerischen **Chromosomenanomalien** (insb. Trisomie 13, 18 und 21) einher.
- **mütterliche Erkrankungen** (Diabetes mellitus, Rötelnvirusinfektion, Phenylketonurie)

Die Herzfehler entstehen während der normalen Herzentwicklung zwischen der **1.** und **7. Schwangerschaftswoche**.

Einteilung

Unter hämodynamischen Gesichtspunkten unterscheidet man Herzfehler ohne Kurzschlussverbindung (Shunt) zwischen kleinem und großem Kreislauf und Herzfehler mit Links-Rechts-Shunt (azyanotische Vitien) bzw. Rechts-Links-Shunt (zyanotische Vitien).

- **Herzvitien mit Links-Rechts-Shunt:** Blut strömt von der linken in die rechte Kammer. Es besteht **keine Zyanose**.
  Bei zunehmender Rechtsherzhypertrophie und steigendem Druck in der Lungenstrombahn ist eine irreversible Shunt-Umkehr, die als EISENMENGER-**Reaktion** bezeichnet wird, möglich.
  Vorkommen: persistierender Ductus BOTALLI, Atriumseptumdefekt (ASD), Ventrikelseptumdefekt (VSD)
- **Herzvitien mit Rechts-Links-Shunt:** Blut strömt unter Umgehung des Lungenkreislaufes von der rechten in die linke Kammer. Bei den betroffenen Kindern besteht eine **Zyanose**, da das Blut nicht ausreichend mit Sauerstoff angereichert wird.
  Vorkommen: FALLOT-Tetralogie, Transposition der großen Arterien (TGA), o.g. Vitien nach EISENMENGER-Reaktion
- **Herzvitien ohne Shunt:** Azyanotische Herzfehler ohne Shunt
  Vorkommen: Pulmonalstenose, Aortenstenose, Aortenisthmusstenose

Morphologie

Ventrikelseptumdefekt (VSD)	• **Lückenbildung** in der **Wand** zwischen den **Kammern** • häufigster angeborener Herzfehler (25 – 30 %), wobei der perimembranöse Defekt wiederum am häufigsten ist • Links-Rechts-Shunt • **Klinik:** Linksherzinsuffizienz, Zyanose nach Shunt-Umkehr (EISENMENGER-Reaktion)
Atriumseptumdefekt (ASD)	• **Lückenbildung** in der **Vorhofwand** im Rahmen der embryonalen Septenbildung, meist Septum-secundum-Defekt (ASD II), seltener Ostium-primum-Defekt (ASD I) • Das häufig offen gebliebene Foramen ovale ist meist ohne hämodynamische Bedeutung, da es aufgrund der atrialen Druckverhältnisse funktionell verschlossen bleibt.
FALLOT-Tetralogie	• Herzfehlerkombination aus **Ventrikelseptumdefekt, Pulmonalstenose, „reitender Aorta"** (Aorta ist nach rechts verlagert) und **Rechtsherzhypertrophie** • Aufgrund des Rechts-Links-Shunts besteht bereits bei Geburt eine Zyanose („blue baby"). • FALLOT-Pentalogie: zusätzlicher ASD • FALLOT-Trilogie: fehlende reitende Aorta
Persistierender Ductus arteriosus BOTALLI	• Offener Ductus arteriosus BOTALLI mit Links-Rechts-Shunt, der zu einer Belastungsdyspnoe und einem typischen Maschinengeräusch mit Punctum maximum über dem 2. ICR links führt. • Therapie: chirurgischer oder pharmakologischer (Prostaglandinsynthesehemmer) Defektverschluss
Pulmonalstenose	• Verengung des Truncus pulmonalis entweder im Bereich der Semilunarklappen **(valvuläre** Pulmonalstenose), oberhalb davon **(supravalvuläre** Pulmonalstenose) oder in der Ausflussbahn der rechten Kammer **(infundibuläre Pulmonalstenose)**. • Druckbelastung → konzentrische Hypertrophie der rechten Kammer
Aortenstenose	• Verengung der Aorta bzw. der Aortenklappe (valvuläre Aortenstenose, Aortenklappenstenose). • Druckbelastung → **konzentrische Linksherzhypertrophie**, Lungenstauung und Rechtsherzinsuffizienz
Aortenisthmusstenose	• Angeborene Verengung bis Atresie des Isthmus aortae: • **Infantile Form:** präduktale Stenose mit offenem Ductus arteriosus → Zyanose der unteren Körperhälfte • **Adulte Form:** postduktale Stenose → Blutdruckdifferenz zwischen oberer und unterer Körperhälfte (prästenotische Blutdruckerhöhung und poststenotische Blutdruckminderung) und Bildung von Umgehungskreisläufen
Transposition der großen Gefäße (TGA)	• Die Aorta entspringt aus dem rechten Ventrikel, während die A. pulmonalis aus dem linken Ventrikel entspringt. Es bestehen also zwei vollständig voneinander getrennte Kreisläufe, die parallel, und nicht hintereinander, geschaltet sind. • Die Kinder sind nur bei gleichzeitig vorliegenden Kurzschlussverbindungen (offener Ductus arteriosus, VSD, ASD) überlebensfähig.

Tab. 22.1: Übersicht über die 8 häufigsten angeborenen Herzfehler (in abnehmender Häufigkeit), die zusammen 85 % aller Herzvitien darstellen

22.2 Myokard

Ischämische Myokardschäden (↗ Kap. 9.4 , 9.5)

22.2.1 Myokarditis

> **Definition**
> **Ätiologie:** infektiös · infektiös-toxisch · Sarkoidose · allergisch-hyperergisch · rheumatisch · Kollagenosen · idiopathisch
> **Morphologie:** Myokardfibrose · Abszesse · Myokardnekrosen · Riesenzellmyokarditis

Definition

Akute oder chronische Entzündung des Myokards.

Ätiologie

- **Infektiös:**
  - **Viren:** häufigste Form, meist im Anschluss an einen Infekt der oberen Atemwege, relativ **gute** Prognose (Coxsackie-, Echo-, Influenza-, Mumpsviren)
  - **Bakterien:** selten, meist im Rahmen einer Septikopyämie oder einer bakteriellen Endokarditis, **schlechte** Prognose (Staphylokokken, Pseudomonas, Proteus, Pneumokokken)
  - **Parasiten** (**Chagas-Myokarditis** bei einer Infektion mit Trypanosoma cruzi)
  - **Pilze** (Kandidasepsis)
- **Infektiös-toxisch:**
  - Schädigung des Herzmuskels durch Toxine von Corynebacterium diphtheriae (**Diphtherie**) oder von β-hämolysierenden Streptokokken der Gruppe A (**Scharlach**).
  - Die Myokarditis tritt 2 bis 3 Wochen nach der Infektion auf, der betreffende **Erreger** ist zu diesem Zeitpunkt **nicht mehr nachweisbar.**
- **Nicht-infektiös:** Sarkoidose, allergisch-hyperergische Reaktionen (Überempfindlichkeitsreaktion Typ IV bei Medikamenteneinnahme), rheumatisches Fieber, Kollagenosen
- **Idiopathisch:** FIEDLER-Myokarditis (akut auftretende, idiopathische Riesenzell-Myokarditis)

Morphologie

- **Virusmyokarditis:** herdförmige Myozytennekrosen und lymphozytäre Infiltrate, interstitielle Myokardfibrosen
- **Bakterielle Myokarditis:** eitrige Herzmuskelabszesse
- **Chagas-Myokarditis:** typische disseminierte Myokardnekrosen und Reizleitungsstörungen
- **infektiös-toxische Myokarditis:** charakteristische herdförmige Myokardnekrosen

Klinik

Die Symptome sind oft unspezifisch: Unruhe, Herzrhythmusstörungen (Sinustachykardie, ventrikuläre Extrasystolen, AV-Block), Fieber, Leukozytose und Herzinsuffizienz. Oft ist die Myokarditis mit einer Endo- und/oder Perikarditis verbunden.

22.2.2 Kardiomyopathie

> **Definition**
> **Ätiologie:** primär · sekundär
> **Morphologie:** hypertrophisch · dilatativ · restriktiv

Definition

Herzmuskelerkrankungen, die mit einer myokardialen Dysfunktion einhergehen.

Ätiologie /
Pathogenese
- **primäre Kardiomyopathien:** ätiologisch unklar
- **sekundäre (spezifische) Kardiomyopathien:** Folgen herzspezifischer oder systemischer Erkrankungen

primäre Kardiomyopathien
- **Hypertrophische Kardiomyopathie (HCM):**
  - starke Hypertrophie der ventrikulären Muskelmasse (insbesondere des Ventrikelseptums), teils mit Bildung eines Muskelwulstes unter der Aortenklappe und konsekutiver Obstruktion der rechtsventrikulären Ausflussbahn (hypertrophische obstruktive Kardiomyopathie, **HOCM**)
  - Autosomal-dominantes Erbleiden in ca. 50 % d.F., an dem eher jüngere Patienten erkranken. Sie ist häufig Ursache des plötzlichen Herztodes in jüngerem Lebensalter.
- **Dilatative (kongestive) Kardiomyopathie (DCM):** *häufigste Form*
  starke Hypertrophie und Dilatation beider Ventrikel (**Cor bovinum**) mit entsprechend großem endsystolischem Ventrikelvolumen
- **Restriktive Kardiomyopathie:** selten
  - Einengung der Herzhöhlen durch eine ausgeprägte Endokardfibrose und Parietalthromben
  - Sie steht im Zusammenhang mit der Endokarditis parietalis fibroplastica LÖFFLER (↗ Kap. 22.3.1).

sekundäre Kardiomyopathien
Es handelt sich um **dilatative Kardiomyopathien** (KM), die als Folgeerkrankung anderer Grundleiden auftreten:
- **Ischämische** KM: bei KHK, Myokardinfarkt
- **Valvuläre** KM: bei Klappenfehlern
- **Hypertensive** KM
- **Metabolische** KM: bei Diabetes mellitus, Phäochromozytom
- **Alkoholtoxische** KM: „Holyday-Heart-Syndrom"
- **Medikamenten-toxische** KM: durch Phenothiazine, trizyklische Antidepressiva
- **Entzündliche** KM: bei Myokarditis

Klinik
Zunächst sind die Kardiomyopathien symptomlos, später treten eine progressive Linksherzinsuffizienz und Herzrhythmusstörungen auf.

22.3 Endokard

22.3.1 Entzündliche Endokardveränderungen

Definition
Endokarditis: Entzündung der Herzinnenhaut.
- **Endokarditis valvularis:** im Bereich der Herzklappen (v.a. an deren Schließungsrand)
- **Endokarditis parietalis:** im Bereich der Vorhof- und Kammerwände

Einteilung
infektiöse (bakterielle) und **nicht-infektiöse** (abakterielle) Endokarditiden

Infektiöse (bakterielle) Endokarditis

Definition
Ätiologie/Pathogenese: Bakteriämie · vorgeschädigte Klappen
Morphologie: Endocarditis ulcero-polyposa · infizierte Klappenvegetationen
Klinik/Einteilung: akute Endokarditis · Endocarditis lenta
Komplikationen: Klappeninsuffizienzen/-stenosen · Herzinsuffizienz ·
Hautbeteiligung · Nierenbeteiligung

Definition

Überwiegend bakterielle Entzündungen des valvulären Endokards, die meist zu Störungen der Klappenfunktion führen.

Ätiologie/ Pathogenese

- Voraussetzung: Zirkulieren virulenter Erreger (Bakteriämie)
- Häufige Ursachen der Bakteriämie: Injektionen, Dauerkatheter, Zahnextraktion, i.v.-Drogenabusus
- Prädispositionsfaktoren:
  - **Vorgeschädigte Klappen:** Endothelschäden bei angeborenen oder erworbenen Herzfehlern, degenerative Klappenveränderungen im hohen Alter
  - **reduzierte Abwehrlage** (z.B. Diabetes mellitus, Alkoholabusus)
- Auf den Endothelschäden lagern sich Fibrinplättchenthromben ab, die durch zirkulierende Erreger infiziert werden und einen permanenten Streuherd darstellen (**infizierte Klappenvegetationen**).

Morphologie

- **Endocarditis ulcero-polyposa** mit typischen Klappenulzerationen und infizierten Klappenvegatationen
- **Lokalisation:** hämodynamisch besonders beanspruchte Endokardabschnitte → Aorten- und Mitralklappe und Chordae tendineae

Anmerkung: Bei i.v.-Drogenabhängigen ist aufgrund der venösen Erregereinschwemmung bevorzugt die Trikuspidalklappe betroffen.

Klinik/Einteilung

Nach dem klinischen Verlauf und in Abhängigkeit der Erregervirulenz unterscheidet man folgende Formen:
- **Akute Endokarditis:** wird durch hochvirulente Erreger (v.a. Streptokokken und Staphylokokken) im Rahmen einer schweren Sepsis verursacht, die in weniger als 40 Tagen zu einer massiven Klappenschädigung führt
- **Chronische Endokarditis:** wird durch weniger virulente Erreger (Streptokokken der Viridansgruppe, Enterokokken, Cardiobacterium hominis) verursacht. Sie dauert länger als 40 Tage an (**Endokarditis lenta**), wobei die Klappen meist weitaus geringer geschädigt sind als bei der akuten Form.

Komplikationen

Klappeninsuffizienz und **-stenosen**, Papillarsehnenfadenabriss, **Herzinsuffizienz** und septische Embolien (v.a. im Gehirn).
Systemische Komplikationen sind **Hautbeteiligungen** (petechiale Blutungen und Osler-Knötchen) und **Nierenbeteiligung** (Glomerulonephritis, sog. Löhlein-Herdnephritis).

Nicht-infektiöse (abakterielle) Endokarditis

> **Definition**
> **Pathogenese:** Immunkomplexbildung · Komplementaktivierung
> **Morphologie:** Endocarditis verrucosa simplex · „Wärzchen" am
> Klappenschließungsrand · Plättchenthromben
> **Formen:** Endocarditis verrucosa rheumatica · Endocarditis verrucosa simplex ·
> Endocarditis thrombotica LIBMAN-SACKS · Endokarditis parietalis fibroplastica
> LÖFFLER

Definition

Entzündung der Herzinnenhaut, die auf Immunreaktionen zurückzuführen ist.

**Ätiologie/
Pathogenese**

Bildung zirkulierender **Immunkomplexe** und/oder **Komplementaktivierung**, deren Ursache Bakterien (rheumatische Endokarditis), Viren oder eine Endotoxinämie (Schockendokarditis) sein können.

Morphologie

- **Endocarditis verrucosa simplex:** fest haftenden, 1-2 mm große „Wärzchen" am Klappenschließungsrand, denen sich sekundär (nicht-infizierte) Plättchenthromben auflagern können (**Endocarditis verrucothrombotica**)
- **Lokalisation:** meist sind die mechanisch stärker beanspruchten Klappen des linken Herzens betroffen, am häufigsten die **Mitralklappe**

Formen

- **Endocarditis verrucosa rheumatica:** Zweiterkrankung nach vorausgegangener Streptokokkeninfektion (β-hämolysierende Streptokokken der Gruppe A) mit Immunkomplexbildung bei **rheumatischem Fieber** (↗ Kap. 6.5.1).
- **Endocarditis verrucosa simplex:** tritt bei auszehrenden Erkrankungen (z.B. die **Endocarditis marantica** bei Marasmus), Hyperkoagulabilität und bei disseminierter intravasaler Gerinnung auf
- Sonderformen:
  - **Endocarditis thrombotica LIBMAN-SACKS:** größere Wärzchen in atypischer Position am Klappenansatz und am parietalen Endokard, die zu schweren anatomischen Klappenveränderungen führen können und mit einer Bluteosinophilie einhergehen.
    Vorkommen: systemischer Lupus erythematodes (SLE) und andere Kollagenosen
  - **Endocarditis parietalis fibroplastica LÖFFLER:** ätiologisch unklare parietale Endokarditis, die auf das Myokard übergreift und deshalb auch den Kardiomyopathien zugerechnet wird.

Komplikationen

Als Komplikationen treten aufgrund der Klappenveränderungen **Mitral-** und **Aortenvitien** auf. Zu Embolien kommt es nur sehr selten, da die „Wärzchen" fest am Klappenrand haften.

22.3.2 Nicht-entzündliche Endokardveränderungen

- **Endokardfibroelastose:** ätiologisch unklar, stark verdicktes Endokard aufgrund einer Vermehrung kollagener und elastischer Fasern, gehäuft bei Kindern
- **Endomyokardfibrose:** Myokardfibrose mit Verdickung des Endokards, vermutlich autoimmunologisch bedingt, eher bei Erwachsenen

- **Endokardfibrose:** v.a. des rechten Herzens, durch erhöhte Serotoninspiegel beim **Karzinoid-Syndrom**
- Im Rahmen degenerativer Verkalkungen kann es im höheren Alter zu einer **Aortenklappenverkalkung** kommen, die häufig Ursache einer isolierten Aortenstenose ist.

22.4 Perikard

22.4.1 Ergüsse und Blutungen

Hydroperikard

Herzbeutelerguss: Ansammlung von Transsudat im Herzbeutel infolge eines erhöhten Venendrucks bei chronischer Herzinsuffizienz oder einer Verminderung des onkotischen Druckes (z.B. bei Hypalbuminämie).

Bei langsamer Entstehung sind Ergüsse bis zu einem Liter möglich, ohne die Herzleistung wesentlich zu beeinflussen. Bei rasch entstehendem Erguss wird das Herz komprimiert (**Herzbeuteltamponade**) und es entwickelt sich ein kardiogener Schock.

Hämoperikard

- Blutungen und hämorrhagische Ergüsse in den Herzbeutel.
- **Ursachen:** Herzwandrupturen nach Myokardinfarkt, Rupturen von Aortenaneurysmen, Thoraxtraumen

22.4.2 Perikarditis

> **Definition**
> **Ätiologie:** idiopathisch · infektiös · Begleiterkrankung
> **Morphologie:** seröse/fibrinöse Perikarditis · Cor villosum · Pericarditis constrictiva · Concretio pericardii · „Panzerherz"
> **Klinik:** atemabhängige retrosternale Schmerzen/Reibegeräusche · Fieber · Tachykardie

Definition

Herzbeutelentzündung

Ätiologie

- **Idiopathische Perikarditis:** häufigste Form, bei der eine virale, allergische oder toxische Genese vermutet wird
- **Infektiöse Perikarditis:** Bakterien, Viren, Pilze
- als **Begleiterkrankung** bei: Nierenerkrankungen (Urämie), Myokardinfarkt (Pericarditis epistenocardica), Kollagenosen (rheumatoide Arthritis, systemischer Lupus erythematodes) oder Strahlenbelastung

Morphologie

- Das entzündliche Exsudat kann serös (bei Kollagenosen), fibrinös (bei Urämie), hämorrhagisch oder eitrig (bei den bakteriellen Formen) sein.
- Bei der **fibrinösen Perikarditis** (👁 Foto 24) bilden sich zottige Fibrinauflagerungen aus (**Cor villosum**). Im weiteren Verlauf kann es kommen zu:
  - narbigen Konstriktionen (**Pericarditis constrictiva**)
  - fibrinösen Verwachsungen der Perikardblätter (**Concretio pericardii**)
  - Verschwielungen und Verkalkungen (**„Panzerherz"**)

Klinik

atemabhängige retrosternale Schmerzen, Fieber, Tachykardie, atemabhängiges Reibegeräusch (das bei zunehmendem Erguss verschwindet)

22.5 Tumoren

primäre Herztumoren	• selten, überwiegend gutartige Geschwülste • **Myxom** (gutartig): häufigster primärer Tumor, zu 95 % im linken Vorhof lokalisiert, geht aus undifferenzierten endokardialen Mesenchymzellen hervor. Die kugelförmigen Myxome können die Ventrikelfüllung behindern. • **Rhabdomyome** und **Rhabdomyosarkome** sind sehr selten.
sekundäre Herztumoren	• **Metastasen**, häufiger • häufige Primärtumoren: Melanome, Bronchial- und Mammakarzinome, maligne Lymphome

22.6 Arterienerkrankungen

Arteriosklerose, Arteriolosklerose, Aneurysmen, Thrombosen, arterielle Verschlusskrankheit ↗ Kap. 9

22.6.1 Arteriitis

> **Definition**
> **Formen:** Panarteriitis nodosa · CHURG-STRAUSS-Angiitis · Hypersensitivitätsangiitis · Thrombangiitis obliterans · Riesenzellarteriitis

Definition	**Arteriitis:** Entzündung der Arterien, die sich auf die Intima (**Endarteriitis**), Media (**Mesarteriitis**) oder Adventitia (**Periarteriitis**) beschränken oder alle Wandschichten betreffen (**Panarteriitis**) kann.
Formen	Die wichtigsten Arteriitiden sind:
Panarteriitis nodosa	**Nekrotisierende Entzündung** der mittelgroßen und kleinen Arterien (v.a. von Niere, Herz, Leber, ZNS und Magen-Darm-Trakt), der wahrscheinlich eine Typ-III-Überempfindlichkeitsreaktion mit **Immunkomplexbildung** zugrunde liegt. Es kommt zur Ausbildung multipler Mikro- und Makroaneurysmen, die häufig thrombosiert sind und dem betroffenen Gefäß ein perlenschnurartiges Aussehen verleihen (→ Name).
CHURG-STRAUSS-Angiitis	**Nekrotisierende granulomatöse Vaskulitis** vornehmlich der kleinen Lungengefäße, die mit einer Bluteosinophilie und Asthma einhergeht. Die Ätiologie ist unklar.
Hypersensitivitätsangiitis	Angiitis, die durch verschiedene endogene (Goodpasture-Syndrom, Colitis ulcerosa, Kollagenosen) und exogene Faktoren (Medikamente, Infektionen) ausgelöst wird. Typisch sind **leukozytäre**, später auch **mononukleäre Infiltrate** („leukozytoklastische Vaskulitis") v.a. in den Venolen, aber auch in den Arteriolen.
Thrombangiitis obliterans / M. WINIWARTER-BUERGER	Vaskulitis kleiner und mittlerer **Extremitätengefäße**, die häufig **junge Männer** betrifft. Ätiologisch spielen genetische Faktoren und exogene Noxen (**Nikotin**) eine Rolle. Die entzündlichen Gefäßwandveränderungen führen zu Sklerosierungen und Thrombosierungen mit konsekutiver Lumeneinengung.

Riesenzellarteriitis

Zu den Riesenzellarteriitiden zählen die **Arteriitis temporalis** Horton (Befall der A. temporalis) und die Takayasu-**Arteriitis** (Befall der Aorta). Sie sind durch das Auftreten von **Riesenzellen vom Fremdkörpertyp** in den Wänden der betroffenen Arterien gekennzeichnet.

22.7 Venen

22.7.1 Phlebitis

- **Phlebitis:** Eine (meist abakterielle) Entzündung der Venen, deren Ursache oder Folge häufig eine Thrombosierung ist (Phlebothrombose, Thrombophlebitis ↗ Kap. 9.10). Klinisch bestehen örtliche Schmerzen, Rötung, Stauung und Ödeme.
- **Thrombophlebitis migrans:** rezidivierende Phlebitiden oberflächlicher Venen an wechselnden Stellen, häufig paraneoplastisch bei Pankreas-, Bronchial-, Prostata- und Nierenkarzinomen

22.7.2 Phlebektasien und Varizen

> **Definition**
> **Ätiologie/Pathogenese:** Wandschwäche · Venenklappeninsuffizienz · erhöhter hydrostatischer Druck
> **Morphologie/Klinik:** Schmerzen · Atrophie · Pigmentablagerung · Ulcus cruris venosum

Definition

Sack- oder knotenförmige Erweiterung der oberflächlichen Venen.

Ätiologie/Pathogenese

- Ursachen: Wandschwäche, Venenklappeninsuffizienz, erhöhter hydrostatischer Druck
- Prädisponierende Faktoren: langes Stehen (erhöhter hydrostatischer Druck), wenig Bewegung (Muskelpumpe), Schwangerschaft, Adipositas

Morphologie/Klinik

- **Anfangsstadium:** Spannungsgefühl, Schmerzen bei längerem Stehen, Juckreiz und Ekzeme
- **Fortgeschrittenes Stadium:** Durchblutungsstörungen der Haut, Atrophien (Atrophie blanche) und Pigmenteinlagerungen (Purpura jaune d'ocre)
- **Endstadium:** Ulcus cruris venosum, ein Substanzdefekt der Haut, meist an der medialen Unterschenkelseite über den Innenknöcheln

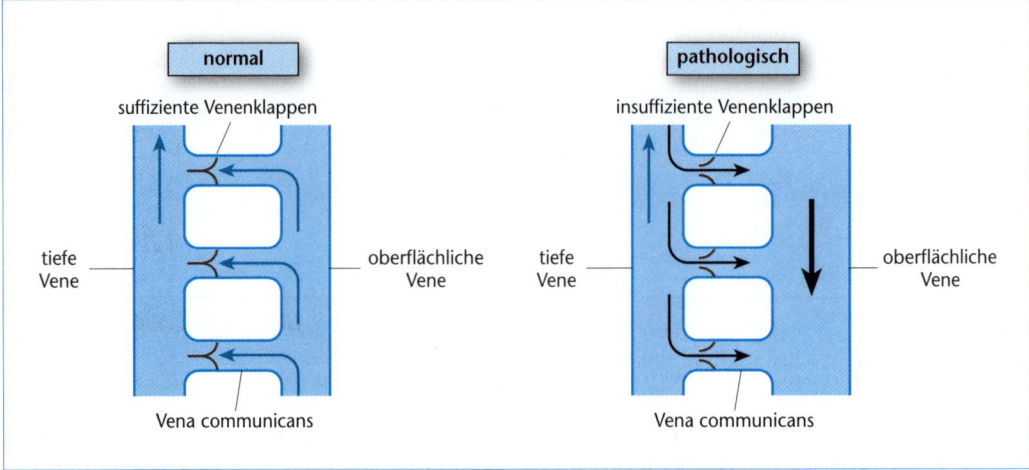

Abb. 22.1: Pathogenese von Varizen [2]

22.8 Lymphgefäße

22.8.1 Lymphangiitis

Definition

Die Lymphangiitis (im Volksmund auch „Blutvergiftung") ist eine **Entzündung** der **Lymphgefäße** nach Eindringen von Erregern (meist Staphylokokken, Streptokokken) in die Lymphkapillaren. Sie geht häufig von infizierten Wunden aus.

Klinik

Der betroffene Hautabschnitt ist **geschwollen** und **streifenförmig gerötet**. Die regionären Lymphknoten sind schmerzhaft geschwollen.

22.8.2 Lymphödem

Definition

Eiweißreiches, teigiges Ödem aufgrund einer chronischen Lymphstauung.

Ätiologie/ Pathogenese

Der gestörte Lymphabfluss kann Folge von **Entzündungen** (Lymphangiitis), **narbigen Veränderungen** (OP, Strahlentherapie), Kompression durch **Tumoren** oder Obliteration der Lymphgefäße durch **Parasiten** (Wuchereria bancrofti, Onchocerca volvulus, Loa loa) sein.

23 Verdauungstrakt

23.1 Mundhöhle

tumorartige Läsionen

Eine **Epulis** ist ein dem Alveolarfortsatz halbkugelförmig aufsitzendes, **entzündlich-reaktives Granulom**. Es handelt sich somit also nicht um eine Neoplasie, sondern um proliferiertes Granulationsgewebe.

Aus histologischer Sicht unterscheidet man ein:
- **Epulis granulomatosa** aus Granulationsgewebe
- **Epulis gigantocellularis** aus mehrkernigen Riesenzellen
- **Epulis fibromatosa** aus zell- und faserreichem Bindegewebe

Karzinome

Meist ulzerös wachsende **Plattenepithelkarzinome**, die vorwiegend im unteren Teil der Mundhöhle (Unterlippe, Mundboden, Zunge und Wangenschleimhaut) auftreten.

Epidemiologie: meist Männer zwischen dem 60. und 70. Lj.

Risikofaktoren: Tabakrauch, Alkoholabusus. Sie breiten sich per continuitatem oder lymphogen in die regionalen Lymphknoten aus. Eine präkanzeröse Läsion ist die **Leukoplakie** (↗ Kapitel 19.10.2).

23.2 Speicheldrüse

23.2.1 Entzündungen

> **Definition**
> **Einteilung/Pathogenese:** bakterielle/virale/autoimmune Sialadenitis · SJÖGREN-Syndrom

Definition

Entzündungen der Speicheldrüse (**Sialadenitis**) können bakteriell, viral oder autoimmunologisch bedingt sein.

Einteilung/
Pathogenese
bakterielle
Sialadenitis

Aszendierende Infektion, meist durch Staphylokokken oder Streptokokken. Prädisponierend wirkt ein gestörter Abfluss des Speichels z.B. bei Speichelsteinbildung (**Sialolithiasis**) oder Darmerkrankung mit Flüssigkeitsverlust.

virale Sialadenitis

Meist durch das Mumpsvirus (**Parotitis epidemica**) oder durch das Zytomegalievirus (histologisch durch **„Eulenaugenzellen"** gekennzeichnet) verursacht.

autoimmune
Sialadenitis

Auftreten im Rahmen eines SJÖGREN-Syndroms oder isoliert.

SJÖGREN-Syndrom: Autoimmunkrankheit aus dem rheumatischen Formenkreis, die durch **Xerostomie** (trockene Mundschleimhaut), **Keratoconjunctivitis sicca** und **chronische Polyarthritis** gekennzeichnet ist. Es sind vorwiegend ältere Frauen betroffen.

23.2.2 Benigne Tumoren

- **Pleomorphes Adenom:** Häufigster gutartiger Tumor der Speicheldrüse. Der knotige und scharf begrenzte Tumor tritt bevorzugt bei Frauen im 5. Lebensjahrzehnt auf. Histologisch zeigt sich ein **buntes Bild** von epithelialen und mesenchymalen Komponenten. In 5 % der Fälle maligne Entartung.
- **Zystadenolymphom (WARTHIN-Tumor):** Zystischer Tumor, der Männer nach dem 60. Lebensjahr bevorzugt und nur selten entartet. Histologisch zeigen sich glanduläre Strukturen mit einem zweireihigen Epithel und lymphoidem Stroma.

23.2.3 Maligne Tumoren

- **Mukoepidermoidkarzinom:** Häufigster maligner Speicheldrüsentumor, der von den Gangepithelien ausgeht. Er besteht aus Plattenepithel, schleimbildenden Zellen und undifferenzierten Zellen.
- **Adenoid-zystisches Karzinom:** Maligner Speicheldrüsentumor, der histologisch durch zylindrisch durchlöcherte Epithelstränge („**Zylindrom**") gekennzeichnet ist. Er breitet sich bevorzugt entlang der Nervenscheiden (Fazialisparese als häufige Komplikation) aus.
- Daneben können auch **Azinuszellkarzinome** und **Plattenepithelkarzinome** auftreten.

23.3 Ösophagus

23.3.1 Fehlbildungen

Ösophagus und Trachea entstehen durch Längsteilung (Septierung) der gemeinsamen Vorderdarmanlage. Fehlbildungen von Ösophagus und Trachea resultieren aus einer gestörten Septierung oder unterbliebener Lichtungsbildung.

- **Ösophagotracheale Fistel:** Verbindung zwischen Ösophagus und Trachea. Sie ist Folge einer **unvollständigen Längsteilung**.
- **Atresie:** Vollständiger Verschluss des Ösophagus durch **fehlende Lichtungsbildung**. Es werden verschiedene Formen von Ösophagusatresien unterschieden, wobei die häufigste Form eine Atresie bei gleichzeitiger Fistelbildung zwischen distalem Ösophagusstumpf und Trachea ist.

23.3.2 Lichtungsveränderungen und Ösophagusvarizen

Achalasie (Kardiospasmus)

> **Definition**
> **Pathogenese/Morphologie:** neuromuskuläre Motilitätsstörung ·
> „Sektglasform"
> **Klinik:** Dysphagie · Regurgitation · Präkanzerose

Definition

Neuromuskuläre Motilitätsstörungen des Ösophagus aufgrund einer ätiologisch unklaren **Degeneration** des **Plexus myentericus AUERBACH** am unteren Ösophagus.

Pathogenese/ Morphologie	Die gestörte Erschlaffung des unteren Ösophagussphinkters führt zu einer Stenose und Erweiterung des proximal der Stenose gelegenen Ösophagusabschnitts (typische **„Sektglasform"** in der Röntgenkontrastdarstellung).
Klinik	• **Dysphagie** und **Regurgitation** von Nahrungsbestandteilen • Nach längerem Bestehen kann sich ein **Plattenepithelkarzinom** entwickeln (Präkanzerose).

Ösophagusdivertikel

> **Definition**
> **Einteilung:** Pulsationsdivertikel · Traktionsdivertikel
> **Pathogenese:** Druckerhöhung · Wandschwäche · Narbenzug
> **Klinik:** Dysphagie · Regurgitation · asymptomatisch
> **Komplikationen:** Divertikulitis · Perforation · Mediastinitis · Karzinom

Definition	Angeborene oder erworbene Wandaussackungen des Ösophagus, wobei sich alle Wandschichten (**echte Divertikel**) oder lediglich die Mukosa und Submukosa durch eine Muskellücke (**Pseudodivertikel**) ausstülpen können.

Einteilung	• **Pulsationsdivertikel** (Pseudodivertikel): entsteht aufgrund einer chronisch intermittierenden **Druckerhöhung** im Ösophagus an Stellen geringen muskulären Widerstandes (Locus minoris resistentiae):
	  – meist an der Pharynxhinterwand im Bereich des KILLIAN-Dreiecks (**ZENKER-Divertikel**)
	  – seltener unmittelbar oberhalb des Zwerchfells (**epiphrenisches Divertikel**)
	• **Traktionsdivertikel** (echtes Divertikel): zipfelförmige Ausziehung aller Wandschichten (echtes Divertikel) durch **Narbenzug** (Traktion) infolge einer Schrumpfung entzündlich veränderter Lymphknoten (meist) im Bereich der Trachealbifurkation (Bifurkationsdivertikel).

Klinik	• Pulsationsdivertikel: **Regurgitation** (mit der Gefahr einer Aspirationspneumonie) und **Dysphagie** • Traktionsdivertikel: meist asymptomatisch
Komplikationen	Bei einer Entzündung (**Divertikulitis**) besteht die Gefahr einer Perforation mit konsekutiver **Mediastinitis**. Als seltene Spätkomplikation kann ein **Divertikelkarzinom** entsteht.

Hiatushernien

> **Definition**
> **Ätiologie:** Bindegewebsschwäche · intraabdominelle Druckerhöhung
> **Lokalisation:** axial · paraösophageal · Upside-down-stomach
> **Klinik:** gastroösophagealer Reflux · Dysphagie · retrosternale Schmerzen ·
> Völlegefühl · Inkarzerationen · Ulzerationen · Blutungen

Definition/Ätiologie	**Zwerchfellhernie** am Hiatus oesophageus mit Verlagerung von Magenanteilen in den Brustraum aufgrund einer Bindegewebsschwäche oder einer chronischen intraabdominellen Druckerhöhung.
Lokalisation	• **Axiale Gleithernie (85 %):** prolabierter Magenanteil in der Ösophagusachse

- **Paraösophageale Hernie (15 %):** prolabierter Magenanteil neben der Ösophagusachse
- **Upside-down-stomach** (Thoraxmagen): Verlagerung des gesamten Magens in den Thorax, Extremform der paraösophagealen Hernie

Klinik

- **Axiale Gleithernie:** häufig asymptomatisch und wenig komplikationsträchtig, gelegentlich gastroösophagealer Reflux aufgrund einer Kardiainsuffizienz bei vergrößertem HIS-Winkel
- **Paraösophageale Hernie:** Dysphagie, retrosternale Schmerzen, Völlegefühl, jedoch *kein* Reflux, da die Kardia nicht verlagert und der untere Ösophagussphinkter intakt ist.
  Komplikationen: Inkarzerationen, Ulzerationen, Blutungen

Dysphagia lusoria

Definition

Schluckstörung aufgrund einer Kompression der Speiseröhre durch die Arteria lusoria.
Die **Arteria lusoria** ist eine atypisch aus der Aorta descendens entspringende A. subclavia dextra, die hinter dem Ösophagus auf die rechte Seite zieht.

Ösophagusvarizen

Definition

Erweiterungen des submukösen ösophagealen **Venenplexus**, die zu Blutungen neigen.

Ätiologie/ Pathogenese

Häufigste Ursache ist die Ausbildung eines Kollateralkreislaufes bei portaler Hypertension (z.B. bei Leberzirrhose, Leberzellkarzinom), der dann meist im unteren Ösophagusdrittel lokalisiert ist.

23.3.3 Ösophagusverletzungen

MALLORY-WEISS-Syndrom

Longitudinale **Schleimhauteinrisse** des unteren Ösophagus und des Magens bei vorgeschädigter Mukosa durch eine akute intraabdominelle **Druckerhöhung** (z.B. bei heftigem Erbrechen). Es kommt z.T. zu heftigen gastrointestinalen Blutungen.

BOERHAAVE-Syndrom

- Spontane **Ruptur** im unteren Bereich des Ösophagus aufgrund eines massiven intraösophagealen Druckanstiegs als **Maximalvariante des MALLORY-WEISS-Syndroms**, meist bei **Alkoholabhängigen** ab dem 50. Lj.
- **Klinik:** explosionsartiges Erbrechen, heftige retrosternale Schmerzen, Dyspnoe, Haut- und Mediastinalemphysem. Eine gefürchtete Komplikation ist die Mediastinitis.
- **Letalität:** 20–40 %

Verätzungen

- mit **Säuren** → epitheliale **Koagulationsnekrosen**
- mit **Laugen** → tiefgreifende **Kolliquationsnekrosen** mit Schleimhautulzerationen bis hin zur Perforation
  Komplikationen: narbige Stenosen

23.3.4 Entzündungen

Refluxösophagitis

> **Definition**
> **Ätiologie/Pathogenese:** insuffizienter unterer Ösophagussphinkter
> **Morphologie:** weißliche Epithelverdickungen · Rötungen · Ulzerationen ·
> Zylinderepithelmetaplasie · BARRETT-Ösophagus

Definition

Die Refluxösophagitis ist die häufigste Form der Ösophagitis. Sie ist Folge eines abnorm erhöhten Rückflusses von saurem Mageninhalt in die Speiseröhre (gastroösophagealer Reflux).

Ätiologie/Pathogenese

- Häufigste Ursache: **insuffizienter unterer Ösophagussphinkter**, oft bei gleichzeitig gestörter Magenentleerung und gestörter Selbstreinigung der Speiseröhre.
- Bei 90 % der Refluxpatienten liegt eine **Hiatushernie** vor.
- Das aggressive Refluat greift die Schleimhaut an und verursacht bei chronischem Reflux eine Ösophagitis.

Morphologie

makroskopisch

weißliche Epithelverdickungen mit dazwischen liegenden Rötungen und Ulzerationen

mikroskopisch

- Plattenepithelproliferation, granulozytäre Infiltrate sowie Schleimhautnekrosen
- Im Verlauf einer chronischen Refluxösophagitis kann es zu einer **Zylinderepithelmetaplasie** (Ersatz des Plattenepithels durch spezialisiertes Zylinderepithel **im distalen Ösophagus**) kommen. Der Übergang von Plattenepithel des Ösophagus zu Zylinderepithel der Kardia (die sog. Z-Linie) liegt weiter oralwärts. Dieser Zustand wird als BARRETT-Ösophagus (bzw. BARRETT-Syndrom) bezeichnet. Er stellt eine **präkanzeröse Läsion** dar, die zum Adenokarzinom entarten kann.

Weitere Ösophagitisformen

- Bei immungeschwächten Patienten tritt häufig eine **Soorösophagitis** (durch Candida albicans), gelegentlich auch eine **Herpes**- oder **Zytomegalie-Ösophagitis** auf.
- Weitere Ursachen: **chemische Noxen** (Säure-/ Laugeverätzung, Alkohol), **physikalische Noxen** (z.B. nach Bestrahlung), **Medikamente** (z.B. Tetrazykline) und **Stenosen** (z.B. bei Ösophaguskarzinom)

23.3.5 Ösophaguskarzinom

> **Ätiologie:** exogene/endogene Faktoren
> **Morphologie:** Plattenepithelkarzinom · Adenokarzinom
> **Klinik:** Dysphagie

Epidemiologie

Inzidenz (westliche Industrienationen): 4–5/100.000, ♂ > ♀

Ätiologie/Pathogenese

- Risikofaktoren **(exogene Faktoren):** Alkohol, Nikotin, heiße Getränke, Nitrosamine, Aflatoxine, ionisierende Strahlen, Vitaminmangel

- Prädisponierende Risikoerkrankungen (**endogene Faktoren**): Barrett-Ösophagus, Achalasie, Narbenstenosen (z.B. nach Laugenverätzung), Divertikel, Plummer-Vinson-Syndrom (Schleimhautatrophien infolge chronischen Eisenmangels)

Morphologie

- **Lokalisation:** überwiegend im **mittleren Ösophagusdrittel**
- **Makroskopisch:** polypös, ulzerierend oder diffus infiltrierend
- **Mikroskopisch:**
  – **Plattenepithelkarzinom (95 %)** (👁 Foto 25)
  – **Adenokarzinom (5 %):** ensteht meist auf dem Boden eines Barrett-Ösophagus und ist im unteren Ösophagusdrittel lokalisiert
- **Ausbreitung:** entlang der Lymphspalten bis in die Nachbarorgane, zunächst lymphogene, später hämatogene Metastasen

! **Merke:** Metastasierung der Ösophagustumoren

  - oberes Ösophagusdrittel → bevorzugt in die Lunge
  - unteres Ösophagusdrittel → bevorzugt in die Leber

Klinik

Leitsymptom ist eine progressive Dysphagie, die dem Tumorwachstum nachhinkt. Die Prognose ist schlecht, die 5-JÜR liegt bei 5–10 %.

TNM-Klassifikation

Tumorausbreitung:
- T1: Tumor infiltriert Tunica mucosa und/oder Submucosa
- T2: Tumor infiltriert Tunica muscularis propria
- T3: Tumor infiltriert die Adventitia
- T4: Tumor infiltriert Nachbarorgane

23.4 Magen

akute/chronische **Gastritis** ↗ Kap. 15.1
Erosionen und **Ulzera** der Magenschleimhaut ↗ Kap 15.2
Tumoren des Magens ↗ Kap. 15.3

23.4.1 Konnatale Pylorusstenose

- Eine konnatale Pylorusstenose ist eine ätiologisch unklare **Einengung des Magenausgangs** aufgrund einer **Innervationsstörung** mit konsekutiver **Tonusstörung** und wulstartiger **Hypertrophie** der Pylorusmuskulatur.
- Sie tritt in den ersten Wochen nach der Geburt auf und führt zu schwallartigem Erbrechen, Gewichtsabnahme und einem palpablen Pylorustumor.

23.4.2 Durchblutungsstörungen

- Bei der **kongestiven Gastropathie („Stauungsgastritis")** führt eine venöse Abflussbehinderung – meist im Rahmen einer **portalen Hypertonie** oder einer **massiven Rechtsherzinsuffizienz** – zu Rötung, vermehrter Gefäßzeichnung und petechialen Blutungen der Magenschleimhaut. Die makroskopischen Veränderungen gleichen denen einer Gastritis, histologisch liegen allerdings keine Anzeichen einer Entzündung vor (**Pseudogastritis**).
- **Magenblutungen** ↗ Kap. 23.5.3

23.4.3 Hyperplasien des Magens

Umschriebene Hyperplasien (benigne epitheliale Polypen)

Definition

Polypen sind als breitbasige oder gestielte, umschriebene Schleimhauterhebungen definiert.

Formen

- **Fokale foveoläre Hyperplasie:** entzündlich-reaktive, überschießende Epithelregeneration bei chronischer Gastritis oder im Ulkusrandbereich. Die Foveolae sind hyperplastisch und elongiert.
- **Hyperplastischer Polyp:** geht aus einer fokalen foveolären Hyperplasie hervor. Die Foveolae sind stark verlängert und zystisch erweitert. Das Entartungsrisiko ist gering. Hyperplastische Polypen können auch familiär gehäuft (**Polyposis ventriculi**) auftreten und haben dann ein erhöhtes Entartungsrisiko.
- **Drüsenkörperzysten (Mukosazysten):** Retentionszysten bei sekretorischen Störungen der Hauptdrüsen. Makroskopisch imponieren sie zwar als **Polypen**, stellen allerdings **keine Hyperplasien** dar.

Diffuse Hyperplasien

- **Morbus MÉNÉTRIER:** Ätiologisch unklare **diffuse foveoläre Hyperplasie** mit Vergrößerung des Faltenreliefs der Magenschleimhaut (**Riesenfaltenmagen**). Die vermehrte Schleimsekretion führt zu einem **Eiweißverlustsyndrom**. Es besteht ein erhöhtes Entartungsrisiko.
- **Diffuse glanduläre Hyperplasie:** Diffuse Belegzellhyperplasie aufgrund einer Überstimulation durch gastrinproduzierende neuroendokrine Tumoren (**ZOLLINGER-ELLISON-Syndrom**). Diese sog. **Gastrinome** sind meist im Pankreas lokalisiert. Makroskopisch zeigt sich eine diffuse Schleimhautverdickung im Fundusbereich. In Magen, Duodenum und Jejunum finden sich **multiple peptische Ulzera**.

23.5 Dünndarm

23.5.1 Fehlbildungen

Fehlbildungen des Dünndarms treten u. a. in Form von **Stenosen, Atresien, Malrotationen** (fehlerhafte Darmdrehung während der embryonalen Entwicklung) und **Divertikeln** auf.

- **MECKEL-Divertikel:** Aussackung des Ileums ca. 50–100 cm proximal der Ileozäkalklappe als Folge einer Persistenz des Dotterganges (Ductus omphaloentericus). Häufig tritt es gemeinsam mit anderen Missbildungen auf und enthält ektopisches Magen- oder Pankreasgewebe, das Ursache für Ulzerationen und Blutungen sein kann.

23.5.2 Durchblutungsstörungen

Arterielle Durchblutungsstörungen

- **Akuter Mesenterialarterienverschluss:** Absolute Ischämie mit konsekutivem Darminfarkt, in den es aus randständigen Kollateralen sekundär einbluten kann (**hämorrhagischer Darminfarkt**).

Häufigste Ursache: Thrombembolien und ortsständige Thrombosen. *Klinik:* akut auftretende Schmerzen, **symptomarmes Intervall** (paralytischer Ileus), Endstadium mit Peritonitis und akutem Abdomen

- **Chronischer Mesenterialarterienverschluss:** Meist aufgrund einer arteriosklerotisch bedingten Einengung des Gefäßlumens um mehr als 70 %.
  Klinik: Schmerzen nach der Nahrungsaufnahme (**Angina abdominalis**).
- **Nichtokklusive intestinale Ischämie:** Funktionelle Minderdurchblutung bei Herzinsuffizienz, Gefäßspasmen oder Schock.

Venöse Durchblutungsstörungen

10–15 % der intestinalen Durchblutungsstörungen sind auf **Mesenterialvenenthrombosen** zurückzuführen. Symptome sind kolikartige Bauchschmerzen und blutige Durchfälle.

23.5.3 Gastrointestinale Blutungen

Einteilung

In Abhängigkeit der Lokalisation der Blutungsquelle unterscheidet man **obere** und **untere gastrointestinale** Blutungen.

	Obere gastrointestinale Blutung	Unter gastrointestinale Blutung
Lokalisation	proximal des Treitz-Bandes	distal des Treitz-Bandes
Ursachen	• Ulzera • Gastritis • Varizen • Mallory-Weiss-Syndrom • Magen-Karzinom • Angiodysplasie (z. B. M. Osler)	• Hämorrhoiden • Angiodysplasien • Divertikulose, Polyposis • Colitis ulcerosa • Tumoren • Invagination, Ileus
Klinik	• Hämatemesis (hellrotes Blut) • Kaffeesatzbrechen (Blut mit Hämatinbildung, durch Kontakt mit saurer Magenflüssigkeit)	• Hämatochezie (hellrote Blutauflagerung) • Melaena = Teerstuhl (bei langer Passagezeit) • okkulte Blutung

Tab. 24.1: Übersicht über die Ursachen und Klinik der oberen und unteren gastrointestinalen Blutung

23.5.4 Ileus

Definition
Ätiologie/Pathogenese: mechanisch · paralytisch · spastisch
Klinik: Übelkeit · Erbrechen · kolikartige Schmerzen · Meteorismus

Definition

Unter einem Ileus (**Darmverschluss**) versteht man eine lebensbedrohliche Unterbrechung der Darmpassage, die mechanische und funktionelle Ursachen haben kann.

Ätiologie/Pathogenese

- **Mechanischer Ileus:** Folge einer **Obstruktion** (bei Verwachsungen (*Bridenileus*), Tumoren, Entzündungen und nach Operationen) oder einer **Strangulation** (Hernie, Invagination, Volvulus).
  Der Darm ist prästenotisch dilatiert, im Röntgenbild zeigt sich eine typische Spiegelbildung. Hochgestellte, klingende Geräusche bei der Auskultation deuten auf eine Hyperperistaltik hin.

- **Paralytischer Ileus:** Funktionelle Störungen durch Lähmung der Muskulatur bei Peritonitis, toxischem Megakolon oder metabolisch bei Azidose, Urämie, Hypokaliämie.
- **Spastischer Ileus:** Funktionelle Störungen bei Bleiintoxikation, Porphyrie. Der prästenotische Darmabschnitt ist beim paralytischen und spastischen Ileus ebenfalls dilatiert und prall gefüllt. Im Gegensatz zum mechanischen Ileus sind auskultatorisch keine Geräusche zu vernehmen (**Totenstille**).
- Durch die Wanddehnung ist die Durchblutung des betroffenen Darmabschnittes gestört, was zu Darmwandnekrosen, Durchwanderungsperitonitis und hypovolämischem Schock führen kann.

Klinik   Übelkeit, Erbrechen, kolikartige Schmerzen, Meteorismus (geblähter Darm)

23.5.5 Entzündungen

weitere Entzündungen des Gastrointestinaltraktes ↗ Kap. 23.6.3

> **Definition**
> **Ätiologie:** viral · bakteriell · toxisch · autoimmunologisch
> **Pathogenese:** sekretorisch · entzündlich · invasiv

Definition   Eine **Enteritis** ist eine Entzündung der Darmschleimhaut, die häufig mit Entzündungen der Magenschleimhaut (**Gastroenteritis**) oder der Dickdarmschleimhaut (**Enterokolitis**) einhergeht.

Ätiologie/ Pathogenese
- **viral** (v. a. durch Entero- und Adenoviren, bei Säuglingen meist Rotaviren)
- **bakteriell** (z. B. Salmonella typhi, Yersinien)
- **toxisch** (z. B. Cholera, Salmonella enteritidis)
- **autoimmunologisch** (z. B. Morbus CROHN)

Die meisten Entzündungen der Darmschleimhaut führen zu **Durchfallerkrankungen**, die unter formalpathogenetischen Gesichtspunkten in entzündliche, sekretorische und invasive Formen unterteilen werden.

	sekretorische Form	entzündliche Form	invasive Form
Erreger	• Vibrio cholerae • enterotoxische E. coli	• Shigellen • Salmonellen • Amöben • enteroinvasive E. coli	• Salmonella typhi • Yersinia enterocolitica
Pathogenese	sekretionssteigernde Enterotoxine	direkte oder enterotoxinvermittelte Epithelzerstörung	Durchwanderung der Mukosa mit konsekutiver Bakteriämie
Klinik	Allen Durchfallerkrankungen gemeinsam sind viszerale Schmerzen, Übelkeit, Erbrechen, Exsikkose und Malassimilation.		
	sekretorische Entgleisung mit wässrigen Durchfällen	Dysenterie mit kolikartigen Schmerzen, Schleim-, Blut und Eiterbeimischung im Stuhl	Allgemeinsymptome wie Fieber, Immunreaktionen (z. B. reaktive Arthritis)

Tab. 24.2:   Übersicht über die entzündlichen Durchfallerkrankungen

23.5.6 Tumorartige Läsionen und Tumoren

PEUTZ-JEGHERS-Syndrom
Synonym: Lentigopolyposis

Definition

Autosomal-dominantes Erbleiden mit gastrointestinaler Polyposis und Hyperpigmentierung der Lippen- und Wangenschleimhaut.

Komplikationen

Blutungen und Invaginationen. Eine karzinomatöse Entartung ist selten, das Syndrom ist allerdings häufig mit anderen Tumoren (z.B. Magen-, Mamma-, Ovarialkarzinom) assoziiert.

Karzinoide

> **Definition**
> **Morphologie:** Magen-Darm-Trakt · Bronchialsystem · Submukosa
> **Pathogenese:** Serotonin · Katecholamine · Histamin

Definition

Seltene Tumoren, die von den Zellen des **diffusen neuroendokrinen Systems** ausgehen.

Morphologie

- **Lokalisation:** in allen Organen möglich, meist im **Magen-Darm-Trakt** (v.a. Appendix, Rektum, Dünndarm) und im **Bronchialsystem**.
- **Lage:** typischerweise in der **Submukosa**
- **Metastasen:** lymphogen, später hämatogen

Pathogenese/Klinik

Bildung von **Serotonin**, **Katecholaminen** u./od. **Histamin** → Diarrhoen, Bauchschmerzen, kardiale Symptome, Flush-Symptomatik, Bronchospasmus, rezidivierende Bronchitiden

23.6 Dickdarm

23.6.1 Morbus HIRSCHSPRUNG

Synonym: Megacolon congenitum

> **Definition**
> **Pathogenese:** ganglienfreier Darmabschnitt → erhöhter Ruhetonus → funktionelle Stenose
> **Klinik:** Obstipation · Ileus

Definition

Umschriebene Dickdarmerweiterung (Megakolon) mit Passagestörungen aufgrund einer **angeborenen Aganglionose**.

Pathogenese

Der ganglienfreie Darmabschnitt ist infolge eines erhöhten Ruhetonus und fehlender Peristaltik **funktionell stenosiert**. Folgen sind eine Kotstauung und eine **prästenotische Dilatation**.

Klinik

- **Symptomatik:** schwere **Obstipationen** und mechanischer **Ileus**
- **Therapie:** Entfernung des aganglionären Segments

23.6.2 Divertikulitis und Divertikulose

> **Definition** echte Divertikel · Pseudodivertikel · Divertikulose · Divertikulitis
> **Ätiologie/Pathogenese**: angeboren · erworben
> **Klinik:** Schmerzen · Fieber · Übelkeit

Definition

- **Divertikel:** angeborene oder erworbene **Wandaussackungen** des Dickdarms
- **Echte Divertikel:** Aussackung aller Wandschichten
- **Pseudodivertikel:** lediglich die Mukosa und Submukosa wölben sich durch eine Muskellücke vor
- **Divertikulose:** multiple Divertikel
- **Divertikulitis:** bakterielle Entzündung eines oder mehrerer Divertikel

Ätiologie/ Pathogenese

- **Angeborene** Wandausstülpungen (meist **echte Divertikel**)
- **Erworbene** Wandausstülpungen (eher **Pseudodivertikel**): erhöhter Innendruck (bei chronischer Obstipation oder schlackenarmer Kost) und Wandschwäche.
  Die Divertikel sind zu über 60 % im Sigma lokalisiert.

Klinik

Symptome wie **Schmerzen**, **Fieber** und **Übelkeit** treten meist erst bei Entzündungen (**Divertikulitis**) auf.

23.6.3 Entzündungen

chronisch-entzündliche Darmerkrankungen (Morbus CROHN, Colitis ulcerosa) ↗ Kap. 6.4.1

> **Definition:** Kolitis · Enterokolitis · Appendizitis
> **Ätiologie/Einteilung:** bakteriell · parasitär · opportunistisch

Definition

- **Kolitis:** Entzündung, die vorwiegend den Dickdarm betrifft
- **Enterokolitis:** Entzündung vorwiegend des Dünndarms
- **Appendizitis:** Entzündung des Wurmfortsatzes

Ätiologie/Einteilung:

Die Ursachen sind vielfältig, weshalb an dieser Stelle nur einige GK-relevante Formen genannt werden sollen.

bakteriell

- **Bakterielle Ruhr:** durch Shigellen verursacht
- **Pseudomembranöse Enterokolitis:** durch Clostridium perfringens nach Störung der physiologischen Bakterienflora infolge einer Antibiotikatherapie verursacht

parasitär

- **Amöbenruhr:** Infektion mit Entamoeba histolytica, die durch verunreinigte Nahrungsmittel oder Trinkwasser übertragen wird.
  - *Makroskopisch:* flaschenförmige Kolonulzera mit unterminierten Rändern
  - *Mikroskopisch:* Erreger mit PAS-positiver, ovaler Struktur, großem Kern und randständigen Vakuolen
- Durch extraintestinale Absiedelung entstehen Abszesse in der Leber.

opportunistisch

- insbesondere bei AIDS-Patienten
- meist durch atypische Mykobakterien, Zytomegalieviren (CMV) und Kryptosporidien verursacht

Appendizitis	• Überwiegend durch Entleerungsstörungen aufgrund einer Obstruktion des Wurmfortsatzes durch Kotsteine oder Abknickung, seltener durch andere intestinale Infekte (z. B. Morbus CROHN) bedingt.

• **Klinik:** typische Appendizitiszeichen: MCBURNEY- und LANZ-Punkt sowie BLUMBERG-, ROVSING- und Psoaszeichen.

23.6.4 Tumoren und tumorartige Veränderungen

tumorartige Veränderungen des Dickdarms / kolorektales Karzinom ↗ Kap. 15.5

23.6.5 Erkrankungen des Analkanals

Hämorrhoiden · perinanale Thrombosen · Analabszesse · Karzinome

Hämorrhoiden	• Knotenförmige Erweiterungen des Corpus cavernosum recti.

• **Ätiologie:** chronische Obstipation, sitzende Tätigkeiten, erhöhter Analsphinktertonus
• **Makroskopisch:** bläuliche Vorwölbung, meist bei 3, 7 und 11 Uhr in Steinschnittlage
• **Klinik:** Blutauflagerungen auf dem Stuhl, Juckreiz (Pruritus ani) und Schmerzen im Rektum

perinanale Thrombosen
• **Lokalisation:** venöser Hämorrhoidalplexus des M. sphincter externus
• **Klinik:** schmerzhafte, prall gespannte Knoten, die nach Abheilung als sog. Feigwarzen verbleiben können (**Marisken**)

Analabszesse
Eitrige Infektionen der Proktodealdrüsen, die bei chronischem Verlauf zur Ausbildung von **Analfisteln** führen können. Durch eingewachsene Haare kann sich eine Fistel über dem Steißbein ausbilden (Steißbeinfistel, **Pilonidalsinus**).

Karzinome
Es handelt sich meist um **Plattenepithelkarzinome**. Man unterscheidet Tumoren des
• **Analkanals:** proximal der Linea dentata, meist nichtverhornende Karzinome mit schlechter Prognose
• **Analrandes:** distal der Linea dentata, hochdifferenzierte, verhornende Karzinome

23.7 Pankreas

Störungen der exokrinen Funktionen (Maldigestion ↗ Kap. 15.4), Störungen der endokrinen Funktionen (Diabetes mellitus ↗ Kap. 12.1.1), Mukoviszidose (↗ Kap. 16.3)

23.7.1 Fehlbildungen

• **Pancreas anulare:** komplexe Fehlbildungen, bei der das Pankreas das Duodenum ringförmig umgreift → Behinderungen der Darmpassage bis hin zum mechanischen Ileus.
• **Kongenitale Pankreaszysten** treten multipel auf und sind mit Epithel ausgekleidet (echte Zysten). Sie sind häufig mit einer polyzystischen Nierendegene-

ration vom adulten Typ oder mit Angiomen von Retina und Kleinhirn (VON-HIPPEL-LINDAU-Syndrom) assoziiert.

- **Erworbene Pseudozysten:** definitionsgemäß nicht mit Epithel ausgekleidet, entstehen häufig durch Autodigestion bei akuter Pankreatitis
- **Heterotopes Pankreasgewebe:** meist in der Schleimhaut von Magen und Duodenum lokalisiert und stellt oft nur einen endoskopischen Zufallsbefund dar, kann aber auch Ulzerationen und Entzündungen verursachen

23.7.2 Pankreatitis

Ätiologie: Alkoholabusus · Gallensteine · Schock · Medikamente
Pathogenese: Abflussbehinderung · Autodigestion · Fettgewebsnekrosen
Morphologie: Kalkspritzer · hämorrhagische Parenchymnekrose · Abszesse ·
Pseudozysten
Klinik: akutes Abdomen · Malassimilation

Ätiologie

akute Pankreatitis
- chronischer **Alkoholabusus** (50 %)
- Stenosen des Ductus choledochus durch **Gallensteine** (30 %)
- Schock, Medikamente (z. B. Furosemid), Bauchtraumen, Operationen und Toxine
- infektiös: meist durch Viren, seltener durch Bakterien

chronische Pankreatitis
- chronischer Alkoholabusus (> 80 %)
- Medikamente, Hyperparathyreoidismus, Hyperlipidämie
- idiopathisch (15 %)

Pathogenese

Abflussbehinderung → Druckerhöhung im Pankreasgangsystem mit Gallenreflux und **Freisetzung pankreatischer Enzyme** in das umliegende Gewebe → **Autodigestion** → Fettgewebsnekrosen (Kolliquationsnekrosen), die sich in schweren Fällen zu hämorrhagischen Nekrosefeldern ausdehnen können

Morphologie

- **Milde Form:**
  - Pankreas: grau und ödematös geschwollen
  - kleine, punktförmige Fettgewebsnekrosen in der Umgebung, die Kalzium binden (Ausbildung von Kalkseifen durch die Reaktion von Kalzium mit freien Fettsäuren) → **„Kalkspritzer"**
- **Schwere Form:**
  - zusätzlich hämorrhagische Parenchymnekrosen
  - Pankreas: rot-schwarz, von Nekrosen übersät
  - *Komplikationen:* **Abszesse** durch bakterielle Infizierung, **Pseudozysten** (ohne epitheliale Auskleidung) durch bindegewebige Abkapselung größerer Nekroseherde

Klinik

- **Akute Pankreatitis:** Symptome eines **akuten Abdomens** ohne Vorzeichen. Oft sind eine große Mahlzeit und/oder ein Alkoholexzess vorausgegangen.
- **Chronische Pankreatitis:** Symptome der Malassimilation stehen im Vordergrund, Schmerzen treten nur bei akuten Schüben auf.

23.7.3 Pankreaskarzinom

endokrine Pankreastumoren ↗ Kap. 11.6

> **Ätiologie:** Rauchen · fettreiche Ernährung · chemische Kanzerogene
> **Morphologie:** Pankreaskopf · duktales Adenokarzinom
> **Klinik:** Ikterus · Malabsorption · Courvoisier-Zeichen · Thrombophlebitis migrans · Tumormarker CEA und CA-19

Epidemiologie	Inzidenz: 10/100 000; Manifestationsalter: > 50. Lj. (♂ > ♀)
Ätiologie / Pathogenese	Die Ätiologie ist unklar. Rauchen, fettreiche Ernährung und chemische Kanzerogene (Naphthalamin, Benzidin, Nitrosamin) scheinen prädisponierend zu wirken.

Morphologie

- **Makroskopisch:** weißlich-derb, unscharf begrenzt, meist im **Pankreaskopf** (75 %) lokalisiert
- **Mikroskopisch:** überwiegend Adenokarzinome, die von den Gangepithelien ausgehen (**duktales Adenokarzinom**), seltener Azinuszell- oder Plattenepithelkarzinome
- **Metastasen:** zunächst lymphogen in die regionalen Lymphknoten, später hämatogen in Leber und Lunge

Klinik

- Zunächst unspezifische Symptome: Gewichtsabnahme, Appetitlosigkeit, Oberbauchschmerzen
- Im weiteren Verlauf spezifischere Symptome: **Ikterus**, **Malabsorption**
- Häufig lässt sich eine prall-elastische, schmerzlose Resistenz im rechten Oberbauch palpieren (**Courvoisier-Zeichen**).
- Paraneoplastisches Syndrom: **Thrombophlebitis migrans**, in ca. 10 % d.F.
- **Tumormarker: CEA** und **CA-19** können erhöht sein.

Die **Prognose** ist schlecht, da bei Diagnosestellung bereits 80 % der Tumoren inkurabel sind.

23.8 Leber

Leberverfettung, Leberzirrhose, Virushepatitis, Cholestase, Ikterus, alkoholische Leberschäden ↗ Kap. 14

23.8.1 Fehlbildungen

konnatale Leberzysten	Sie können einzeln oder multipel auftreten und sind meist mit **Zylinderepithel** ausgekleidet. Differentialdiagnostisch müssen sie von den häufigeren parasitären Leberzysten (meist durch Echinokokkus) abgegrenzt werden. Eine polyzystische Leber wird als **Zystenleber** bezeichnet. Sie ist nicht selten mit anderen Fehlbildungen (z.B. Zystennieren) assoziiert.
intrahepatische Gallengangsatresie	- gestörter Galleabfluss mit ikterischer Verfärbung und zirrhotischem Umbau der Leber - häufig mit einem α_1-**Antitrypsinmangel** oder der **Mukoviszidose** assoziiert
biliäre Mikrohamartome	Einzeln oder multipel auftretende Knötchen aus gewucherten, zystischen **Gallengängen**, die als von-Meyenburg-Komplex bezeichnet werden.

23.8.2 Durchblutungsstörungen

anämischer Leberinfarkt ↗ Kap. 9.12, Schockleber ↗ Kap. 9.9, Stauungsleber ↗ Kap. 14.1.4

Budd-Chiari-Syndrom
- Posthepatischer Block durch **Verschluss der großen Lebervenen**
- **Ätiologie:** Thrombosen (bei Erythrozytose, malignen Tumoren, Einnahme oraler Kontrazeptiva), Entzündungen und Kompression durch Tumoren

Endophlebitis hepatica obliterans
Venenverschlusskrankheit (in Europa selten): Verschluss der kleinen Lebervenen aufgrund von toxischen Endothelschäden durch Bestrahlung, Zytostatika und Kontrazeptiva

Pfortaderthrombose
Folge von Infektionen (Leberabszesse, Pankreatitis, Cholangitis), Tumoren oder einer Leberzirrhose
- **langsamer Verschluss:** portale Hypertonie und Ausbildung von Kollateralkreisläufen (z.B. Ösophagusvarizen, Caput medusae)
- **akuter Verschluss:** hämorrhagische Dünndarminfarkte

Verschluss der intrahepatischen Pfortaderäste, sog. **Zahn-Infarkte** (kein echter Infarkt, da Nekrosen fehlen), die sich als dunkelbraune, blutreiche Areale vom übrigen Lebergewebe scharf abgrenzen

23.8.3 Stoffwechselstörungen

Hämochromatose ↗ Kap. 12.4, Morbus Wilson ↗ Kap. 17.5.5

α_1-Antitrypsinmangel

Ätiologie / Pathogenese
Das in der Leber gebildete Akute-Phase-Protein α_1-Antitrypsin ist ein wichtiger Proteasen-Inhibitor, der die Gewebe (insbesondere die Lunge) vor aggressiven Proteasen (z.B. Elastase, Trypsin, Thrombin) schützt.
Ursachen des α_1-Antitrypsinmangels: Gendefekt mit Synthese von abnormem α_1-Antitrypsin oder chronischer Tabakkonsum (oxidierende Wirkung)

Morphologie
- Das abnorme α_1-Antitrypsin wird in den **Leberzellen** als **eosinophile Einschlüsse** abgelagert und verursacht bereits im Kindesalter Hepatitiden, die in eine **Zirrhose** münden.
- In der **Lunge** bildet sich durch den gesteigerten Kollagenabbau (aufgrund der fehlenden Schutzwirkung des α_1-Antitrypsins) ein **panazinäres Emphysem** (↗ Kap. 13.2.2) aus.

23.8.4 Entzündungen

virale Hepatitiden ↗ Kap. 14.2

Bakterielle Entzündungen

Leberabszesse
- Infektionen mit Streptokokken, Staphylokokken oder gramnegativen Enterobakterien.
- Die Bakterien können die Leber erreichen über:
  - die Pfortader → **pylephlebetischer Abszess**
  - die A. hepatica bei Sepsis → **septikopyämischer Abszess**
  - die Gallengänge → **cholangitischer Abszess**

• Sie treten meist als multiple gelbe Knoten auf und verursachen hohes Fieber und Schmerzen im rechten Oberbauch.

Parasitäre Entzündungen

Echinokokkose

• **Echinococcus granulosus:** Hundebandwurm, bildet in der Leber bis zu kindskopfgroße, zystische Hydatiden mit bindegewebiger Kapsel (**zystische Echinokokkose**) aus
• **Echinococcus multilocularis:** Fuchsbandwurm, infiltriert das Lebergewebe unter Ausbildung schlauchartiger Hohlräume (**alveoläre Echinokokkose**)

Bilharziose

Schistosomiasis: Infektion mit Schistosoma mansonie, führt zu einer **granulomatösen Entzündung** und **Fibrose** der Leber mit portaler Hypertonie (intrahepatisch-präsinusoidaler Block)

Granulomatöse Hepatitis

• **Ätiologie/Pathogenese:** entsteht meist im Rahmen einer Tuberkulose oder Sarkoidose, aber auch bei Pilzinfektionen (z.B. Histoplasmose), Lues, Morbus CROHN, primär-biliärer Zirrhose und Medikamenten (z.B. Allopurinol)
• **Morphologie:** Die Granulome bestehen meist aus **Epitheloidzellen** und **Riesenzellen**, bei der Tuberkulose zusätzlich mit **zentraler Verkäsung.**

Entzündungen der intrahepatischen Gallengänge

akute eitrige
Cholangitis

Bakterielle Entzündung der Gallengänge. Meist liegt eine kanalikulär-aszendierende Infektion mit E. coli oder Streptokokken bei einem mechanischen Abflusshindernis vor.
Morphologie: Die Portalfelder sind granulozytär infiltriert und ödematös aufgelockert, die Gallengänge sind oft zerstört.
Komplikationen: cholangitische Leberabszesse oder eine **sekundär-biliäre Zirrhose.**

primäre biliäre
Zirrhose (PBC) /
chronische nicht-
eitrige Cholangitis

Autoimmunologisch bedingte, destruierende Cholangitis, die nach jahrelangem Verlauf zu einer Zirrhose mit chronischer Cholestase führt. Sie tritt bevorzugt bei **Frauen** im mittleren Alter auf.
Morphologie: In den Portalfeldern finden sich lymphoplasmazelluläre Infiltrate und epitheloidzellige Granulome. Häufig lassen sich zirkulierende antimitochondriale Antikörper nachweisen.

primär sklerosierende
Cholangitis (PSC)

Wahrscheinlich **autoimmunologisch** bedingte Entzündung der intra- und extrahepatischen Gallengänge mit Cholestase.
Morphologie: zwiebelschalenartige, periduktale Fibrosen und Mottenfraßnekrosen. Nach jahrelangem Verlauf geht auch sie in eine Zirrhose über.

23.8.5 Tumoren

Einteilung: epithelial · mesenchymal · sekundär

Einteilung
epitheliale Tumoren

• **Hepatozelluläre Tumoren:**
  – benigne: fokale noduläre Hyperplasie, Adenom
  – maligne: hepatozelluläres Karzinom

- **Cholangiozelluläre Tumoren:**
  - benigne: Cholangiom, Zystadenom
  - maligne: cholangiozelluläres Karzinom

mesenchymale Tumoren
- **Benigne:** Hämangiom, Fibrome, Myome, Lipome
- **Maligne:** Angiosarkom, Fibrosarkom, Leiomyosarkom, Liposarkom

sekundäre Lebertumoren
- Metastasen (30 % aller Lebertumoren)
- Leberbeteiligung bei Leukämien und malignen Lymphomen

23.8.6 Gutartige Tumoren

Fokale noduläre Hyperplasie

Definition
Knotige Veränderungen in der Leber mit einer **zentralen Narbe**, von der Bindegewebssepten in die Peripherie ausstrahlen („fokale Leberzirrhose").

Ätiologie
Die Ätiologie ist **unklar**, es besteht allerdings eine Assoziation zur Einnahme von ovulationshemmenden Steroiden.

Morphologie
Die bis zu 15 cm großen **Knoten** sind lymphozytär infiltriert und enthalten dicke **Blutgefäße** sowie **proliferierte Gallengänge**.

Leberzelladenom

Definition
Meist singulär auftretendes Adenom, das gehäuft bei Frauen im gebärfähigen Alter, v. a. nach Einnahme ovulationshemmender Steroide, auftritt.

Morphologie
- **Makroskopisch:** bis zu 20 cm groß, scharf abgegrenzt, gelb und von weicher Konsistenz
- **Mikroskopisch:** mehrschichtige Leberzelltrabekel, dilatierte Sinusoide, fehlende Portalfelder

Klinik
Sie neigen zu Blutungen in die freie Bauchhöhle, die dann chirurgisch angegangen werden müssen.

Cholangiom (Gallengangsadenom)
Das Cholangiom ist ein meist subkapsulär gelegener, **mikrozystischer** Tumor, der von den Gallengangepithelien ausgeht. Er besteht aus englumigen Gallengängen mit einreihigem Zylinderepithel.

Hämangiom

Definition
Häufigster gutartiger Lebertumor, der von den **Endothelien** ausgeht.

Morphologie
- **Makroskopisch:** meist solitär auftretend, meist subkapsulär gelegen, 1–4 cm groß
- **Mikroskopisch:** meist kavernöse Form des Hämangioms mit weiten Gefäßräumen

23.8.7 Bösartige Tumoren

Hepatozelluläres Karzinom

Synonym: Leberzellkarzinom

> **Ätiologie:** vorbestehende Lebererkrankung · Risikofaktoren
> **Morphologie:**
> – Makroskopisch: großknotig · multizentrisch · diffus
> – Mikroskopisch: trabekuläre · tubuläre · papilläre Strukturen
> **Klinik:** Allgemeinzustand ↓ · Erythrozytose · Hyperkalzämie

Epidemiologie
- Inzidenz: in den westlichen Industrienationen relativ niedrige, in Afrika und Südostasien hohe Inzidenz
- in Deutschland sind meist **Männer** > 50. Lj. betroffen

Ätiologie
- Sie entstehen häufig auf dem Boden einer **vorbestehenden Lebererkrankung:** Hepatitis B/C, Leberzirrhose, α_1-Antitrypsinmangel, Mukoviszidose oder Hämochromatose.
- **Weitere Risikofaktoren:** chronischer Alkoholabusus, Aflatoxin (aus dem Schimmelpilz Aspergillus flavus), Arsen und Thorotrast (α-Strahler, der früher als Kontrastmittel verwendet wurde)

Morphologie
- **Makroskopisch:** großknotige, multizentrische oder diffuse Wachstumsform, regressive Veränderungen (Blutungen, Nekrosen) auf der Schnittfläche
- **Mikroskopisch:** trabekuläre, tubuläre und papilläre Strukturen möglich
- **Metastasen:** Der Tumor bricht früh in die intrahepatischen Gefäße ein und metastasiert häufig in Lunge, Knochen und regionale Lymphknoten.

Klinik
- rasch sich verschlechternder Allgemeinzustand
- **Paraneoplastische Syndrome:** Erythrozytose, Hyperkalzämie
- **Tumormarker:** α-Fetoprotein, α_1-Antitrypsin können erhöht sein
- **Prognose:** schlecht, mittlere Überlebenszeit nach Diagnosestellung ca. 6 Monate

Cholangiozelluläres Karzinom

> **Definition**
> **Ätiologie:** Nitrosamine · Aflatoxine · Anabolika · Leberegel
> **Morphologie:** Adenokarzinom · diffuses/noduläres Wachstum
> **Klinik:** Gallengangstenosen · Cholestase · Ikterus

Definition
Langsam wachsender, maligner Lebertumor, der von den intrahepatischen Gallengangepithelien ausgeht.

Epidemiologie
seltener als das Leberzellkarzinom; **Manifestationsalter:** 50.–60. Lj.

Ätiologie
Ätiologisch bedeutsame Faktoren sind **Nitrosamine**, **Aflatoxine**, **Anabolika** und **Leberegel**. Ein kausaler Zusammenhang zur Leberzirrhose oder zur chronischen Hepatitis besteht nicht.

Morphologie
- meist **Adenokarzinome**, deren Zellen gelegentlich Schleim produzieren
- diffuses oder noduläres Wachstum
- Metastasen: vorwiegend lymphogen

Klinik

- **Häufige Komplikationen:** Gallengangstenosen mit konsekutiver Cholestase und Ikterus
- **Prognose:** schlecht

Angiosarkom

- **Definition:** Hochmaligner mesenchymaler Tumor der Leber, der nach langjähriger Exposition mit Arsen (z. B. bei Winzern), Polyvinylchlorid (PVC) und Thorothrast entsteht.
- **Mikroskopisch:** polymorphe, spindelförmige Zellen

Hepatoblastom

Maligner, embryonaler Lebertumor, der sich zwischen dem 1. und 4. Lj. manifestiert.

Sekundäre Lebertumoren

- **Lebermetastasen** sind die häufigsten malignen Tumoren der Leber. Der Primärtumor liegt meist im Gastrointestinaltrakt, den Lungen oder der Mamma. Die Histologie entspricht der des Primärtumors.
- Bei **malignen Systemerkrankungen** wie Leukämien oder Lymphomen ist die Leber häufig mitbeteiligt. Lymphatische Leukämien infiltrieren bevorzugt die Portalfelder, während myeloische Leukämien eher diffus das Leberparenchym befallen.

23.9 Extrahepatische Gallenwege und Gallenblase

Cholelithiasis, Cholezystitis, Cholangitis ➚ Kap. 16.1

23.9.1 Tumoren

- **Gallenblasenkarzinom:** Adenokarzinom, das häufig bei Frauen ab dem 60. Lj. auftritt.
  - **Prädisposition:** Cholelithiasis, chronisch-rezidivierende Cholezystitis
  - **Metastasen:** frühe lymphogene und direkte hämatogene Metastasierung in die Leber
- **Gallengangskarzinom:** geht von den Epithelien der extrahepatischen Gallengänge aus. Der Tumor ist mit der Colitis ulcerosa und angeborenen zystischen Leberveränderungen assoziiert. Der so genannte KLATSKIN-Tumor liegt im Bereich der Gabelung des Ductus hepaticus.
- **Papillenkarzinom:** im Bereich der Papilla VATERI lokalisiert; kann vom Pankreas, Duodenum oder Gallengang ausgehen
  Häufige Komplikationen: Blutungen, Cholangitis, Pankreatitis

24 Peritoneum und Retroperitoneum

24.1 Peritonitis

> **Definition**
> **Ätiologie:** bakteriell · abakteriell
> **Klinik:** akutes Abdomen · Kreislaufschock · hohe Letalität

Definition

Akute oder chronische Entzündung des Bauchfells, die lokalisiert oder diffus auftreten kann.

Ätiologie / Pathogenese

- **Bakterielle Peritonitiden:** meist gram-negative Erreger wie E. coli, Proteus oder Enterokokken.
  Sie können den Bauchraum erreichen:
  - durch **Perforation:** Durchbruch bei Appendizitis, gastroduodenalem Ulkus, iatrogen bei endoskopischen Untersuchungen oder Bauchtraumata
  - durch **Penetration:** Durchwanderung bei Appendizitis, Darmentzündungen oder Darminfarkten
  - auf **hämatogenem Weg**
- **Abakterielle Peritonitiden:** Austritt von Galle, Pankreassaft, Urin oder Kontrastmittel (chemisch-toxische Peritonitis)

Klinik

- **Akutes Abdomen:** Schmerzen, „brettharte" Bauchdecke, Erbrechen, Leukozytose
- **Zeichen des Kreislaufschocks:** Pulsanstieg, Blutdruckabfall, Oligurie
- **Prognose:** unbehandelt besteht eine hohe Letalität

24.2 Retroperitoneale Fibrose (Morbus ORMOND)

- **Definition:** Ätiologisch unklare **Fibrose** des lumbosakralen Retroperitoneums → **Ummauerung** und **Kompression retroperitonealer Strukturen** (Harnleiter, Gefäße, Nerven).
- **Morphologie:** chronische Entzündung mit lymphoplasmazellulären Infiltraten

24.3 Tumoren

- **Mesotheliom:** Seltener, primärer Tumor des Peritoneums, der morphologisch dem Pleuramesotheliom entspricht (↗ Kap. 20.4.3) und häufig mit einer chronischen Asbestexposition assoziiert ist.
- **Sekundäre Tumoren:**
  - lymphogene (**Lymphangiosis carcinomatosa**) oder hämatogene Metastasen
  - kontinuierliche Ausbreitung von Organtumoren (v.a. bei Ovarialtumoren durch kavitäre Metastasierung)
- **Pseudomyxoma peritonei:** Ansammlung gallertiger Massen in der Bauchhöhle bei Ruptur eines muzinösen Borderline-Karzinoms des Ovars.

25 Endokrine Organe

funktionelle Läsionen ↗ Kap. 11

25.1 Nebenniere

25.1.1 Neuroblastom

> **Definition**
> **Morphologie:** weicher, rotgrauer Tumor · regressive Veränderungen ·
> Bindegewebssepten · hyperchromatische Kerne · Pseudorosetten
> **Klinik:** Dopamin

Definition

Maligner **embryonaler Tumor** des Nebenierenmarkes und der Paraganglien, der bereits bei Geburt angelegt ist und aus der noch nicht differenzierten Organanlage hervorgeht.
Er manifestiert sich in über 75 % d. F. vor dem 4. Lj. (einer der häufigsten Tumoren im Kleinkindalter).

Verlauf

Das Neuroblastom kann sekundär zu einem malignen **Ganglioneuroblastom** entdifferenzieren oder zu einem gutartigen **Ganglioneurom** ausreifen.

Morphologie

makroskopisch

weicher, rotgrauer Tumor mit **regressiven Veränderungen** (Blutungen, Nekrosen, Verkalkungen) auf der Schnittfläche und von unregelmäßigen **Bindegewebssepten** durchzogen

mikroskopisch

kleine Zellen mit **hyperchromatischen Kernen**, die teilweise **Pseudorosetten** bilden

Klinik

Das Neuroblastom produziert **Dopamin** und metastasiert meist in Skelett oder Leber. **Prognostisch** günstig sind ein Erkrankungsalter unter einem Jahr sowie eine gute Ausdifferenzierung und geringe Ausbreitung des Tumors.

25.2 Schilddrüse

25.2.1 Entzündliche Läsionen

> **Einteilung:** subakut · chronisch-perithyreoidal · chronisch-lymphozytär

Subakute (nicht-eitrige) Thyreoiditis de QUERVAIN

Definition   Granulomatöse Schilddrüsenentzündung

Ätiologie   Die Ätiologie der Erkrankung ist unklar. Es wird eine virale Genese vermutet. Ferner besteht eine Assoziation zum HLA-System.

Morphologie   charakteristische **histiozytäre Granulome mit Riesenzellen**

Klinik   Die Entzündung tritt oft im Anschluss an eine virale Allgemeininfektion (Mumps, Adenoviren, Echoviren u.a.) auf und ist selbstlimitierend.

Chronische perithyreoidale Thyreoiditis

Definition   Seltene, ätiologisch unklare Schilddrüsenentzündung mit ausgeprägter Fibrosierung und Parenchymdestruktion.

Morphologie   Die Schilddrüse ist vergrößert und durch die Fibrosierung eisenhart (**eisenharte Struma** RIEDEL). Die Fibrosierung dehnt sich auf das perithyreoidale Gewebe aus und die Schilddrüse ist fest mit der Umgebung verwachsen. Histologisch zeigen sich lymphozytäre Infiltrate.

Klinik   Durch die lokale Ausbreitung kann es zu Komplikationen wie **Rekurrensparesen** oder **Trachealstenosen** kommen.

Chronische lymphozytäre Thyreoiditis HASHIMOTO

↗ Kap. 11.4.3

25.2.2 Neoplastische Läsionen

> **Einteilung:** follikulär · papillär · anaplastisch · medullär
> **Prognose:** papillär > follikulär > medullär > anaplastisch

Einteilung   Maligne Schilddrüsentumoren sind insgesamt selten. Sie leiten sich ab von:
- **Follikelzellen:** follikuläres, papilläres und anaplastisches Karzinom (♀:♂ = 3:1, bevorzugt ab dem 50. Lj.)
- **C-Zellen:** medulläres Karzinom

Therapie/Prognose   Das **papilläre** Schilddrüsenkarzinom spricht gut auf die Radio-Jod-Therapie an und hat die **beste Prognose**, gefolgt von den follikulären und medullären Karzinomen. Das **anaplastische** Karzinom hat die **schlechteste Prognose.**

Follikuläres Schilddrüsenkarzinom

Definition   Maligner **follikulärer** Tumor, der definitionsgemäß keine papillären Strukturen enthält.

Epidemiologie   Häufigstes Schilddrüsenkarzinom in **Jodmangelgebieten.**

Ätiologie/ Pathogenese   Die Ätiologie ist unklar. Es entsteht meist auf dem Boden einer vorbestehenden **Knotenstruma**.

Morphologie   Man unterscheidet zwei klinisch relevante Typen:

- **Gekapseltes angioinvasives Karzinom:** kann so hoch differenziert sein, dass es sich nur durch seine Kapselinfiltration bzw. Gefäßinvasion vom Adenom unterscheiden lässt
- **Grobinvasives Karzinom:** meist diffus infiltrierend
Metastasierung: überwiegend **hämatogen** in Lungen, Knochen und Gehirn

Papilläres Schilddrüsenkarzinom

Definition

Tumor mit **papillärer** Differenzierung, der **auch follikuläre** Strukturen enthalten kann.

Epidemiologie

Häufigstes Schilddrüsenkarzinom überhaupt, das vorwiegend außerhalb der Struma-Endemiegebiete auftritt.

Ätiologie

Sie treten gehäuft nach Strahlenexposition auf.

Morphologie

- **Makroskopisch:** klein und multizentrisch
- **Mikroskopisch:** hochdifferenzierte papilläre Strukturen, häufig blasse Tumorzellkerne (**Milchglaskerne**) und **Psammomkörper** (kleine rundliche, verkalkte Korpuskel)
- **Metastasierung:** vorwiegend lymphogen in die regionären Lymphknoten

Anaplastisches Schilddrüsenkarzinom

Definition

Wenig differenzierter, hochmaligner Tumor, der weder den follikulären noch den papillären Tumoren zugeordnet werden kann.

Ätiologie

Die Ätiologie ist unbekannt. Sie können aus einem differenzierten papillären oder follikulären Karzinom hervorgehen.

Morphologie

- **zellreich**, sehr **polymorphzellig**, häufig **regressive Veränderungen** (Blutungen, Nekrosen)
- lokal invasiv-destruktives Wachstum
- **Metastasierung:** sowohl lymphogen als auch hämatogen

Medulläres Schilddrüsenkarzinom

Definition

Karzinom, das sich von den **Kalzitonin-produzierenden C-Zellen** der Schilddrüse ableitet.

Ätiologie

Sporadisches Auftreten in 80 % der Fälle. Familiär gehäuftes Auftreten in Zusammenhang mit multiplen endokrinen Neoplasien (**MEN Typ IIa/b**).

Morphologie

- graubrauner Tumor, der rund-ovale bis spindelförmige Zellen enthält
- Nachweis von **AE-Amyloid**, Serotonin, Somatostatin und CEA (carcino-embryonales Antigen)

Klinik

Trotz der hohen Kalzitonin-Spiegel liegt meist eine **Normokalzämie** vor. Ein typisches Symptom sind **Diarrhoen**.

26 Niere

26.1 Fehlbildungen

Arenie · Nierenhypoplasie · Nierendystopie · Zystennieren · Nierenzysten

Arenie

- **Arenie:** einseitiges oder doppelseitiges Fehlen der Nieren
- **Nierenagenesie:** Arenie als Folge einer fehlenden Organanlage (Ureterknospe, Nierenblastem oder Nierengefäße)
- **Nierenaplasie:** Arenie als Folge einer ausgebliebenen Entwicklung einer noch rudimentär vorhandenen Nierenanlage (im Sinne einer Hemmungsfehlbildung)

Anmerkung: Die einseitige Arenie tritt gehäuft mit Fehlbildungen des Ureters, evtl. auch der Genitalorgane auf. Die beidseitige Ausprägung ist mit dem Leben nicht vereinbar.

Nierenhypoplasie

- **Angeborene Zwergniere** mit regelrechtem Aufbau, aber verminderter Zahl der Renculi und Pyramiden. Die gesunde zweite Niere ist i. d. R. hyperplastisch.
- Bei **Einseitigkeit** besteht die Gefahr einer **Pyelonephritis**, einer zystischen Entartung, einer **Nephrosklerose** oder eines **Hochdrucks**. Bei **Doppelseitigkeit** kommt es zur **Urämie**.

Nierendystopie

Angeborene Lageanomalien der Niere mit atypischer Gefäßversorgung. Es sind die häufigsten Fehlbildungen der Niere. Physiologischerweise werden die Nieren zunächst im Becken angelegt und erreichen erst im Laufe ihrer Entwicklung ihre endgültige Lage in der Lumbalregion.

- **Beckenniere:** Bei Ausbleiben dieses scheinbaren Aszensus kommt die Niere neben der A. iliaca im Becken zu liegen.
- **Hufeisenniere:** Beide Nieren sind an ihren unteren Polen miteinander verwachsen und beckenwärts verlagert.
- **Wanderniere** (Senkniere, Ren mobilis): Eine sekundäre Verlagerung in kaudaler Richtung aufgrund einer abnormen Beweglichkeit der Niere, v. a. bei allgemeiner Enteroptose.

Zystische Nierenerkrankungen

Definition
Einteilung: hereditäre Zystenniere infantiler / adulter Typ · Nierenzyste
Formen: polyzystische Nephropathie · Nierenzysten

Definition

Ausbildung harngefüllter Zysten im Nierenparenchym.

Einteilung

- **Hereditäre Zystennieren:** infantiler / adulter Typ
- **Zystische Nierenerkrankungen:** Nierenzysten, die angeboren und erworben sein können

Morphologie	Die dünnwandigen Zysten werden von kubischem Epithel ausgekleidet und enthalten eine klare, gelbliche Flüssigkeit (Ultrafiltrat).
Komplikationen	Niereninsuffizienz, arterielle Hypertonie, Pyelonephritis, Harnwegsinfekte

Formen

polyzystische Nephropathie, adulter Typ	• **autosomal-dominant** vererbt • Manifestation meist zwischen 20. und 40. Lj., Inzidenz: 1:1000 • vorwiegend **beidseitige** Zystenbildung • oft kombiniert mit Zysten in Leber, Pankreas und Milz sowie mit Aneurysmen der Hirnbasisarterien • stark vergrößerte Nieren mit vielen bis zu **mehreren Zentimeter** großen Zysten
polyzystische Nephropathie, infantiler Typ	• **autosomal-rezessiv** vererbt • Manifestation meist im frühen Kindesalter, Inzidenz: 1:10000–40000 • bis auf das Zehnfache vergrößerte Nieren mit zahlreichen, bis zu **2 Millimeter** großen Zysten (→ schwammartiges Aussehen der Schnittfläche), glatte Nierenoberfläche
Nierenzysten	• **Uni-** oder **bilateral** auftretende kortikale Nierenzysten unterschiedlicher Größe, die häufig **Zufallsbefunde** darstellen und in der Regel keinen Krankheitswert besitzen. Ihre klinische Bedeutung liegt eher im differentialdiagnostischen Ausschluss von Neoplasien. • Meist handelt es sich um Nierenfehlbildungen, allerdings entstehen auch in Narben- und Schrumpfnieren multiple kleinere Retentionszysten durch Stenose einzelner Harnkanälchen. • **Komplikationen:** Infektionen und Blutungen, die Flankenschmerzen verursachen können

26.2 Zirkulationsstörungen

Arterielle Störungen
Schockniere ➶ Kap. 9.9

Niereninfarkt	• **Pathogenese:** absolute Ischämie infolge eines vollständigen Verschlusses der Nierenarterienstämme oder deren Äste
	• **Morphologie:**
	  – **keilförmiges, lehmgelbes Areal** mit hämorrhagischem Randsaum im Versorgungsgebiet der betroffenen Arterie
	  – Später: narbige Umwandlung mit **trichterförmiger Einziehung** an der Oberfläche
	• **Typische Symptome:** akuter Flankenschmerz, Hämaturie

Nierensubinfarkt	• **Pathogenese:** relative Ischämie infolge einer chronisch anhaltenden Minderdurchblutung → **selektive Tubulusnekrose**
	• **Morphologie:**
	  – Die gegenüber einer Hypoxie weniger vulnerablen Glomeruli bleiben lange unverändert und rücken dichter zusammen.
	  – Die Niere ist insgesamt verkleinert und zeigt eine glatte Oberfläche (**zentralarterielle Schrumpfniere**).

Venöse Störungen

Stauungsnieren

- **akute venöse Stauung** (meist als Folge einer Rechtsherzinsuffizienz) → vergrößerte und blutreiche Nieren, die auf der Schnittfläche dunkelblaurot erscheinen (**Stauungsnieren**)
- **chronische Stauung** → interstitielle Fibrosierung

Nierenvenenthrombose

gestörte Blutgerinnung, Aortenaneurysma, komprimierender Tumor → Nierenvenenthrombose → **hämorrhagischer Niereninfarkt**

26.3 Erkrankungen der Nierengefäße

Arteriosklerose · Arteriolosklerose · Arteriolonekrose · hämolytisch-urämisches Syndrom · fibromuskuläre Dysplasie

Arteriosklerose

- Im Rahmen einer allgemeinen **Arteriosklerose** kann die A. renalis (zentrale Nierenarterienstenose) oder einer ihrer intrarenalen Äste (periphere Nierenarterienstenose) betroffen sein.
- Die morphologischen Veränderungen entsprechen einem Subinfarkt der Niere (siehe oben).
- Die verminderte Nierendurchblutung führt zu einer erhöhten reflektorischen Reninausschüttung (GOLDBLATT-**Mechanismus**) mit konsekutiver **renaler Hypertonie**.

Arteriolosklerose

- Stenosierende **Hyalinose** der Nierenarteriolen aufgrund einer länger bestehenden arteriellen Hypertonie.
- Die verkleinerten Nieren weisen eine rote, fein granulierte Oberfläche (**rote Granularatrophie**) auf, die durch kleine Schrumpfungsherde in den Rindengebieten entstehen.
- **Prognose:** gut (→ **benigne Nephrosklerose**)

Arteriolonekrose

- **Fibrinoide Nekrose** der Arteriolen aufgrund einer malignen Hypertonie (diastolische Blutdruckwerte >125 mmHg). Sie manifestiert sich meist vor dem 50. Lebensjahr.
- Die normal großen Nieren zeigen petechiale Einblutungen auf der Oberfläche. Histologisch zeigen sich neben der Arteriolonekrose zwiebelschalenartige, stenosierende Fibrosierungen der Interlobulararterien.
- **Prognose:** infaust, 65 % der Patienten versterben an den Folgen einer Urämie oder der Hypertonie (→ **maligne Nephrosklerose**)

hämolytisch-urämisches Syndrom (HUS, GASSER-Syndrom)

- **Glomeruläre Mikroangiopathie** der Niere mit hämolytischer Anämie, akutem Nierenversagen und Thrombozytopenie.
- **Pathogenese:** primäre Störung der Endothelfunktion → (bevorzugt in der Niere auftretende) Mikrothrombose mit Aktivierung des intravasalen Gerinnungssystems → disseminierte intravasale Gerinnung (DIC)

fibromuskuläre Dysplasie

- **Nichtentzündliche Fibrose** der Arterienwand unbekannter Genese, wobei vorwiegend die Nierenarterien betroffen sind (meist sind junge Frauen betroffen).
- Proliferation der glatten Muskulatur und des fibrösen Gewebes der Media und Intima → Stenosen mit konsekutiver renovaskulärer Hypertonie

26.4 Glomerulopathien

Man unterscheidet grundsätzlich entzündliche Glomerulopathien (Glomerulo-nephritiden) von nicht-entzündlichen Glomerulopathien.

26.4.1 Entzündliche Glomerulopathien – Glomerulonephritiden (GN)

> **Definition**
> **Einteilung:** histologisch · klinisch · kausal · formalpathogenetisch
> **Ätiologie:** unbekannt · immunologische Mechanismen

Definition

Unter dem Begriff der Glomerulonephritis fasst man alle renalen Entzündungen zusammen, die sich primär in den Glomeruli abspielen.

Einteilung

- **Histologische Einteilung:** diffus/fokal, global/segmental, endo-/extrakapillär
- **Klinische Einteilung:** nephritisches Syndrom, nephrotisches Syndrom, rapid progressiver Verlauf
- **Kausale Pathogenese:** Antibasalmembran-Antikörper-Nephritis, Immun-komplexnephritis
- **Formalpathogenetische Einteilung:** endokapilläre GN, extrakapilläre GN, membranöse GN, mesangioproliferative GN, Morbus BERGER/IgA-Nephritis, membranoproliferative GN, minimal-change-GN

Ätiologie/ Pathogenese

Die Ätiologie und Pathogenese der verschiedenen Läsionen ist nicht in allen Ein-zelheiten bekannt. Klinische, experimentelle und immunhistochemische Daten weisen darauf hin, dass sämtlichen Glomerulonephritiden ein **immunologischer Mechanismus** zugrunde liegt, wobei es sich in vielen Fällen um **autoaggressive Prozesse** handelt.

Histologische Einteilung

In der Klinik hat sich die Einteilung nach den histologischen Veränderungen des Schlingenkonvoluts bewährt:

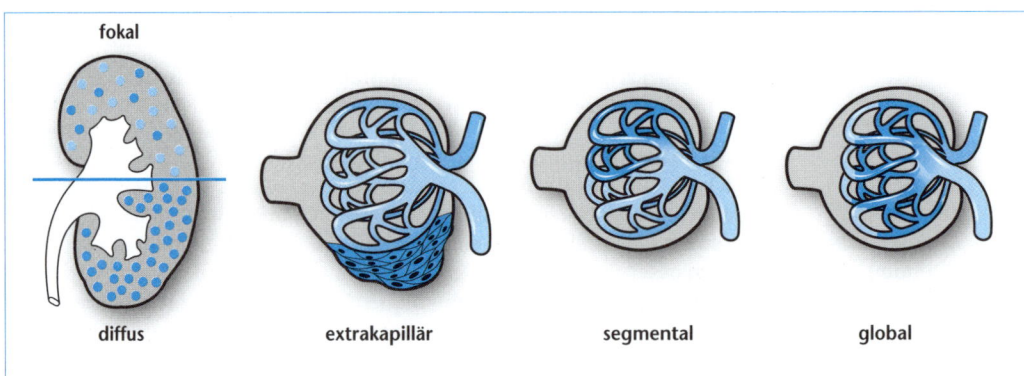

Abb. 26.1: Einteilung der Glomerulonephritiden nach den histologischen Veränderungen des Schlingenkonvoluts [2]

diffus vs. fokal	Bei der **diffusen** GN sind (im Gegensatz zu den **fokalen** Glomerulusläsionen) mehr als 80 % der Glomeruli entzündlich verändert.
global vs. segmental	Der einzelne Glomerulus kann entweder vollständig (**global**) oder nur abschnittsweise (**segmental**) von dem entzündlichen Prozess betroffen sein.
endo- vs. extrakapillär	Der entzündliche Prozess ist bei den **endokapillären** Formen auf die Endothelien und die Basalmembran beschränkt, während bei den **extrakapillären** Formen auch das BOWMAN-Kapselepithel mit betroffen ist.

Klinische Einteilung

Unabhängig von der histologischen Einteilung lassen sich drei klinische Entitäten unterscheiden:

	nephritisches Syndrom	nephrotisches Syndrom	rapid progressiver Verlauf
Symptome	• Hämaturie • mäßige Proteinurie (< 3 g/d) • Hypertonus	• große Proteinurie (> 3 g/d) • Hypalbuminämie • Ödeme, Hyperlipidämie	Plötzlich beginnende Hämaturie, Proteinurie und renale Anämie
Verlauf	akut, heilt meist aus	meist chronisch	rasch fortschreitendes Nierenversagen
Vorkommen	• endokapilläre GN • mesangioproliferative GN	• membranöse GN • membranoproliferative GN • minimal-change GN	prinzipiell bei allen Formen der Glomerulonephritis, hauptsächlich aber bei der extrakapillären GN

Kausale Pathogenese

In den meisten Fällen kommt es zu einer allergischen/hypergischen Reaktion der humoralen Immunabwehr. Zelluläre Immunprozesse sind selten. Es lassen sich im Wesentlichen zwei Hauptgruppen voneinander unterscheiden:

Antibasalmembran-Antikörper-Glomerulonephritis	**Autoreaktive Antikörper** (Typ-II-Reaktion nach COOMBS und GELL) binden an antigene Strukturen der Basalmembran und aktivieren das Komplementsystem und zelluläre Entzündungsreaktionen → Ausbildung einer GN. Die Antikörper lagern sich gleichmäßig in der Basalmembran ab (immunfluoreszenzmikroskopisch: **lineares Ablagerungsmuster**)
Immunkomplex-Glomerulonephritis	**Antigen-Antikörperkomplexe** (Typ-III-Reaktion nach COOMBS und GELL) lagern sich diskontinuierlich auf der Basalmembranaußenseite (**subepithelial**) als höckerartige Gebilde (**Humps**, engl. Höcker) ab und lösen ebenfalls eine Komplementreaktion aus. Je nachdem, wo die antigene Struktur lokalisiert ist, unterscheidet man:

- **„In-situ"-Immunkomplexe:** Die Antigene sind Bestandteile der Podozytenmembran.
- **„Implantierte" Antigene:** Die zirkulierenden Antigene lagern sich vor der Immunkomplexbildung auf der Basalmembran ab.
- **Zirkulierende Immunkomplexe:** Antikörper bilden Komplexe mit den Antigenen vor der Ablagerung auf den Basalmembranen.

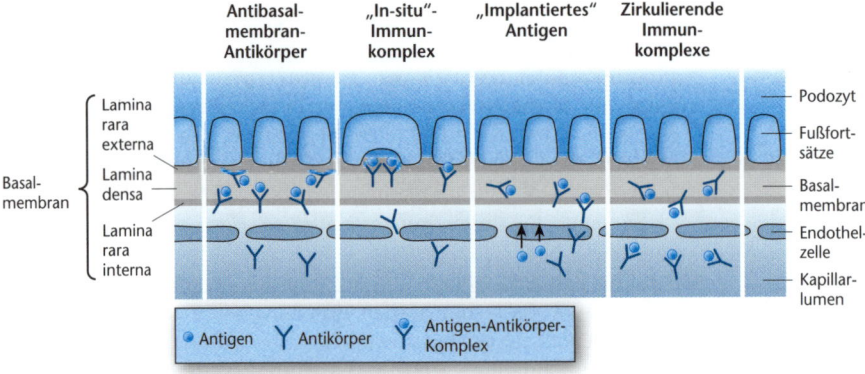

Antibasal-membran-Antikörper	„In-situ"-Immun-komplex	„Implantiertes" Antigen	Zirkulierende Immun-komplexe

Abb. 26.2: Schematische Darstellung der Antibasalmembran-Antikörper-Glomerulonephritis und der Immunkomplex-Glomerulonephritis [2]

Formalpathogenetische Einteilung

endokapilläre GN

- Synonyme: akute postinfektiöse GN, akute exsudativ-proliferative GN
- Immunkomplexnephritis nach einer **Infektion mit β-hämolysierenden Streptokokken** (in seltenen Fällen auch andere Erreger). **Zirkulierende Immunkomplexe** lagern sich in Häufchen **(Humps)** subepithelial an der Außenseite der Basalmembran ab.
- **Morphologie:** Die vergrößerten Glomeruli weisen ein verbreitertes Mesangium als Folge einer Proliferation glomerulärer Zellen auf. Bei Chronifizierung lagern sich die Immunkomplexe im Mesangium ab (Übergang in die mesangioproliferative Form).
- **Klinik:** nephritisches Syndrom mit guter Prognose. In 80 % der Fälle heilt sie spontan ab, in 10 % der Fälle geht sie in die chronische (mesangioproliferative) Form über.

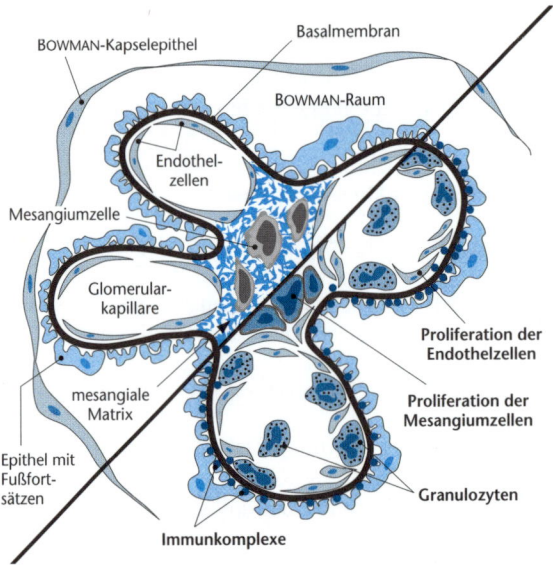

Abb. 26.3: Endokapilläre Glomerulonephritis [3]

extrakapilläre
Glomerulonephritis

↗ Kap. 26.4.2

membranöse GN

- **Immunkomplexnephritis vom In-situ-Typ** als idiopathische Form oder als Folge von Medikamenteneinnahme (D-Penicillamin, Gold, Captopril), Drogenabusus (Heroin), Infektionen (Hepatitis B, Lues, Malaria), Paraneoplasien (Bronchialkarzinom, Melanom) und Lupus erythematodes.
- **Morphologie:** Die Immunkomplexe lagern sich **subendothelial** ab, wodurch es zu einer Basalmembranverbreiterung ohne auffällige Zellproliferation kommt (→ Abb. 26.4):
  - **I:** Subepitheliale Ablagerung der Immunkomplexe in Häufchen (Depotbildung) und spikeartige Basalmembranneubildung zwischen den Immunglobulindepots, die der Basalmembran einen zahnradartigen Aspekt verleihen.
  - **II:** Umhüllung der Depots durch Verdickung der Basalmembran (Kettengliedaspekt).
- **Klinik:** Die Patienten leiden an einem nephrotischen Syndrom und entwickeln in 75 % der Fälle innerhalb von 10-15 Jahren ein chronisches Nierenversagen.

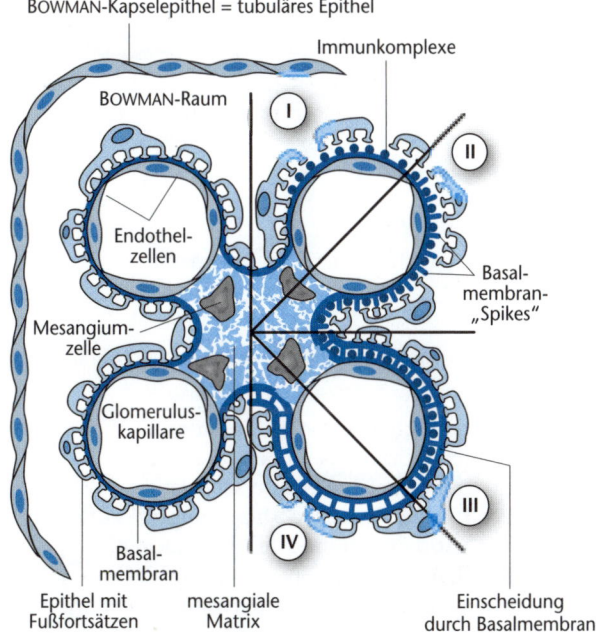

Abb. 26.4: Membranöse Glomerulonephritis [2]

mesangioproliferative
GN

- Synonyme: mesangiokapilläre GN, lobuläre GN
- **Häufigste Form** (50 % aller GN), die entweder als chronische Verlaufsform der akut-exsudativen GN oder im Rahmen von Systemerkrankungen (Lupus erythematodes, Purpura Schoenlein-Henoch) auftritt.
- **Morphologie:** Proliferation mesangialer Zellen mit Verbreiterung des Mesangiums und eine Sklerosierung des Mesangiums im fortgeschrittenen Stadium. Immunfluoreszenzmikroskopisch zeigt sich ein mesangiogranuläres Ablagerungsmuster der Immunglobuline (IgG, IgM, IgA).

- **Klinik:** je nach Grunderkrankung isolierte Hämaturie und/oder Proteinurie, in selteneren Fällen nephritisches oder nephrotisches Syndrom. Die Prognose ist gut, nur selten geht sie in ein chronisches Nierenversagen über.

Morbus Berger/IgA-Nephritis

- Häufige **Sonderform** (25 % aller GN) der **mesangioproliferativen GN** mit unklarer Ätiologie.
- Massive Ablagerung von IgA im Mesangium. Häufig geht eine Entzündung der oberen Atemwege voraus.
- **Klinik:** langsam progredienter Verlauf mit ungünstiger Prognose

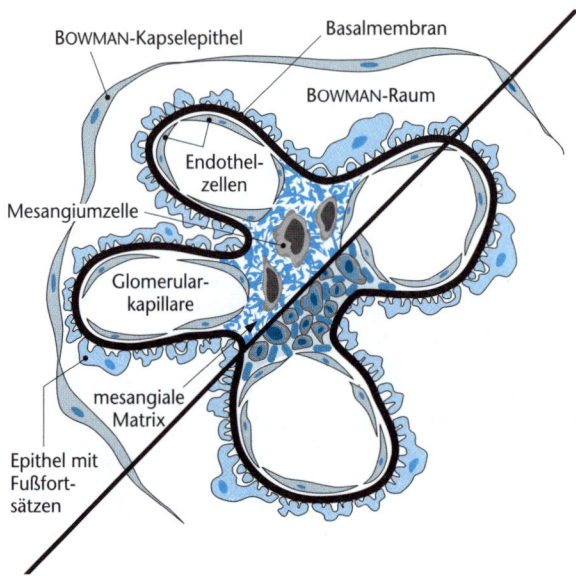

Abb. 26.5: Mesangioproliferative Glomerulonephritis [3]

membranoproliferative GN

- Prognostisch ungünstige Variante mit Proliferation mesangialer Zellen und Verbreiterung der Basalmembran.
  Es werden zwei Typen unterschieden:
  Typ I: Subendotheliale Ablagerung zirkulierender Immunkomplexe (fast immer assoziiert mit Infektionskrankheiten).
  Typ II: Autoantikörper (sog. nephrotic factor) aktivieren das Komplementsystem auf dem alternativen Weg mit konsekutivem Mangel an Komplementfaktoren.
- **Morphologie:** Bei beiden Typen kommt es zu einer Proliferation der Mesangiumzellen, die mit ihren Zellausläufern zwischen Endothel und Basalmembran vordringen (**mesangiale Interposition**). Endothel- und Mesangiumzellen bilden ein basalmembranartiges Material, wodurch die Basalmembran doppelkonturiert erscheint. Beim Typ II wird abgebautes C_3 als elektronendichte Granula (**dense deposits**) in die Basalmembran eingelagert.
- **Klinik:** nephrotisches Syndrom mit progredientem Verlauf

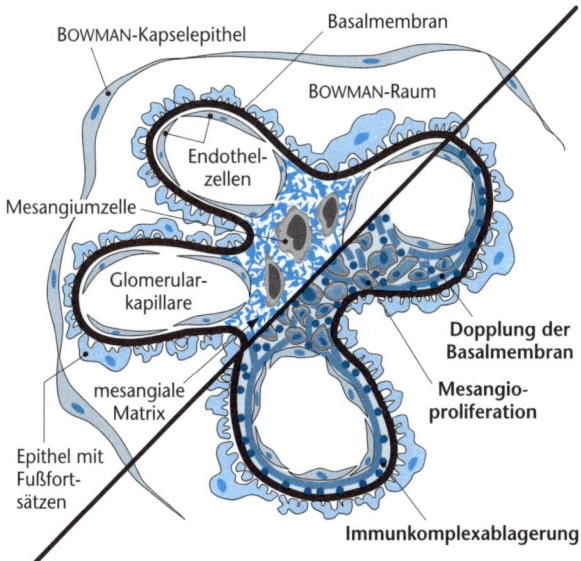

Abb. 26.6: Membranoproliferative Glomerulonephritis [3]

minimal-change Glomerulonephritis

- Synonym: Lipoidnephrose
- T-Zell-vermittelte Glomerulonephritis.
- **Morphologie:** Weder mikroskopisch noch immunfluoreszenzmikroskopisch lassen sich Veränderungen an den betroffenen Glomeruli feststellen (deshalb die Bezeichnung „minimal-change"). Elektronenmikroskopisch zeigt sich allerdings eine Verschmelzung der Fußfortsätze der Podozyten.
- **Klinik:** nephrotisches Syndrom, bei gutem Ansprechen auf die Steroidtherapie relativ gute Prognose

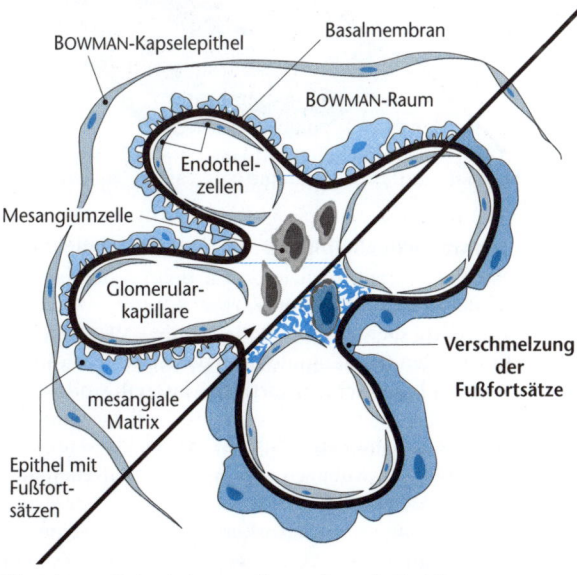

Abb. 26.7: Minimal-change Glomerulonephritis [3]

26.4.2 Glomerulonephritiden bei Systemerkrankungen

> **Pathogenese:** Immunkomplex-GN · Antibasalmembran-GN
> **Morphologie:** extrakapilläre GN · Halbmond-GN
> **Klinik:** nephrotisches Syndrom
> **Grunderkrankungen:** GOODPASTURE-Syndrom · systemischer Lupus
> erythematodes · WEGENER-Granulomatose · Panarteriitis nodosa

**Pathogenese/
Morphologie**

Kausalpathogenetisch handelt es sich entweder um eine **Immunkomplex-GN** (systemischer Lupus erythematodes) oder eine **Antibasalmembran-GN** (GOOD-PASTURE-Syndrom).

Massive Zerstörung der Glomerulusschlingen führt zu Einblutungen in die BOW-MAN-Kapsel mit Fibrinexsudation und Verklebungen (**extrakapilläre GN**). Folgen sind eine reaktive Entzündung und eine starke, halbmondförmige Proliferation der Epithelzellen (deshalb auch **Halbmond-GN**).

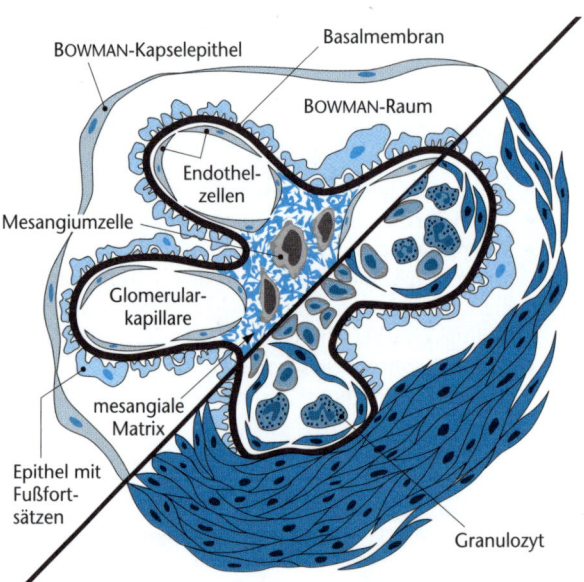

Abb. 26.8: Extrakapilläre (rapid progressive) Glomerulonephritis [3]

Klinik

- **nephrotisches Syndrom**, gelegentlich mit rapid progressivem Verlauf und terminaler Niereninsuffizienz (v. a. beim systemischen Lupus erythematodes und beim GOODPASTURE-Syndrom)
- Es kommt nicht zwangsläufig zu einer **Niereninsuffizienz**. Eine Ausheilung ist bei konsequenter immunsuppressiver Behandlung der Grunderkrankung möglich (eine frühzeitige Diagnose ist für die Prognose entscheidend).

Grunderkrankungen
GOODPASTURE-Syndrom

- **Antibasalmembran-GN**, bei der sich die Antikörper gegen das Basalmembran-Kollagen (Kollagen Typ IV) richten. Neben den Nieren ist auch die **Lunge** betroffen, da sich die Basalmembranen in Niere und Lunge ähnlich sind.
- Immunfluoreszenzmikroskopisch zeigt sich eine **lineare Ablagerung der Antikörper** entlang der Basalmembranen der Nierenglomeruli und der Lungenalveolen.

systemischer Lupus erythematodes (SLE)	• Systemerkrankung der **Haut** und der **Gefäße**, bei der es in 70 % d. F. zu einer Beteiligung der **Nieren** kommt (prognostisch bedeutsamste Begleiterkrankung des SLE) • **Immunkomplexnephritis** durch Bildung von Autoantikörpern gegen körpereigene DNS (antinukleäre Antikörper = ANA) und u. U. auch gegen Blutzellen und andere Gewebe • Neben der extrakapillären GN kann beim SLE auch jede andere Form der GN auftreten.
WEGENER-Granulomatose	• Epitheloidzellige, granulomatös-nekrotisierende Vaskulitis mit ulzerierenden **Granulomen** im Bereich des **Respirationstraktes** mit Nierenbeteiligung. • **Immunkomplexnephritis** durch Autoantikörperbildung gegen die Neutrophilengranula (c-ANCA = **c**ytoplasmatic-**a**nti-**n**eutrophile-**c**ytoplasmatic-**a**ntibody)
Panarteriitis nodosa	↗ Kap. 22.6.1

26.4.3 Nichtentzündliche Glomerulopathien

> **Ätiologie:** genetisch · erworben · Eiweißstoffwechselstörungen
> **Klinik:** nephrotisches Syndrom
> **Formen:** ALPORT-Syndrom · diabetische Nephropathie · Nierenamyloidose · Plasmozytomniere

Ätiologie

Bei den nichtentzündlichen Glomerulopathien kommt es aus folgenden Gründen zu Basalmembranveränderungen:
• Genetisch bedingte Erkrankungen: ALPORT-Syndrom
• Erworbene Läsionen: Diabetes mellitus
• Störungen des Eiweißstoffwechsels: Nierenamyloidose, Plasmozytomniere

Klinik

Allen Formen ist das **nephrotische Syndrom** gemeinsam.

Formen

ALPORT-Syndrom (progressive hereditäre Nephritis)	• Autosomal-dominante Erbkrankheit mit fokal sklerosierender **Nephropathie**, **Innenohrschwerhörigkeit** und **Augenanomalien** (Katarakt, Keratokonus). • Der Gendefekt betrifft das **„Goodpasture-Antigen"** (nicht-kollagene Komponente des Typ-IV-Kollagens), Folge ist eine strukturelle Störung der Kollagenfibrillen der Basalmembran („Durchlöcherung" der Basalmembran). • Prognose: sehr schlecht, meist kommt es im Laufe der 3. Lebensdekade zur terminalen Niereninsuffizienz
diabetische Nephropathie	• Nierenläsion im Spätstadium des Diabetes mellitus (in 40 % der Fälle Todesursache). • Hyperglykämie führt zu einer Verbreiterung der Basalmembran (verstärkte Glykosilierung der Basalmembran-Proteine). • Makroskopisch zeigt sich eine große, blasse und fein granulierte Schnittfläche. Mit der Zeit kommt es zu mesangialen Veränderungen: zunächst diffuse Nephrosklerose, später **noduläre Nephrosklerose** (Glomerulosklerose KIMMELSTIEL-WILSON) als charakteristische Schädigung. (👁 Foto 26) In den proximalen Tubulusanteilen kommt es zu einer Einlagerung der verstärkt rückresorbierten Glukose in Form von Glykogen (ARMANNI-EBSTEIN-Zellen).

Nierenamyloidose
- Nierenbeteiligung im Rahmen einer Amyloidose (↗ Kap. 3.5.4).
- Zunächst lagert sich das Amyloid im Mesangium ab (also extrazellulär), mit zunehmender Progredienz veröden die Glomeruli und das Amyloid lagert sich in den Arteriolen ab.
- Im Rahmen eines Plasmozytoms (monoklonale Gammopathie) kommt es zu einer Ablagerung von Immunglobulin-Leichtketten (AL-Amyloidose). Die Basalmembranen werden geschädigt, da nicht alle Proteine basalmembrangängig sind. Es kommt u. U. zu einer Fremdkörperreaktion (**Plasmozytomniere**).

26.5 Tubulopathien

> **Definition**
> **Einteilung:** primär · sekundär
> **Ätiologie:** Genmutation · Hypoxie · Intoxikationen · Stoffwechselerkrankungen
> **Pathogenese:** interstitielle Nephritis
> **Formen:** Zystinurie · FANCONI-Syndrom · renaler Diabetes insipidus · ischämische Tubulopathie · toxische Tubulopathie · Uratnephropathie · Nephrokalzinose · Cystinose

Definition
Angeborene oder erworbene Störungen der tubulären Rückresorption.

Einteilung
- **Primäre Tubulopathien:** Sie entstehen durch eine Genmutation des entsprechenden Transportproteins.
- **Sekundäre Tubulopathien:** hypoxische Schädigung (Schockniere), Intoxikation (Schwermetalle, Arzneimittel), Anhäufung pathologischer Stoffwechselprodukte bei angeborenen Stoffwechselerkrankungen

Pathogenese
Die tubulären Nierenschäden führen alle letztendlich zu Entzündungen des renalen Interstitiums (interstitielle Nephritis ↗ Kap. 26.6).

26.5.1 Primäre Tubulopathien

> Zystinurie · FANCONI-Syndrom · renaler Diabetes insipidus

Zystinurie
- **Hereditärer Transportdefekt** der renalen Tubulusepithelien, der zu einer Übersättigung des Urins mit Cystin führt.
- Von der Resorptionsstörung sind auch Lysin, Arginin und Ornithin betroffen. Durch Ausfällung kommt es zu einer **Nephrolithiasis** mit Bildung von **Cystinsteinen**.

FANCONI-Syndrom
- Komplexe Störung der Tubulusfunktion mit Hyperphosphaturie, Glukosurie, generalisierter Aminoazidurie, renalem Bikarbonat-, Kalium- und Wasserverlust.
- Neben der seltenen **idiopathischen** Form (hereditär, sporadisch) tritt das FANCONI-Syndrom häufig als **Begleiterkrankung** angeborener **Stoffwechselerkrankungen** (Cystinose, Morbus WILSON u.a.) auf.
- **Klinik:** Vitamin-D-refraktäre Rachitis, Dehydratation, Muskelschwäche, Minderwuchs, Polyurie

| renaler Diabetes insipidus | **Angeborene Resistenz** (x-chromosomaler Erbgang mit variabler Penetranz) der distalen Tubulusabschnitte und der Sammelrohre **gegenüber** dem **antidiuretischen Hormon** (ADH, Vasopressin) → Verlust der Konzentrationsfähigkeit der Niere. |

26.5.2 Sekundäre Tubulopathien

ischämische Tubulopathie · toxische Tubulopathie · Uratnephropathie · Nephrokalzinose · Zystinose

ischämische Tubulopathie	Sammelbezeichnung für pathologisch-anatomische Veränderungen im Rahmen einer verminderten Nierendurchblutung (z. B. beim Schock).
toxische Tubulopathie	• **Toxische Schädigung** der Nierentubuli (vakuoläre Degeneration, hydropische Schwellung, Epithelnekrosen) → akutes Nierenversagen • **Potentiell nephrotoxische Substanzen:** Schwermetalle (Blei, Quecksilber usw.), Medikamente (nichtsteroidale Antiphlogistika, Zytostatika, Antibiotika, Immunsuppressiva etc.), organische Lösungsmittel (Tetrachlorkohlenstoff, Chloroform)
Uratnephropathie	Tubuläre und interstitielle Nierenschäden aufgrund einer Ausfällung von Urat in den Sammelrohren bei Hyperurikämie (**Uratnephropathie**). Die Uratkristalle gelangen in das Interstitium und verursachen eine Entzündung vom Fremdkörpertyp mit Ausbildung von Gichttophi. **Anmerkung:** Verschmelzen mehrere Gichttophi, spricht man von einer **Gichtniere**.
Nephrokalzinose	Radiologisch nachweisbare Ausfällung von Kalksalzen in Tubulusepithelien und Niereninterstitium. Formalpathogenetisch unterscheidet man: • **Dystrophische Nephrokalzinose:** lokale Verkalkung in entzündlichem oder nekrotischem Gewebe bei normalem Kalziumplasmaspiegel • **Metastatische Nephrokalzinose:** erhöhter Kalziumplasmaspiegel z. B. bei Hyperparathyreoidismus Typisch sind punkt- bis streifenförmige Schatten im Röntgenbild.
Zystinose	Autosomal-rezessiv vererbte **Zystinspeicherkrankheit**, bei der es zu Ablagerungen von L-Zystinkristallen in allen Körperzellen kommt. In Niere, Knochenmark, Lymphozyten, Konjunktiven und Cornea finden sich **hexagonale Zystinkristallablagerungen**.

26.6 Interstitielle Nephritiden

| Definition | Entzündung, die sich hauptsächlich im renalen Interstitium abspielt. |
| Einteilung / Pathogenese | • **Primäre interstitielle Nephritis:** geht vom renalen Interstitium aus und kann sich auf die Tubuli ausdehnen
• **Sekundäre interstitielle Nephritis:** geht zunächst von den Tubulusepithelien aus und kann auf das Interstitium übergreifen
Es handelt sich meist um eine erregerbedingte Entzündung, die man auch als **Pyelonephritis** bezeichnet, obwohl die Entzündung nicht immer primär vom Nierenbecken (Pyelon) ausgeht. |

Im Gegensatz zur Glomerulonephritis sind interstitielle Nephritiden meist **einseitig betont** (asymmetrisch, unregelmäßig) und weisen klinisch keine glomerulären Schädigungszeichen auf.

26.6.1 Pyelonephritis

> **Definition**
> **Ätiologie/Pathogenese:** aszendierende interstitiell-destruktive Nephritis · deszendierende interstitiell-destruktive Nephritis
> **Morphologie:** eitrige Gewebeeinschmelzung · pyelonephritische Schrumpfniere · „Stein-Schrumpfniere"

Definition

Akut oder chronisch verlaufende, bakterielle Entzündung des Nierenparenchyms mit tubulärer und interstitieller Beteiligung (einschließlich der Nierenbecken).

Ätiologie/ Pathogenese

- Aszendierend Erregerausbreitung über die ableitenden Harnwege (**aszendierende interstitiell-destruktive Nephritis**, Pyelonephritis im engeren Sinne), meist bei Harnabflussstörung (Tumor, Prostatahyperplasie, Urolithiasis, Fehlbildung).
  Häufige Erreger: uropathogene E. coli, Klebsiellen, Proteus
- Entzündungen im Rahmen einer **Sepsis** (hämatogene Keimbesiedlung) führen zu einer **deszendierenden interstitiell-destruktiven Nephritis**.
- **Prädisponierende Faktoren:** Metabolische Erkrankungen wie Diabetes mellitus, Gicht, Oxalose oder Hyperkalzämie mit Nephrolithiasis begünstigen durch entsprechende Schädigung des Nierenparenchyms die Erregerbesiedlung.

Morphologie

- Eitrige Einschmelzung des Gewebes, häufig mit chronisch-rezidivierendem Verlauf.
- Im Endstadium sind die Nieren erheblich geschrumpft (Nierengewicht bis zu 40 g, Normalgewicht: 120–200 g) und oft nicht mehr klassifizierbar (**pyelonephritische Schrumpfniere**).
- „**Stein-Schrumpfniere":** Pyelonephritische Schrumpfniere aufgrund einer Harnwegsobstruktion mit Steinbildung (häufigste Ursache für einen chronischen Verlauf).

! **Merke:** Die Nieren sind herdförmig und asymmetrisch verändert, während sie bei der GN immer beidseitig und meist diffus betroffen sind.

26.6.2 Nicht-destruierende interstitielle Nephritiden

> **Definition**
> **Ätiologie:** Analgetika-Abusus · allergisch · toxisch · parainfektiös
> **Morphologie:** „Phenacetin-Niere" · Markkegel-/Papillenspitzennekrosen

Definition

Abakterielle, nicht-destruierende Entzündung des renalen Interstitiums, die beide Nieren diffus betrifft und meist mit einer Parenchymsklerosierung einhergeht.

Ätiologie/ Pathogenese

- Häufigste Ursache (90 %): langjähriger **Analgetika-Abusus** (Phenacetin oder Paracetamol): Die Phenacetin- oder Paracetamol-Metaboliten werden unter dem Einfluss mikrosomaler Oxygenasen in reaktive Metaboliten umgewandelt und schädigen direkt die Zellen.

- Weitere Ursachen: **allergische** (Penicillin, Sulfonamide etc.), **toxische** (Blei, Glykol) und **parainfektiöse** (virale) Ursachen

Morphologie **„Phenacetin-Niere"**: weißlich verfärbte Schnittfläche (durch diffus eingelagerte Leukozyten), verwaschene Mark-Rinden-Grenze und Papillennekrosen (**Markkegel-/Papillenspitzennekrosen**)

26.6.3 Nierentuberkulose

> **Definition**
> **Pathogenese:** hämatogene Streuung
> **Morphologie:** käsige kavernöse Herde · Kittniere

Definition Die Urogenitaltuberkulose tritt bei ca. 5 % aller Patienten mit primärer Lungentuberkulose auf und ist somit die häufigste Form einer isolierten, extrapulmonalen Organtuberkulose.

Pathogenese meist hämatogene Streuung aus einem pulmonalen Primärherd

Morphologie
- **käsige kavernöse Herde**, die gegen die Umgebung fibrinös abgekapselt sind (gekapselte Nierentuberkulose)
- bei Übergreifen auf das Kelchsystem kommt es zu einer offenen Nierentuberkulose mit Entleerung des infektiösen Materials
- **Kittniere:** Abkapselung und Eindickung des nekrotischen Materials im Endstadium

26.7 Niereninsuffizienz

26.7.1 Akute Niereninsuffizienz

> **Definition**
> **Ätiologie/Einteilung:** prärenale · renale · postrenale Ursachen
> Stadien

Definition Plötzlich einsetzender, potentiell reversibler **Ausfall der Nierenfunktion** mit konsekutiver Einschränkung der glomerulären Filtrationsleistung bis hin zu Oligo-/Anurie und Anstieg der harnpflichtigen Substanzen (Harnstoff, Kreatinin).

Ätiologie
- **Prärenale** Ursachen: toxische oder ischämische Schädigung der Nieren
- **Renale** Ursachen: Nierenerkrankungen unterschiedlicher Genese
- **Postrenale** Ursachen: Abflussstörungen

Stadien Die akute Niereninsuffizienz verläuft in folgenden Stadien:
1. Stadium der Nierenschädigung
2. Stadium der Oligo-/Anurie
3. Stadium der Polyurie
4. Stadium der Restitution (Normurie)

26.7.2 Chronische Niereninsuffizienz

> **Definition**
> **Ätiologie:** diabetische Nephropathie · chronische Glomerulonephritiden · hypertoniebedingte Nierenschäden · Pyelonephritiden · Zystennieren
> **Klinik/Pathogenese:** Frühsymptome · Störungen des Elektrolythaushaltes · Störungen der inkretorischen Nierenfunktionen · Urämie

Definition

Chronisches, irreversibles Nierenversagen als Folge einer Reduktion der Anzahl intakter Nephrone.

Ätiologie

- **Häufigste Ursache: diabetische Nephropathie**
- **Weitere Ursachen:** chronische Glomerulonephritiden, hypertoniebedingte Nierenschäden, Pyelonephritiden, Zystennieren u. a.

Klinik/Pathogenese

Das klinische Bild ergibt sich aus den Einschränkungen der exkretorischen und inkretorischen Funktionen der Niere:

- **Frühsymptome:** Polyurie, Nykturie und Polydipsie

Anmerkung: Die Niere muss aufgrund ihrer eingeschränkten Konzentrationsfähigkeit mehr Flüssigkeit ausscheiden, um das täglich anfallende osmotische Gut konzentrieren zu können.

- **Störungen des Elektrolythaushaltes:** Hypernatriämie, Hyperkaliämie, metabolische Azidose, Wasserretention
  ($\rightarrow$ Hypertonie, Lungenödem, Herzinsuffizienz)
- **Störungen der inkretorischen Nierenfunktionen:**
  - **Renale Anämie:** Erythropoetinmangel
  - **Renale Osteopathie:** sekundärer Hyperparathyreoidismus durch Störungen des Vitamin-D-Stoffwechsels
- **Störungen der entgiftenden Funktion** $\rightarrow$ Urämie

26.7.3 Urämie

Definition

Das **urämische Syndrom** ist eine **„Harnvergiftung"** als Ausdruck der terminalen Niereninsuffizienz.

Pathogenese

Die an sich wenig giftigen Stoffe Kreatinin und Harnstoff sind nur klinische Indikatoren der Urämie (Harnstoff kann in hoher Konzentration Übelkeit und Erbrechen auslösen). Die eigentlichen **„Urämiegifte"** sind **Abbauprodukte des Eiweiß- und Purinstoffwechsels**.

Klinik

Symptome (neben den oben genannten): Foetor uraemicus, Perikarditis, Enzephalopathie mit Konzentrationsstörungen, Lungenödem, Wesensänderung, Verwirrtheitszustände, Krampfneigung, Bewusstlosigkeit bis hin zum urämischen Koma

Stadium I (vollständige Kompensation)	die glomeruläre Filtrationsrate (GFR) ist auf bis zu 50 % reduziert; die Retentionswerte liegen im Normbereich
Stadium II (kompensierte Retention)	GFR = 20 – 50 %; i.d.R. keine klinischen Zeichen der Urämie
Stadium III (präterminale Nieren- insuffizienz)	GFR = 10 – 20 %; erste klinische Zeichen einer Urämie, die sich noch konservativ beherrschen lassen
Stadium IV (terminale Nieren- insuffizienz)	GFR < 10 %; die urämischen Symptome sind konservativ nicht mehr beherrschbar → Indikation zur Nierenersatz- therapie (Dialyse, Nierentransplantation)

Tab. 26.1: Stadieneinteilung der chronischen Niereninsuffizienz nach SARRE

26.8 Tumoren der Niere

26.8.1 Gutartige Nierentumoren

Nierenzelladenom · Subkapsulär gelegene, gelbliche Knoten, die papillär differenziert sind und bis zu einem Durchmesser von 1 cm keine Atypien zeigen.

benignes Onkozytom · Es besteht überwiegend aus **Onkozyten** mit **eosinophilem Zytoplasma** (mito- chondrienreiche Zellen) und erscheint auf der Schnittfläche bräunlich.

26.8.2 Bösartige Nierentumoren

Nierenzellkarzinom

> **Definition**
> **Ätiologie / Pathogenese:** sporadisch · VON-HIPPEL-LINDAU-Syndrom · Verlust eines Tumorsuppressorgens
> **Morphologie:** klarzellig · chromophil · chromophob · Duct-BELLINI-Typ
> **Klinik:** Flankenschmerzen · Hämaturie · palpabler Tumor

Definition · Langsam wachsender Tumor mit einem Durchmesser von > 1 cm, der vom Nie- renparenchym ausgeht.

Ätiologie / Pathogenese
- meist sporadisch, selten vor dem 40. Lj., gehäufte familiäre Manifestation fin- det man beim autosomal-rezessiv vererbten VON-HIPPEL-LINDAU-Syndrom (Phakomatose ➚ Kap. 17.9.3)
- Pathogenetisch liegt eine Beeinträchtigung oder ein **Verlust eines Tumorsup- pressorgens** auf dem kurzen Arm des Chromosoms 3 vor.

Morphologie
makroskopisch
- bis zu 15 cm große, meist unscharf begrenzte Tumoren mit gelber Eigenfarbe
- regressive Veränderungen auf der Schnittfläche (Blutungen, Nekrosen und Ver- kalkungen)

mikroskopisch · Histologische Einteilung **nach THOENES:**

- **Klarzelliger Typ** (häufigster Typ, 80 %): Glykogenreicher Tumor, der nach Fixation einen pflanzenzellartigen Aspekt erlangt und den Zellen der Nebennierenrinde ähnlich sieht (daher auch die alte klinische Bezeichnung **Hypernephrom**).
- **Chromophiler Typ:** Der Tumor entsteht multifokal, zeigt eine papilläre Differenzierung mit chromophilem Zytoplasma.
- **Chromophober Typ:** Die Zellen weisen ein feinretikuläres Zytoplasma auf und wachsen bevorzugt in soliden Mustern.
- **Duct-BELLINI-Typ:** Von den Sammelrohrepithelien ausgehender Tumor mit Infiltration des Nierenbeckens und diffuser Nierenparenchyminfiltration (starke Invasivität, dementsprechend hohe Malignität).

TNM-Klassifikation

Ausbreitung:
- pT1: Tumor ≤ 7 cm, auf die Niere begrenzt
- pT2: Tumor > 7 cm, auf die Niere begrenzt
- pT3: Ausbreitung in die großen Venen oder perirenale Invasion, jedoch nicht über die GEROTA-Faszie hinaus
- pT4: Ausbreitung jenseits der GEROTA-Faszie (perirenaler Überzug der Fettgewebskapsel)

Klinik

- symptomarm
- **Klassische Symptome:** Flankenschmerzen, Hämaturie, palpabler Tumor
- **Therapie:** Versuch der radikalen Resektion

Nephroblastom
Synonym: WILMS-**Tumor**

> **Definition**
> **Pathogenese:** Verlust des Tumorsuppressorgens WT1
> **Morphologie:** Blastemgewebe · epitheliale/stromale Differenzierung
> **Klinik:** palpabler Tumor

Definition

Bösartiger embryonaler Tumor, der von Zellen des nephroblastischen Gewebes ausgeht. Es sind überwiegend Kinder vor dem 5. Lj. betroffen.

Pathogenese

Genverlust auf dem kleinen Arm von **Chromosom 11** mit Verlust des Tumorsuppressorgens **WT1**

Morphologie
makroskopisch

- bis zu 500 g schwer
- hellgraue Schnittfläche mit regressiven Veränderungen (Nekrosen, Blutungen)

mikroskopisch

- Blastemgewebe (rundliche, zytoplasmaarme Zellen)
- Zellen mit epithelialer (erinnern an unreifes Nierengewebe) und stromaler Differenzierung

Klinik

- **palpabler Tumor** im Oberbauch (in ca. 90 % Erstsymptom)
- Prognose: gut, 5-JÜR 90 %

27 Ableitende Harnwege

Fehlbildungen, Hydronephrose, Urolithiasis, Harnwegsinfekte ↗ Kap. 16.2

27.1 Tumoren der ableitenden Harnwege

27.1.1 Tumorartige Veränderungen

- Entzündliche Läsionen:
  - **Follikuläre Zystitis:** Schleimhautvorwölbung durch Lymphfollikel
  - **Cystitis cystica:** Ausbildung von Schleimhautzysten durch Epithelaussprossungen (VON-BRUNN-Epithelnester) im Rahmen einer chronischen Entzündung
  - chronische interstitielle Zystitis
- **Karunkel:** flache oder gestielte Schleimhautwucherung in der weiblichen Urethra ohne malignes Entartungspotential
- **Endometriose:** kann auch in den ableitenden Harnwegen durch Verschleppung von Endometrium auftreten (↗ Kap. 29.3.3)

27.1.2 Präkanzerosen

- **Atypische Hyperplasien des Urothels:** Unterteilung in leichte, mittelschwere und schwere Dysplasien.
  Mikroskopisch: atypische Kerne, eine erhöhte Mitoserate und eine gestörte Ausreifung der Urothelzellen
- **Urothelpapillom:** Benigner Tumor mit normalem fünfschichtigen Urothel, der in ein papilläres Urothelkarzinom übergehen kann. Endophytisch wachsende, unter dem Schleimhautniveau liegende Papillome werden als **invertierte Papillome** bezeichnet.
- **Carcinoma in situ:** Es zeigt histologisch alle Malignitätskriterien, hat allerdings die Basalmembran noch nicht durchbrochen. Es kann in ein solides Urothelkarzinom übergehen.

27.1.3 Maligne Tumoren

> **Definition**
> **Ätiologie / Pathogenese:** Karzinogene · Risikoerkrankungen · multizentrisches Auftreten
> **Morphologie:** papillär · solide · G1–G3

Definition

In über 90 % d. F. **Urothelkarzinome** (Transitionalzellkarzinome), die sich vom **Urothel** (Übergangsepithel in den ableitenden Harnwegen) ableiten.
Selten: Plattenepithel- und Adenokarzinome sowie Rhabdomyosarkome.
Hauptmanifestationsalter des Urothelioms: 60.–70. Lj., ♂ : ♀ = 4:1

Ätiologie/ Pathogenese	• **Karzinogene:** Tabakrauch, β-Naphtylamin, Benzidin, Anilin, Phenacetin, 4-Aminodiphenyl, Zyclamat (Süßstoff) und Immunsuppressiva (Cyclophosphamid) • **Risikoerkrankungen:** Entzündungen und Steinleiden • Plattenepithelkarzinome entstehen v.a. im Zusammenhang mit der **Bilharziose**, Adenokarzinome meist auf dem Boden eines **persistierenden Urachus**. • Auch **multizentrisches** Auftreten möglich, d.h. es können gleichzeitig mehrere Karzinomherde in verschiedenen Abschnitten auftreten. Die Rezidivrate ist besonders hoch.

Morphologie

Lokalisation

90 % der Tumoren entstehen in der Harnblase, da die Noxen im Urin dort am längsten verweilen.

makroskopisch

• **Papilläres Urothelkarzinom:** invasiv wachsendes Karzinom, das auf dem Boden eines Papilloms entsteht
• **Solides Urothelkarzinom:** primär flaches, nicht-papilläres Karzinom mit schlechter Prognose

mikroskopisch

Unterteilung entsprechend ihrer Malignität in drei Grade:
• **G1:** gut differenzierte Karzinome mit mehr als 7 Epithelschichten
• **G2:** mittelgradig differenzierte Karzinome mit mäßiggradigen Zellatypien und beginnendem Verlust der Epithelreihung
• **G3:** entdifferenzierte Karzinome mit Kernatypien, hoher Mitoserate und Verlust der Epithelreihung

Das **Rhabdomyosarkom** (häufigster Blasentumor im Kindesalter) bildet typische traubenförmige Strukturen (Botryoid-Sarkom) aus.

Klinik

Die Urothelkarzinome sind ausgesprochen symptomenarm. Leitsymptom ist die schmerzlose Hämaturie.

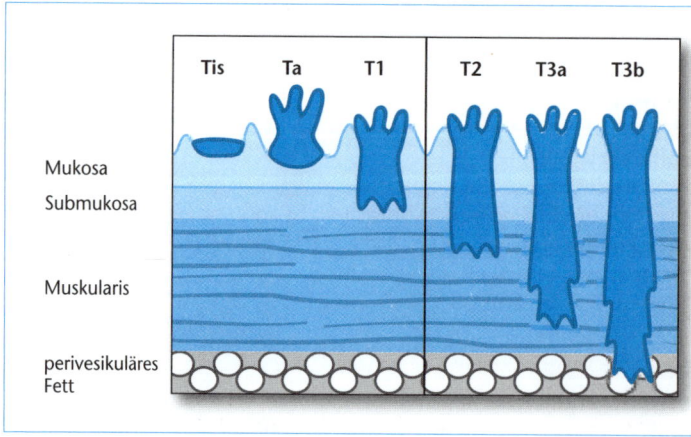

Abb. 27.1:   TNM-Klassifikation des Urothelkarzinoms [2]

28 Männliche Geschlechtsorgane

28.1 Prostata

28.1.1 Entzündungen

Ätiologie/Pathogenese

akute eitrige Prostatitis
- meist kanalikulär aufsteigende Entzündung der Prostata (bei Harnreflux aus der Harnröhre)
- **Häufigste Erreger:** Staphylokokken, E. coli, Trichomonaden, Chlamydien, Mykoplasmen, Viren.
- **Mikroskopisch:** granulozytäre und monozytäre Infiltrate, kleine Abszesse

chronische Prostatitis
Ursache: Sekretstau → lympho-plasmazelluläre Entzündungsreaktion

unspezifische granulomatöse Prostatitis
Entzündliche Reaktion gegen Sekretbestandteile, die z.B. durch Ruptur der Prostatagänge in das Interstitium gelangen.

tuberkulöse Prostatitis
- Sie geht meist von einer Tuberkulose des oberen Harntraktes aus.
- **Morphologie:** typische verkäsende Granulome

Klinik
Dysurie, Schmerzen in der Dammgegend, erhöhte Miktionsfrequenz

> ! **Merke:** Die granulomatöse Prostatitis unterscheidet sich palpatorisch nicht wesentlich vom Prostatakarzinom, weshalb die differentialdiagnostische Abgrenzung Schwierigkeiten bereiten kann.

28.1.2 Benigne Prostatahyperplasie (BPH)

> **Definition**
> **Pathogenese:** Geschlechtshormondysbalance
> **Morphologie:** knotige Hyperplasie · HOME'scher Mittelknoten
> **Klinik:** Miktionsbeschwerden · Restharnbildung
> **Komplikationen:** Balkenharnblase · Hydroureter · Hydronephrose

Definition
Gutartige, knotige Vergrößerung der Prostata aufgrund einer stromalen und glandulären Hyperplasie **der Innendrüse.** Zwei Drittel aller Männer über 50 Jahren leiden an einer therapiebedürftigen Prostatahyperplasie.

Ätiologie/ Pathogenese
Die Ätiologie ist unbekannt. Man geht von einer **Geschlechtshormondysbalance** mit Verschiebung des Androgen-Östrogen-Quotienten zugunsten der Östrogene aus.

Morphologie
- **Knotige Hyperplasie** v.a. der **inneren, periurethralen Zone** der Prostata. Die peripheren Drüsenanteile sind komprimiert und druckatrophisch verändert.

- Gelegentlich bildet sich ein Knoten am Harnröhreneingang (HOME'scher Mittelknoten), der in die Harnblase ragt und den Urethraausgang verlegt.

Klinik

- Die Symptome erklären sich durch die Obstruktion der Urethra: **Miktionsbeschwerden** (verzögerter Miktionsbeginn, Pollakisurie, Nykturie), **Restharnbildung** und rezidivierende Infektionen der Harnblase, Ureteren und Nieren.
- Die BPH ist **keine Präkanzerose** des Prostatakarzinoms.

Komplikationen

Bei jahrelangem Verlauf kann sich eine **Balkenharnblase** (Hypertrophie der Muskeltrabekel) mit Pseudodivertikeln, ein **Hydroureter** oder eine **Hydronephrose** (mit Urosepsis und Urämie) bis hin zur Schrumpfniere entwickeln.

Therapie

- 5α-Reduktase-Hemmer (z.B. Finasterid), α-1-Rezeptorblocker (z.B. Prazonsin) oder Hormone (Gestagene, Antiandrogene)
- Prostatektomie, transurethrale Resektion

28.1.3 Prostatakarzinom

> **Definition:** latent · inzident · okkult
> **Pathogenese:** androgenabhängiges Tumorwachstum · PIN
> **Morphologie:** Adenokarzinome · hoch-/niedrigdifferenziert · glandulär · kribriform · anaplastisch · pluriform
> **Grading:** GLEASON-Score
> **Diagnostik:** Tastbefund · PSA-Wert · Stanzbiopsie

Definition

- **Latentes Prostatakarzinom:** klinisch unentdeckter, während einer Autopsie zufällig diagnostizierter Tumor
- **Inzidentes Prostatakarzinom:** klinisch stummer, histologisch zufällig entdeckter Tumor im Rahmen einer transurethralen Resektion bei Prostatahyperplasie
- **Okkultes Prostatakarzinom:** klinisch unentdeckter, durch Metastasen sich manifestierender Tumor

Ätiologie/Pathogenese

- Die Ätiologie ist unklar. Das Tumorwachstum wird durch **Androgene** gefördert, durch Östrogene gehemmt.

Anmerkung: Die Rolle der Androgene wird durch die Tatsache unterstrichen, dass Eunuchen nicht an Prostatakarzinomen erkranken.

- Intraduktal wachsend, nichtinvasive Karzinome werden als **prostatische intraepitheliale Neoplasie (PIN)** bezeichnet. Sie gehen in etwa 30 % d. F. innerhalb von 2 Jahren nach Diagnosestellung in ein invasives Prostatakarzinom über **(Präkanzerose).**

Morphologie

- Der Tumor entsteht in der androgenabhängigen, **peripheren Zone** (posterolateral) und greift erst später auf den inneren, periurethralen Drüsenbereich über. Er tritt meist **multizentrisch** auf.
- **Adenokarzinome** (> 95 %) mit hoch- oder niedrigdifferenziert glandulärem, kribriformem oder anaplastischem Wachstumsmuster
- Die verschiedenen Wachstumsformen treten häufig nebeneinander auf **(pluriformes Karzinom).**

- Zur histopathologischen Beurteilung der Dignität unterscheidet man 5 primäre Tumorgrade nach GLEASON (hochdifferenziert bis anaplastisch) und errechnet aus der Addition der beiden häufigsten primären Grade den sog. **GLEASON-Score** (GLEASON-Score ≤ 6 ~ low grade; GLEASON-Score ≥ 7 ~ high grade).
- **Metastasen:** bevorzugt **Knochenmetastasen** in der Lendenwirbelsäule (Ausbreitung über den prävertebralen Venenplexus), im Becken und im Femur

TNM-Klassifikation

Tumorausbreitung:
- pT1: Der Tumor ist weder tastbar noch sichtbar.
- pT2: Der Tumor ist auf das Organ beschränkt.
- pT3: Der Tumor hat die Kapsel durchbrochen.
- pT4: Der Tumor infiltriert benachbarte Strukturen.

Klinik/Diagnostik

- Da die meisten Tumoren peripher lokalisiert sind und **erst spät zu Miktionsbeschwerden** führen, werden sie häufig erst in einem fortgeschrittenen Stadium mit entsprechend schlechter Prognose diagnostiziert. Deshalb kommt der **Vorsorgeuntersuchung** (Tastbefund, **PSA-Wert, saure Phosphatase**) eine besondere Bedeutung zu.
- **Diagnostik:** transrektale, ultraschallgesteuerte **Stanzbiopsie**

Therapie

- **Kurative, radikale Prostatektomie:** in frühen Stadien (bis pT2)
- **Palliative transurethrale Resektion** (TUR) oder **Bestrahlungstherapie:** wenn der Tumor die Organgrenzen bereits überschritten hat

Anmerkung: Eine **Androgenentzugstherapie** (entweder durch Orchiektomie oder medikamentöse Kastration mit LH-RH-Analoga und/oder Antiandrogenen) kann die Tumorprogression aufhalten.

28.2 Hoden und Nebenhoden

28.2.1 Angeborene Störungen

- **Anorchie:** angeborenes Fehlen beider Hoden
- **Monorchie:** angeborenes Fehlen nur eines Hodens

Maldeszensus testis
Synonym: Kryptorchismus

Definition

- **Fehlerhafter Hodendeszensus,** der mechanisch oder hormonell bedingt sein kann. Dabei kommt der Hoden meist im Abdominalbereich (Bauchhoden) oder im Leistenkanal (Leistenhoden) zu liegen.
- **Hodenektopie:** Verlagerung des Hodens an eine Stelle, die nicht auf dem Weg des normalen Hodendeszensus liegt.

Epidemiologie

Vorkommen: ca. 1 % der Schuljungen

Komplikationen

- Bei längerem Bestehen kommt es zu einer irreversiblen Schädigung des Hodenepithels mit **Infertilität** aufgrund der erhöhten Temperatur.
- 5 % der **Hodentumoren** entstehen auf dem Boden eines Maldeszensus testis.

28.2.2 Ursachen männlicher Infertilität

- **Impotentia generandi:** Zeugungsunfähigkeit, Infertilität.
  Ursachen:
  - **Hypogonadismus:** Unterfunktion des Hodens z.B. genetisch bedingt beim KLINEFELTER-Syndrom, metabolisch bedingt bei Diabetes mellitus, Urämie und Leberzirrhose sowie infektiös bedingt bei Mumps
  - Verschluss der Samenleiter oder Stress
- **Impotentia coeundi:** Unfähigkeit, den Beischlaf auszuführen
  Ursachen: Erektionsstörungen, Penismissbildungen

28.2.3 Hodentorsion

Definition/ Pathogenese

Drehung des Hodens um seine eigene Achse (Hodentorsion) → Abklemmung des Gefäßstiels und **hämorrhagischer Infarkt**

Ätiologie/Klinik

- meist Folge einer **abnormen Hodenmobilität**
- plötzlich eintretende, schmerzhafte Hodenschwellung

! **Merke:** Es handelt sich um einen urologischen Notfall, da die Detorsion innerhalb der **Ischämietoleranz** (~ 6 Stunden) erfolgen muss.

28.2.4 Entzündungen

> **Definition:** Epididymitis · Orchitis
> **Ätiologie/Pathogenese:** eitrig · Mumps · Tbc · granulomatös · autoimmun
> **Klinik:** Schwellung · Infertilität

Definition

- **Epididymitis:** Entzündungen der Nebenhoden
- **Orchitis:** Entzündungen des Hodens

Ätiologie/ Pathogenese

- **Eitrige Epididymitis und Orchitis:** entsteht kanalikulär aszendierend (z.B. bei Prostatitis oder Urozystitis) oder hämatogen im Rahmen einer Sepsis. **Häufige Erreger:** Chlamydien, Neisserien, Staphylokokken, E. coli, Proteus
- **Mumpsorchitis:** Sie ist viral ausgelöst und tritt als Komplikation bei etwa einem Drittel der Erwachsenen im Rahmen einer Mumpsinfektion auf → Fibrosierung und Atrophie der Hoden
- **Tuberkulöse Epididymitis:** selten, tritt im Rahmen einer Miliartuberkulose mit hämatogener Streuung auf. Erst spät greift die Entzündung auf die Hoden über.
- **Granulomatöse Orchitis:** destruktive Entzündung des Hodens mit intratubulären Granulombildungen, die vermutlich autoimmunologischer Genese ist.
- **Autoimmunorchitis:** beruht auf der Bildung autoreaktiver Antikörper, die das Hodenparenchym angreifen und zerstören.

Klinik

- häufig mit **schmerzhafter Schwellung des Hodens**
- Komplikation: **Infertilität**

28.2.5 Tumorartige Veränderungen und gutartige Tumoren

> Varikozele · Hydrozele · Spermatozele · Adenomatoidtumor

Varikozele
- Meist linksseitig auftretende, abnorme **Erweiterung** und Schlängelung des **Plexus pampiniformis**.
- **Ursache:** venöse Abflussstörung aufgrund einer Venenklappeninsuffizienz oder eines mechanisches Abflusshindernisses (z. B. bei einem Nierenzellkarzinom, da die linke Vena spermatica in die V. renalis mündet). Durch die stauungsbedingte Temperaturerhöhung kann das Keimepithel geschädigt werden.

Hydrozele
Ansammlung klarer **Flüssigkeit** in der **Tunica vaginalis** testis aufgrund einer unvollständigen Obliteration des Processus vaginalis (fingerförmige Ausstülpung des Peritoneums, die im Rahmen des Descensus testis entsteht). Bei längerem Bestehen kann sich die Zyste entzünden.

Spermatozele
Eine mit Epithel ausgekleidete und mit **Spermien gefüllte Zyste**, die vom Nebenhoden ausgeht

Adenomatoidtumor
Häufigster gutartiger Tumor des Nebenhodens. Er geht vom **Mesothel** aus. Der graugelbe, gekapselte Tumor zeigt histologisch ein kollagenreiches, drüsenähnliches Bild.

28.2.6 Maligne Hodentumoren

> Epidemiologie
> **Einteilung:** Keimzelltumoren · Stromatumoren · Kombinationstumoren · Lymphome · Metastasen

Epidemiologie
Hodentumoren sind überwiegend maligne. Sie machen zwar insgesamt nur 1 % aller bösartigen Tumoren aus, sind allerdings im 15.– 35. Lj. die häufigsten malignen Neubildungen.

Einteilung
Histogenetische Einteilung der Hodentumoren:
- **Keimzelltumoren** (~85 %): Sie leiten sich von den Keimzellen des Hodens ab und entsprechen aus histogenetischer Sicht den Keimzelltumoren des Ovars (↗ Kap. 29.1.4): Seminome, nicht-seminomatöse Tumoren
- **Stromatumoren** (~5 %): Sie leiten sich vom spezialisierten gonadalen Stroma ab: LEYDIG-Zell-Tumor, SERTOLI-Zell-Tumor
- **Kombinationstumoren** (~1 %): Kombination aus Keimzell- und Stromatumoren
- **Sonstige Tumoren** (~10 %): Lymphome (~7 %), Metastasen (~3 %)

Keimzelltumoren

> **Ätiologie / Pathogenese:** Kryptorchismus · TIN · extragonadale Lokalisation
> **Formen:**
> – **Seminome:** klassisch · synzytiotrophoblastär · spermatozytär
> – **Nicht-seminomatöse Keimzelltumoren:** embryonales Karzinom · Teratom · Dottersacktumor · Chorionkarzinom

Ätiologie/ Pathogenese	• Fakultative Präkanzerose: **Kryptorchismus** • Obligate Präkanzerose: **testikuläre intraepitheliale Neoplasie** (TIN, Carcinoma in situ des Hodens, Seminoma in situ) • In seltenen Fällen werden extragonadale Lokalisationen (z.B. Mediastinum, Peritoneum, Pinealregion, Leber) entlang der Keimbahn beobachtet.

Seminome

Epidemiologie	häufigste Hodentumoren (40 %), Prädilektionsalter: 30.–50. Lj.

Morphologie	• **Makroskopisch:** gut abgrenzbarer, grauweißer und homogener Tumor, gelegentlich mit regressiven Veränderungen wie Blutungen und Nekrosen
	• **Mikroskopisch:**
	  – **Klassisches Seminom:** große, rundliche Tumorzellen mit hellem Zytoplasma und großen Zellkernen sowie eine lymphozytäre Stromainfiltration
	  – **Seminom mit trophoblastären Riesenzellen:** synzytiotrophoblastäre, β-HCG-produzierende Riesenzellen
	  – **Spermatozytäres Seminom:** kleine, spermatogonienähnliche Zellen
	• **Metastasen:** überwiegend lymphogen, nur selten hämatogen

Klinik	• Seminome haben eine **gute Prognose**, da sie im Gegensatz zu den nicht-seminomatösen Keimzelltumoren sehr **strahlensensibel** sind. • Die entzündliche Stromareaktion (lymphozytäre Infiltration) kann so ausgeprägt sein, dass das Tumorgewebe vollständig zerstört wird (**„ausgebranntes Seminom"**).
Nicht-seminomatöse Keimzelltumoren	Die nicht-seminomatösen Keimzelltumoren sprechen schlecht auf die Strahlentherapie an und haben eine **schlechtere Prognose** als die Seminome. Sie manifestieren sich bevorzugt im 3. Lebensjahrzehnt. In etwa 50 % d. F. treten sie als Mischtumoren aus einer Kombination mehrerer nicht-seminomatösen Typen auf.
embryonales Karzinom	• hochmaligner, zweithäufigster Keimzelltumor • **Mikroskopisch:** primitive epitheliale Strukturen mit schweren Kernaplasien. • Sekretion von α-**Fetoprotein** und (seltener) β-**HCG** • Trotz des guten Ansprechens auf die Chemotherapie ist die **Prognose schlecht**.
Teratom	Es entsteht aus Anteilen aller drei Keimblätter: • **Reifes Teratom:** aus voll ausdifferenzierten Geweben (z.B. Haut, Haare, Darmmukosa, Knorpel, Muskulatur) (👁 Foto 27) Monophasische, einseitig differenzierte Teratome: **Dermoidzyste** (enthält nur Haut und Hautanhangsgebilde) und **Hodenkarzinoid** • **Unreifes Teratom:** Das Gewebe ist nicht voll ausdifferenziert, die Dignität hängt vom Differenzierungsgrad ab (je unreifer das Teratom, desto maligner ist es). Die reifen Teratome sind vor der Pubertät meist benigne, bei Erwachsenen kann das differenzierte Gewebe maligne entarten (Teratome mit maligner Transformation)
Dottersacktumor (Yolk-Sac-Tumor)	• insgesamt selten, aber der häufigste Hodentumor des Kindesalters • **Makroskopisch:** gelblicher Tumor • **Mikroskopisch:** epitheliale, perivaskuläre Zellwucherungen, die an Glomeruli erinnern (SCHILLER-DUVAL-**Körper**) • Immunhistochemisch und im Serum lässt sich α-**Fetoprotein** nachweisen.

Chorionkarzinom	• **Hochmaligner Keimzelltumor**, der bereits makroskopisch an die Plazenta erinnert. Die Tumorzellen ähneln den Zyto- und Synzitiotrophoblasten.
	• **Diagnose:** Nachweis β-**HCG**-positiver Strukturen
	• Die Prognose ist schlecht.
Mischtumoren	15 % der Keimzelltumoren bestehen aus **Kombinationen** eines **Seminoms** mit einem **nicht-seminomatösen Tumor** oder aus zwei nicht-seminomatösen Tumoren. Die Prognose wird durch die malignere Teilkomponente bestimmt. Am häufigsten ist eine Kombination aus embryonalem Karzinom und Teratom (**Teratokarzinome**).

Stromatumoren

> **Formen:** LEYDIG-Zell-Tumor · SERTOLI-Zell-Tumor
> **Klinik:** Pubertas praecox: Gynäkomastie

- Tumoren, die sich vom spezialisierten gonadalen Stroma ableiten. Zu ihnen zählen der **LEYDIG-Zell-Tumor** und der **SERTOLI-Zell-Tumor**.
- Sie produzieren vorwiegend Testosteron, aber auch Östrogene und Progesteron. Klinisch manifestieren sie sich meist durch **Pubertas praecox** (bei Kindern) oder **Gynäkomastie** (bei Erwachsenen).
- In seltenen Fällen finden sich **Kombinationstumoren** aus Keimzelltumoren und Stromatumoren.

28.3 Penis

28.3.1 Entzündungen

- **Balanitis:** Entzündung des Penis
- **Posthitis:** Entzündung der Vorhaut
- **Phimose:** Verengung der Vorhaut, in seltenen Fällen angeboren, sowohl Ursache als auch Folge einer Entzündung
- Spezifische Entzündungen wie **Herpes genitalis, Condylomata lata, Ulcus durum, Lymphogranuloma inguinale, Ulcus molle** können den Penis und die Vulva (↗ Kap. 29.5.1) betreffen.

28.3.2 Tumoren und tumorartige Veränderungen

Condylomata acuminata, Molluscum contagiosum ↗ Kap. 19.4.1

Plattenepithel-karzinom	Häufigste bösartige Neubildung des Penis, die meist auf dem Boden einer **chronischen Balanoposthitis** oder einer **Phimose** mit Smegmastau entsteht. Typisch ist eine beidseitige Metastasierung in die Leistenlymphknoten.

29 Weibliche Geschlechtsorgane und Brustdrüse

29.1 Ovar

29.1.1 Fehlbildungen

> Agenesie/Aplasie · Gonadendysgenesie · Hermaphroditismus verus

Agenesie/Aplasie
: Ein Fehlen der Ovarien kann Folge einer fehlenden Organanlage (**Agenesie**) oder einer ausbleibenden Entwicklung aus der primär angelegten Organanlage (**Aplasie**) sein.

Gonadendysgenesie
: Entwicklungsstörung des Ovars nach erfolgter Differenzierung, wobei statt des Ovars nur ein bindegewebiger Strang vorliegt (**Streak-Gonaden**). **Ursache:** numerische Aberration der Geschlechtschromosomen (z.B. ULLRICH-TURNER-Syndrom).

Hermaphroditismus verus
: Zweigeschlechtigkeit (Intersexualität) aufgrund einer Entwicklungsstörung der Keimdrüsen mit gleichzeitigem Vorliegen von Testes und Ovarien. Folgende Genotypen sind möglich: XX, XY oder XX/XY (Mosaik).

29.1.2 Entzündungen

Eine Entzündung der Ovarien (**Oophoritis**) tritt selten isoliert auf. Häufig ist sie Folge einer **Salpingitis** (Entzündung der Tube), die auf das Ovar übergreift und eine **Adnexitis** verursacht (↗ Kap. 29.2).

29.1.3 Tumorartige Veränderungen

> Follikelzysten · Corpus-luteum-Zysten · polyzystische Ovarien · Endometriose · Parovarialzysten · Torsion

Follikelzysten
: Bis zu 10 cm große, mit Granulosa- und Thekazellen ausgekleidete Zysten, die Folge eines **persistierenden GRAAF-Follikels** (anovulatorische Zysten) sind. Sie produzieren Östrogene → Endometriumhyperplasie und anovulatorische Zyklen (Infertilität)

Corpus-luteum-Zysten (Gelbkörperzyste)
: Sie entstehen durch eine verlangsamte Rückbildung des Corpus luteum. Der Gelbkörper produziert weiterhin Progesteron → Menstruationsstörungen (Amenorrhoe). Aus den Corpus-luteum-Zysten entwickeln sich hormoninaktive **Corpus-albicans-Zysten**.

polyzystische Ovarien (PCO)
: Stark vergrößerte Eierstöcke mit multiplen Follikelzysten.
Ursache: vermutlich hypothalamisch-hypophysäre Fehlfunktion
Folgen: Zyklusstörungen, Sterilität, Hirsutismus, Adipositas.

Das klinische Vollbild wird als STEIN-LEVENTHAL-**Syndrom** bezeichnet. Aufgrund erhöhter Östrogenspiegel ist das Risiko für die Entstehung von Endometrium-karzinomen erhöht.

Endometriose	↗ Kap. 29.3.3
Parovarialzysten	Vom Parovarium (Nebeneierstock als Rest des kranialen WOLFF-Gangs in der Mesosalpinx) ausgehende **Retentionszysten**.
Torsion	Als Komplikation von Zysten (oder Tumoren) kann sich das Ovar um den eigenen Gefäßstiel drehen → behinderter venöser Abfluss → **hämorrhagischer Infarkt** des Ovars.

29.1.4 Tumoren

Einteilung
- **Epitheliale Tumoren:**
  - Einteilung nach der Dignität: Zystadenom, Borderline-Tumor, Zystadeno-karzinom
  - Einteilung nach der Differenzierung: seröse, muzinöse, endometroide, klar-zellige, urotheliale Ovarialtumoren (BRENNER-Tumor), MÜLLER-Mischtu-mor
  - Metastasen: KRUKENBERG-Tumor
- **Keimstrang-Stroma-Tumoren:** Granulosazelltumoren, Thekome, Androblas-tome, Fibrome
- **Keimzelltumoren:** Dysgerminom, Dottersacktumor, embryonales Karzinom, Chorionkarzinom, Teratome, Dermoidzyste, Struma ovarii

Epitheliale Tumoren

> **Definition**
> **Pathogenese:** Inklusionszysten
> **Morphologie:** serös · muzinös · endometroid · klarzellig · urothelial · MÜLLER-Mischtumor
> **Einteilung:** Zystadenom · Borderline-Tumor · Zystadenokarzinom

Definition
Die epithelialen Ovarialkarzinome leiten sich vom Oberflächenepithel (MÜLLER-**Epithel**) ab und treten nicht selten bilateral auf. Es sind die häufigsten zum Tode führenden gynäkologischen Karzinome.

Pathogenese
Sie entstehen häufig auf dem Boden von **Inklusionszysten** des Oberflächenepi-thels, die durch Einstülpung und zystische Veränderung des MÜLLER-Epithels in das Rindenstroma entstehen.

Morphologie/Eintei-lung
- Histologische Einteilung: **seröse, muzinöse, endometroide, klarzellige**, **urotheliale Ovarialtumoren** (BRENNER-**Tumor**) und Mischformen (MÜLLER-**Mischtumor**).

  Anmerkung: Die histologische Vielfalt der epithelialen Tumoren erklärt sich aus der Pluri-potenz des MÜLLER-Epithels.

- In Abhängigkeit von der **Dignität** lassen sich unterscheiden:
  - benigne **Zystadenome**

– **Borderline-Tumoren** mit unklarer Dignität: Sie zeigen zwar Zell- und Kernatypien, ein invasives Wachstum kann allerdings nicht nachgewiesen werden
– hochmaligne **Zystadenokarzinome**

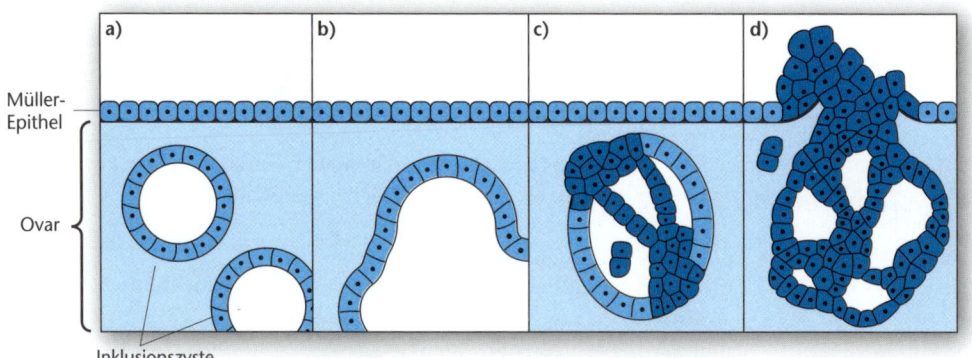

Abb. 29.1: Schematische Darstellung der Entstehung epithelialer Tumoren aus dem MÜLLER-Oberflächenepithel [2].

a: **Normales MÜLLER-Oberflächenepithel** mit Inklusionszysten, die Ausgangspunkt der epithelialen Tumoren sind.
b: **Zystadenom** mit einschichtigem, regelmäßigem Epithelbelag.
c: **Borderline-Tumor** mit mehrschichtigem Epithel, unregelmäßigen Brückenbildungen, gesteigerter Mitoseaktivität und Kernatypien. *Keine* Invasion.
d: **Zystadenokarzinom** mit invasivem Wachstum und Einbruch in die Serosa.

- **Metastasen:** überwiegend **kavitär** in den Bauchraum (Peritonealkarzinose), später **lymphogen** und **hämatogen**.

Einteilung

seröse Ovarialtumoren

45 % der Ovarialtumoren:
- **Seröses Zystadenom** (seröses Kystadenom): besteht aus großen, teils gekammerten Zysten, die mit einem flachen, einschichtigen Epithel ausgekleidet sind und seröse Flüssigkeit enthalten.
- **Seröses Borderline-Karzinom:** unterscheidet sich vom serösen Zystadenom durch ein mehrschichtiges Epithel mit Atypien, aber ohne Stromainvasion.
- **Seröses Zystadenokarzinom:** häufigster bösartiger Ovarialtumor, papilläres Wachstum mit Infiltration des ovariellen Stromas. Häufig finden sich **Psammomkörperchen**. Die Prognose ist schlecht

muzinöse Ovarialtumoren

30 % der Ovarialtumoren:
- **Muzinöses Zystadenom:** besteht aus glattwandigen, schleimgefüllten Zysten, die von einschichtigem Epithel mit intestinaler oder endozervikaler Differenzierung ausgekleidet werden.
- **Muzinöses Borderline-Karzinom:** Zysten bestehen aus mehrschichtigem Epithel mit Atypien und Brückenbildungen. Ruptur einer Zyste führt zu Ansammlung gallertiger Massen in der Bauchhöhle (**Pseudomyxoma peritonei**).
- **Muzinöses Zystadenokarzinom:** zahlreiche Atypien und invasives Wachstum. Die Prognose ist besser als die des serösen Typs.

endometroide Ovarial-karzinome	Sie gleichen histologisch den Endometriumkarzinomen und sind häufig mit einer **Endometriose** assoziiert. Es können alle histologischen Varianten des Endometriumkarzinoms auftreten (↗ Kap. 29.3.3).
klarzelliges Ovarial-karzinom	**Hochmaligner** Tumor mit papillärem Wachstum, Zellen mit hellem Zytoplasma und hohem Glykogengehalt. In etwa ¼ d. F. ist er mit einem **Korpuskarzinom** assoziiert.
urotheliale Ovarial-tumoren	**BRENNER-Tumor:** überwiegend **gutartiger** Tumor, der aus fibrösem Stroma mit urothelialen Epitheleinschlüssen besteht. Die wenigen malignen Tumoren entsprechen histologisch niedrigdifferenzierten Urothelkarzinomen.
MÜLLER-Mischtumor	Er besteht aus einer malignen **mesenchymalen** (Sarkom) und einer malignen **epithelialen** Komponente (Karzinom). Die Prognose ist sehr schlecht.
Metastasen	Etwa 10 % aller Karzinome im Ovar sind **Metastasen**. Der **KRUKENBERG-Tumor** ist eine Metastase eines Siegelringzell-Karzinoms des Magens.

Klinik

- unspezifische Symptome, weshalb die Ovarialkarzinome häufig erst spät erkannt werden → schlechte Prognose
- Fortgeschrittenes Stadium: Schmerzen im kleinen Becken, **Aszites** oder Thrombosen. Erhöhter Tumormarker **CA-125** in ca. 75 % d. F.

TNM-Klassifikation

- pT1: Tumor ist auf die Ovarien begrenzt
- pT2: Tumor überschreitet die Organgrenzen, bleibt aber auf das kleine Becken beschränkt
- pT3: Tumor breitet sich oberhalb des kleinen Beckens aus
- pT4: Fernmetastasen

Therapie

Therapeutisch wird eine bilaterale Adnexektomie (Entfernung beider Ovarien und Tuben) und eine adjuvante Chemotherapie durchgeführt. In einer Second-look-Operation werden der Operationserfolg überprüft und erneut verdächtige Stellen reseziert.

Keimstrang-Stroma-Tumoren

> **Definition**
> **Klinik:** Pubertas praecox · Amenorrhoe · postmenopausale Blutungen
> **Formen:** Granulosazelltumoren · Thekazelltumoren · Androblastome · Fibrome

Definition

Tumoren, die sich vom geschlechtsspezifisch differenzierten **Gonadenmesenchym** („Rindenstränge") oder vom **Ovarialstroma** ableiten. Sie machen 5 % aller Ovarialtumoren aus und sind meist **benigne**.

Pathogenese/Klinik

Etwa 30 % der Tumoren produzieren Hormone und rufen je nach Manifestationsalter typische Symptome hervor: **Pubertas praecox**, **Amenorrhoe** (im geschlechtsreifen Alter) und **postmenopausale Blutungen**.

Formen

Granulosazelltumoren

Sie gehen aus den Granulosazellen hervor und produzieren häufig **Östrogene**. Die zystischen Tumoren haben eine gelbe Schnittfläche (Fett als Anhalt für die Östrogensynthese) mit regressiven Veränderungen.

Thekazelltumoren	**Thekome:** benigne Ovarialtumoren, die sich aus den Thekazellen des Ovars ableiten und häufig **Östrogene** produzieren.
Androblastome	Sehr seltene, überwiegend **benigne** Ovarialtumoren, die aus LEYDIG- **und SER-TOLI-Zellen** bestehen und häufig **Testosteron** produzieren.
Fibrome	Sie leiten sich von den Zellen des Ovarialstromas ab und stellen ca. 4 % der Ovarialtumoren. Bei gleichzeitigem Auftreten von Aszites und einem einseitigen Hydrothorax spricht man von einem MEIGS-**Syndrom**.

Keimzelltumoren

Definition

Die Keimzelltumoren (Dysgerminom, Dottersacktumor, embryonales Karzinom, Chorionkarzinom, Teratome) treten überwiegend im Kindesalter auf. Sie leiten sich von den Keimzellen des Ovars ab und entsprechen den Keimzelltumoren des Hodens (↗ Kap. 28.2.6).

Formen

- **Dysgerminome:** Aus histogenetischer Sicht entsprechen sie den Seminomen des Hodens.
- **Monophasische, reife Teratome** (↗ Kap. 28.2.6): Sie bilden nur einen gewissen Gewebetyp aus, z.B. die Dermoidzyste (enthält nur Haut und Hautanhangsgebilde), die Struma ovarii (enthält nur Schilddrüsengewebe) und das Karzinoid. (👁 Foto 27)

29.2 Tube

Fehlbildungen	Isolierte Fehlbildungen (z.B. Aplasie, Hypoplasie oder Atresie) sind sehr selten. Sie können Ursachen einer primären Sterilität sein.
Entzündungen (Salpingitis)	• **Eitrige Salpingitis:** überwiegend kanalikulär aszendierende Entzündungen im Rahmen einer Zervizitis oder Endometritis (Chlamydien, Gonokokken, Staphylokokken, Streptokokken, E. coli). Häufig greift die Entzündung auf die Ovarien (**Adnexitis**) oder die Bauchhöhle (**Peritonitis**) über. • Die Tubenschleimhaut kann verkleben und zu Obstruktionen mit Ausbildung einer **Pyosalpinx** und später einer **Hydrosalpinx** (Ansammlung seröser Flüssigkeit) führen. Verwachsungen der Tuben nach chronischen Entzündungen führen häufig zu **Infertilität.** • **Symptome:** Unterbauchschmerzen, Fieber • **Tuberkulöse Salpingitis:** hämatogene, granulomatöse Entzündung beider Tuben (selten)
Hydatiden	Kleine, dünne Zysten an der Eileiteroberfläche, die mit seröser Flüssigkeit gefüllt sind.

29.3 Uterus

29.3.1 Fehlbildungen

Fehlbildungen des Uterus betreffen meist das Corpus uteri. Durch Störungen der Fusion der beiden Müllergänge treten eine ganze Reihe von Fehlbildungen auf, von denen die wichtigsten in Abb. 29.2 dargestellt sind.

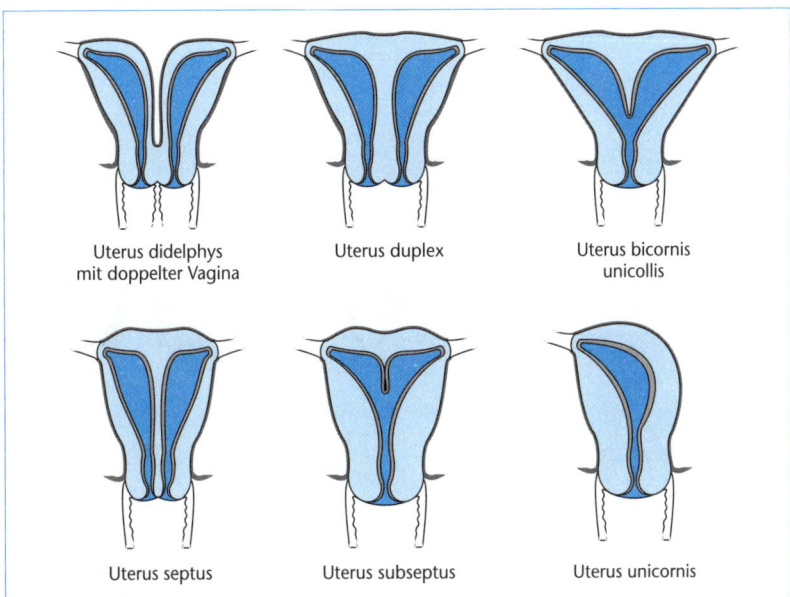

Abb. 29.2: Fehlbildungen des Uterus [2]

29.3.2 Erkrankungen der Cervix uteri

Die Schleimhaut der Cervix uteri wird im Gegensatz zu der des Corpus uteri während der Menstruation nicht abgestoßen und unterliegt nur geringen zyklischen Veränderungen.

In der so genannten **Transformationszone** setzt sich das einschichtige Zylinderepithel der Zervix scharf, auch makroskopisch sichtbar, vom mehrschichtigen unverhornten Plattenepithel der Vagina ab.

Ektopie

Liegt die Transformationszone im kindlichen Alter noch am Anfang des Zervikalkanals, so kommt es bei der geschlechtsreifen Frau zu einer östrogenabhängigen Verlagerung auf die Portiooberfläche (**Ektopie**), um im Alter wieder in den Zervikalkanal zurückverlagert zu werden (➚ Abb. 29.3).

Erythroplakie

Kolposkopisch stellt sich das **ektropionierte Zylinderepithel** als roter Fleck auf der Portiooberfläche dar, den man als **Erythroplakie** bezeichnet. Sie muss differentialdiagnostisch gegenüber Portioerosionen (durch mechanische oder chemische Reize) oder einem beginnenden Zervixkarzinom abgegrenzt werden.

Plattenepithelmetaplasie

Bei nahezu allen Frauen im geschlechtsreifen Alter werden **Plattenepithelmetaplasien** (das vulnerable ektropionierte Zylinderepithel wird durch resistenteres

Plattenepithel ersetzt) am äußeren Muttermund beobachtet. Die Metaplasie geht von pluripotenten Zellen der Zylinderepithelbasis (Reservezellen) aus.

Leukoplakie

Die **Leukoplakie** (↗ Kap. 19.10.1) tritt als „weißer Fleck" auf der Portiooberfläche auf und muss differentialdiagnostisch gegenüber einer zervikalen intraepithelialen Neoplasie oder einem mikroinvasiven Zervixkarzinom (siehe unten) abgegrenzt werden.

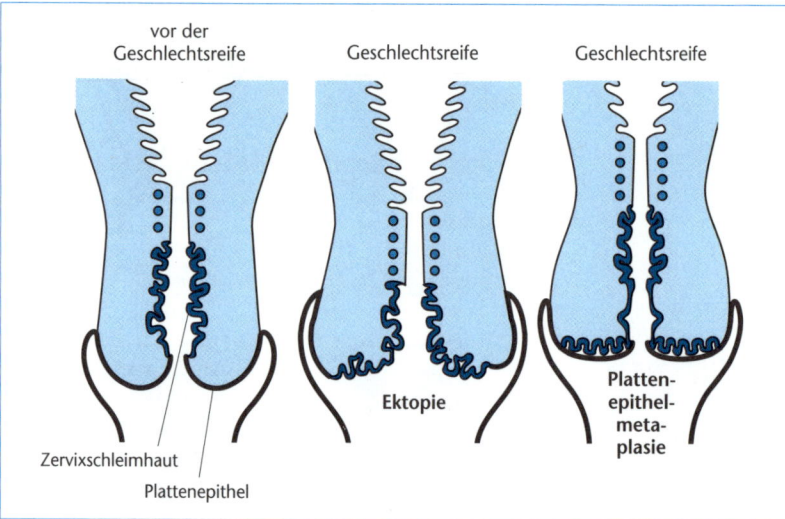

Abb. 29.3: Portioektopie: Schema der Entwicklung der glandulären Portioektopie [2]

Entzündungen

Definition

Eine Entzündung der Zervixschleimhaut wird als **Zervizitis** bezeichnet, die akut oder chronisch verlaufen kann.

Ätiologie/Pathogenese

- Das vulnerable ektropionierte Drüsenepithel auf der Portiooberfläche ist ständig schädlichen Substanzen der Vagina ausgesetzt, die eine Keimbesiedlung begünstigen.
- **Häufige Erreger:** Trichomonas vaginalis, Chlamydia trachomatis, Neisseria gonorrhoeae, Candida albicans

Morphologie

- **Makroskopisch:** Die Zervixschleimhaut ist geschwollen, gerötet und stellenweise ulzeriert.
- **Mikroskopisch:** neutrophile Infiltrate

Klinik

Typische Symptome: **Miktionsbeschwerden** und **eitriger Fluor**

Tumorartige Veränderungen

Retentionszysten

Sie entstehen durch Verlegung der Ausführungsgänge der Zervixdrüsen im Rahmen der metaplastischen Umwandlung des ektropionierten Drüsenepithels. Sie wurden ursprünglich für Eizellen gehalten (**Ovula Nabothi**).

Zervixpolypen

Umschriebene Hyperplasien, die der Schleimhaut gestielt oder breitbasig aufsitzen. Sie bleiben meist klinisch unauffällig, können aber Ursache vaginaler Blutungen sein.

Kondylome

- Die flachen, warzenartigen **Kondylome** (Condylomata plana) werden durch **humane Papillomaviren (HPV)** verursacht, von denen mehr als 100 Subtypen bekannt sind.
- Besonders die durch die Subtypen **HPV 16** und **18** verursachten Läsionen neigen zu maligner Entartung (**Präkanzerosen**).
- Typisches histologisches Merkmal einer HPV-Infektion sind **Koilozyten** mit unregelmäßigem Kern, die von einer perinukleären Aufhellungszone umgeben sind.

Zervikale intraepitheliale Neoplasie (CIN)

> **Definition**
> **Einteilung:** CIN I-III
> **Morphologie:** Klassifizierung nach PAPANICOLAOU

Definition

- 90 % der invasiven Zervixkarzinome treten im Bereich der Transformationszone auf dem Boden einer Plattenepithelmetaplasie des zervikalen Zylinderepithels auf.
- Sie entstehen aus präkanzerösen Läsionen, die unter dem Begriff der **zervikalen intraepithelialen Neoplasie** zusammengefasst werden.

Einteilung

Nach dem Ausmaß der Atypien teilt man die CIN-Läsionen in 3 verschiedene Grade ein (mit zunehmenden Zellatypien und zunehmendem Verlust der epithelialen Polarität):

- **CIN I (leichte Dysplasie):** Die Atypien sind auf das untere Drittel des Plattenepithels beschränkt.
- **CIN II (mittelschwere Dysplasie):** Die Atypien reichen bis in die Hälfte des Plattenepithels.
- **CIN III (schwere Dysplasie) und Carcinoma in situ:** Die Atypien betreffen das gesamte Plattenepithel. Die epitheliale Polarität ist nahezu aufgehoben. Die Basalmembran ist noch nicht durchbrochen.

Die leichten und mittelschweren Dysplasien (CIN I und II) gehen in ca. 20 % der Fälle in ein invasives Karzinom über (**fakultative Präkanzerosen**), die schweren Dysplasien und das Carcinoma in situ (CIN III) in nahezu 100 % der Fälle (**obligate Präkanzerose**).

Morphologie

Die histologischen Veränderungen werden durch die Beurteilung eines **zytologischen Abstrichpräparates** nach PAPANICOLAOU abgeschätzt.

Pap.	vermuteter histologischer Befund	zytologischer Befund	empfohlene Maßnahme
0	–	unbrauchbares Material	sofortige Wiederholung
I	–	zytologisch unauffällig	–
II	–	entzündliche, regenerative, metaplastische oder degenerative Veränderungen	–

Pap.	vermuteter histologischer Befund	zytologischer Befund	empfohlene Maßnahme
III	–	zytologisch unklarer Befund; schwere entzündliche oder degenerative Veränderungen	kurzfristige zytologische Kontrolle, evtl. histologische Untersuchung
III D	CIN I/II	Zellen einer leichten bis mäßigen Dysplasie	Kontrolle nach 3 Monaten, bei gleichem Befund histologische Abklärung
IV A	CIN III	Zellen tieferer Schichten mit schweren Atypien	histologische Abklärung und je nach Befund Lasertherapie, Konisation oder Hysterektomie
IV B	Ca. in situ/ mikroinvasives Ca.	Zellen tiefer Schichten mit schweren Atypien	
V	invasives Karzinom	Zellen eines invasiven Zervixkarzinoms	

Tab. 29.1:   Klassifizierung zytologischer Befunde des Zervixkarzinoms nach PAPANICOLAOU, die vermuteten histologischen Befunde und empfohlene Maßnahmen

Invasives Zervixkarzinom

Ätiologie: HPV 16, 18 · Nikotin · früher Geschlechtsverkehr · häufiger Partnerwechsel · mangelnde Hygiene
Morphologie: Plattenepithelkarzinome · mikroinvasiv/makroinvasiv · Adenokarzinome
Klinik: vaginale Blutungen · Schmerzen

Epidemiologie

Das Zervixkarzinom macht etwa 20 % aller Malignome des weiblichen Genitaltraktes aus und tritt gehäuft **vor dem 50. Lebensjahr** auf.

Anmerkung: Die Inzidenz hat in den letzten Jahrzehnten stetig abgenommen, was auf zytologische Früherkennungsprogramme zurückzuführen ist.

Ätiologie/Pathogenese

- **Prädisponierende Faktoren:** Infektion mit humanen Papillomaviren (insbesondere **HPV 16** und **18**), Nikotin, früher Geschlechtsverkehr, häufiger Partnerwechsel, mangelnde Hygiene
- Adenokarzinome entstehen auf dem Boden eines Adenocarcinoma in situ und werden in Zusammenhang mit der Einnahme von Hormonpräparaten gebracht.

Morphologie

- **Lokalisation:** fast ausschließlich in der Transformationszone
- 90 % **Plattenepithelkarzinome**, 10 % **Adenokarzinome**
- **Mikroinvasives Karzinom:** histologisch nur eine minimale Stromainvasion von maximal 3 mm und eine horizontale Ausdehnung von maximal 7 mm zu erkennen
- **Makroinvasives Karzinom:** bereits makroskopisch Zeichen der Invasivität erkennbar. Der Tumor wächst exo- und/oder endophytisch und neigt zu Ulzerationen. Histologisch zeigen sich hochdifferenzierte verhornende und wenig differenzierte nicht-verhornende Varianten.

- **Adenokarzinome** wachsen bevorzugt endophytisch und zeigen eine **muzinöse** (schleimbildend), **endometroide** (entsprechen histologisch den Endometriumkarzinomen), **adenosquamöse** (mit plattenepithelialer Komponente) oder **klarzellige Differenzierung**.
- **Metastasen:** frühzeitig lymphogen, später auch hämatogen

Klinik

Die zunächst asymptomatischen Karzinome machen sich erst spät durch **vaginale Blutungen** und **Schmerzen** bemerkbar.

TNM-Klassifikation

- pT1: Tumor ist auf die Zervix beschränkt
  (pT1a: mikroinvasives K.; pT1b: makroinvasives K.)
- pT2: Infiltration der Scheidenwand und des uterusnahen Parametriums
- pT3: Infiltration des Parametriums bis zur Beckenwand
- pT4: Infiltration der Harnblasenwand und des Rektums

Therapie

- Im Stadium pT1a wird eine **Hysterektomie**, ab Stadium pT1b eine **Radikaloperation nach Wertheim-Meigs** (Entfernung des Uterus samt Adnexen und des beidseitigen Parametriums sowie des hinteren Scheidendrittels und der Lymphknoten) angestrebt.
- Ab Stadium pT3 wird aufgrund der Inoperabilität eine primäre, kombinierte Strahlentherapie durchgeführt.
- Die Prognose hängt von der Ausbreitung ab.

29.3.3 Erkrankungen des Endometriums

Endometritis

> **Definition**
> **Ätiologie/Pathogenese:** aszendierende Infektion · offener Muttermund · Intrauterinpessar · Abort · lang andauernde Geburten
> **Morphologie:** gerötetes/ödematös geschwollenes Endometrium · granulozytäre Infiltrate · Mikroabszesse · lymphoplasmazelluläre Infiltrate
> **Klinik:** Fieber · Zyklusstörungen

Definition

Seltene Infektion des Endometriums, da die Zona functionalis, die meist betroffen ist, zyklisch abgestoßen wird. Das postmenopausale, atrophische Endometrium ist häufiger betroffen, da es die Funktionalis nicht mehr abstößt.

Ätiologie/Pathogenese

- Meist **aszendierende Infektionen** bei offenem Muttermund, Intrauterinpessar, nach Abort und nach lang andauernden Geburten
- **Häufigste Erreger:** Streptokokken, Staphylokokken, E. coli, Chlamydien

Morphologie

- **Makroskopisch:** gerötetes und ödematös geschwollenes Endometrium
- **Mikroskopisch:** granulozytäre Infiltrate und Mikroabszesse, bei der chronischen Form lymphoplasmazelluläre Infiltrate

Klinik

Fieber und **Zyklusstörungen**. Bei einer Stenose des Gebärmutterhalses kann sich Eiter in der Gebärmutterhöhle ansammeln (**Pyometra**).

Endometriose

> **Definition**
> **Einteilung:** E. genitalis interna · E. genitalis externa · E. extragenitalis
> **Pathogenese:** Verschleppung abgestoßenen Endometriumgewebes · ektope metaplastische Entstehung
> **Morphologie:** „Schokoladenzysten"
> **Klinik:** Dysmenorrhoe

Definition

Auftreten endometrialen Gewebes außerhalb der physiologischen Endometriumschicht (**Endometriumektopie).**

Einteilung

Nach der Lokalisation unterscheidet man:
- **Endometriosis genitalis interna:** Tuben, Myometrium (= Adenomyosis uteri)
- **Endometriosis genitalis externa:** Ovarien, Douglas-Raum, Vagina, Vulva
- **Endometriosis extragenitalis:** Darm, Lungen, Extremitäten

Ätiologie/Pathogenese

Die Ätiologie ist unklar. Man vermutet eine **Verschleppung** von menstruell abgestoßenem Endometriumgewebe oder eine **ektope metaplastische Entstehung**.

Morphologie

Da das ektope Gewebe an den zyklischen Veränderungen des Endometriums teilnimmt, kommt es – v.a. bei der Endometriosis externa – zur Ausbildung blutig durchsetzter Zysten, die im Ovar auch als **„Schokoladenzysten"** bezeichnet werden.

Klinik

- **Dysmenorrhoe** (Menstruation mit kolikartigen Unterleibsschmerzen)
- **Therapie:** Gabe von Gestagenen, Danazol (Testosteronderivat) oder GnRH-Analoga. Ansonsten wird das ektopische Gewebe operativ entfernt.

Endometriumhyperplasie

> **Definition**
> **Ätiologie/Pathogenese:** lang anhaltende Östrogeneinwirkung
> **Morphologie:** glandulär-zystisch · adenomatös · Grad I–III
> **Klinik:** verstärkte/verlängerte Blutungen

Definition

Übermäßige Proliferation der Korpusschleimhaut, die meist in der Peri- und Postmenopause auftritt.

Ätiologie/Pathogenese

Hauptursache ist eine **lang anhaltende Östrogeneinwirkung:** Östrogentherapie, anovulatorische Zyklen (Follikelpersistenz), polyzystische Ovarien, östrogenproduzierende Ovarialtumoren (z.B. Granulosazelltumoren) oder Adipositas (Umwandlung von Androstendion in Östrogene im Fettgewebe)

Morphologie

Histologisch unterscheidet man folgende Formen:
- **Glandulär-zystische Hyperplasie:** mit zystischen Drüsen, die durch reichlich Stroma voneinander getrennt sind („Schweizer-Käse-Muster"). Keine Präkanzerose.
- **Adenomatöse Hyperplasie:** starke Drüsenepithelproliferation und wenig Stroma. Sie wird in drei Schweregrade eingeteilt:
  - **Grad I und II:** keine Kernatypien
  - **Grad III** (atypische Hyperplasie): zeigt Kernatypien und geht in ca. 30 % in ein invasives Endometriumkarzinom über (**Präkanzerose)**

Klinik	Leitsymptome: **verstärkte** und **verlängerte Blutungen**

Therapie

Sie richtet sich nach dem histologischen Typ und dem Kinderwunsch der Patientin.
- **Hysterektomie:** bei adenomatöser Hyperplasie und abgeschlossener Familienplanung
- **Gestagentherapie:** unter engmaschiger Kontrolle bei Frauen mit Kinderwunsch möglich

Endometriumkarzinom - Korpuskarzinom

> **Ätiologie:** erhöhter Östrogenspiegel · Nulliparität · Hypertonus · Diabetes mellitus
> **Morphologie:** Adenokarzinome · Adenoakanthome ·
> **Sonderformen:** adenosquamös · serös · klarzellig · muzinös
> **Klinik:** postmenopausale Blutungen

Epidemiologie

häufigster Tumor des weiblichen Genitaltraktes, Manifestationsgipfel: 65.–75. Lj.

Ätiologie/Pathogenese

Der wichtigste ätiologische Faktor ist ein relativ zum Progesteron **erhöhter Östrogenspiegel**, dem die gleichen Ursachen wie der Endometriumshyperplasie zugrunde liegen (siehe oben).
Weitere Risikofaktoren: **Nulliparität**, **Hypertonus** und **Diabetes mellitus**

Morphologie

- Überwiegend **Adenokarzinome** mit „endometroider" Differenzierung, die auch benigne plattenepitheliale Anteile enthalten können (**Adenoakanthome**). Sie sind östrogenabhängig und entstehen auf dem Boden einer **atypischen adenomatösen Hyperplasie.**
- Prognostisch entscheidend ist neben der Tumorausbreitung (Staging) auch der Differenzierungsgrad: G1 (überwiegend drüsige Strukturen) bis G3 (solider Tumor mit wenig drüsigen Strukturen).
- Daneben treten Sonderformen auf, die häufig ein hormonunabhängiges Wachstum zeigen und eine schlechtere Prognose besitzen: **adenosquamöse** (mit malignen plattenepithelialen Anteilen), **seröse**, **klarzellige** und **muzinöse Karzinome.**
- Sehr selten sind **Endometriumsarkome,** die aus dem endometrialen Stroma hervorgehen.

Klinik

Aufgrund der typischen Symptomatik (**postmenopausale Blutungen**) wird der Tumor häufig sehr früh erkannt. Die Diagnose wird durch fraktionierte Abrasio und histologische Aufarbeitung gestellt.

TNM-Klassifikation

- T1: Tumor ist auf das Corpus uteri begrenzt
- T2: Tumor infiltriert die Zervix uteri
- T3: Tumor überschreitet die Organgrenzen, bleibt aber auf das kleine Becken beschränkt
- T4: Tumor überschreitet das kleine Becken, befällt Nachbarorgane (Blase, Rektum) oder setzt Fernmetastasen

29.3.4 Erkrankungen des Myometriums

Endometriosis genitalis interna (Adenomyosis uteri) als tumorartige Veränderung des Myometriums ⬈ Kap. 29.3.3

Leiomyom

> **Definition:** Leiomyom · Uterus myomatosus
> **Ätiologie/Pathogenese:** hormonell · genetisch
> **Morphologie:** intramural · subserös · intraligamentär · submukös ·
> wirbelförmig angeordnete Muskelfasern
> **Klinik:** Blutungsstörungen · mechanische Druckerscheinungen

Definition

- **Leiomyom:** gutartiger mesenchymaler Tumor, der aus glatter Muskulatur besteht (Vorkommen: ⅓ der geschlechtsreifen Frauen)
- **Uterus myomatosus:** multiples Auftreten von Myomen im gesamten Uterus

Ätiologie/Pathogenese

Bei der Entstehung von Myomen spielen hormonelle (Übergewicht von Östrogenen) und genetische Faktoren eine Rolle. Bei stark reduziertem Östrogenspiegel (z.B. nach der Menopause) bilden sich die Myome teilweise zurück.

Morphologie
makroskopisch

- Lokalisation: > 90 % im Korpus lokalisiert
  - **intramurale** Myome (in der Uteruswand)
  - **subseröse** Myome (an der äußeren Uteruswand)
  - **intraligamentäre** Myome (im Lig. latum uteri)
  - **submuköse** Myome (an der inneren Uteruswand)
- Schnittfläche: scharf begrenzte, fasrige, weiße Tumoren

mikroskopisch

stark durchflochtene, **wirbelförmig angeordnete Muskelfasern, wenige Mitosen**

Klinik

Blutungsstörungen und mechanische Druckerscheinungen (vermehrter Harndrang, behinderte Blasenentleerung, Obstipation)

Leiomyosarkom

Definition

Seltene maligne Variante des Leiomyoms mit schlechter Prognose (5-JÜR: 20 %), die meist ältere Frauen betrifft.

Morphologie

- Der Tumor ist **unscharf begrenzt** und zeigt auf der Schnittfläche viele regressive Veränderungen (Blutungen, Nekrosen).
- Histologisch: **zellreich, zahlreiche Mitosen** (wichtiges Kriterium für die differentialdiagnostische Abgrenzung zum Myom)

29.4 Vagina

29.4.1 Fehlbildungen

Fehlbildungen der Vagina sind selten und umfassen:
- **Aplasien:** MAYER-V.-ROKITANSKY-KÜSTER-Syndrom mit einer Uterusaplasie und einer Nierenagenesie kombiniert
- **Atresien:** z.B. bei Hymenatresie
- **Doppelte** oder **septierte Vaginae:** ausbleibende Fusion der MÜLLER-Gänge
- **GARTNER-Gang-Zysten:** Aus den GARTNER-Gängen (die seitlich der Scheide gelegenen Endabschnitte der WOLFF-Gänge) können sich submuköse Zysten bilden.

29.4.2 Entzündungen

> **Definition**
> **Ätiologie/Pathogenese:** aszendierende Infektion · häufige Erreger · DÖDERLEIN-Stäbchen · Östrogenmangel · Kolpitis senilis
> **Morphologie:** gerötete/ulzerierte Schleimhaut
> **Klinik:** Ausfluss · Pruritus · brennende Schmerzen · Miktionsbeschwerden

Definition

Kolpitis: Akute oder chronische Entzündung der Scheide.

Ätiologie/Pathogenese

- aszendierende Infektion
- **häufige Erreger:** Trichomonas vaginalis, Candida albicans, Gardnerella vaginalis (seltenere Erreger: Staphylokokken, Gonokokken, E. coli)
- **DÖDERLEIN-Stäbchen** (Lactobacillus acidophilus) setzen Glykogen zu Milchsäure um und sorgen so für ein saueres Scheidenmilieu (pH = 4,5), das Schutz gegen bakterielle Besiedlung bietet.
Östrogenmangel kann aufgrund einer Schleimhautatrophie und konsekutiv reduziertem Glykogengehalt zu Störungen des vaginalen pH-Wertes führen. Deshalb treten Infektionen bevorzugt in Östrogenmangelsituationen auf, bei Kindern und im Alter (**Kolpitis senilis**).

Morphologie

- **Makroskopisch:** gerötete und teilweise ulzerierte Schleimhaut
- **Mikroskopisch:** meist unspezifische Entzündung. Bei der **Soorkolpitis** finden sich typische weißliche Beläge auf der Schleimhaut. Die Keime können im zytologischen Abstrichpräparat nachgewiesen werden.

Klinik

Ausfluss (übel riechend bei Befall mit Gardnerella), **Pruritus**, brennende Schmerzen, Miktionsbeschwerden

29.4.3 Tumoren und tumorartige Veränderungen

- Zu den tumorartigen Veränderungen zählen u.a. die Endometriose (➚ Kap. 29.3.3), die GARTNER-Gang-Zysten (➚ Kap. 29.4.1) und die Kondylome (➚ Kap. 19.4.1).
- Die häufigste bösartige Neubildung ist das **Plattenepithelkarzinom,** das sich frühzeitig auf das umliegende Gewebe ausbreitet und sich klinisch durch vaginale Blutungen und Ausfluss bemerkbar macht.

29.5 Vulva

29.5.1 Entzündungen

Vulvitis · Herpes genitalis · Ulcus durum · Ulcus molle · Lymphogranuloma inguinale

Vulvitis	• Entzündungen der Vulva sind meist Folge einer **bakteriellen**, **viralen** oder **mykotischen Infektion**. • **Prädisponierende Faktoren:** feuchtes Scheidenmilieu, mangelhafte Hygiene, Diabetes mellitus, Östrogenmangel • **Klinik:** gerötete Vulva, Juckreiz. Bei einer **Soorvulvitis** tritt zusätzlich weißer Fluor auf.
Herpes genitalis	Herpes-simplex-Viren (↗ Kap. 19.4.1)
Ulcus durum („Harter Schanker")	Im Primärstadium der Syphilis auftretendes **schmerzloses**, scharf begrenztes Ulkus. Im Sekundärstadium bilden sich breite Kondylome (**Condylomata lata**).
Ulcus molle („Weicher Schanker")	Durch Haemophilus ducreyi verursachtes weiches, sehr **schmerzhaftes** Ulkus.
Lymphogranuloma inguinale	Durch **Chlamydia trachomatis** hervorgerufene **Vulvitis**, die zunächst als kleines, schmerzloses Ulkus in Erscheinung tritt, später allerdings in eine eitrige **inguinale Lymphadenitis** übergeht.

29.5.2 Vulvadystrophie

• **Atrophische Vulvadystrophie** (Lichen sclerosus et atrophicus, Craurosis vulvae): tritt meist postmenopausal auf und geht mit regressiven Veränderungen der Vulva einher. Die Haut ist pergamentartig verdünnt und der Introitus vaginae ist eingeengt.
• **Hyperplastische Dystrophie:** starke, weißliche Hyperkeratose und Akanthose (**Leukoplakie**). Sie ist wahrscheinlich Folge eines chronischen Reizzustandes und tritt überwiegend in der Prämenopause auf. Liegen zusätzlich Atypien vor, so spricht man von einer Vulvadysplasie (VIN I, siehe unten).

29.5.3 Tumorartige Veränderungen

• BARTHOLIN-**Zysten** treten im Rahmen chronischer Entzündungen der BARTHOLIN-Drüsen auf und können die betroffenen Drüsen tumorartig vergrößern.
• **Condylomata acuminata** ↗ Kap. 19.4.1
• **Molluscum contagiosum** ↗ Kap. 19.4.1

29.5.4 Tumoren

vulväre intraepitheliale Neoplasie (VIN)	Sammelbezeichnung für alle Präkanzerosen des Vulvakarzinoms. Zu ihnen gehören: • Morbus BOWEN (↗ Kap. 19.10.2) • bowenoide Papulose (↗ Kap. 19.4.1) • Erythroplasia QUEYRAT (↗ Kap. 19.10.2)

• Morbus PAGET (seltene extramamilläre Manifestation der PAGET-Krankheit ↗ Kap. 29.6.5).

In Abhängigkeit von dem Ausmaß der Atypien wird die VIN in 3 Schweregrade eingeteilt: leichte, mittelschwere und schwere Dysplasie (Carcinoma in situ).

maligne Tumoren

Die häufigste bösartige Neubildung der Vulva ist das **Plattenepithelkarzinom**, wobei es sich meist um hochdifferenzierte, verhornende Karzinome handelt.

29.6 Mamma

29.6.1 Entwicklungsstörungen und Hypertrophie

• **Polythelie:** Überschussbildungen der Mamma mit einer zusätzlichen Brustwarze
• **Polymastie:** Überschussbildung mit dem Vorliegen einer zusätzlichen Brustdrüse, die im Bereich der Milchleiste lokalisiert ist.

Anmerkung: Die Milchleiste ist eine seitlich liegende, von der Achselhöhle bis zur Leiste reichende Epidermisleiste.

• **Amastie:** Fehlen von Brustwarze und Drüsenkörper
• **Mikromastie:** Hypoplasie der Brustdrüse
• **Makromastie:** massive Vergrößerung der Brustdrüse aufgrund einer erhöhten Sensibilität gegenüber hormonellen Reizen
• **Gynäkomastie** (Fibrosis mammae virilis): Vergrößerung der männlichen Brustdrüse, die auf eine hormonelle Dysbalance mit Überwiegen der Östrogene zurückzuführen ist. Sie tritt in der Pubertät, im Alter, bei Hypogonadismus (z.B. beim KLINEFELTER-Syndrom) und bei Leberinsuffizienz auf.

29.6.2 Entzündungen

Definition

Eine Entzündung des Brustdrüsenkörpers wird als **Mastitis** bezeichnet.

Ätiologie/Pathogenese

• **Mastitis puerperalis:** Phlegmonöse oder abszedierende Entzündung durch eine **Staphylokokkeninfektion** in der Stillperiode.
Prädisponierend wirken **Rhagaden** im Bereich der Mamille.
• **Mastitis nonpuerperalis:** Entzündungen außerhalb des Wochenbetts, meist Folge einer **Sekretretention** in den Milchgängen (Stauungsmastitis). Sie führen zu einer periduktalen, granulozytären Entzündung mit plasmazellulären Infiltraten.

Klinik

Die Brust ist gerötet, geschwollen und druckschmerzhaft. Die Mastitis puerperalis geht mit hohem Fieber einher.

29.6.3 Mastopathie

Definition
Ätiologie/Pathogenese: hormonelle Dysbalance · Epithelproliferation · Fibrosierung · Zystenbildung
Morphologie: knotige Verhärtungen · Grad I–III
Klinik: palpable Knoten · prämenstruelles Spannungsgefühl · Mastodynie

Definition	Brustdrüsenerkrankung durch **proliferative** und **regressive Umbauprozesse** des Drüsenparenchyms.
Epidemiologie	Es sind überwiegend Frauen zwischen dem 45. und 50. Lj. betroffen. Die Häufigkeitsangaben in Autopsiestudien schwanken zwischen 50 und 70 %.

Ätiologie/Pathogenese

- Die Ätiologie ist unklar. Es werden hormonelle Störungen mit erhöhtem Östrogenspiegel bei gleichzeitig relativ vermindertem Progesteronspiegel vermutet.
- Die **hormonelle Dysbalance** führt zu **Epithelproliferation**, **Fibrosierung** und ektatischer Erweiterung der Drüsengänge mit **Zystenbildung**.

Morphologie

makroskopisch — Durch die Zystenbildung entstehen **knotige Verhärtungen**, die meist im äußeren oberen Quadranten lokalisiert sind.

mikroskopisch — Histopathologisch unterscheidet man nach PRECHTEL 3 Formen:
- **Grad I** (70 %): Einfache, nicht-proliferative Mastopathie mit Zystenbildung und Fibrosierung (**Mastopathia fibrosa cystica**). Es besteht kein erhöhtes Karzinomrisiko.
- **Grad II** (20 %): Mastopathie mit mäßigen Epithelproliferationen, aber ohne Atypien. Gering erhöhtes Karzinomrisiko.
- **Grad III** (10 %): Mastopathie mit Epithelproliferationen und Atypien. Das Karzinomrisiko ist deutlich erhöht.

Klinik

- **palpable Knoten**, prämenstruelles Spannungsgefühl und gelegentlich Schmerzen (Mastodynie)

Anmerkung: Unter Hormontherapie bilden sich die Knoten teilweise zurück.

- Bei einer Mastopathie Grad III sollte eine subkutane Mastektomie in Erwägung gezogen werden.

29.6.4 Gutartige Tumoren

> intraduktales Papillom · Fibroadenom · Phylloidestumor

intraduktales Papillom
- Gutartiger Tumor, der sich von den Drüsenepithelien ableitet. Es tritt entweder **solitär** in den zentralen, submammillären Drüsengängen oder **multipel** in den peripheren Drüsengängen auf.
- Morphologie: **Zweischichtung** von Drüsenepithel und Myoepithel

Fibroadenom
- Scharf begrenzter, gut verschieblicher Tumor, bis zu 3 cm groß; häufigster gutartiger Tumor der Brustdrüse, gehäuft 30.–40. Lj.
- **Morphologie:**
  - Mischtumor, der epitheliale und mesenchymale Komponenten enthält.
  - Man unterscheidet eine perikanalikuläre und eine intrakanalikuläre Wachstumsform. Bei der zweiten Form werden die Drüsenlichtungen durch das proliferierte Gewebe zu hirschgeweihartigen Spalten komprimiert. (👁 Foto 28)

Phylloidestumor
Er gleicht histologisch dem Fibroadenom, ist jedoch größer (bis zu 10 cm) und bildet häufig **zungenartige Ausläufer** aus, die zur Hautoberfläche durchbrechen können. Sie neigen zu **Rezidiven** und entarten in 10–15 % der Fälle.

29.6.5 Mammakarzinom

> **Definition**
> **Ätiologie:** Gendefekte · Risikofaktoren
> **Morphologie:** lobulär · duktal · medullär · tubulär · papillär · adenoid-zystisch · muzinös (Gallertkarzinom)
> **besondere Ausbreitungsformen:** Morbus PAGET der Mamille · inflammatorisches Mammakarzinom

Definition

Maligner Brusttumor, der von den Epithelien der Milchgänge (**duktales Karzinom**) oder von den Epithelien der Drüsenläppchen (**lobuläres Karzinom**) ausgeht.

Epidemiologie

- häufigster maligner Tumor der Frau (relative Tumorinzidenz ~ 25 %)
- Mit einer relative Tumormortalität von ca. 20 % ist es auch gleichzeitig die häufigste zum Tode führende Tumorerkrankung.
- Die Inzidenz nimmt mit dem Alter zu und erreicht ihr Maximum um die Menopause.
- Beim Mann ist das Mammakarzinom (**Carcinoma virile**) eine Seltenheit.

Ätiologie/Pathogenese

- Das Risiko für die Entstehung eines invasiven Karzinoms ist bei Mutation verschiedener Gene (z.B. BRCA1-, BRCA2-Gen, p53-Tumorsuppressorgen, AT-Gen) signifikant erhöht. So steigt z.B. das kumulative Risiko bei einem **BRCA1-Gendefekt** auf 70 % an.
- **Weitere Risikofaktoren:** Adipositas, erhöhtes Alter, erhöhter Östrogenspiegel, Nulliparität, frühe Menarche bzw. späte Menopause, positive Familienanamnese, erhöhter Fettkonsum, Mastopathie III° und das Carcinoma in situ (Carcinoma lobulare in situ, duktales Carcinoma in situ)

Morphologie
makroskopisch

- **Lokalisation:** 50 % aller Karzinome sind **im äußeren oberen Quadranten** der Brustdrüse lokalisiert, ein Sechstel im Mamillenbereich.
- Der Tumor ist knotig, von derber Konsistenz und unscharf begrenzt.

mikroskopisch

Die WHO hat die Mammakarzinome nach ihrer Dignität (präinvasives Carcinoma in situ und invasives Karzinom) und nach ihrer Lokalisation (duktale und lobuläre Karzinome) eingeteilt.

- **Duktales Carcinoma in situ (DCIS):**
  - Es wächst in den Drüsengängen und breitet sich meist segmental in einem Drüsenlappen aus.
  - Die Tumorzellen wachsen in soliden und papillären Mustern und überschreiten definitionsgemäß die Basalmembran nicht.
  - Die Tumormassen können nekrotisieren und bei Druck auf die Schnittfläche wie „Mitesser" herausgedrückt werden (**Komedokarzinom**).
  - Es kann sich auch intradermal im Bereich der Mamille ausbreiten und klinisch als nässendes Ekzem erscheinen (**PAGET-Karzinom, mammärer Morbus PAGET**). Charakteristisch sind große Zellen mit großem Zellkern und hellem Zytoplasma (**PAGET-Zellen**).
- **Invasives duktales Karzinom:**
  - häufigster histologischer Typ des Mammakarzinoms (> 80 %)

- Die Mehrzahl dieser Tumoren wächst in unterschiedlichen Mustern und weist keine speziellen Wachstumsmerkmale auf, weshalb sie auch als „nicht mehr spezifizierbare invasive duktale Karzinome" bezeichnet werden.
- Seltene **Sonderformen** des invasiven duktalen Karzinoms sind das **medulläre**, das **tubuläre**, das **papilläre**, das **muzinöse** und das **adenoid-zystische Karzinom**, denen allen eine bessere Prognose gemeinsam ist.
- **Carcinoma lobulare in situ (CLIS):**
  - Es wächst meist multizentrisch in den Läppchen der Brustdrüse.
  - Die Tumorzellen breiten sich in den Azini aus, ohne die Basalmembran zu überschreiten. 25 % mit einem CLIS entwickeln innerhalb von 25 Jahren ein **invasives lobuläres Karzinom**.
- **Inflammatorisches Karzinom:**
  Undifferenzierter, hochmaligner Tumor, der sich in den feinen Lymphspalten der Haut im Bereich der Mamille ausbreitet.

! **Merke:** Die Haut ist wie bei einer Entzündung gerötet, weshalb die differentialdiagnostische Abgrenzung zu einer nonpuerperalen Mastitis schwierig sein kann.

Metastasen

- **Lymphogen:** axilläre, retrosternale und supraklavikuläre Lymphknoten
- **Hämatogen:** Knochen, Lungen, Leber

Klinik

- zunächst klinisch unauffällig, später **tastbarer Knoten in der Brust**
- Vorsorgeuntersuchungen: **Inspektion** (Hautinfiltration, Mamilleneinziehungen, inflammatorisches Karzinom), **Palpation** (fixierte Knoten, Lymphknotenbefall) und **Mammographie** (gruppierte Mikroverkalkungen).
- **Therapie:** Wenn der Tumor im Gesunden reseziert werden kann, wird möglichst eine **brusterhaltende Operation** mit anschließender **Bestrahlung** angestrebt, ansonsten eine Brustamputation (**Ablatio mammae**) durchgeführt. Adjuvant werden eine **Chemotherapie** und eine **Hormontherapie** (bei Frauen vor der Menopause) durchgeführt.

TNM-Klassifikation

- pT1: Tumor < 2 cm
- pT2: Tumor 2 bis 5 cm
- pT3: Tumor > 5 cm
- pT4: Tumor jeder Größe mit Infiltration der Brustwand u./o. Haut
- pN1: Befall ipsilateraler, beweglicher axillärer Lymphknoten
- pN2: Befall ipsilateraler, fixierter axillärer Lymphknoten
- pN3: Befall ipsilateraler Lymphknoten entlang der A. mammaria interna

Prognose

abhängig von
- **Tumortyp:** medulläres und lobuläres Karzinom 30 % 5-JÜR, Sonderformen 60 % 5-JÜR
- **Tumorausbreitung:** Tumorgröße, Lymphknotenbefall
- **Grading:** Anzahl der Kernatypien und Mitosen
- **Rezeptorstatus:** Anzahl der Östrogen- und Progesteronrezeptoren korreliert mit dem Tumorwachstum, da diese Hormone wachstumsstimulierend wirken

30 Pathologie der Schwangerschaft

30.1 Störungen der Differenzierung und des Wachstums

30.1.1 Definitionen und Einteilung

> **Definition:** Fehlbildungen · Anomalien
> **Einteilung:** primäre Fehlbildungen · sekundäre Fehlbildungen

Definition

- **Fehlbildung:** Formabweichung eines Organs oder eines Körperteils, die einzeln oder kombiniert (Mehrfachfehlbildungen) auftreten kann.
- **Anomalien:** nur geringgradige Abweichungen von der Norm ohne wesentliche funktionelle Beeinträchtigung

Einteilung

- **Primäre Fehlbildungen:** genetisch bedingt (numerische und strukturelle Chromosomenaberration, Punktmutationen)
- **Sekundäre Fehlbildungen:** Folge einer Einwirkung exogener Noxen (Strahlen, Alkohol, Medikamente, Infektionen) auf die intakte Fruchtanlage

Beispiele
einzelne Fehlbildungen

- **Agenesie:** vollständiges Fehlen eines Organs aufgrund einer fehlenden Organanlage
- **Aplasie:** Fehlen eines Organs infolge einer ausgebliebenen Entwicklung einer vorhandenen Organanlage
- **Dysgenesie:** Organfehlbildung infolge einer fehlerhaften Organanlage
- **Dysplasie:** Organfehlbildung infolge einer gestörten Organentwicklung und -differenzierung (In der Tumorpathologie: Auftreten von Zellatypien und Verlust der epithelialen Polarität)
- **Hypoplasie:** angeborene Unterentwicklung eines Organs
- **Stenose:** angeborene (oder erworbene) Einengung der Lichtung oder der Mündung eines Hohlorgans
- **Atresie:** angeborener Verschluss der Lichtung oder der Mündung eines Hohlorgans
- **Zysten:** angeborener Gewebehohlraum, der mit einer Epithelschicht (echte Zysten) ausgekleidet ist.

  Anmerkung: Unechte Zysten besitzen lediglich eine bindegewebige Kapsel ohne Epithelauskleidung und sind meist erworben.

- **Dysraphie:** dorsale Spaltbildung durch eine Verschlussstörung des Neuralrohres (dysraphische Syndrome ↗ Kap. 17.1.1).

Mehrfachfehlbildungen

- **Felddefekt:** Auftreten mehrerer Fehlbildungen infolge einer Störung in einem einzigen embryonalen Entwicklungsfeld/Organsystem.
  Beispiel: **Holoprosenzephalie:** Fehlbildungen des Gesichts (Lippen-Kiefer-Gaumen-Spalte, solitäre mittelständige Orbita) und des Gehirns (Arhinenzephalie, fehlende Hemisphärenteilung)

- **Fehlbildungssequenz:** Eine umschriebene Fehlbildung ist Ausgangspunkt mehrerer, kaskadenartig entstehender Fehlbildungen (Kettenreaktion).
  Beispiel: **Oligohydramnie** (starke Verminderung des Fruchtwasservolumens) als Folge einer beidseitigen Nierenagenesie mit fehlender fetaler Urinausscheidung → typische Gesichtsfehlbildungen und Extremitätenfehlstellungen (POTTER-**Sequenz**)
- **Fehlbildungssyndrom:** Auftreten mehrerer Fehlbildungen infolge einer Störung, die sich auf mehrere embryonale Entwicklungsfelder/Organsysteme auswirkt. Diese Syndrome werden z. B. durch Trisomien hervorgerufen.
  Beispiel: **DOWN-Syndrom** (Trisomie 21): Minderwuchs, Brachyzephalie, Epikanthus, Vierfingerfurche, Fußdeformitäten, Herzfehler
- **Fehlbildungsassoziation:** Statistisch gehäuftes, gemeinsames Auftreten mehrerer Fehlbildungen, die weder ätiologisch noch pathogenetisch in einem Zusammenhang zu stehen scheinen. Die Krankheitsbezeichnung ist häufig ein Akronym, dessen Anfangsbuchstaben für die assoziierten Fehlbildungen stehen (z. B. **VACTERL-Assoziation: v**ertebral defect, **a**nal atresia, **c**ardiac defect, **t**racheo-**e**sophageal-fistula, **r**enal aplasia, **l**imb anomaly).

30.1.2 Gametopathien

Definition

Fehlbildungen, die auf Schäden der männlichen und/oder weiblichen Keimzellen (Gameten) zurückzuführen sind.

Einteilung

- **Numerische Chromosomenaberrationen:** PÄTAU-Syndrom (Trisomie 13), EDWARDS-Syndrom (Trisomie 18), DOWN-Syndrom (Trisomie 21), KLINEFELTER-Syndrom (XXY) und TURNER-Syndrom (Monosomie X0)
- **Strukturelle Chromosomenaberrationen:** Cri-du-chat-Syndrom (Deletion des kurzen Arms von Chromosom 5)
- **Punktmutationen:** Erbkrankheiten
- Zu den einzelnen Fehlbildungen siehe Lehrbücher der Genetik.

30.1.3 Blastopathien

- Die **Keimentwicklung (Blastogenese)** beginnt mit der Befruchtung der Eizelle und endet am 15. Tag post conceptionem. In dieser Entwicklungsphase führen teratogene Einflüsse meist zum **Abort**.
- Gehen nicht alle Zellen zugrunde, kann sich aufgrund des hohen Regenerationsvermögens aus den erhaltenen Zellen eine normale Frucht entwickeln.
- Eine Teilung in zwei Zellhaufen führt zur Entwicklung von zwei freien Individuen (**Gemini**). Bei unvollständiger Teilung entstehen teilweise miteinander verwachsene Doppelfehlbildungen (**Siamesische Zwillinge**).

30.1.4 Embryopathien

Definition
Pathogenese: Phasenspezifität · teratogene Determinationsperiode · Organotropismus
Beispiele: Rötelnembryopathie · Thalidomidembryopathie · Alkoholembryopathie

Definition

In der Embryonalperiode (3.–8. Woche post conceptionem) findet die Organentwicklung (Organogenese) statt. In dieser Periode führen schädigende Einflüsse zu Fehlbildungen einzelner oder mehrerer Organe (Embryopathien).

Pathogenese

- Charakteristisch für die Embryopathien ist der Einfluss des Schädigungszeitraumes („kritische Phase" der Entwicklung) auf Art und Lokalisation der Einzelfehlbildungen (**Phasenspezifität**). Für die Entwicklung der einzelnen Organe und Extremitäten lässt sich eine sog. **teratogene Determinationsperiode** angeben, in der das Organ besonders empfindlich gegenüber teratogenen Noxen reagiert (⟋ Abb. 30.1). Die Fehlbildung ist um so schwerwiegender, je früher die teratogene Noxe eingewirkt hat.
- Ferner treten bestimmte teratogene Noxen bevorzugt an bestimmten Organen/Organsystemen auf (**Organotropismus**). So treten beispielsweise bei der Thalidomid-Embryopathie vorwiegend Fehlbildungen der Extremitäten auf.

Beispiele

Rötelnembryopathie

Bei Erstinfektion der Mutter mit dem Rötelnvirus in der frühembryonalen Phase kommt es zur **Rötelnembryopathie (Gregg-Syndrom):** Katarakt, Ventrikelseptumdefekt, Innenohrschwerhörigkeit u.a.

Thalidomidembryopathie

Die Einnahme des Sedativums **Thalidomid** (Contergan®, seit 1963 verboten) während der Frühschwangerschaft führte insbesondere zu **Fehlbildungen der Extremitäten** mit rudimentärer Entwicklung der langen Röhrenknochen (Phokomelie).

Alkoholembryopathie

Durch **Alkoholkonsum** der Mutter während der Embryonalphase kommt es zu **Minderwuchs**, **geistiger Retardierung**, **Mikrozephalus** und Ausbildung eines **charakteristischen Gesichtes** (Epikanthus, verkürzter Nasenrücken, niedrige Stirn, Mikrognathie).

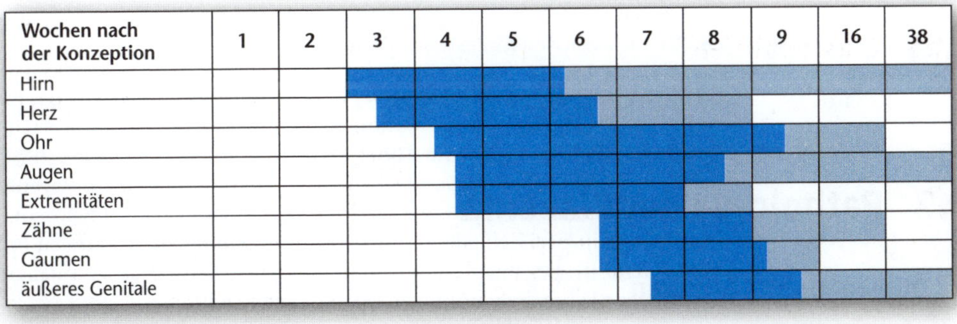

Wochen nach der Konzeption	1	2	3	4	5	6	7	8	9	16	38
Hirn											
Herz											
Ohr											
Augen											
Extremitäten											
Zähne											
Gaumen											
äußeres Genitale											

Abb. 30.1: Kritische Perioden der menschlichen Entwicklung [2]

30.1.5 Fetopathien

> **Definition**
> **Ätiologie:** Infektionen · nicht-infektiöse Schäden
> **Beispiele:** Fetopathia diabetica · Fetopathia toxoplasmotica · Morbus heamolyticus neonatorum

Definition

Die Fetalperiode schließt sich der Embryonalperiode an und endet mit der Geburt. Da in dieser Zeit die **Ausreifung** der bereits angelegten **Organe** im Vordergrund steht, manifestieren sich Fetopathien eher als **Wachstums-** und **Reifungsstörungen.**

Ätiologie / Pathogenese

Fetopathien werden insbesondere durch **Infektionen** verursacht, die meist eine charakteristische herdförmige Schädigung mit Defektheilung hinterlassen. Nicht-infektiöse Schäden betreffen meist den gesamten Organismus.

Beispiele

Fetopathia diabetica

Bei schlecht eingestelltem Diabetes mellitus der Mutter kommt es zu Makrosomie (Körpergewicht > 4500 g), postpartaler Hypoglykämie, Polyglobulie, Surfactantmangel (Atemnotsyndrom), Hypoparathyreoidismus, Hyperbilirubinämie und Kardiomegalie.

Fetopathia toxoplasmotica

Eine diaplazentare Infektion mit **Toxoplasma gondii** in der zweiten Schwangerschaftshälfte führt zu einer Meningoenzephalitis mit intrazerebraler Verkalkung (Toxoplasmose-Enzephalitis), einem Verschluss-Hydrozephalus und einer Chorioretinitis.

M. heamolyticus neonatorum

- Bei Rhesus-positiven Kindern Rhesus-negativer Mütter kann es zu einer **Hämolyse durch mütterliche Isoantikörper** (plazentagängige IgG) gegen kindliche Erythrozyten kommen.
- Die Mutter wurde entweder durch eine Transfusion Rhesus-positiven Blutes oder im Rahmen einer vorausgegangenen Geburt durch Einschwemmung fetalen, Rhesus-positiven Blutes sensibilisiert.
- Für das erste Rhesus-positive Kind einer Rhesus-negativen Mutter besteht in der Regel keine Gefahr, da die Mutter erst unter der Geburt sensibilisiert wird.

30.2 Pathologie der Plazenta

30.2.1 Kreislaufstörungen

> Plazentainfarkt · Nabelschnurkomplikationen · fetofetale Transfusion

Plazentainfarkt

Folge einer kompletten oder teilweisen Unterbrechung der maternalen arteriellen Blutzufuhr.
- **Ätiologie:** Schwangerschaftsgestosen (↗ Kap. 30.4), Nikotinabusus
- **Pathogenese:** Aufgrund der großen Reservekapazität der Plazenta führen nur ausgedehnte Infarkte zu einer Plazentainsuffizienz.
- **Morphologie:** Frische Infarkte stellen sich als dunkelrote Veränderungen dar, die nach 3 bis 4 Wochen in feste, grauweißliche Herde (Fibrinablagerungen) übergehen.

Nabelschnurkompli-kationen	**Echte Knoten** in der Nabelschnur oder **Umschlingungen** des Halses oder einer Extremität durch die Nabelschnur können zu **Durchblutungsstörungen** führen, die häufig intermittierend auftreten.
fetofetale Transfusion	Zwischen den plazentaren Blutkreisläufen zweier monozygoter Zwillinge bestehen häufig Anastomosen, die zu einem Blutübertritt mit ungleicher Versorgung führen können **(fetofetale Transfusion)**. Die Zwillinge entwickeln sich ungleichmäßig und die Mortalität ist bis auf das 6fache erhöht.

30.2.2 Entzündungen

> **Definition**
> **Ätiologie/Pathogenese:** bakterielle Infektion · häufige Erreger
> **Morphologie:** grünliche Verfärbung von Fruchtwasser und Eihäuten · eitrige Entzündung
> **Klinik:** schmerzhafter Uterus · Entzündungszeichen

Definition	Bei der **Plazentitis** handelt es sich meist um eine kanalikulär-aszendierende Infektion bei vorzeitigem Blasensprung oder protrahierter Geburt. Seltener sind hämatogene oder deszendierende Infektionen (bei Adnexitis).
Ätiologie/Pathogenese	• Die bakterielle Infektion greift vom Fruchtwasser ausgehend auf die Eihäute, die Plazenta und den Fetus über **(Chorioamnionitis).** • **Häufige Erreger:** β-hämolysierende Streptokokken, Staphylokokken, Enterokokken, E. coli
Morphologie	• Das **Fruchtwasser** und die **Eihäute** sind **grünlich** verfärbt und übel riechend. • Mikroskopisch: eitrige Entzündung
Klinik	schmerzhafter Uterus und Entzündungszeichen (Fieber, Leukozytose, Tachykardie) bei der Mutter

! Die Chorioamnionitis kann eine lebensbedrohliche Situation für Mutter und Kind sein → schnellstmögliche Entbindung.

30.2.3 Tumoren und tumorartige Veränderungen

> Chorangiom · Blasenmole · Chorionkarzinom

Chorangiom	**Gutartige Wucherung** der **Plazentazotten**, die histologisch einem (kapillären oder kavernösen) Hämangiom entspricht. Meist ein harmloser Zufallsbefund, kann aber auch zu schweren Blutungen bei Mutter und Kind führen.
Blasenmole	• **Definition:** Blasenartige Degeneration der Chorionzotten bei gleichzeitiger Trophoblastenproliferation mit Kernatypien. • **Morphologie:** Das Zottenstroma ist gefäßlos und ödematös aufgetrieben. Die Plazenta kann ganz **(komplette Blasenmole)** oder teilweise **(partielle Blasenmole)** betroffen sein. 10–15 % der Blasenmolen wachsen infiltrativ in das Myometrium ein **(destruktive Blasenmole).** • **Klinik:** Typisch sind Blutungen in der ersten Schwangerschaftshälfte und ein „schneegestöberähnliches" Bild im Ultraschall. Die Therapie besteht in einer vollständigen Saugkürettage.

Anmerkung: Postoperativ sollte aufgrund der Neigung zur malignen Entartung der HCG-Spiegel überwacht werden, um so eine unvollständige Kürettage rechtzeitig zu erkennen.

Chorionkarzinom

- Bösartiger Tumor, der von Trophoblastzellen ausgeht und infiltrativ in das Myometrium wächst.
- Über 50 % entstehen auf dem Boden einer **Blasenmole,** 25 % treten nach einem Abort auf.
- Trotz frühzeitiger **hämatogener Metastasierung** (v. a. in Lunge, Gehirn und Leber) ist die **Prognose relativ gut**, da die entarteten Trophoblastzellen körperfremd sind und vom Immunsystem attackiert werden.

30.3 Störungen der Frühschwangerschaft

30.3.1 Extrauteringravidität

Definition

Extrauteringravidität: Implantation der befruchteten Eizelle außerhalb des Uterus.
Am häufigsten ist eine **Eileiterschwangerschaft** im **ampullären Teil** der Tube. Seltener treten Ovar- und Bauchhöhlenschwangerschaften auf.

Ätiologie /
Pathogenese

Ursachen sind **Nidationsstörungen,** die durch Verwachsungen (nach Salpingitis) oder Intrauterinpessare begünstigt werden. Die Frucht wird entweder abgestoßen und resorbiert oder führt durch wachstumsbedingte Dehnung der Tubenwand zu **Schmerzen** und leichten **Blutungen**. Eine **Tubenruptur** kann zu lebensgefährlichen Blutungen führen.

30.3.2 Abort

Definition

- **Abort (Fehlgeburt):** jede Beendigung einer Schwangerschaft vor der 28. Schwangerschaftswoche p. m. mit abgestorbener Fruchtanlage

> **Totgeburt:** die abgestorbene Frucht weist ein Gewicht von mindestens 500 g auf (→ standesamtliche Meldung)

- **Habituelle Aborte:** zwei oder mehr aufeinander folgende Fehlgeburten (häufigste Ursachen: Chromosomenaberrationen)

Ätiologie / Einteilung

- **Maternale Ursachen:** z. B. Uterustumor, Zervixinsuffizienz, Infektionen, schwere Allgemeinerkrankungen
- **Fetoplazentare Ursachen:** z. B. Chromosomenaberrationen, Nidationsstörungen, Trophoblastenanomalien
- **Exogene Ursachen:** z. B. Medikamente, ionisierende Strahlen, Impfungen

30.4 Schwangerschaftsspezifische Erkrankungen der Mutter

Schwangerschaftsgestosen · hypertensive Schwangerschaftserkrankungen · Präeklampsie · Eklampsie · HELLP-Syndrom · Gestationsdiabetes

Schwangerschaftsgestosen

Gestosen sind schwangerschaftsspezifische Erkrankungen der Mutter, die Ausdruck einer gestörten Anpassung des mütterlichen Organismus an die Schwangerschaft sind. Nach Beendigung der Schwangerschaft klingen die Symptome in der Regel wieder ab.

hypertensive Schwangerschaftserkrankungen

- Insbesondere in der 2. Schwangerschaftshälfte kann eine **Hypertonie** auftreten, die bei gleichzeitiger, neu aufgetretener **Proteinurie** als **Präeklampsie** bezeichnet wird.
- An der Plazenta zeigen sich ein reduziertes Wachstum und intervillöse Infarzierungen als Folge eines verminderten Blutzuflusses.
- Eine schwere Präeklampsie kann plötzlich in eine **Eklampsie** mit **epileptischen Anfällen**, starkem Blutdruckanstieg, Leber- und Nierenversagen übergehen.
- **HELLP-Syndrom:** Sonderform der Präeklampsie, die durch eine hämolytische Anämie (**h**aemolysis), erhöhte Leberenzymwerte (**e**levated **l**iver enzymes) und Thrombozytopenie (**l**ow **p**latelet count) gekennzeichnet ist.

Gestationsdiabetes

- Von einem **Gestationsdiabetes** spricht man, wenn sich der Diabetes mellitus erstmalig in der Schwangerschaft manifestiert. Es handelt sich meist um eine „Demaskierung" einer latenten Glukosestoffwechselstörung aufgrund eines **gesteigerten Insulinbedarfs in der Spätschwangerschaft.**
- Bei der Mutter steigt das Risiko für **Infektionen** (insb. Harnwegsinfekte) und eine **Präeklampsie.**
- Der Fetus ist einem **erhöhten Abort-** und **Fehlbildungsrisiko** ausgesetzt. Bei länger bestehendem Diabetes mellitus entwickelt sich eine **diabetische Fetopathie** (↗ Kap. 30.1.5).

31 Knochenmark

31.1 Quantitative, nichtneoplastische Veränderungen von Blutzellen

Einteilung

Quantitative, nichtneoplastische Veränderungen:
- des erythropoetischen Systems: **Anämien, Polyglobulie**
- des granulopoetischen Systems: **Granulozytopenie, Granulozytose**
- des thrombopoetischen Systems: **Thrombozytopenie, Thrombozytose**
- aller drei Marksysteme: **Panmyelophthise**

31.1.1 Anämien

> **Definition**
> **Einteilung:** mikrozytär / makrozytär · hypochrom / hyperchrom
> **Ätiologie / Pathologie:** Blutverluste· Bildungsstörungen · Hämolyse
> **Klinik:** Leistungsabfall · Müdigkeit · Kopfschmerzen · Atemnot · Tachykardie · Herzgeräusche · Blutdruck ↑ · Schocksymptome

Definition

Verminderung der Hämoglobinkonzentration, der Erythrozytenzahl und / oder des Hämatokrits unter die Norm.

Einteilung

- Nach der Erythrozytengröße, die als MCV (**m**ean **c**orpuscular **v**olume) angegeben wird:
  - **mikrozytäre Anämie** (MCV < 82 fl)
  - **makrozytäre Anämie** (MCV > 92 fl)
- Nach dem Hämoglobingehalt der Erythrozyten, der als MCH (**m**ean **c**orpuscular **h**aemoglobin) angegeben wird:
  - **hypochrome Anämie** (MCH < 28 pg)
  - **hyperchrome Anämie** (MCH > 32 pg)

Ätiologie / Pathogenese

Ursachen: Blutverluste, Bildungsstörungen und Hämolyse

Blutverluste	Bildungsstörungen	Hämolyse
akut: • Traumen • Tumoren • Varizenblutungen	**Eisenmangelanämie:** • chronische Blutverluste • erhöhter Bedarf (Schwangerschaft, Wachstum) • gestörte Resorption (chronische Darmerkrankungen) • verminderte Zufuhr	**korpuskuläre hämolytische Anämien:** • Membrandefekte (Sphärozytose) • Enzymdefekte (Glucose-6-Phosphat-Dehydrogenasemangel) • Hämsynthesestörungen (β-/α-Thalassämie, Sichelzellanämie)
chronisch: • gastrointestinale Blutungen • Karzinome • Menstruation • Hämaturie	**Eisenverwertungsstörungen:** • chronische Erkrankung • Kollagenosen • Tumoren **Megaloblastäre Anämien:** • Vitamin-B$_{12}$-Mangel • Folsäuremangel **Markverdrängung** bei Tumoren **Erythropoetinmangel** renale Anämie	**extrakorpuskuläre hämolytische Anämie:** • Rhesus-Inkompatibilität • Medikamente (Phenacetin, Penicillin, α-Methyldopa) • Infektionen (Malaria) • mikroangiopathische hämolytische Anämien (TTP, HUS) • Autoimmunhämolytische Anämien

Tab. 31.1: Übersicht über die häufigsten Ursachen einer Anämie

Klinik

• verminderte O$_2$-Kapazität → Leistungsabfall, Müdigkeit, Kopfschmerzen, Atemnot, Tachykardie, Herzgeräusche, erhöhte Blutdruckamplitude
• Bei akuten Anämien (infolge massiven Blutverlustes) treten Schocksymptome auf.

Anämien durch Bildungsstörungen

Eisenmangelanämie · Eisenverwertungsstörungen · Markverdrängung · megaloblastäre Anämien · renale Anämie

Eisenstoffwechsel

• Im oberen Dünndarm wird zweiwertiges Eisen resorbiert (ca. 1 g/d) und im Blut als dreiwertiges Eisen an **Transferrin** gebunden transportiert.
• **Ferritin** ist ein wasserlösliches Speicherprotein, dessen Plasmakonzentration eng mit dem Eisenbestand des Körpers korreliert.

! **Merke:** Erniedrigte Ferritinwerte beweisen einen Eisenmangel.

• Das an Hämoglobin gebundene Eisen liegt in zweiwertiger Form vor und macht etwa 70 % des Gesamtbestandes aus.

Eisenmangelanämie

• **Mikrozytäre, hypochrome Anämie** mit **Abnahme** der **Ferritinkonzentration** als Zeichen des Eisenmangels. Sie ist mit einem Anteil von über 80 % die **häufigste Anämieform**.
• **Ursachen:** chronische **Blutverluste** (gastrointestinale Blutungen, Karzinome, Menstruation, Hämaturie), **erhöhter Bedarf** (Schwangerschaft, Wachstum), **gestörte Resorption** (chronische Darmerkrankungen) oder **verminderte Zufuhr**

! **Merke:** Bei einer Eisenmangelanämie mit gleichzeitiger Schleimhautatrophie spricht man vom PLUMMER-VINSON-Syndrom.

Eisenverwertungsstörungen

- **Mikrozytäre, hypochrome Anämie,** die im Gegensatz zur Eisenmangelanämie mit einer **erhöhten Ferritinkonzentration** (als Ausdruck der Eisenüberladung) einhergeht. Zweithäufigste Anämieform.
- **Ursachen: Eisenverwertungsstörungen** bei chronischen Erkrankungen, Kollagenosen oder Tumoren

Markverdrängung

Gestörte Blutbildung aufgrund einer **Markverdrängung** durch Tumoren (Leukämien, Lymphome, Plasmozytom, Metastasen), Osteomyelofibrose oder Osteopetrose.

megaloblastäre Anämien

Ein **Vitamin-B_{12}-** oder **Folsäure-Mangel** (Coenzyme der DNS-Synthese) führt zu einer verzögerten Kernreifung bei normaler Zytoplasmareifung mit Ausbildung vergrößerter Erythroblasten (Megaloblasten). Durch vorzeitigen Abbau im Knochenmark und in der Peripherie entsteht eine Anämie (**megaloblastäre Anämie**). (☞ Foto 29)

Vitamin-B_{12}-Mangel

- Häufigste Ursache: Autoantikörperbildung gegen den intrinsic factor (**perniziöse Anämie),** der in der Magenschleimhaut gebildet und für die Vitamin-B_{12}-Resorption benötigt wird.
  Weitere Ursachen: verminderte Zufuhr und Malabsorption (chronische gastrointestinale Erkrankungen, Mangel an intrinsic factor bei Gastrektomie).
- Neben einer Anämie treten **typische gastrointestinale Beschwerden** (Durchfall, HUNTER-Glossitis) und neurologische Beschwerden (**funikuläre Myelose**) auf.

Folsäuremangel

- **Ursachen:** Mangelernährung (alkoholinduzierte Anämie), erhöhter Bedarf (z.B. in der Schwangerschaft), Malabsorption, gestörter Metabolismus (durch Folsäureantagonisten wie Methotrexat)
- Symptome: megaloblastäre Anämie **ohne neurologische Beschwerden**

renale Anämie

Normozytäre, normochrome Anämie bei Nierenerkrankungen infolge eines Mangels an Erythropoetin (das in der Niere gebildet wird).

Hämolytische Anämien

> **Definition**
> **Klinik:** Splenomegalie · Knochendefekte · Ikterus
> **Blutbild:** Retikulozyten ↑ · Haptoglobin ↓
> **Ätiologie/Einteilung:** korpuskulär · extrakorpuskulär

Definition

Anämie durch gesteigerten Abbau der Erythrozyten v.a. in der Milz (**extravasale Hämolyse**) oder eine Auflösung der Erythrozyten im Gefäßsystem (**intravasale Hämolyse**).

Klinik

Splenomegalie (durch verstärkten Abbau kurzlebiger Erythrozyten), Verdrängung der Kortikalis mit Knochendefekten, Ikterus und Gallensteinen (durch den gesteigerten Zellumsatz)

Blutbild

Die Retikulozyten sind infolge einer kompensatorisch gesteigerten Erythropoese erhöht (**Retikulozytose**). Das **Haptoglobin** ist erniedrigt.

! **Merke:** Haptoglobin bindet intravasal freigesetztes Hämoglobin und ist ein empfindlicher Parameter der intravasalen Hämolyse.

Ätiologie/Einteilung	Ursachen einer gesteigerten Hämolyse können Defekte der Erythrozyten selbst (korpuskulär) oder exogene Faktoren (extrakorpuskulär) sein:

korpuskuläre hämolytische Anämien

Sphärozytose, Kugelzellanämie
- Häufigste angeborene hämolytische Anämie, die durch das Vorliegen kugelförmiger Erythrozyten („Kugelzellanämie") gekennzeichnet ist.
- Ursache: autosomal-dominant vererbter **Membrandefekt** mit erhöhter Permeabilität und Wassereinstrom
- Therapie: Entfernung der Milz (**Splenektomie**) in schweren Fällen

Glucose-6-P-Dehydrogenasemangel
- X-chromosomal-rezessiver Defekt der **Glucose-6-Phosphat-Dehydrogenase**, der zu einem Mangel an reduziertem Glutathion mit vermindertem Schutz der Erythrozyten gegenüber oxidierenden Substanzen führt.
- Es kommt zu hämolytischen Krisen, die u.a. durch Medikamente oder Saubohnen (Favabohnen, **Favismus**) ausgelöst werden.
- Oxidativ denaturiertes Hämoglobin lagert sich exzentrisch im Zytoplasma ab (**HEINZ-Innenkörper**).

Sichelzellanämie
- Autosomal-dominant vererbte Hämsynthesestörung, bei der es durch Punktmutation zur Synthese eines abnormalen Hämoglobinmoleküls (HbS, in Position 6 der β-Kette ist Glutamat durch Valin ersetzt) kommt.
- Die Erythrozyten nehmen bei Hypoxie oder Azidose eine sichelfömige Gestalt an, wodurch sie schneller abgebaut werden und Mikrothromben in kleinen Gefäßen verursachen.
- Durch rezidivierende Milzinfarkte (**Autosplenektomie**) steigt die Infektanfälligkeit.

β-/α-Thalassämie
- Autosomal-dominant vererbte Synthesestörung der β-Kette (β-Thalassämie) oder seltener der α-Kette (α-Thalassämie).
- Die Folgen sind eine ineffektive Erythropoese mit kompensatorischer Mehrproduktion der anderen Globinkette und ein verstärkter peripherer Abbau der Erythrozyten.
- Blutausstrich: hypochrome, mikrozytäre Anämie mit charakteristischen **Targetzellen.** (👁 Foto 30)
- Die homozygote Variante (**Thalassaemia major**) zeigt Zeichen der extramedullären Blutbildung (Hepatosplenomegalie, Knochenveränderungen) und hat eine schlechte Prognose.
- Therapie: Bluttransfusionen, ggf. Splenektomie

extrakorpuskuläre hämolytische Anämien
- Zerstörung primär intakter Erythrozyten durch exogene Einflüsse.
- **Häufige Ursachen:** pathologische Immunprozesse (Bildung von Kälte- oder Wärmeantikörpern gegen Erythrozyten im Rahmen einer Grunderkrankung), mechanische Einflüsse (Herzklappen, lange Märsche)
- **Seltene Ursachen:** Medikamente (z.B. Phenacetin, Penicillin, α-Methyldopa), Rhesus-Inkompatibilität (↗ Kap. 30.1.5), Infektionen (Malaria), mikroangiopathische hämolytische Anämien

31.1.2 Polyglobulie

Definition	• **Polyglobulie:** Vermehrung der Erythrozytenzahl im peripheren Blut bei normalem Plasmavolumen und erhöhtem Erythropoetinspiegel.

Anmerkung: Sie wird in Abgrenzung zur **Polycythaemia vera** oder **primären Polyzythämie** (myeloproliferatives Syndrom ↗ Kap. 31.2.2, meist mit gleichzeitig erhöhter Leuko- und Thrombozytenzahl bei normalem Erythropoetinspiegel) auch als **sekundäre Polyzythämie** bezeichnet.

- **Pseudopolyglobulie:** relativer Abstieg der Erythrozytenzahl durch Bluteindickung (Dehydratation, Verbrennungen)

Ätiologie/Pathogenese

- Ein adäquater Erythropoetinanstieg ist Folge einer **Hypoxie** bei Lungen- oder Herzerkrankung.
- Eine autonome Erythropoetinfreisetzung tritt bei chronischen **Nierenerkrankungen** oder als **paraneoplastisches Syndrom** bei Nierenzell- oder Leberzellkarzinom auf.

31.1.3 Granulozytopenie

> **Definition**
> **Ätiologie/Pathogenese:** Bildungsstörung · gesteigerter Abbau · Medikamente
> **Klinik:** Infektanfälligkeit ↑

Definition

Verminderung der Granulozyten (< 1.500/µl) im peripheren Blut – im engeren Sinne der **Neutrophilen** (Neutropenie). In schweren Fällen spricht man von einer **Agranulozytose** (< 500/µl).

Ätiologie/Pathogenese

- **Bildungsstörung im Knochenmark:** Verdrängung des Knochenmarks durch Leukämien oder Lymphome, Knochenmarksschädigung durch Medikamente (z.B. Chloramphenicol, Zytostatika), Chemikalien (z.B. Benzol), Bestrahlung oder Infektionen, Reifungsstörungen (Vitamin-B$_{12}$-Mangel).
- **Gesteigerter Granulozytenabbau:** Immunogranulozytopenie mit Bildung vom Autoantikörpern (idiopathisch, medikamentös, infektiös, bei systemischem Lupus erythematodes und malignen Lymphomen), Infektionen, Hypersplenismus.
- **Agranulozytose:** meist **medikamentös induzierte Immunogranulozytopenie,** bei der plötzlich alle Granulozyten zerstört werden. Beispiele auslösender Medikamente: Metamizol, Sulfonamide, Cotrimoxazol, Ticlopidin.

Klinik

Mit fallender Zahl der Granulozyten steigt die Anfälligkeit insbesondere gegenüber bakteriellen Infekten. Bei Agranulozytose treten akut Fieber, Schüttelfrost, Schleimhautulzerationen und evtl. Sepsis auf.

31.1.4 Granulozytose

> **Definition**
> Ätiologie/Pathogenese
> **Morphologie:** Linksverschiebung

Definition

Erhöhung der Granulozytenzahl auf über 7.500/µl.

Ätiologie/Pathogenese

- **Neutrophilie:** Stress, körperliche Anstrengung, Schwangerschaft, bakterielle Infekte (neutrophile Kampfphase ↗ Kap. 6.1), Entzündungen, Neoplasien, Gewebenekrosen, Rauchen („Raucherleukozytose")
- **Eosinophile:** allergische und parasitäre Erkrankungen, bakterielle Infekte (eosinophile Heilungsphase ↗ Kap. 6.1), Neoplasien

- **Basophilie:** Myxödem, Diabetes mellitus, Colitis ulcerosa, chronische Polyarthritis

Das Auftreten einer massiven Granulozytose (> 30.000 Neutrophile/ il) mit starker Linksverschiebung (siehe unten) wird als **leukämoide Reaktion** bezeichnet. Es handelt sich um eine reaktive Granulozytose bei schweren Infekten, Sepsis und metastasierenden Tumoren.

Morphologie

Im peripheren Blut treten vermehrt Vorstufen der neutrophilen Granulozyten (Stabkernige und Metamyelozyten) auf (**Linksverschiebung** ↗ Abb. 31.1). Bei der myeloischen Leukämie kommt es zu einer Linksverschiebung mit Auftreten unreifer Vorstufen.

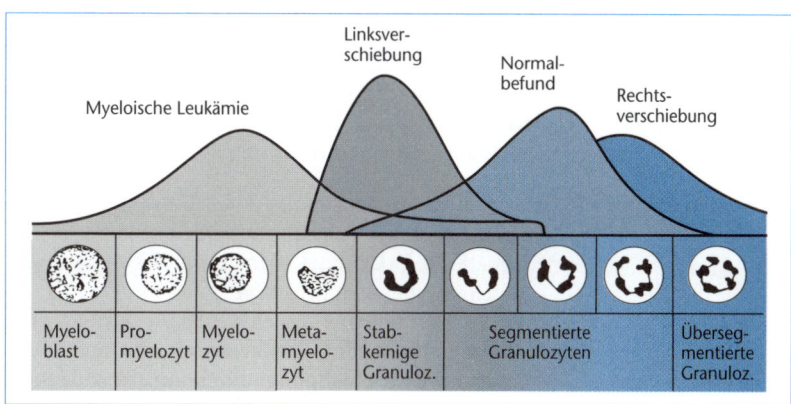

Abb. 31.1: Differentialblutbild [4]

31.1.5 Thrombozytopenie

↗ Kap. 10.2

31.1.6 Thrombozytose

- Thrombozytosen können reaktiv bei Infekten, chronischen Entzündungen, Malignomen oder Stress auftreten.
- Die essentielle Thrombozythämie ist ein myeloproliferatives Syndrom (↗ Kap. 31.2.2).

31.1.7 Panmyelophthise

Synonyme: aplastisches Syndrom, Panmyelopathie, Panzytopenie

Definition

Knochenmarkinsuffizienz, die alle Zellsysteme betrifft und mit stark verminderter Zellzahl im Knochenmark und Panzytopenie im peripheren Blut einhergeht.

Ätiologie/ Pathogenese

- **Schädigung der hämatopoetischen Stammzellen:** durch virale oder bakterielle Infekte, ionisierende Strahlen, Medikamente oder toxische Substanzen
- **Verdrängung des blutbildenden Knochenmarkes:** durch Leukämien oder Metastasen

Klinik

Folgen der Panzytopenie: **Anämie, erhöhte Infektanfälligkeit** (Granulozytopenie) und **Blutungen** (Thrombozytopenie)

31.2 Maligne myeloische Erkrankungen

31.2.1 Leukämien

> **Definition**
> **Ätiologie:** genetische Faktoren · Viren · ionisierende Strahlung · Chemikalien
> **Pathogenese:** Knochenmarkverdrängung · Ausschwemmung neoplastischer Zellen
> **Einteilung:** akut/chronisch · reif/unreif · myeloisch/lymphatisch · leukämisch/aleukämisch
> **Klinik:** Anämie · Blutungen · Infektionen · Organvergrößerung · Meningeosis leucaemica

Definition

Der von RUDOLF VIRCHOW (1821-1902) geprägte Begriff der „Leukämie" (*griech.* „weißes Blut") ist eine Bezeichnung für Erkrankungen, die durch die Proliferation eines maligne transformierten Leukozytenklons gekennzeichnet sind.

Ätiologie

Die Ätiologie der Leukämien (Leukämogenese) ist noch weitgehend unbekannt. Folgende ätiologische Faktoren werden diskutiert:
- **Genetische Faktoren:** Patienten mit **Trisomie 21** erkranken häufiger an einer akuten myeloischen Leukämie.
- **Viren:** Das humane T-Zell-Leukämie-Virus-1 (**HTLV-1**) ist mit einer bestimmten Form der T-Zell-Leukämie assoziiert.
- **Knochenmarkschädigung:** durch **ionisierende Strahlung** oder **Chemikalien** (Benzol, alkylierende Substanzen, Zytostatika)

Pathogenese

Die autonome Proliferation unreifer hämatopoetischer Stammzellen führt zu einer **Verdrängung des blutbildenden Knochenmarkes** und einer mehr oder weniger ausgeprägten **Ausschwemmung neoplastischer Zellen** ins periphere Blut.

Einteilung

- **Nach dem klinischen Verlauf:** akute und chronische Leukämien
- **Nach dem Differenzierungsgrad:** reife und unreife Formen

Anmerkung: Die Zellpopulationen der akuten Leukämie sind überwiegend unreif, während die der chronischen Leukämie eher reif sind.

- **Nach der Zellreihe:** myeloische (Granulozyten) und lymphatische Leukämien (Lymphozyten)
- **Nach dem Ausmaß der Blastenausschwemmung:**
  - *leukämisch* → viele neoplastische Zellen im peripheren Blut
  - *aleukämisch* → keine neoplastischen Zellen im peripheren Blut

Klinik

Die Symptome resultieren aus der Verdrängung des normalen blutbildenden Knochenmarkes und der leukämischen Infiltration anderer Organe:
- **Anämie, Blutungen** (Thrombozytopenie)
- **Infektionen** (Granulozytopenie)
- **Organvergrößerung** durch leukämische Infiltrate: vergrößerte Lymphknoten, Hepatosplenomegalie, leukämische Hautinfiltrate, Knochenschmerzen aufgrund der Knochenmarkinfiltration

Meningeosis leucaemica: leukämische Infiltration der Meningen (v. a. bei akuter lymphatischer Leukämie) → **neurologische Symptome**. Es besteht eine **erhöhte Rezidivgefahr**, da sich die neoplastischen Zellen im ZNS der Chemotherapie entziehen.

Akute myeloische Leukämie (AML)

> **Definition**
> **Morphologie:** Leukozytose · Hiatus leucaemicus · AUER-Stäbchen · Blastenanteil im Knochenmark > 30 % · FAB-Klassifikation

Definition

Die AML geht auf eine maligne Transformation und Ausschwemmung **unreifer Blasten** zurück und ist mit einer Häufigkeit von etwa 80 % die häufigste Form des Erwachsenenalters.

Morphologie

- Meist deutliche **Leukozytose**, bei aleukämischen Verläufen kann die Leukozytenzahl auch normal oder erniedrigt sein.
- **Hiatus leucaemicus:** Nebeneinander von unreifen Blasten und wenigen reifen Zellen ohne Zwischenstufen im peripheren Blut (typisch für akute Leukämien).
- **AUER-Stäbchen:** Peroxidase-positive, azurophile Granula im Zytoplasma der unreifen Blasten in ca. 40 % der Fälle.

Anmerkung: Auer-Stäbchen sind Anhalt für den myeloischen Ursprung der Blasten.

- **Im Knochenmark** liegt eine erhöhte Zelldichte mit einem Blastenanteil von mindestens 30 % vor.
- **FAB-Klassifikation:** Einteilung in 8 Gruppen unter morphologischen Gesichtspunkten nach der French-American-British co-operative group ⟋ Tab. 31.2.

Klinik

- Klinisch treten die oben beschriebenen Symptome auf.
- Nach Chemotherapie wird bei etwa einem Drittel eine Vollremission (d.h. es können mit konventionellen Mitteln keine Tumorzellen mehr nachgewiesen werden) erreicht. Die Redizidivquote ist allerdings hoch und die Gesamtüberlebensrate liegt in Abhängigkeit vom Manifestationsalter zwischen 10 und 35 %. Durch Knochenmarktransplantation lässt sich die Prognose bessern.

	Leukämietyp	Häufigkeit	Leukämiezellen
M0	undifferenziert	ca. 5 %	unreife Myeloblasten
M1	AML ohne Ausreifung	10–20 %	unreife Myeloblasten
M2	AML mit Ausreifung	30–45 %	unreife Myeloblasten
M3	akute Promyelozyten-Leukämie	5–10 %	Promyelozyten
M4	akute myelomonozytäre Leukämie	20 %	Myelozyten, Monoblasten
M5	akute Monozyten-Leukämie	ca. 5 %	Monoblasten, Promonozyten
M6	akute Erythroleukämie	ca. 5 %	Erythroblasten, Myeloblasten
M7	akute Megakaryoblasten-Leukämie	ca. 5 %	Megakaryoblasten

Tab. 31.2: FAB-Klassifikation der myeloischen Leukämien

Chronische myeloische Leukämie (CML)

Die CML gehört nosologisch zu den myeloproliferativen Syndromen (⟋ Kap. 31.2.2).

Akute lymphatische Leukämie (ALL)

> **Definition**
> **Morphologie:** Lymphknotenvergrößerungen· Hepatosplenomegalie · PAS-positives Glykogen · FAB-Klassifikation

Definition

Die ALL ist durch Proliferation und Ausschwemmung unreifer lymphatischer Zellen (**Lymphoblasten**) des B- oder T-Zellsystems gekennzeichnet. Sie tritt mit einer Häufigkeit von etwa 80 % vorwiegend im **Kindesalter** auf.

Anmerkung: Aus nosologischer Sicht kann die ALL als leukämisch verlaufendes, hochmalignes lymphoblastisches Non-HODGKIN-Lymphom angesehen werden. Bei einem Anteil von mehr als 20 % neoplastischer Lymphoblasten im Knochenmark liegt definitionsgemäß eine ALL vor.

Morphologie

- häufig **Lymphknotenvergrößerungen**, **Hepatosplenomegalie** (Infiltration der weißen Milzpulpa und der Leber)
- Die atypischen Lymphoblasten können **PAS-positives Glykogen** enthalten. Sie reagieren im Gegensatz zu myeloischen Zellen auf Peroxidase und Esterase negativ.
- **FAB-Klassifikation**:
  - **ALL-L1 (kindlicher Typ):** homogene kleine Blasten, selten Nukleolen
  - **ALL-L2 (Erwachsenentyp):** heterogene, pleomorphe Blasten
  - **ALL-L3 (BURKITT-Typ):** große Blasten mit rundlichen Kernen und großen Nukleolen

Klinik

Die Prognose ist besser als bei der AML. Chemotherapeutisch lässt sich in etwa 75 % d. F. eine Vollremission erreichen, im Kindesalter sogar in 90 % d. F.

Chronische lymphatische Leukämie (CLL)

> **Definition**
> **Morphologie:** Lymphknotenschwellungen · Splenomegalie · massive Leukozytose · Anämie · Thrombozytopenie · lymphozytäre Infiltrate im Knochenmark
> **Klinik:** rezidivierende Infekte

Definition

Leukämisch verlaufendes **niedermalignes Non-HODGKIN-Lymphom** vom B-Zell-Typ, in seltenen Fällen vom T-Zell-Typ.
Manifestationsgipfel: 60. Lj.
Inzidenz: 5/100.000 → häufigste Leukämieform

Morphologie

- **Lymphknotenschwellungen** und (weniger häufig) **Splenomegalie**
- **Massive Leukozytose** (bis zu 500.000/µl) mit einem hohen Anteil an Lymphozyten (meist B-Zell-Reihe), **Anämie** und **Thrombozytopenie**

Anmerkung: Typisch für die Leukozyten ist eine hohe Fragilität, weshalb sich im Blutausstrich vermehrt Reste zerquetschter kernhaltiger Zellen (**GUMPRECHT'sche Kernschatten**) finden. (☞ Foto 31)

- Im **Knochenmark** finden sich Infiltrate reifer Lymphozyten bei normalem oder leicht erhöhtem Zellgehalt.

Klinik

Die CLL verläuft **langsam** und ist die mit Abstand **gutartigste Form** unter den Leukämien. Häufigste Todesursache sind **Infekte**. Selten entwickelt sich ein prognostisch ungünstiges, hochmalignes B-zelliges Non-HODGKIN-Lymphom auf dem Boden einer CLL (RICHTER-Syndrom).

	AML	ALL	CML	CLL
Altersgipfel	häufigste Form bei Erwachsenen (80 %)	häufigste Form bei Kindern (80 %)	Altersgipfel: 40. Lebensjahr	Altersgipfel: 60. Lebensjahr
Lymphknotenvergrößerung	seltener	häufig	ungewöhnlich	häufig
Splenomegalie	50 %	60 %	**häufig,** dann massiv (> 1000 g)	gelegentlich, dann eher mäßig
AUER-Stäbchen	+	-	(+)	-
Hiatus leucaemicus	+	+	-	-
andere Befunde	Peroxidase-positiv	PAS-positiv; Peroxidase- und Esterase-negativ	Philadelphia-Chromosom in 85 % der Fälle	-

Tab. 31.3: Diagnostische Leitbefunde bei den vier häufigsten Leukämieformen

31.2.2 Myeloproliferative Syndrome

Definition

Gruppe von Erkrankungen, die durch eine autonome, monoklonale Proliferation einer oder mehrerer hämatopoetischer Stammzellen mit Ausschwemmung ausdifferenzierter Zellen ins Blut (bei effektiver Hämatopoese) gekennzeichnet sind.

Einteilung

Abhängig von der bevorzugt betroffenen Zellreihe unterscheidet man die im folgenden aufgeführten vier Krankheitsentitäten, wobei die Übergänge fließend sind:
- chronisch-myeloische Leukämie
- Polycythaemia vera rubra
- Osteomyelofibrose
- Thrombozytopenie

Pathogenese

Gemeinsame, häufig auftretende Kennzeichen aller myeloproliferativen Syndrome sind: **Splenomegalie, Knochenmarkfibrose** (Punctio sicca = „trockenes Mark" bei der Knochenmarkpunktion) und **extramedulläre Blutbildung** in Leber, Milz und Lymphknoten.

Chronische myeloische Leukämie (CML)

Definition
Morphologie: massive Leukozytose · leukämische Thrombosen · Philadelphia-Chromosom · Splenomegalie · alkalische Leukozytenphosphatase ↓
Klinik: schleichender Beginn · phasenhafter Verlauf

Definition

Die CML ist durch eine exzessive **Proliferation** aller **drei Zellreihen** – besonders der Granulozyten mit allen Reifungsstufen – gekennzeichnet. Manifestationsgipfel: ca. 40. Lj.

Morphologie

- Im Differentialblutbild zeigt sich eine **massive Leukozytose** mit vermehrtem Auftreten myelopoetischer Vorstufen (**pathologische Linksverschiebung**). (👁 Foto 32)

- Durch die hohe Leukozytenzahl steigt das Risiko für **leukämische Thrombosen,** die zu Milzinfarkten, Priapismus (schmerzhafte Dauererektion des Penis) und Zentralvenenthrombose der Retina führen.
- **Philadelphia-Chromosom** (Translokation des langen Arms des Chromosoms 9 auf Chromosom 22): in über 90 % d.F. nachweisbar
- Typisch für die CML ist eine **Splenomegalie** (Milzgewicht im fortgeschrittenen Stadium > 1000 g), die in extremen Fällen zu einer Milzruptur führen kann.
- Der Index der **alkalischen Leukozytenphosphatase** ist **erniedrigt,** während er bei Infektionen und Osteomyelofibrose erhöht ist.

Klinik

Die CML beginnt schleichend und durchläuft verschiedene Stadien:
- **Chronische Phase** (etwa 3–4 Jahre): Allgemeinsymptome (Müdigkeit und Nachtschweiß) und Splenomegalie
- **Akzelerationsphase** (einige Monate): Fieber, Gewichtsverlust, Nachtschweiß (B-Symptome), Knochenschmerzen, zunehmende Anämie und Thrombozytopenie
- **Endstadium: Blastenschub** mit mehr als 30 % Blasten im peripheren Blut, der wie eine akute Leukämie verläuft und rasch zum Tode führt.

Polycythaemia vera rubra

> **Definition**
> **Morphologie:** Erythrozytose · Thrombozytose · Leukozytose · hyperzelluläres Knochenmark · Splenomegalie
> **Klinik:** Hautrötung · Schwindel · Kopfschmerzen · Thrombosen

Definition

Autonome Proliferation v.a. der erythrozytären Zellreihe, die bevorzugt im höheren Lebensalter auftritt.

Morphologie

- **massive Erythrozytose** mit Linksverschiebung bei gleichzeitig erniedrigtem Erythropoetinspiegel, Thrombozytose, Leukozytose
- hyperzelluläres Knochenmark
- Splenomegalie

Klinik

- **Typische Symptome:** Hautrötung (Hyperämie), Schwindel, Kopfschmerzen (Mangeldurchblutung aufgrund der hohen Blutviskosität)
- Aufgrund der hohen Blutviskosität (Hämatokrit > 55 %) ist das Risiko für **Thrombosen** (Haupttodesursache) deutlich erhöht.
- **Therapie:** Aderlässe und myelosuppressive Behandlung (Interferon α, Zytostatika)

Osteomyelofibrose (OMF)
Synonyme: Osteomyelosklerose, idiopathische Myelofibrose

> **Definition**
> **Morphologie:** fortschreitende Fibrosierung · Splenomegalie
> **Klinik:** progressive Anämie · Hepatosplenomegalie

Definition

Hochgradige Markfibrose mit extramedullärer Blutbildung als Folge einer abnormen Stimulation faserbildender Retikulumzellen.

Morphologie	Die fortschreitende Fibrosierung führt zu einer Verödung und Sklerosierung des Knochenmarks. Dies führt zu einer **extramedullären Blutbildung** mit ausgeprägter **Splenomegalie**.
Klinik	• **progressive Anämie** und **Hepatosplenomegalie** • normale bis erhöhte alkalische Leukozytenphosphatase

Essentielle Thrombozythämie

Definition	Proliferation der Megakaryozyten im Knochenmark mit **hochgradiger Thrombozytose**.
Klinik	Klinisch stehen **thrombembolische Komplikationen** (häufigste Todesursache) und hämorrhagische Diathesen im Vordergrund. Es kann eine leichte Splenomegalie bestehen.

31.2.3 Myelodysplastische Syndrome (MDS)

Synonyme: Präleukämie, refraktäre Anämie

> **Definition**
> **Ätiologie:** genetische Aberrationen · Zytostatika · Strahlung
> **Morphologie:** zellreiches Knochenmark · Anämie · Thrombozytopenie · Neutropenie · FAB-Klassifikation
> **Klinik:** Anämie · Thrombozytopenie · Granulozytopenie

Definition	Die myelodysplastischen Syndrome stellen eine heterogene Gruppe von Stammzellerkrankungen dar, die durch eine **Differenzierungsstörung** mit **ineffektiver Hämatopoese** gekennzeichnet sind. Meist sind alle drei Zellreihen betroffen.
Ätiologie	Häufigste Ursache: spontane **genetische Aberrationen** (primäre MDS). Die selteneren sekundären Formen entstehen durch Knochenmarkschädigung nach **zytostatischer Therapie** oder Strahlentherapie.

Morphologie	• Typisch ist das Nebeneinander von **zellreichem Knochenmark** und **wenigen Zellen** im **peripheren Blut** mit refraktärer Anämie, Thrombozytopenie und Neutropenie. Für alle drei Zellreihen lassen sich Reifungsstörungen mit Zellatypien nachweisen.
	• **FAB-Klassifikation** (Einteilung nach dem Anteil der Blasten im Knochenmark):
	  – (Therapie-)refraktäre Anämie ohne Blastenexzess (RA)
	  – refraktäre Anämie mit Ringsideroblasten (RARS)
	  – refraktäre Anämie mit Exzess von Blasten (RAEB)
	  – refraktäre Anämie mit Exzess von Blasten in Transformation (RAEBt)
	  – chronische myelomonozytäre Leukämie (CMML)

Klinik	Das klinische Bild wird durch die Panzytopenie bestimmt: • **Anämie** → geringe Belastbarkeit • **Thrombozytopenie** → Blutungsneigung • **Granulozytopenie** → erhöhte Infektneigung Ein Übergang in eine akute myeloische Leukämie, die definitionsgemäß bei einem Blastenanteil im Knochenmark von > 30 % vorliegt, ist möglich.

32 Lymphknoten

32.1 Reaktiv hyperplastische und entzündliche Lymphknotenveränderungen

32.1.1 Akute Lymphadenitis

Definition

Entzündliche Lymphknotenschwellung, meist als Folge einer bakteriellen Entzündung im Zustromgebiet des betroffenen Lymphknotens. Die Lymphknoten sind geschwollen, gerötet und druckschmerzhaft.

Ätiologie

- **Akute eitrige Lymphadenitis:** Streptokokken, Staphylokokken
- **Akute nichteitrige Lymphadenitis:** Salmonellen, Yersinien, Listerien

32.1.2 Chronische Lymphadenitis

> **Definition**
> **Einteilung:** follikuläre/parakortikale Hyperplasie · bunte Pulpahyperplasie · Sinushistiozytose

Definition

Reaktive Lymphknotenvergrößerung mit Hyperplasie eines oder mehrerer Lymphknotenkompartimente (Follikel, parakortikale T-Zone, Pulpa).

Einteilung

- **Follikuläre Hyperplasie:** Hyperplasie der Keimzentren in der B-Zell-Zone als Ausdruck einer B-Zell-Antwort nach Antigenstimulation. (👁 Foto 33)
  Vorkommen: rheumatoide Arthritis, Lymphadenopathie bei HIV-Infektion
- **Parakortikale Hyperplasie:** Hyperplasie der parakortikalen T-Zell-Zone als Ausdruck einer Stimulation des T-Zell-Systems.
  Vorkommen: nekrotisierende Lymphadenitis
- **Bunte Pulpahyperplasie:** Hyperplasie der Pulpa und der parakortikalen Zone mit einem bunten Zellbild.
  Vorkommen: chronische unspezifische Lymphadenopathie, virale Infektionen (EBV, HZV, HSV)
- **Sinushistiozytose (Sinuskatarrh):** Histiozytenvermehrung in den Lymphknotensinus als Begleitreaktion vieler unspezifischer Lymphadenitiden

Zu den **chronischen spezifischen Lymphadenitiden** zählen die **granulomatösen** (z.B. Toxoplasmose, Sarkoidose, Tuberkulose) und die **retikulozytär-abszedierenden Lymphadenitiden** (z.B. Lymphogranuloma inguinale, Katzenkrankheit, Mykosen). Ihr typisches morphologisches Bild erlaubt (anders als bei den unspezifischen Formen) Rückschlüsse auf die Ursache der Lymphadenitis.

32.2 Lymphome

Definition   Neoplasien des lymphatischen Systems, die in HODGKIN-Lymphome und Non-HODGKIN-Lymphome (NHL) eingeteilt werden.

32.2.1 Non-HODGKIN-Lymphome (NHL)

> **Definition**
> **Einteilung:** Kiel-Klassifikation · REAL-Klassifikation · WHO-Klassifikation
> **Ätiologie:** genetische/immunologische Faktoren · virale Infektionen
> **Pathogenese:** Blockade der Zellen auf einer Differenzierungsstufe
> **Morphologie:** primär nodal · primär extranodal
> **Klinik:** Lymphknotenschwellungen · B-Symptomatik · Anämie · Thrombozytopenie · Splenomegalie

Definition   Die NHL entwickeln sich zu 85 % aus lymphozytären Zellen des **B-Zell-Systems**.

Epidemiologie
- Hauptmanifestationsalter: 60.–70. Lj.
- Häufigstes NHL im Kindesalter: lymphoblastisches Lymphom (entspricht ab einem Blastenanteil von mehr 20 % im Knochenmark einer akuten lymphatischen Leukämie ↗ Kapitel 31.2.1).

Einteilung   Die Einteilung der NHL ist leider immer noch sehr unübersichtlich und nur schwer durchschaubar.
- **Kiel-Klassifikation** (1974): Einteilung in T- und B-zellige Lymphome mit niedriger und hoher Malignität (↗ Tab. 32.1).
- **REAL-Klassifikation** (Revised-European-American-Lymphoma Classification, 1994), die sich an der Kiel-Klassifikation orientiert.
- **WHO-Klassifikation:** aktuellste Klassifikation, die sich an der REAL-Klassifikation orientiert.

Die NHL werden im Wesentlichen nach folgenden Kriterien eingeteilt:
- **Zelluläre Herkunft:** B-Zell- vs. T-Zell-Lymphome
- **Morphologisches Bild** der neoplastischen Zellen
- **Dignität:** niedrig- vs. hochmaligne
- **Lokalisation:** nodal vs. extranodal

Ätiologie   Die Ätiologie ist weiterhin unklar. Neben **genetischen** und **immunologischen Faktoren** (Lymphome treten häufig bei immundefizienten Patienten auf) scheinen **virale** Infektionen eine Rolle zu spielen. So sind z.B. das BURKITT-Lymphom mit dem **Epstein-Barr-Virus** und verschiedene T-Zell-Lymphome mit dem **HTLV-1** assoziiert.

Pathogenese   Pathogenetisch liegt den NHL eine Blockade der Zellen auf einer Differenzierungsstufe zugrunde.

Morphologie
- ⅔ der NHL manifestieren sich **primär nodal**, die sekundär bevorzugt die Milz, die Leber und das Knochenmark befallen.
- **Primär extranodale** NHL sind meist in der Haut (v.a. extranodale T-Zell-Lymphome wie die Mycosis fungoides oder das SÉZARY-Syndrom) und dem Gastrointestinaltrakt (v.a. B-Zell-Lymphome vom MALT-Typ) lokalisiert.

Klinik

- **Lymphknotenschwellungen** und **B-Symptomatik** (Fieber, Nachtschweiß und Gewichtsverlust)
- Bei **Knochenmarkinfiltration:** Anämie und Thrombozytopenie
- Milzvergrößerung (Splenomegalie) in 25 % d.F.
- Therapie: Chemotherapie und Bestrahlung

B-Zell-Lymphome (80-85 %)	T-Zell-Lymphome (15-20 %)
von niedrigem Malignitätsgrad: • lymphozytisch: – chronisch-lymphatische Leukämie – Prolymphozytenleukämie – Haarzell-Leukämie • lymphoplasmozytisch: – Immunozytom – M. WALDENSTRÖM • plasmozytisch: – Plasmozytom • zentrozytisch-zentroblastisch • zentrozytisch	**von niedrigem Malignitätsgrad:** • lymphozytisch: – chronisch-lymphatische Leukämie – Prolymphozytenleukämie • kleinzellig zerebriform: – Mucosis fungoides – SÉZARY-Syndrom • lymphoepitheloid: – LENNERT-Lymphom • angioimmunoblastisch • T-Zonen-Lymphom • pleomorph, kleinzellig
von hohem Malignitätsgrad: • zentroblastisch • immunoblastisch • großzellig • anaplastisch • BURKITT-Lymphom	**von hohem Malignitätsgrad:** • pleomorph großzellig • immunoblastisch • lymphoblastisch • großzellig anaplastisch

Tab. 32.1: Kiel-Klassifikation der Non-Hodgkin-Lymphome

Plasmozytom
Synonyme: multiples Myelom, Morbus KAHLER

> **Definition**
> **Ätiologie:** genetische Faktoren · ionisierende Strahlen
> **Pathogenese:** monoklonale Immunglobuline · Leichtketten · Osteolysen · MGUS
> **Morphologie:** monoklonale Gammopathie · Plasmazellnester im Knochenmark · Osteolysen
> **Klinik:** Anämie · Thrombozytopenie · Granulozytopenie · Knochenschmerzen · Plasmozytomniere

Definition

B-zelliges Non-Hodgkin-Lymphom mit monoklonaler Plasmazellproliferation. Manifestationsgipfel: 60.–70. Lj.

Ätiologie

Die Ätiologie ist unklar. Genetische Faktoren und ionisierende Strahlen scheinen eine Rolle zu spielen.

Pathogenese

- Plasmozytomzellen bilden entweder **monoklonale Immunglobuline** (IgG-Plasmozytom 50 %, IgA-Plasmozytom 25 %) oder nur **Leichtketten** (BENCE-JONES-Plasmozytom 20 %).
- Produktion eines Osteoklasten-aktivierenden Faktors → Osteolysen
- **Monoklonale Gammopathie unklarer Signifikanz (MGUS):** Plasmazellvermehrung im Knochenmark mit Erhöhung der Immunglobuline im Blut, die in etwa 10 % d. F. nach Jahren in ein Plasmozytom oder ein B-Zell-Lymphom übergehen kann.

Morphologie

- **Monoklonale Gammopathie:** Auftreten monoklonaler Immunglobuline im Blut
- **Plasmazellnester** (bestehend aus Plasmazellen mit großen, exzentrischen Kernen und paranukleärem Hof) im Knochenmark (👁 Foto 34)
- **Osteolysen** → erhöhte Gefahr für pathologische Frakturen

Klinik

- Verdrängung des blutbildenden Markes → Anämie, Thrombozytopenie, Granulozytopenie.
- Knochenschmerzen
- Komplikation: Plasmozytomniere (↗ Kap. 26.4.3)

32.2.2 HODGKIN-Lymphom

Synonym : Lymphogranulomatosis maligna

> **Definition**
> **Ätiologie/Pathogenese:** monoklonale Proliferation · EPSTEIN-BARR-Virus
> **Morphologie:** vergrößerte Lymphknoten · Bauernwurst-Milz · HODGKIN-Zellen · STERNBERG-REED-Riesenzellen · entzündliches Begleitinfiltrat
> **Subtypen:** lymphozytenreich · nodulär-sklerosierend · gemischtzellig · lymphozytenarm
> **Klinik:** Fieber · Nachtschweiß · Gewichtsverlust

Definition

Neoplasie des lymphatischen Systems, die sich primär in den Lymphknoten manifestiert. Sie ist durch das Vorkommen von einkernigen HODGKIN-Zellen und mehrkernigen STERNBERG-REED-Riesenzellen gekennzeichnet.

Ätiologie/ Pathogenese

- **monoklonale Proliferation** von lymphatischen Zellen überwiegend der **B-Zell-Reihe,** seltener der T-Zell-Reihe
- Die Ätiologie ist unklar. Es besteht eine Assoziation mit dem EPSTEIN-BARR-Virus.

Morphologie
makroskopisch

- **Lymphknoten:** häufig vergrößert, fest und verbacken. Zunächst sind meist die zervikalen und mediastinalen Lymphknoten betroffen.
- Sekundär können die **Milz,** die **Leber** (vorwiegend in den Portalfeldern) und das **Knochenmark** befallen sein.

Anmerkung: Die befallene Milz besitzt ein charakteristisches Schnittbild mit grauweißen Granulomen in dunkelroter Pulpa → **Bauernwurst-Milz.**

mikroskopisch

- **HODGKIN-Zellen:** große, einkernige Zellen
- **STERNBERG-REED-Riesenzellen:** mehrkernig mit großem Nukleolus und breitem Zytoplasmasaum = „Eulenaugen", die durch Fusion mehrerer HODGKIN-Zellen entstehen
- **Entzündliches Begleitinfiltrat:** Lymphozyten, Plasmazellen, Makrophagen, Granulozyten, Epitheloidzellen (👁 Foto 35)

Nach der zellulären Zusammensetzung und dem Wachstumsmuster werden folgende **Subtypen** mit zunehmender Verschlechterung der Prognose unterschieden (in Klammern Manifestationsalter, Lokalisation):

- **lymphozytenreicher Typ** (30.–40. Lj., zervikal)
- **nodulär-sklerosierender Typ** (20.–30. Lj., mediastinal)

- **gemischtzelliger Typ** (50.–70. Lj., zervikal/abdominal)
- **lymphozytenarmer Typ** (70.–80. Lj., abdominal)

Klinik

- **Fieber, Nachtschweiß, Gewichtsverlust (B-Symptomatik)**
- in über 80 % d. F. Lymphknotenschwellungen
- **Labor:** zu Beginn uncharakteristisch, später Lymphozytopenie
- **Prognose:** von dem Subtyp, der klinischen Symptomatik und dem Ausbreitungsstadium (Ann-Arbor-Klassifikation ↗ Tab. 32.2) abhängig.

Stadium I	Befall eines solitären Lymphknotens
Stadium II	Befall zweier oder mehrerer Lymphknoten auf der gleichen Seite des Zwerchfells
Stadium III	Befall von Lymphknotengruppen auf beiden Seiten des Zwerchfells
Stadium IV	disseminierter Organbefall
Zusatz A B	keine Allgemeinerscheinungen B-Symptomatik: Fieber, Nachtschweiß, Gewichtsverlust

Tab. 32.2: Ann-Arbor-Klassifikation des HODGKIN-Lymphoms

32.3 LANGERHANS-Zell-Histiozytose

Synonym: Histiozytosis X

Definition

Ätiologisch unklare **Erkrankung des retikulohistiozytären Systems,** die mit einer Proliferation der Retikulumzellen der Lymphknoten und der LANGERHANS-Zellen der Haut einhergeht.

Morphologie

Die Langerhans-Zellen sind CD1a- und S100-positiv und enthalten charakteristische zytoplasmatische Einschlüsse (BIRBECK-Granula, X-Körper).

Einteilung

Unter klinischen, morphologischen und prognostischen Gesichtspunkten werden folgende Formen unterschieden:
- Morbus ABT-LETTERER-SIWE
- Morbus HAND-SCHÜLLER-CHRISTIAN
- eosinophiles Knochengranulom

33 | Milz

- Die Milz ist ein sekundäres Organ des lymphatischen Systems.
- **Funktionen:** u.a.
  - Abbau überalterter Blutzellen (rote Pulpa) und antigeninduzierte Lymphozytenentwicklung (weiße Pulpa)
  - **Abwehrfunktion:** ist insbesondere für einige (bakterielle) Infektionen von Bedeutung

Anmerkung: Nach Splenektomie besteht die Gefahr eines **OPSI (o**verwhelming **p**ost-**s**plenectomy **i**nfection)**-Syndroms,** eine foudroyant verlaufende Infektion (meist durch Streptococcus pneumoniae, Haemophilus influenzae). Deshalb sollte vor einer Splenektomie eine prophylaktische Impfung mit einem polyvalenten Pneumokokkenimpfstoff durchgeführt werden.

33.1 Kreislaufstörungen

- **Kardiale Stauungsmilz:** chronische Rechtsherzinsuffizienz → geringgradige Splenomegalie mit dilatierten und blutgefüllten Sinus der roten Milzpulpa
- **Portale Stauungsmilz:** Abflussbehinderung im Pfortaderkreislauf (z.B. bei Milzvenen- oder Pfortaderthrombose, Tumorkompression) → massive Splenomegalie mit Hyperplasie der Sinus und Fibrose der roten Pulpa, was der Milz einen drüsigen Aspekt verleiht **(Fibroadenie)**
- **Anämischer Infarkt:** Verschluss eines Astes der A. lienalis durch Embolie oder Tumorinfiltration (z.B. maligne Lymphome oder Leukämien) → keilförmiger Infarkt mit hämorrhagischem Randsaum. Bei Patienten mit **Sichelzellanämie** kommt es durch rezidivierende Milzinfarkte zur Zerstörung der Milz **(Autosplenektomie).**

33.2 Splenomegalie

Definition

Eine Vergrößerung der Milz **über 350 g** (Normalgewicht: 150–200 g).

Ätiologie

Milzvenenthrombose, Pfortaderstauung, Infektionen (z.B. Mononucleosis infectiosa), hämolytische Anämien, maligne Lymphome, Leukämien (insbesondere bei der chronisch-myeloischen Leukämie und der Haarzellenleukämie), Speicherkrankheiten (z.B. M. GAUCHER)

Pathogenese

- **Milzvergrößerung** → längere Verweildauer und gesteigerter Abbau der Blutzellen in der Milz
- **Hypersplenismus:** periphere Zytopenie (Anämie, Thrombozytopenie und Granulozytopenie) bei gleichzeitig reaktiv hyperplastischem Knochenmark
- Eine weitere Komplikation der Splenomegalie ist die **Milzruptur.**

Skelettmuskulatur

Erkrankungen der Skelettmuskulatur können durch Störungen der Innervation (**neurogene Muskelatrophie**) oder durch primäre Störungen der Skelettmuskulatur (**Myopathien**) verursacht werden. Daneben können auch **Störungen der Signalübertragung an der motorischen Endplatte** zu Muskelerkrankungen führen.

34.1 Neurogene Muskelatrophie

Ätiologie / Pathogenese

- **Denervierung** durch Schädigung
  - der α-Motoneuronen (**spinale Muskelatrophie**)
  - der Axone peripherer Nerven (**periphere / axonale Muskelatrophie**)
- **Hereditäre spinale Muskelatrophie:** wird nach dem Manifestationsalter in verschiedene Formen mit unterschiedlicher Klinik (↗ Lehrbücher der Neurologie) eingeteilt:
  - infantile spinale Muskelatrophie (WERDING-HOFFMANN)
  - juvenile spinale Muskelatrophie (KUGELBERG-WELANDER)
  - spinale Muskelatrophie des Erwachsenenalters

Morphologie

- **felderförmige Atrophie** aller Muskelfasern der betroffenen motorischen Einheit (↗ Abb. 34.1)
- Die atrophierten Muskelfasern werden von benachbarten, intakten motorischen Einheiten mitinnerviert. Dabei werden die Typ-I- und Typ-II-Fasern, die normalerweise schachbrettförmig nebeneinander liegen, zu einem Fasertyp „gleichgeschaltet", so dass nun Fasern gleichen Typs zu größeren Feldern gruppiert sind (**Fasertypengruppierung**).
- Von der neurogenen Atrophie sind Typ-I- und Typ-II-Fasern in etwa gleichem Maß betroffen.

Anmerkung: Die **Inaktivitätsatrophie** ohne Schädigung des Nervs führt zu einer **selektiven** Atrophie der Typ-II-Fasern.

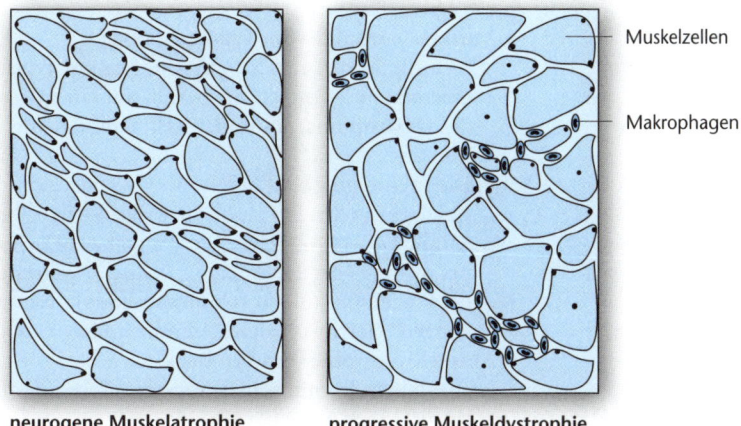

neurogene Muskelatrophie   progressive Muskeldystrophie

Abb. 34.1: Histologisches Bild der neurogenen und progressiven Muskeldystrophie im
Vergleich (schematisch):
– **Neurogene Muskelatrophie:** Felderförmig gruppierte, gleichmäßige Faser-
untergänge. Alle Fasern einer motorischen Einheit sind betroffen.
(👁 Foto 36)
– **Progressive (myogene) Muskeldystrophie:** Unregelmäßig verteilte, zahlrei-
che Faseruntergänge zwischen kompensatorisch hypertrophierten Fasern.
Man erkennt abgerundete Muskelfasern mit zentral gelegenem Kern.
(👁 Foto 37) [1]

34.2 Myopathien

Definition

Unter Myopathien im engeren Sinne versteht man **myogene** – d.h. vom Muskel
selbst ausgehende – degenerative Muskelerkrankungen (**Muskelatrophien**).

34.2.1 Progressive Muskeldystrophien

Definition
Morphologie: disseminierte Faseratrophien · abgerundete Muskelfasern ·
fibrolipomatöse Gewebesubstitution
Typen: Typ DUCHENNE · Typ BECKER · fazio-skapulo-humeraler Typ · okulo-
pharyngealer Typ

Definition

Hereditäre Muskelerkrankungen, die durch eine **fortschreitende Atrophie und
Schwäche** der quer gestreiften Muskulatur gekennzeichnet sind

Morphologie

• **Disseminierte Faseratrophien** neben kompensatorisch hypertrophierten Fasern (↗ Abb. 34.1). Die Muskelfasern erscheinen **abgerundet** (als Ausdruck von
Strukturdefekten innerhalb der Fasern) und mit **zentral gelegenen Kernen.**
• Später wird das Muskelgewebe teilweise durch Vakatfett und Bindegewebe ersetzt (**fibrolipomatöse Gewebesubstitution),** was zu einer **Pseudohypertrophie** der betroffenen Muskulatur führt.

317

Typen

Nach Erbgang, Manifestationsalter und klinischem Verlauf unterscheidet man u.a. folgende Typen:
- **Muskeldystrophie vom Typ Duchenne:**
  - x-chromosomal-rezessiv vererbt, beginnt typischerweise im Beckengürtel-Oberschenkel-Bereich. Sie beruht auf einem Fehlen oder einer Dysfunktion des **Dystrophins,** ein in der Zellmembran von Muskelfaserzellen gelegenes Protein.
  - Die Erkrankung setzt bereits im 3.–5. Lj. ein und bindet Betroffene mit etwa 10 Jahren an den Rollstuhl. Sie werden selten älter als 25 Jahre.
  - **Klinik:** Gowers-Zeichen (der Patient zieht sich an den eigenen Beinen hoch, um sich aus der Hocke aufzurichten), **Watschelgang,** Pseudohypertrophie der Wadenmuskulatur **(Gnomenwaden).** Häufig kommt es zu Organbeteiligungen (Herzinsuffizienz, Ateminsuffizienz) und zu **Retardierung**.
- **Muskeldystrophie vom Typ Becker:**
  - ebenfalls x-chromosomal-rezessiv vererbt, das Dystrophin ist lediglich verringert
  - Beginn zwischen dem 6. und 20. Lj., deutlich gutartigerer Verlauf. Die Gehfähigkeit bleibt lange erhalten.
- Beispiele autosomal-dominant vererbter Muskeldystrophien: **fazio-skapulo-humeraler** und **okulo-pharyngealer Typ**

34.2.2 Kongenitale Myopathien

Definition

Meist **autosomal-dominant** vererbt und bereits bei Geburt bestehende Muskelerkrankungen, die durch spezifische morphologische Veränderungen gekennzeichnet sind.

Morphologie

Auf dem Muskelquerschnitt zeigen sich **Schwankungen** des **Muskelfaserkalibers,** wobei oft ein Fasertyp stärker von der Atrophie betroffen ist. Daneben liegen häufig charakteristische, definierende Strukturveränderungen vor.

Klinik

Der Muskeltonus und die Reflexe sind von Geburt an vermindert (Hypotonie und Areflexie). Der **Verlauf** ist jedoch im Vergleich zu den progressiven Muskeldystrophien eher **gutartig** und nicht progredient.

34.2.3 Kongenitale Myotonien

> **Definition**
> **Ätiologie/Pathogenese:** defekte transmembranöse Ionenkanäle
> **Verlaufsformen:** Myotonia congenita Thomsen · Dystrophia myotonica Curschmann-Steinert · Paramyotonia congenita Eulenberg

Definition

Gruppe autosomal-dominant vererbter Muskelerkrankungen, die allesamt mit einer **verlängerten Muskelkontraktion** und **verzögerten Muskelerschlaffung** nach Kontraktion (Myotonie) einhergehen.

Ätiologie/ Pathogenese

Ursache der Myotonie sind **defekte transmembranöse Ionenkanäle** („Kanalkrankheiten"). Die Muskelsteife verstärkt sich bei Kälte.

Verlaufsformen

- **Myotonia congenita Thomsen:** gutartiger Verlauf, nicht lebensverkürzend. Die gesamte Skelettmuskulatur ist hypertrophiert und verleiht dem Betroffenen einen athletischen Habitus.

- **Dystrophia myotonica** CURSCHMANN-STEINERT: Folge eines Gendefekts auf Chromosom 19 mit konsekutiver Dysfunktion einer Natrium-Chlorid-Pumpe. **Klinik:** Muskelatrophie, Facies myopathica (schlaffe, ausdruckslose Gesichtszüge), Stirnglatze, Linsenkatarakt, Herzrhythmusstörungen
- **Paramyotonia congenita** EULENBERG: Muskelsteifigkeit wird durch Kälte ausgelöst und verstärkt

34.2.4 Mitochondriale Myopathien

Definition

Sie beruhen auf Mutationen mitochondrialer DNA, die zu **Störungen der mitochondrialen Atmungskette** führen. Ist gleichzeitig auch Nervengewebe betroffen, so spricht man von mitochondrialen **Enzephalomyopathien.**

Morphologie

Trichromfärbung: vergrößerte Mitochondrien sind als rote Granula zu erkennen, die sich an den Muskelfaserrändern anhäufen. Meist sind Typ-I-Fasern betroffen, die auf dem Querschnitt als ausgefranste rote Fasern erscheinen („**ragged-red-fibres**").

Klinik

belastungsabhängige Muskelschwäche, Minderwuchs, Demenz, Innenohrschwerhörigkeit, Herzrhythmusstörungen, Ataxie

34.2.5 Metabolische Myopathien

Definition

Myopathien aufgrund von autosomal-rezessiv vererbten **Störungen des Muskelstoffwechsels**.

Ätiologie

Zu den wichtigsten Stoffwechselstörungen, die mit Dysfunktionen der quer gestreiften Muskulatur einhergehen, zählen die **Glykogenose Typ II** (POMPE) und **Typ V** (MCARDLE) sowie Lipidspeicherkrankheiten wie der **Carnitinmangel.**

Morphologie

Im histologischen Schnitt zeigen sich intrazelluläre Glykogen- und Fettablagerungen sowie Muskelfasernekrosen.

Klinik

- allgemeine Muskelschwäche und Muskelatrophie, Muskelschmerzen (v. a. bei Belastung)
- rasche Ermüdbarkeit und Myoglobinurie (mit Braunverfärbung des Urin) infolge einer Rhabdomyolyse (v. a. bei der Glykogenose Typ V)

34.3 Erkrankungen der motorischen Endplatte

34.3.1 Myasthenia gravis

> **Definition**
> **Ätiologie/Pathogenese:** Antikörper gegen Acetylcholinrezeptoren
> **Klinik:** Ptosis · intermittierende Doppelbilder · Facies myopathica · Lähmungen der Extremitätenmuskeln/ Zwerchfellmuskulatur

Definition

Bei der **Myasthenia gravis pseudoparalytica** (ERB) liegt eine Störung der cholinergen Reizübertragung an der motorischen Endplatte vor. Leitsymptom ist eine **abnorme Ermüdbarkeit** der Skelettmuskulatur (Myasthenie).

Ätiologie/ Pathogenese	• erworbene **Autoimmunkrankheit** mit Bildung von **Antikörpern** gegen **Acetylcholinrezeptoren** vom Nikotintyp • Sie ist häufig mit anderen Autoimmunerkrankungen (z.B. Lupus erythematodes) oder einem **Thymom** assoziiert.
Klinik	Das klinische Bild und der Verlauf sind sehr variabel: Zunächst sind die **Augenmuskeln** (Ptosis und intermittierende Doppelbilder), dann die **Gesichtsmuskeln** (Facies myopathica) und erst später die **Extremitätenmuskeln** betroffen. Im Endstadium ist die Zwerchfellmuskulatur betroffen (Gefahr der Atemlähmung).

34.3.2 Myasthenisches Syndrom

Definition	Das myasthenische Syndrom (**Lambert-Eaton-Syndrom**) ist ein **paraneoplastisches Syndrom**, das v.a. beim kleinzelligen Bronchialkarzinom auftritt.
Ätiologie/ Pathogenese	Störung der Reizüberleitung an der neuromuskulären Endplatte aufgrund einer **Antikörper-Bildung** gegen **präsynaptische Kalziumkanäle.**
Klinik	Im Gegensatz zur Myasthenia gravis beginnt die Muskelschwäche am **Beckengürtel** und greift erst später auf kleinere Muskeln über.

34.3.3 Toxische Störungen

• Die Reizübertragung an der motorischen Endplatte kann auch durch toxische Einflüsse gestört werden.
• Mit der Nahrung aufgenommene Botulinustoxine (**Botulismus**) blockieren die Freisetzung von Acetylcholin an den cholinergen Synapsen. Die Lähmungen beginnen an den Augenmuskeln und schreiten bis zu einer beatmungspflichtigen Lähmung der Atemmuskulatur fort.
• Auch **Pestizide** können zu Störungen der Reizübertragung führen. So hemmt Parathion die Acetylcholinesterase und führt zu einem verzögerten Abbau des freigesetzten Acetylcholins mit entsprechender Wirkungsverlängerung.

34.4 Entzündliche Muskelerkrankungen

34.4.1 Infektiöse Myositiden

Ätiologie: viral · parasitär · bakteriell
Morphologie: lymphozytäre Infiltrate · Einzelzellnekrosen · eitrige Entzündungen · spiralförmige Zysten
Klinik: klassische Entzündungszeichen

Ätiologie	• **Viral** (häufig): Influenza-, Herpes-, Coxsackieviren, HIV • **Parasitär:** Trichinella spiralis, Taenia solium • **Bakteriell** (seltener): Staphylokokken, Clostridien
Morphologie	• **Virale Infektionen:** lymphozytäre Infiltrate und Einzelzellnekrosen • **Bakterielle Infektionen:** eitrige Entzündungen • Bei Infektion mit **Trichinella spiralis** (Trichinose) lassen sich typische spiralförmige Zysten im Muskel nachweisen.

Klinik

Klassische Entzündungszeichen: Schwellung, Schmerzen, Rötung, Überwärmung; Fieber und Abgeschlagenheit. Bei Clostridien-Infekten kommt es zu Gasbildung mit Ausbildung eines Gewebeemphysems (Gasbrand).

34.4.2 Nicht-infektiöse Myositiden

> **Definition**
> **Morphologie:** perivaskuläre lymphohistiozytäre Infiltrate · Muskelfaseratrophien/-nekrosen · Einschlusskörpermyositis
> **Klinik:** Schmerzen · Schwäche · Hautsymptome

Definition

Autoimmunologische Erkrankungen, die den Kollagenosen zugeordnet werden. Bleibt der entzündliche Prozess auf die Skelettmuskulatur beschränkt, so spricht man von einer **Polymyositis,** bei gleichzeitiger Hautbeteiligung von einer **Dermatomyositis.**

Morphologie

- **perivaskuläre lymphohistiozytäre Infiltrate** sowie Muskelfaseratrophien und -nekrosen
- Eine histologische Sonderform ist die **Einschlusskörpermyositis,** die durch intrasarkoplasmatische Einschlüsse (Filamentansammlungen) charakterisiert ist.

Klinik

- **Schmerzen** und **Schwäche** v.a. der proximalen Extremitätenmuskulatur (Schulter- und Beckengürtel)
- Bei der Dermatomyositis treten **Hautsymptome** (symmetrisches Gesichtserythem, Ödeme, Pigmentverschiebungen, Teleangiektasien) hinzu.

! **Merke:** Etwa 10 % der nichtinfektiösen Myositiden (v.a. die Dermatomyositis) treten als **Paraneoplasien** auf, weshalb ein Tumor ausgeschlossen werden muss.

34.5 Tumoren

- **Rhabdomyome:** sehr seltene gutartige Tumoren der quer gestreiften Muskulatur. Sie sind meist im Kopf- und Halsbereich sowie im Genitalbereich bei Frauen lokalisiert.
- **RhabdomyosarkomKindesalter.**
  Morphologie: graurötlichen Tumoren, unscharf begrenzt. Histologisch unterscheidet man:
  - **Embryonale** Variante: undifferenzierte, spindelförmige Zellen, die traubenförmig angeordnet sein können = Sarcoma botryoides
  - **Alveoläre** Variante: pseudoalveoläre Anordnung der Tumorzellen
  - **Pleomorphe** Variante: starke Zell- und Kernpolymorphien

35 Knochen und Knorpel

35.1 Angeborene Störungen

35.1.1 Achondrogenesie

Definition

Die Achondrogenesie ist eine seltene, autosomal-rezessiv erbliche Skelettdysplasie aufgrund einer nahezu vollständigen **Hemmung der Knochenneubildung,** die meist bereits in utero zum Tode führt.

Morphologie/Klinik

Disproportionierter Minderwuchs mit kurzem Thorax und stummelförmigen Extremitäten. Die intramedulläre Blutbildung bleibt aus.

35.1.2 Achondroplasie

Definition

Autosomal-dominant vererbte **Störung der Knorpelbildung** mit verzögerter enchondraler Ossifikation. Die desmale Ossifikation ist nicht gestört. Es ist die häufigste Skelettdysplasie.

Morphologie/Klinik

Die gestörte enchondrale Ossifikation führt zu **disproportioniertem Minderwuchs** (Endgröße: 120–130 cm) mit normalem Rumpf, kurzen Extremitäten und typischen Gesichtsdysmorphien wie Makrozephalus und Sattelnase. Die geistige Entwicklung ist normal und die Lebenserwartung ist nicht eingeschränkt.

35.1.3 Osteogenesis imperfecta

> **Definition**
> **Ätiologie/Pathogenese:** gestörte Kollagensynthese
> **Verlaufsformen:** Tardaform (Typ LOBSTEIN) · Letalform (Typ VROLIK)

Definition

Angeborene Störung des Knochenaufbaus, die mit einer erhöhten Knochenbrüchigkeit (**„Glasknochenkrankheit"**) einhergeht.

Ätiologie/ Pathogenese

Gestörte Synthese des Kollagens Typ I, wodurch der physiologische Knochenumbau gestört ist. Die Knochen sind brüchig und wenig belastbar. Daneben sind auch die Skleren und die Lederhaut betroffen.

Verlaufsformen

- **Tardaform (Typ LOBSTEIN):** autosomal-dominant, durch leicht lädierbare Haut, erhöhte Brüchigkeit und Deformierungen der Knochen, überdehnbare Gelenke, Schwerhörigkeit und graublaue Skleren gekennzeichnet.
- **Letalform (Typ VROLIK):** autosomal-rezessiv, führt bereits in utero zu multiplen Frakturen. Die Betroffenen versterben in den ersten Monaten.

35.1.4 Osteopetrosis ALBERS-SCHÖNBERG

Definition

Genetisch bedingte **Osteoklasteninsuffizienz,** wodurch das Knochengewebe nicht resorbiert und umgebaut werden kann.

Morphologie

- Der gesamte Knochen ist sehr kompakt. Die Markräume sind eingeengt und erscheinen makroskopisch marmorartig verdichtet (**Marmorknochenkrankheit**). Die Blutbildung wird von Milz, Leber und Lymphknoten übernommen.
- Trotz der Massivität sind die Knochen brüchig, da das Knochengewebe aufgrund der Osteoklasteninsuffizienz den Druck- und Zugspannungen nicht angepasst werden kann.

35.2 Generalisierte Osteopathien

35.2.1 Osteoporose

> **Definition**
> **Pathogenese:** Bilanzdefizit zw. Knochenbildung / Knochenresorption
> **Klinik:** pathologische Frakturen · Brustkyphose · Körperhöhe ↓ · Keil- und Fischwirbelbildung · Rarefizierung der Spongiosa

Definition

Abnahme der Knochendichte (Knochenmasse pro Volumeneinheit) **bei normalem Mineralgehalt,** die das **alterstypische Maß überschreitet.**

Ätiologie / Pathogenese

- **Bilanzdefizit zwischen Knochenbildung** und **Knochenresorption,** dessen Ursache unbekannt ist.
- Nach ätiologischen Gesichtspunkten unterscheidet man primäre und sekundäre Formen (beim Vorliegen einer prädisponierenden Grundkrankheit).

Primäre Osteoporoseformen (95 %)	
postmenopausale, präsenile Form; Typ-I-Osteoporose	• Ursache: **verminderte Östrogenkonzentration** (Östradiol unterdrückt die IL-6 Bildung und damit die Knochenresorption) • betroffen sind v. a. spongiosareiche Strukturen (z. B. Wirbelkörper, Becken), da die Umbauaktivität in der Spongiosa im Vergleich zur Kortikalis deutlich höher ist • typische **Keilwirbelbildung** (Einbrüche der mechanisch stärker belasteten ventralen Wirbelkörperdeckplatten)
senile Form; Typ-II-Osteoporose	• Reduktion der Knochenmasse durch **altersbedingte Atrophie** • ab dem 40. Lj. kommt es zu einer physiologischen Abnahme der Knochenmasse (etwa 1 % pro Jahr) • alle **Knochen sind gleichmäßig befallen;** kein bevorzugter Befall des Stammskeletts wie bei der postmenopausalen Form • typisch sind Schenkelhalsfrakturen
juvenile Form	• Sehr seltene, bereits früh auftretende Form

Sekundäre Osteoporoseformen (5 %)	
Steroid-Osteo-porose	• Verminderung des Knochenaufbaus • medikamentös induziert oder bei Cushing-Syndrom • typische **Fischwirbelbildung** (muldenförmige Einbrüche der Deck- und Grundplatten in Wirbelkörpermitte)
hyperthyreotische Osteoporose	• **Überwiegen der Knochenresorption** bei insgesamt gesteiger-tem Knochenumsatz
Inaktivitäts-osteoporose	• nach **mehrwöchiger Bettruhe** oder in der **Schwerelosigkeit** • Zug- und Druckspannung fördert die Knochenentwicklung

Tab. 35.1: Auswahl der wichtigsten primären und sekundären Osteoporoseformen

Klinik

- verminderte Knochendichte → **pathologische Frakturen** an typischen Prädilektionsstellen (↗ Tab. 35.1)
- zunehmende frakturbedingte Deformierungen der Wirbelsäule → **Brustkyphose** mit **Minderung der Körperhöhe**
- **Radiologisch:** vermehrte Strahlendurchlässigkeit und typische Veränderungen an den Wirbelkörpern (**Keil- und Fischwirbelbildung**). Durch die **Rarefizierung der Spongiosa** treten die Konturen der Wirbelkörper deutlicher hervor. Durch bestimmte densitometrische Verfahren lässt sich die Knochendichte verlässlich bestimmen.
- **Therapie:** Östrogene, Kalzium, Vitamin D, Natriumfluorid. Regelmäßige Bewegung beugt osteoporotischen Deformierungen vor, da Zugspannung den Knochenaufbau begünstigt.

35.2.2 Vitamin-D-Mangelerkrankungen

- **Vitamin D** (Syn. Calciferol, antirachitischer Faktor) entsteht aus den Provitaminen Ergosterol oder 7-Dehydrocholesterin, die in der Haut (durch ultraviolette Strahlung) in Cholecalciferol umgewandelt werden. Durch zweifache Hydroxylierung in der Leber und in den Nieren entsteht die biologisch aktive Form 1,25-Dihydroxycholecalciferol (Calcitriol).
- **Vitamin-D-Mangel:** verminderte Zufuhr (Mangelernährung), verminderte intestinale Aufnahme der Vitamin-D-Vorstufen (Malassimilation), erhöhter Bedarf (Wachstum, Schwangerschaft), mangelnde UV-Einstrahlung, chronische Leber- oder Nierenerkrankungen
- **Folgen:** verminderte intestinale Resorption von Kalzium und Phosphat → **Mineralisationsstörung der Knochen,** die sich beim Kind als **Rachitis,** beim Erwachsenen als **Osteomalazie** manifestiert.

Rachitis

Definition
Pathogenese: Vitamin-D-Mangel · Mineralisationsstörung
Morphologie: verbreiterte Wachstumsfugen · Minderwuchs · Kraniotabes ·
Caput quadratum · rachitischer Rosenkranz · Kyphoskoliose ·
Kartenherzbecken

Definition

Mineralisationsstörung des Skeletts im **Kindesalter** aufgrund eines Vitamin-D-Mangels (siehe oben).

Pathogenese

Vitamin-D-Mangel → verminderte intestinale Kalzium- und Phosphatresorption → **reduzierte Mineralisation** des Osteoids mit einer breiten Zone nicht verkalkter Grundsubstanz sowie eine verzögerte Knorpelresorption

Morphologie

- Die **Wachstumsfugen** sind erheblich **verbreitert** und irregulär strukturiert.
- typische Skelettveränderungen:
  - Wachstumsstörungen: **Minderwuchs**
  - **Kraniotabes:** weiche, eindrückbare Schädelkalotte
  - **Caput quadratum:** Schädeldeformation
  - **Rachitischer Rosenkranz:** Auftreibungen der Rippen an der Knochen-Knorpel-Grenze
  - **Kyphoskoliose** und Beckendeformitäten: **Kartenherzbecken**

Osteomalazie

Definition
Morphologie: Osteoidose · weiche/brüchige Knochen · LOOSER-Umbauzonen
Klinik: diffuse Skelettbeschwerden · Skelettdeformierungen ·
Ermüdungsfrakturen · Watschelgang · Tetanie

Definition

Erweichung des Knochens (= Osteomalazie) durch ungenügende oder fehlende Mineralisation der neu gebildeten Knochenmatrix bei **Vitamin-D-Mangel im Erwachsenenalter** (nach Abschluss des Skelettwachstums).

Morphologie

- Typisch ist eine Vermehrung des Osteoids **(Osteoidose),** da das neu gebildete Osteoid nicht mehr mineralisiert wird. Die Knochen sind weich und brüchig.
- Häufig lassen sich quer verlaufende Aufhellungslinien (LOOSER-**Umbauzonen)** in den Röhrenknochen erkennen, die vermutlich im Bereich von Ermüdungsfrakturen durch fehlende Mineralisierung des Osteoids im Bruchspalt entstehen.
- Die Hypokalzämie kann zu einem **sekundären Hyperparathyreoidismus** mit charakteristischen Skelettveränderungen führen (siehe unten).

Klinik

diffuse Skelettbeschwerden, Skelettdeformierungen, Ermüdungsfrakturen, Watschelgang (aufgrund einer Muskelschwäche), Tetanie (aufgrund einer Hypokalzämie)

35.2.3 Hyperparathyreoidismus (HPT)

Der Hyperparathyreoidismus führt durch eine **vermehrte Kalziummobilisation** im Knochen zu typischen Skelettveränderungen (Ätiologie, Pathogenese, Klinik ⬀ Kap. 11.5.1).

**Pathogenese /
Morphologie**

- gesteigerte Aktivierung der Osteoklasten mit vermehrtem Abbau der Knochensubstanz → Resorptionszysten, die den Knochen auftreiben können (**Fibroosteoklasie**).
- Häufig kommt es zu Einblutungen und Hämosiderinablagerungen in die gefäßreichen Zysten, die dann als sog. **„braune Tumoren"** imponieren.

Klinik

- Das heute nur noch selten auftretende Vollbild wird als **Osteodystrophia fibrosa cystica generalisata** VON RECKLINGHAUSEN (nicht zu verwechseln mit der Neurofibromatose von RECKLINGHAUSEN ⬀ Kap. 17.9.3) bezeichnet.
- Der sekundäre HPT führt zu einer **renalen Osteopathie**, die den Knochenveränderungen des primären HPT entsprechen.

35.3 Aseptische Knochennekrosen

> **Definition**
> **Ätiologie / Pathogenese:** lokale Durchblutungsstörungen
> **Morphologie / Lokalisation:** mechanisch stark beanspruchte Gelenke

Definition

Durchblutungsstörungen unbekannter Ursache führen zu aseptischen Knochennekrosen, evtl. mit Beteiligung des Gelenkknorpels (**aseptische Osteochondrose**).

**Ätiologie /
Pathogenese**

Als Ursachen werden **lokale Durchblutungsstörungen** in überlasteten Gelenkenden, Mikrotraumen, konstitutionelle und hormonelle Faktoren diskutiert.

Morphologie

- Bevorzugt sind die mechanisch stark beanspruchten Gelenke sowie Gelenke mit ohnehin kritischer Durchblutung betroffen. Typische Lokalisationen:
  - Femurkopfepiphyse im Kindesalter (**M. PERTHES**)
  - Deck- / Grundplatten der thorakolumbalen Wirbelkörper in der Adoleszenz (**M. SCHEUERMANN, Adoleszentenkyphose**)
- **Osteochondrosis dissecans:** umschriebene aseptische Knochennekrose, die zur Abstoßung eines Gelenkflächenfragments (Dissekat, „Gelenkmaus") mit Gelenkflächendefekt („Mausbett") führt.
  Typische Lokalisationen:
  - Tuberositas tibiae (**M. OSGOOD-SCHLATTER**)
  - medialer Femurkondylus (**M. AHLBAECK**)

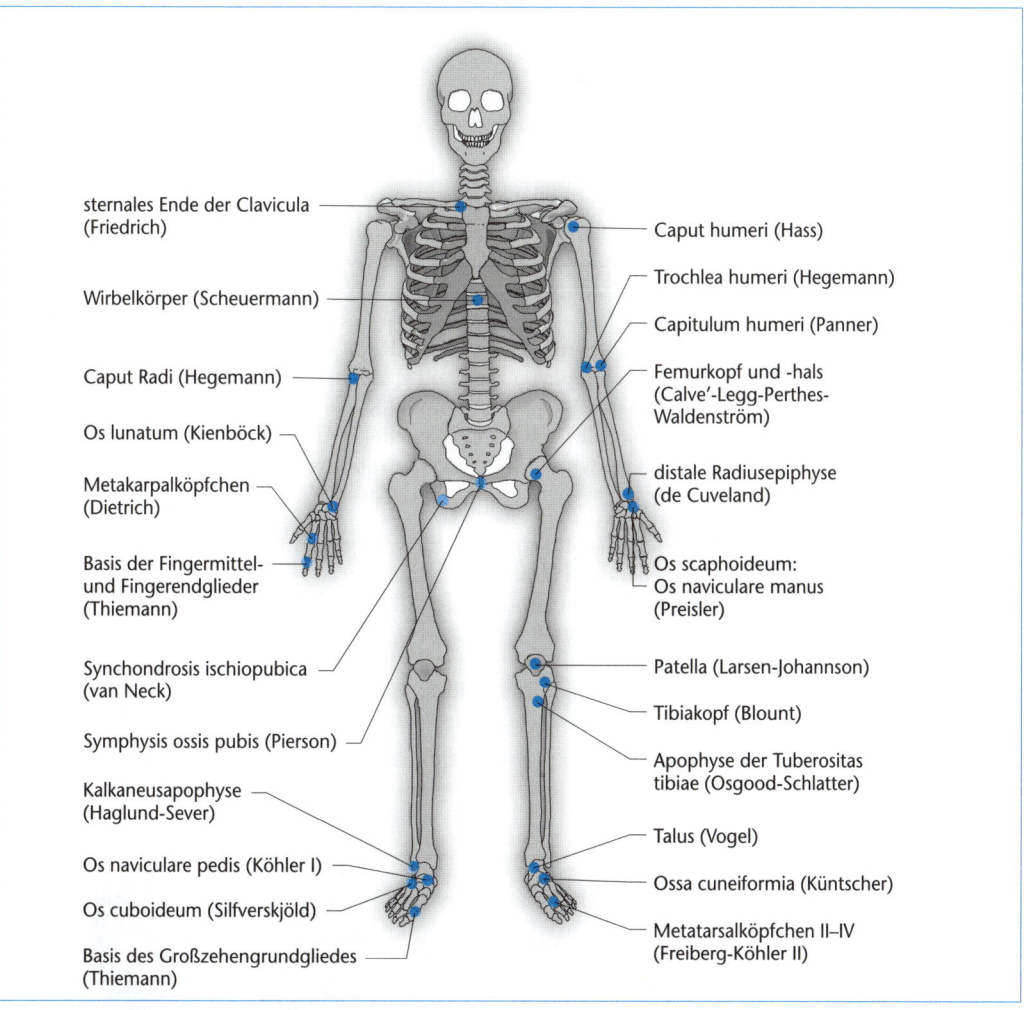

sternales Ende der Clavicula
(Friedrich)

Caput humeri (Hass)

Trochlea humeri (Hegemann)

Wirbelkörper (Scheuermann)

Capitulum humeri (Panner)

Caput Radi (Hegemann)

Femurkopf und -hals
(Calve'-Legg-Perthes-
Waldenström)

Os lunatum (Kienböck)

distale Radiusepiphyse
(de Cuveland)

Metakarpalköpfchen
(Dietrich)

Basis der Fingermittel-
und Fingerendglieder
(Thiemann)

Os scaphoideum:
Os naviculare manus
(Preisler)

Synchondrosis ischiopubica
(van Neck)

Patella (Larsen-Johannson)

Tibiakopf (Blount)

Symphysis ossis pubis (Pierson)

Apophyse der Tuberositas
tibiae (Osgood-Schlatter)

Kalkaneusapophyse
(Haglund-Sever)

Talus (Vogel)

Os naviculare pedis (Köhler I)

Ossa cuneiformia (Küntscher)

Os cuboideum (Silfverskjöld)

Metatarsalköpfchen II–IV
(Freiberg-Köhler II)

Basis des Großzehengrundgliedes
(Thiemann)

Abb. 35.1: Auswahl der wichtigsten aseptischen Osteochondrosen und deren Lokalisation (Erstbeschreiber in Klammern) [8]

35.4 Entzündliche Knochenerkrankungen

35.4.1 Osteomyelitis

> **Definition**
> **Ätiologie/Pathogenese:** Staphylococcus aureus · spezifische Infektionen
> **Morphologie:** Abszessbildung · hämorrhagischer Randsaum · perifokales
> Ödem · schmerzhafte Periostabhebung

Definition

Meist bakterielle Entzündungen (> 80 % der Fälle **Staphylococcus aureus**) des Knochens, die sich primär im Markraum abspielen und erst sekundär auf die Knochen übergreifen.

Eine Wirbelsäulenosteomyelitis wird als **Spondylitis** bezeichnet.

Ätiologie/Pathogenese

- Die Erreger erreichen den Knochen auf hämatogenem Weg (endogen) oder von außen durch offene Verletzungen oder Operationen (exogen).
- **Spezifische Infektionen** sind selten und entstehen im Rahmen einer Tuberkulose, Sarkoidose oder Lues.

Morphologie

- Lokale Entzündungsreaktion mit **Abszessbildung,** hämorrhagischem Randsaum, perifokalem Ödem und schmerzhafter Periostabhebung. Das abgehobene Periost kann verkalken und zu Verwechslungen mit dem EWING-Sarkom (↗ Kap. 35.6.3) führen.
- **Lokalisation:** Sie ist wegen den unterschiedlichen Vaskularisationsmustern der Epiphyse vom Lebensalter abhängig. Bei Säuglingen und Erwachsenen kreuzen die Gefäße die Epiphysenfuge und ermöglichen eine Ausbreitung der Entzündung bis in die Epiphyse, während im Kindesalter die gefäßlose Epiphysenfuge eine unüberwindbare Barriere darstellt (↗ Abb. 35.2).
- Die häufigste spezifische Form ist die **Spondylitis tuberculosa** mit Höhenminderung der Wirbelkörper und ggf. Gibbusbildung.

Komplikationen

- Das abgestorbene Knochengewebe wird durch Aktivierung von Osteoklasten vom umgebenden gesunden Gewebe isoliert. Das so entstandene infizierte **Sequester** kann die Entzündung unterhalten und erklärt die **hohe Therapieresistenz und Rezidivgefahr**.
- Weitere Komplikationen: **eitrige Arthritiden** (durch Einbruch in die benachbarte Gelenkhöhle), **Fistelbildung**, **Wachstumshemmung** im Kindesalter
- Im Rahmen chronischer Osteomyelitiden entstehen gelegentlich kugelförmige, gut abgegrenzte Abszesse in den Metaphysen langer Röhrenknochen (**BRODIE-Abszess**).

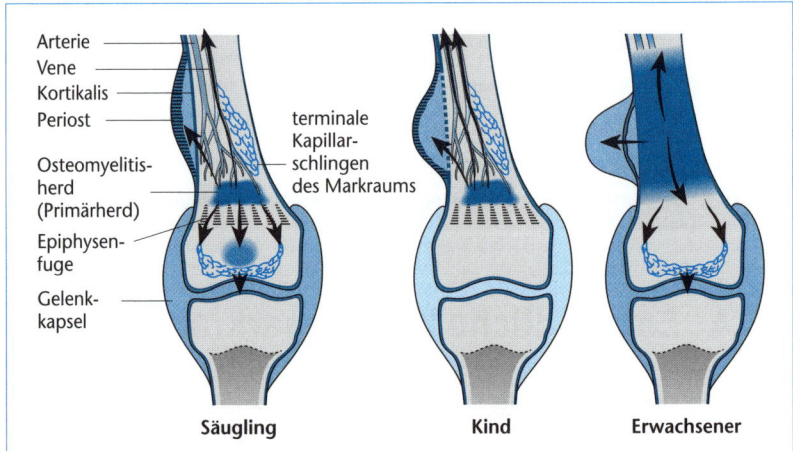

Abb. 35.2: Verlauf der hämatogenen Osteomyelitis in Abhängigkeit vom Lebensalter [2]

35.4.2 Ostitis deformans PAGET

> **Definition**
> **Pathogenese:** Osteoklastentätigkeit und Osteoblastentätigkeit ↑ →
> überstürzter, ungeordneter Knochenumbau
> **Morphologie:** Mosaikstruktur · verdickte Kortikalis · sklerotisch verdichtete
> Spongiosa · typische Lokalisationen
> **Klinik:** Skelettschmerzen · Deformierungen ·„Säbelscheidentibia"

Definition

Die Ostitis deformans Paget (nicht zu verwechseln mit dem Paget-Karzinom der Mamma ↗ Kap. 29.6.5) ist eine **ätiologisch unklare entzündliche Osteopathie** mit deutlich erhöhtem Knochenumbau, die bevorzugt ältere Männer betrifft.

**Ätiologie /
Pathogenese**

Es wird eine virale Entzündung als Ursache vermutet. Eine massiv gesteigerte Osteoklastentätigkeit bei gleichzeitig gesteigerter Osteoblastentätigkeit führt zu einem überstürzten, ungeordneten Knochenumbau.

Morphologie

- Histologisch finden sich Riesenosteoklasten und große Osteoblasten als Zeichen des massiven Knochenabbaus bzw. -anbaus. Die Knochenbälkchen liegen eng aneinander mit dazwischen liegenden Kittlinien (typische **Mosaikstruktur**).
- Die **Kortikalis** ist nach innen und außen **verdickt** und die **Spongiosa** ist **sklerotisch verdichtet**. Der Knochen ist insgesamt unregelmäßig vergrößert und hat an Stabilität verloren. (Foto 38)
- **Lokalisation:** Bevorzugt werden das Achsenskelett und die langen Röhrenknochen befallen. In 75 % der Fälle sind mehrere Knochen betroffen (polyostotische Form), nie jedoch das gesamte Skelett.

Klinik

- Skelettschmerzen, Deformierungen (ausgeprägte Kyphose, Verbiegungen der gewichttragenden Knochen („Säbelscheidentibia"), vergrößerter Schädel).
- In etwa 1 % der Fälle kommt es zu einer malignen Entartung (Osteosarkom).

35.5 Tumorartige Knochenveränderungen

35.5.1 Knochenzysten

- **Juvenile Knochenzyste:** fast ausschließlich im Jugendalter auftretende, solitäre, mit seröser Flüssigkeit gefüllte Zyste unbekannter Ätiologie; überwiegend metaphysär in den langen Röhrenknochen lokalisiert;
  Radiologisch: osteolytische Herde mit ausgedünnter Kortikalis;
  Klinik: pathologische Frakturen
- **Aneurysmatische Knochenzysten:** gekammerte, blutgefüllte Zysten; Prädilektionsstellen sind die Metaphysen der langen Röhrenknochen und die Wirbelkörper.
  Klinik: schmerzhafte Schwellungen

35.5.2 Fibröse Dysplasie

Definition

- Die fibröse Dysplasie (**Morbus JAFFÉ-LICHTENSTEIN**) ist eine häufige, mono- oder polyostotisch auftretende, lokalisierte Knochenfehlbildung mit Ersatz des Knochenmarks durch zellarmes Faserstroma.

- Die polyostotische Form mit ausgedehnten Pigmentflecken (Café-au-lait-Flecken), Pubertas praecox und Hyperthyreose bezeichnet man als McCune-Albright-**Syndrom.**

Morphologie
- **Radiologisch:** scharf begrenzte, milchglasartige Knochenaufhellung mit **ausgedünnter Kortikalis** und reaktiver **Randsklerose** (👁 Foto 39)
- **Prädilektionsstellen:** Femur (hirtenstabförmige Verbiegung), Tibia, Kieferknochen, Becken
- **Komplikationen:** pathologische Frakturen

35.5.3 Nicht-ossifizierendes Fibrom

Definition Bindegewebige, tumorartige Läsion unklarer Ätiologie, die meist vor dem 20. Lj. auftritt.

Morphologie
- **Radiologisch:** scharf begrenzter osteolytischer Herd, der exzentrisch in der Metaphyse der langen Röhrenknochen liegt
- **Mikroskopisch:** faserreiches Bindegewebe mit zahlreichen Histiozyten, mehrkernigen Riesenzellen und Schaumzellen

35.6 Knochentumoren

Epidemiologie Primäre, maligne Knochentumoren sind selten. Sie machen beim Menschen etwa 1 % aller malignen Tumoren aus.

Einteilung
- nach **histologischen Kriterien:** osteogen, chondrogen, fibrös u. a.
- nach ihrer **Dignität:** benigne und maligne Tumoren sowie Tumoren unklarer Dignität, wie z. B. der Riesenzelltumor
- Jedem einzelnen Tumor lässt sich eine charakteristische **Prädilektionsstelle** (↗ Tab. 35.2) zuordnen, weshalb bereits das Röntgenbild wichtige diagnostische Hinweise liefert. Daneben zeigen die Knochentumoren eine **charakteristische Altersverteilung**.

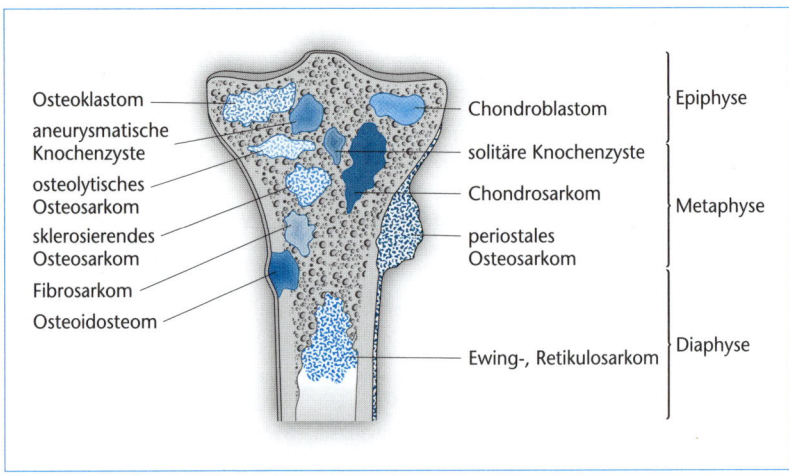

Abb. 35.3: Typische Lokalisation der wichtigsten Knochentumoren [8]

Tumor	Hauptmani-festationsalter	Hauptlokalisation	Röntgenmorphologie
Osteogene Tumoren			
Osteom	20.–50. Lj.	Nasennebenhöhlen	scharf begrenzter, schattendichter Herd
Osteoidosteom	10.–30. Lj.	subkortikal in den Diaphysen der langen Röhrenknochen	etwa 1 cm große Aufhellungszone (Nidus) mit perifokaler Sklerose
Osteoblastom			bis zu 8 cm großer Nidus, kein sklerotischer Randsaum
Osteosarkom	10.–20. Lj.	Metaphysen der langen Röhrenknochen (am häufigsten im Kniebereich: distales Femur / proximale Tibia)	osteoplastischer (röntgendichter) o. osteolytischer (aufgehellt) Herd; **radiologische Malignitätskriterien:** Spikulae, Durchbruch durch die Kortikalis, Codman-Dreieck
Chondrogene Tumoren			
Osteochondrom	10.–20. Lj.	Metaphysen der langen Röhrenknochen	pilzartige Struktur, dem Knochen breitbasig oder gestielt aufsitzend
Enchondrom	20.–50. Lj.	Meta- / Diaphysen der kleinen Röhrenknochen (Phalangen)	zystische Aufhellungen; ausgedünnte, aber erhaltene Kortikalis
Chondroblastom	10.–20. Lj.	**Epiphysen** der langen Röhrenknochen	Osteolyse mit Randsklerose
Chondrosarkom	50.–80. Lj.	Achsenskelett, proximale Metaphysen von Humerus und Femur	unscharf sklerotisch begrenzte, osteolytische Herde, die verkalkte Areale enthalten
Knochentumoren anderer Herkunft			
Riesenzelltumor	20.–40. Lj.	**Epiphysen** der langen Röhrenknochen	exzentrisch gelegener, osteolytischer Herd ohne Randsklerose
Ewing-Sarkom	10.–20. Lj.	Meta- und Diaphysen der langen Röhrenknochen (v. a. Tibia und Femur)	spindelförmige Knochenauftreibung, mottenfraßähnliche Osteolyse, zwiebelschalenartige periostale Ossifikation

Tab. 35.2: Auswahl der wichtigsten Knochentumoren, deren Hauptmanifestationsalter, Prädilektionsstellen und Röntgenmorphologie. Beachte, dass der Riesenzelltumor und das Chondroblastom die einzigen epiphysär gelegenen Tumoren sind.

35.6.1 Osteogene Tumoren

Osteom

Definition Gutartige Neubildung aus gereiftem, laminärem und spongiösem Knochengewebe (**Hyperostose**), die vor allem im Bereich der Nasennebenhöhlen lokalisiert ist.

Morphologie **Radiologisch:** scharf begrenzter, schattendichter Herd

Osteoidosteom

Definition Gutartiger Tumor, der sich von den Osteoblasten ableitet und meist subkortikal in den langen Röhrenknochen lokalisiert ist.

Morphologie	**Radiologisch:** bis zu 1 cm große, spindelförmige Aufhellungszone (**Nidus**) mit perifokaler Sklerose
Klinik	**nächtliche Ruheschmerzen,** die auf Salicylate gut ansprechen

Osteoblastom

Das Osteoblastom geht ebenfalls von den **Osteoblasten** aus. Es zeigt sowohl radiologisch als auch histologisch große Ähnlichkeit zum Osteoidosteom, kann jedoch bis zu 8 cm groß werden und ist nicht von einem sklerotischen Randsaum umgeben.

Osteosarkom

> **Definition**
> **Ätiologie/Pathogenese:** Tumorsuppressorgene · strahleninduziert · PAGET-Osteosarkom
> **Morphologie:** Kniegelenk · destruktives Wachstum · Osteoid-bildende atypische Mesenchymzellen · Spikulae · Durchbruch durch die Kortikalis · CODMAN-Dreieck
> **Klinik:** unspezifisch

Definition	**Maligner mesenchymaler Tumor, der Osteoid produziert**.
Epidemiologie	häufigster maligner Knochentumor, Manifestationsgipfel: 10.–20. Lj.
Ätiologie/Pathogenese	• Osteosarkome entstehen überwiegend spontan. Mutationen bestimmter **Tumorsuppressorgene** (p53, Retinoblastomgen) scheinen eine Rolle zu spielen. • Im **höheren Alter** treten **strahleninduzierte Osteosarkome** und das **Paget-Osteosarkom** auf (↗ Kap. 35.4.2).

Morphologie	• **Prädilektionsstellen:** Metaphysen der langen Röhrenknochen, wobei am häufigsten das **Kniegelenk** (distaler Femur/proximale Tibia) betroffen ist.
	• **Makroskopisch:** Der Tumor wächst destruktiv in die Umgebung und metastasiert frühzeitig in die Lunge.
	• **Mikroskopisch:** atypische Mesenchymzellen, die definitionsgemäß Osteoid bilden. Daneben zeigen sich auch chondroblastische und fibroblastische Komponenten.
	• **Radiologisch:** Je nach Ausmaß der Mineralisation der Knochengrundsubstanz erscheint der Tumor als osteoblastischer (röntgendichter) oder osteolytischer (aufgehellt) Herd. Typische **radiologische Malignitätskriterien** (aufgrund der Kompaktainfiltration) sind:
	  – radiär ausgerichtete **Spikulae:** tumoreigene Knochenbildung
	  – Durchbruch durch die Kortikalis
	  – CODMAN-**Dreieck:** Periostabhebung und reaktive periostale Knochenneubildung (👁 Foto 40)

Klinik	• unspezifisch ! **Merke:** Jede länger anhaltende, knienahe, schmerzhafte Schwellung bei Erwachsenen sollte daher näher abgeklärt werden. • **Therapie:** radikale Tumorentfernung (Amputation) kombiniert mit einer adjuvanten Chemotherapie

35.6.2 Chondrogene Tumoren

Osteochondrom

Definition

Von Knorpelgewebe überzogene Exostose (**kartilaginäre Exostose**), die mit einem Anteil von etwa 40 % die häufigsten gutartigen Knochentumoren darstellt.

**Ätiologie /
Pathogenese**

- Es handelt sich wahrscheinlich um eine Verlagerung von Epiphysenknorpel (versprengte Epiphysenkerne), der sich während der Wachstumsphase vergrößert.
- Bei der **multiplen kartilaginären Exostose** handelt es sich um ein Erbleiden, bei dem multiple Exostosen am gesamten Skelett auftreten und gelegentlich in ein Chondrosarkom übergehen.

Morphologie

Radiologisch: pilzartige Struktur, die dem Knochen breitbasig oder gestielt aufsitzt und in die Spongiosa übergeht

Klinik

Symptomatische Osteochondrome werden reseziert.

Enchondrom

Definition

Langsam wachsende, gutartige Tumoren aus reifem hyalinem Knorpelgewebe in der Markhöhle langer Röhrenknochen. Sie sind meist in den Phalangen der Hände und Füße lokalisiert.

Morphologie

Radiologisch: meta- oder diaphysär gelegene zystische Aufhellungen mit ausgedünnter, aber erhaltener Kortikalis

Klinik

Meist symptomenarme Zufallsbefunde. Zur Beurteilung der Dignität muss neben dem histologischen Bild auch die Lokalisation berücksichtigt werden:
- Enchondrome der **kurzen Röhrenknochen** verhalten sich überwiegend **benigne**
- Enchondrome der **langen Röhrenknochen** und Rippen sind potentiell als **maligne** einzustufen

Therapie: sorgfältige Kürettage und Spongiosaauffüllung, ggf. vollständige Resektion

Chondroblastom

Definition

Das Chondroblastom (**CODMAN-Tumor**) ist ein gutartiger Tumor aus unreifen und reifen Knorpelzellen, der in der Epiphyse langer Röhrenknochen lokalisiert ist.

Morphologie

Radiologisch: zentral in der Epiphyse gelegene Osteolyse mit Randsklerose

Klinik

Der Tumor manifestiert sich durch **Schmerzen**. Nach Resektion ist die Prognose gut.

Chondrosarkom

Definition
Morphologie: unscharf sklerotisch begrenzte, osteolytische Herde ·
Prädilektionsstellen

Definition	**Maligner mesenchymaler Tumor** unklarer Ätiologie, der aus Chondrozyten hervorgeht. Es bildet definitionsgemäß kein Osteoid.
Epidemiologie	zweithäufigster maligner Knochentumor, Manifestationsgipfel: 50.–70. Lj.
Morphologie	• **Radiologisch:** unscharf sklerotisch begrenzte, osteolytische Herde, die verkalkte Areale enthalten. Darüber hinaus zeigt der Tumor alle radiologischen Malignitätskriterien (siehe Osteosarkom). • **Prädilektionsstellen:** Achsenskelett, proximale Anteile von Humerus und Femur
Klinik	Der Tumor wächst langsam und metastasiert spät, weshalb er sehr groß werden kann und oft erst spät erkannt wird. **Therapie:** radikale Tumorresektion. Bestrahlung und Chemotherapie sind wirkungslos.

35.6.3 Knochentumoren anderer Herkunft

Riesenzelltumor / Osteoklastom

Definition	Lokal aggressiv wachsender Tumor unklarer Dignität, der durch eine massive **Proliferation osteoklastenähnlicher Riesenzellen** gekennzeichnet ist. Manifestationsgipfel: 3. Lebensdekade
Morphologie	• Er geht von den **Epiphysen langer Röhrenknochen** (v.a. im Kniebereich) aus und breitet sich bis in die angrenzenden Metaphysen aus. • **Radiologisch:** exzentrisch in der Epi- und Metaphyse liegender osteolytischer Herd ohne Randsklerose

Ewing-Sarkom

Definition	**Hochmaligner** Tumor, der von undifferenzierten mesenchymalen Stammzellen ausgeht. Es sind nahezu ausschließlich Kinder bis zum 15. Lebensjahr betroffen.
Morphologie	• **Prädilektionsstellen:** Meta- und Diaphysen der langen Röhrenknochen (v.a. Tibia und Femur) • **Radiologisch: spindelförmig aufgetrieben** und **mottenfraßähnlich destruiert.** Der Tumor durchbricht die Kortikalis und infiltriert das Periost, das mit einer mehrschichtigen, **zwiebelschalenartigen Ossifikation** reagiert.
Klinik	• Das klinische Bild ähnelt sehr dem einer Osteomyelitis (lokale Schwellung, Überwärmung, Schmerzen und Fieber). Gelegentlich treten pathologische Frakturen auf. • **Therapie:** radikale Tumorresektion in Kombination mit einer Polychemotherapie und Bestrahlung

35.6.4 Knochenmetastasen

Die häufigsten Knochentumoren im Erwachsenenalter sind Metastasen.
Klinik: Schmerzen und pathologische Frakturen, die bei Befall der Wirbelsäule zu neurologischen Ausfallerscheinungen führen können
• **Osteoblastische Metastasen:** produzieren osteoblastenstimulierende Faktoren → induzieren eine Knochenneubildung. Durch die Mineralisierung des neu

gebildeten Knochens können die **Serumkalziumwerte erniedrigt** sein. **Vorkommen:** Bronchial-, Prostata-, Mamma- und Harnblasenkarzinome.

- **Osteolytische Metastasen:** Freisetzung osteoklastenstimulierender Faktoren → Osteolyse. Die **Serumkalziumwerte** sind **erhöht**. **Vorkommen:** Nierenzell-, Schilddrüsenkarzinom, Plasmozytom und Tumoren des Gastrointestinaltraktes

36 Gelenke, Sehnen und Sehnenscheiden

36.1 Entzündliche Gelenkerkrankungen

Akute bakterielle Arthritis
- **Häufigste Erreger:** Staphylokokken und Streptokokken
- **Mikroskopisch:** neutrophile Granulozyten, Histiozyten, Lymphozyten, Plasmazellen
- **Klinik:** An dem betroffenen Gelenk treten typische Zeichen einer Entzündung auf: Schwellung, Rötung, Erwärmung, Schmerzen

Akute rheumatische Polyarthritis
↗ Kap. 6.5.1

Chronisch-entzündliche Arthritiden
- **Primär chronische Polyarthritis** ↗ Kap. 6.5.2
- **Morbus STILL:** juvenile, seronegative Form der rheumatoiden Arthritis mit Fieber, Exanthemen und Beteiligung der inneren Organe
- **Morbus BECHTEREW** (Spondylarthritis ankylopoetica): chronisch progressive Entzündung der sakroiliakalen Gelenke und der kleinen Wirbelgelenke.
  - **Ursache:** kreuzreaktive Immunreaktion, die möglicherweise durch eine bakterielle Infektion verursacht wird (HLA-B27-Assoziation)
  - **Klinik:** Später kommt es zu einer Versteifung (Ankylose) der Wirbelgelenke und zu einer Verknöcherung des Bandapparates der Wirbelsäule („Bambusstabwirbelsäule").

36.2 Degenerative Gelenkerkrankungen

Arthrose (Arthritis deformans)
↗ Kap. 6.5.4

Meniskusdegeneration
- Im höheren Lebensalter kommt es regelmäßig zu degenerativen Veränderungen der Menisken. Unphysiologisch hohe Belastung der Menisken wirkt begünstigend.
- Die degenerativen Veränderungen drücken sich als **fettige** oder **mukoide Degeneration** aus. Im weiteren Verlauf kann es zur Ausbildung von **Pseudozysten** kommen (Meniskusganglien).

36.3 Arthropathien bei primär extraartikulären Erkrankungen

- **Morbus R****EITER** (urethro-okulo-artikuläres Syndrom): reaktive, HLA-B-27-assoziierte Arthritis im Rahmen einer Darm- oder Urogenitalinfektion

! **R****EITER****-Trias:** Arthritis, Konjunktivitis, Urethritis

- Andere reaktive/postinfektiöse Arthritiden treten nach Infektionen mit Yersinien (**Yersinien-Arthritis**), Borrelien (**Lyme-Arthritis**), **M. W****HIPPLE** oder bei chronisch-entzündlichen Darmerkrankungen (**M. C****ROHN****, Colitis ulcerosa**) auf.
- Im Rahmen einer **Psoriasis** treten gelegentlich Arthritiden mit typischem **Strahlbefall** an den Händen (alle Gelenke eines Fingers sind betroffen) auf.

36.4 Kristallarthropathien

↗ Kap. 6.5.3

36.5 Erkrankungen der Sehnen, Sehnenscheiden und Faszien

Tendovaginitis

- Eine Entzündung der Sehnenscheiden (Tendovaginitis) entsteht meist durch mechanische Überbelastung, seltener durch bakterielle Infektionen.
  Klinik: Schwellung, Schmerzen, Bewegungseinschränkung, Krepitationen
- **Tendovaginitis stenosans D****E** **Q****UERVAIN****:** lokalisierte Stenose der Sehnenscheide, meist im Bereich des Abductor pollicis longus und des Extensor pollicis brevis

Fibromatosen

Definition

Gutartige Bindegewebsproliferationen, die z. T. lokal aggressiv wachsen und zu Rezidiven neigen. Sie gehen meist von den oberflächlichen Faszien oder Aponeurosen aus.

Formen

- **Palmar-** (**M. D****UPUYTREN**) und **Plantarfibromatose** (**M. L****EDDERHOSE****):** Beispiele für Fibromatosen, die von Aponeurosen ausgehen. Sie führen zu einer fibromatösen Verdickung der Aponeurose und einer Beugekontraktur der Finger bzw. Zehen.
- **Fasciitis nodularis:** lokal destruktive, schnell wachsende Fibromatose, die von den oberflächlichen Faszien ausgeht und nur schwer von einem Fibrosarkom (**pseudosarkomatöse Fibromatose**) abzugrenzen ist.
- **Desmoid:** semimaligner, infiltrativ wachsender Bindegewebstumor, der zu den Fibromatosen gerechnet wird und meist von den Faszien der Bauchdecke (v. a. bei Multipara) oder der Extremitätenmuskulatur ausgeht.

Literaturverzeichnis

Böcker, W./Denk, H./Heitz, P.: Pathologie. Urban & Fischer, 2. Auflage 2001.

Bühling, K.J./Lepenies, J./Witt, K.: Intensivkurs allgemeine und spezielle Pathologie. Urban & Fischer, 2. Auflage 2000.

Classen, M./Diehl, V./Kochsiek, K.: Innere Medizin. Urban & Fischer, 5. Auflage 2003.

Janeway, C. A./ Travers, P./ Walport, M.: Immunologie. Spektrum Akademischer Verlag, 5. Auflage 2002.

Jung, E. G./ Moll, I.: Dermatologie, MLP Duale Reihe. Hippokrates, 4. Auflage 1998.

Kayser, F./Bienz, K./Eckert, J./Zinkernagel, R.: Medizinische Mikrobiologie. Thieme, 10. Auflage 2001.

Masuhr, K. F./ Neumann, M.: Neurologie, MLP Duale Reihe. Hippokrates, 4. Auflage 1998.

Niethard, F./Pfeil, J.: Orthopädie, MLP Duale Reihe. Hippokrates, 3. Auflage 1997.

Pfleiderer, A./ Breckwoldt, M./ Martius, G.: Gynäkologie und Geburtshilfe. Thieme, 4. Auflage 2001.

Renz-Polster, H./Braun, J: Basislehrbuch Innere Medizin. Urban & Fischer, 2. Auflage 2001.

Riede, U.: Taschenatlas der allgemeinen Pathologie. Thieme, 1998.

Riede, U.-N./ Schäfer, H.-E.: Allgemeine und spezielle Pathologie. Thieme, 4. Auflage 2001.

Roche-Lexikon Medizin, Urban & Schwarzenberg, 4. Aufl. München, 1998.

Sitzmann, F. C.: Pädiatrie, MLP Duale Reihe. Hippokrates,1995.

Thomas, C.: Histopathologie. Schattauer, 13. Auflage 2001.

Thomas, C./ Büttner, R.: Allgemeine Pathologie. Schattauer, 3. Auflage 2003.

Register